COLORATLAS HISTOLOGÍA

Esta atlas está dedicado a la memoria del

Dr. DAVID G. CHASE

explorador infatigable del mundo microscópico, consagrado a la
búsqueda de lo desconocido, y cuyo entusiasmo e inteligencia
enriquecieron las vidas de todos quienes le conocieron.

PRÓLOGO

SI UN ESTUDIANTE siente curiosidad por la maravillosa estructura del mundo que le rodea, el estudio de la histología le resultará fascinante. Para fomentar su interés, hemos incluido imágenes de gran calidad obtenida por científicos de todo el mundo que no sólo aclaran la estructura de las células y los tejidos, sino también sus funciones. Hemos combinado sus fotografías, basadas en una gran variedad de modalidades y técnicas de estudio por imagen (microscopia electrónica de transmisión y de barrido, inmunocitoquímica, histoquímica, microscopia confocal y de campo oscuro), con nuestros propios trabajos y nuestro archivo docente de microfotografías para confeccionar un atlas que creemos podrá ser útil a los estudiantes para establecer la relación que existe entre la estructura de las células y sus funciones y propiedades bioquímicas.

Los medios tecnológicos que se han empleado para obtener las imágenes de este atlas se utilizan también para las investigaciones de laboratorio y el diagnóstico clínico. La iniciación de los estudiantes, por medio del presente libro, en el empleo de las múltiples vías disponibles para el estudio de la histología les ayudará a desarrollar una mayor capacidad de interpretación, a resolver los problemas que plantean las imágenes microscópicas con originalidad e independencia y a mantener una continuidad entre su trabajo como estudiantes y su posterior práctica profesional.

La información se ha ordenado de forma progresiva por capítulos, pasando de la célula a los tejidos y finalmente a los órganos; cada capítulo comienza con una breve introducción o resumen de los temas que contiene. Dentro de cada uno de esos capítulos, las imágenes se agrupan en «minilecciones» o grupos de micrografías sobre una determinada estructura, a la que se estudia de diversas formas. Estos agrupamientos están dispuestos en páginas opuestas, lo que permite al estudiante comparar y contrastar la estructura y las funciones. Casi todos los pies de ilustraciones son concisos y se sitúan al lado de la imagen que describen, a efectos de facilitar su consulta. Al final del texto se incluye un listado con las referencias de las imágenes de otros autores.

Stanley L. Erlandsen
Jean E. Magney

AGRADECIMIENTOS

ESTE COLORATLAS ha sido posible gracias a las generosas contribuciones de numerosos investigadores que nos han permitido utilizar sus trabajos. Estamos en deuda con todos por sus extraordinarias fotografías:

Adolf Ackerman; Jean Babel, A. Bischoff y H. Spoendlin; Marianne Bachofen; P. Bagavandoss; Dorothy Bainton; Luciano Barajas; R.M. Bearman; Richard Blandau; Daniel Bodley; Daniel Branton; Ruth Bulger; Steven J. Burden; Kenneth Campbell; J.C. Cawley y F.G. Hayhoe; Marco Celio; David Chase; L.T. Chen; A. Kent Christensen; M. Costa, J.B. Furness, A.C. Cuello, A.A.J. Verhofstad, H.W.J. Steinbusch y R.P. Elde; Gwen Crabbe; Michael J. Cullen; Ernest Cutz; T. Daems y P. Brederoo; Ellen Roter Dirksen; Martin Dym; Tatsuo Ebe y S. Kobayashi; Richard Ellis; H.D. Fahimi; Marilyn Farquhar; Donald Fawcett; Frederic S. Fay; Alex Ferenczy; M.S. Forbes; Hisao Fujita; Tsunio Fujita; Giorgio Gabella; J.R. Garrett; Glenn Giesler; Norton B. Gilula; Gary Gorbsky; Peter Gould; A.D. Hally y Sybil M. Lloyd; Arthur R. Hand; Gretchen y Vincent Hascall; Orion Egre y Robert Sorenson; Damon C. Herbert; John Heuser; Nobutaka Hirokawa; Tomas Hokfelt y Marianne Schultzberg; Karen Holbrook; A.F. Holstein; Ann L. Hubbard; E.B. Hunziker; Wei S. Hwang; Y. Ikeuchi y T. Kanaseki; Susumu Ito; Ross Johnson; Albert Jones y E. Spring-Mills; Douglas Kelly; Shigeru Kobayashi; Charles Khun III; Lars-Inge Larsson; C.P. Leblond; I. Joel Leeb; Lee Leek; Paul Letourneau; G.D. Levine; John A. Long; Jeanette Lopez-Lewellyn; Mark Ludvigson; Adolfo Martínez-Palomo; Arvid B. Maunsbach; Jerry Maynard; Lawrence P. McCallister y Robert Hadek; Rosemary Mazanet y Clara Franzini-Armstrong; Masayuki Miyoshi; Pietro Motta; Marian Neutra; Lennart Nilsson; Phyllis Novikoff; Gary Olson; Lelio Orci; Lydia Osvaldo; Robert L. Owen; Sanford Palay y Victoria Chan-Palay; Janet Parkin; Laurie G. Paavola; David Phillips; Keith Porter; Giuliano Quintarelli; Elio Raviola; Robert S. Redman; J.-P. Revel, M. Rabinovitch y M.J DeStefano; Walter Rubin; Robert Schenk; Judith Schollmeyer; Melvin Schwartz; James O. Shaw; Judson Sheridan; Nicolae y Maia Simonescu; Christine y David Skerrow; David Smith; Sergei P. Sorokin; Franco Spinelli; Judith St. George; George y Charles Ploppet; Judy Strum; D. Szabo; Keiichi Tanaka; Bernard Tandler; Myron Tannenbaum; Jona C. Thaemert; Koji Uchizono; Jonathan Van Blerkom; J.H. Venable; S. Viragh; R. Vitale; Melvyn Weinstock; Leon Weiss; Carol Wells; Mark Willingham; Odile Grynszpan-Winograd; Richard Wood; Marie Yamada; D. Zucker-Franklin; y Barbara Zweber.

Deseamos también expresar nuestro agradecimiento a la doctora Anna Mary Carpenter, que reunió la colección de diapositivas de histología de la Universidad de Minnesota que se han utilizado en casi todas las imágenes de microscopia de luz de este atlas, y al doctor David W. Hamilton, jefe del servicio de biología celular y neuroanatomía, que con tanta generosidad y entusiasmo apoyó la elaboración del atlas de microfichas en el que se ha basado este libro. Otras personas han colaborado en la producción del material gráfico: Cathy Sulik organizó y mantuvo la colección de diapositivas de histología, Chris Frethem ayudó en la microscopia electrónica y en la reproducción fotográfica, Walter Gutzmer y Jerry Sedgewick prestaron asistencia fotográfica, y Jackie Shipka colaboró como secretaria.

Kim Kist, Penny Rudolph, Peggy Fagen y Kathy Teal, de Mosby-Year Book, fueron muy pacientes con nosotros y nos prestaron su ayuda en todo momento, y les estamos muy agradecidos por su contribución.

Por último, deseamos expresar nuestra gratitud a muchas promociones de estudiantes de medicina de Minnesota, que emplearon con entusiasmo el Atlas de Microfichas de histología y aportaron numerosos comentarios constructivos durante su elaboración.

ÍNDICE ANALÍTICO

◆

CAPÍTULO 1

LA CÉLULA

LAS CÉLULAS CONSTITUYEN los cuatro tejidos básicos del organismo: **Epitelio, tejido conjuntivo, músculo y nervio**. Todas las células maduras, y las células en algún momento de su desarrollo poseen un **núcleo** y un **citoplasma** con diversos compartimientos membranosos y componentes citoesqueléticos. El tamaño, la forma, el tipo y la distribución de las organelas varían considerablemente de unas células a otras, al igual que su función. A pesar de esas diferencias, conociendo el funcionamiento de cada organela se puede deducir la correlación funcional/estructural general y comprender mejor el funcionamiento de las células.

Para tener una idea más exacta del funcionamiento de las células y sus organelas, conviene estudiarlas mediante diferentes métodos. La **microscopia óptica** (MO) puede utilizarse con las tinciones histológicas habituales **(hematoxilina y eosina; H&E)** para obtener información sobre la función bioquímica y la distribución de los componentes celulares. La tinción **basófila** del núcleo obtenida con la hematoxilina proporciona información sobre la distribución de la heterocromatina inactiva y el número de nucléolos, en tanto que la basofilia del citoplasma puede reflejar la presencia de ribosomas libres o ligados (retículo endoplásmico rugoso, RER) relacionados con la síntesis de proteínas o, en algunos otros casos, con la síntesis de mucosustancias sulfatadas destinadas a la secreción. La intensidad de la tinción citoplásmica con la eosina **(acidofilia)** suele reflejar la relativa abundancia de proteínas catiónicas. Las mitocondrias contienen proteínas catiónicas, como los citocromos, que provocan intensa eosinofilia citoplásmica en las células que intervienen en el transporte iónico, ya que utilizan numerosas mitocondrias para producir energía (ATP) que haga funcionar las bombas de las membranas. La **microscopia electrónica de transmisión** (MET) permite examinar la ultraestructura de las organelas y las células, pero la necesidad de emplear cortes ultrafinos para que el haz de electrones pueda atravesar las muestras dificulta la interpretación de la estructura fina, especialmente en tres dimensiones. La estructura tridimensional de las superficies de las organelas, las células y los tejidos se visualiza mejor mediante **microscopia electrónica de barrido** (MEB); sin embargo, este método por sí solo no proporciona necesariamente información sobre la estructura interna fina de las células. La técnica de **fractura por congelación** (FC) suministra información sobre la estructura de las membranas, en especial sobre la distribución de las proteínas intramembranosas implicadas en la formación de las uniones celulares, pero apenas proporciona datos sobre la estructura general de las células. A pesar de las limitaciones de cada uno de estos métodos, su utilización combinada permite adquirir una idea bastante completa de la estructura y la función de las organelas y las células.

Una célula típica posee **núcleo, ribosomas libres, polirribosomas**, así como diferentes organelas membranosas como el **retículo endoplásmico rugoso** (RER), el **retículo endoplásmico liso** (REL), el **aparato de Golgi, mitocondrias, peroxisomas**, y componentes del **sistema lisosómico**. Las organelas **citoesqueléticas** del interior de la célula son los **microtúbulos** libres e informaciones microtubulares, como los centriolos, los cuerpos basales, los flagelos y los cilios; proteínas contráctiles como la **actina** y la **miosina**; y proteínas estructurales como los **filamentos intermedios** (desmina, proteína ácida fibrilar glial, queratina, neurofilamentos, láminas nucleares, y vimentina). El citoplasma celular puede contener otros componentes además de las organelas, como **glucógeno, inclusiones lipídicas y pigmentos**.

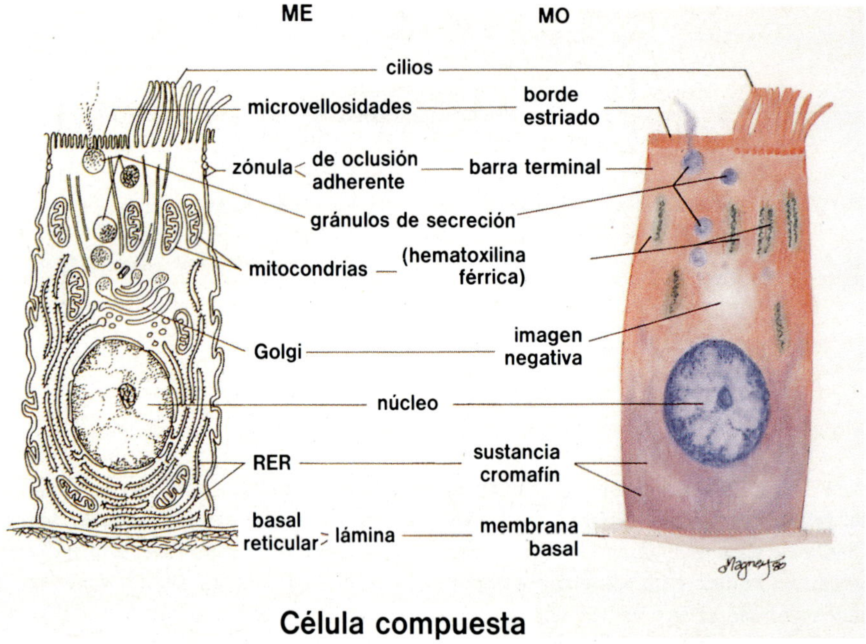

Fig. 1-1. Dibujo de una célula epitelial polarizada compuesta en el que se comparan los componentes ultraestructurales tal como se ven al microscopio electrónico de transmisión (MET) y al microscopio óptico (MO). Con el MO se pueden visualizar las mitocondrias empleando tinciones especiales (en este caso, hematoxilina férrica).

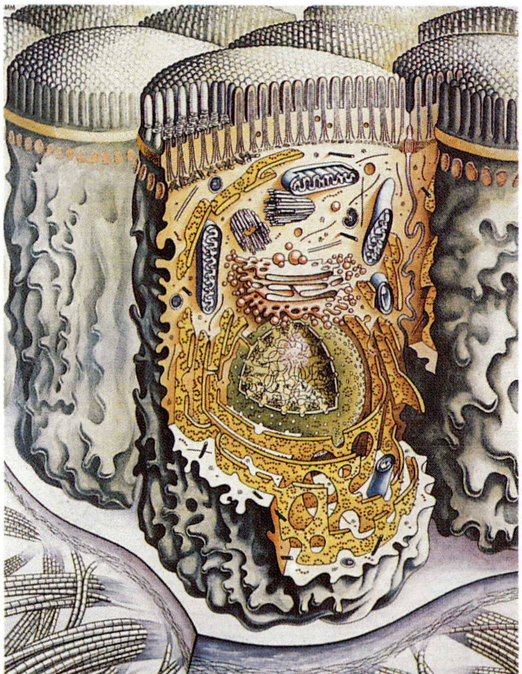

Fig. 1-2. Representación tridimensional de unas células cilíndricas simples en la que se pueden observar las organelas, el borde microvelloso (también denominado borde en cepillo o estriado) y la membrana basal. Los límites laterales de las células están interdigitados, y unos complejos de unión situados en los bordes apicales las conectan entre sí formando un tejido al que se denomina epitelio y que actúa como barrera permeable entre los líquidos orgánicos y el medio exterior. Por debajo de la membrana basal se encuentra un compartimiento de tejido conjuntivo con fibras de colágeno y una sustancia basal amorfa.

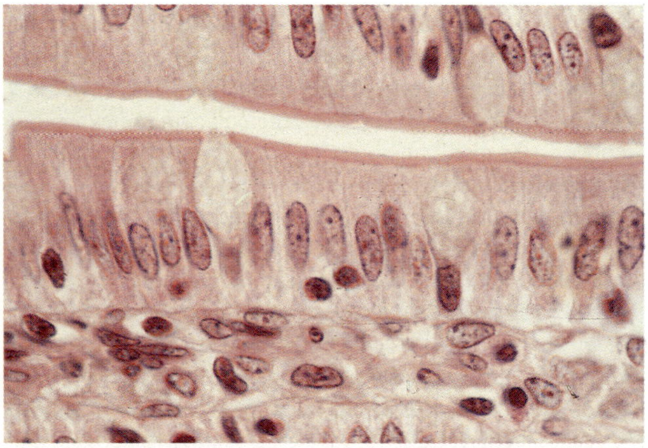

Fig. 1-3. Epitelio intestinal formado por células cilíndricas simples tal como se visualiza a través del MO. En el epitelio pueden verse células caliciformes mucosecretoras, linfocitos entre los bordes laterales de las células cilíndricas, un borde microvelloso junto a la luz intestinal y la membrana basal delimitada por una formación de tejido conjuntivo conocida como la lámina propia. (H&E; × 1.600.)

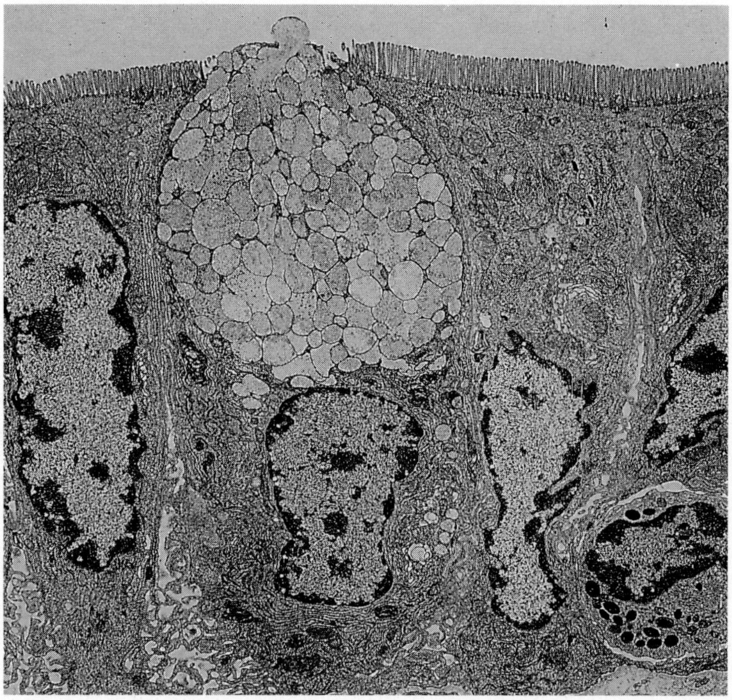

Fig. 1-4. Micrografía electrónica de transmisión (MET) de una preparación de epitelio intestinal con una célula caliciforme. Compárese con las figuras 1-2 y 1-3. Trate de identificar en el epitelio la célula mucosa con gránulos de secreción, el borde estriado, los núcleos, las mitocondrias, los límites celulares laterales, los sistemas de Golgi y la membrana basal. Puede apreciarse un granulocito (leucocito) errante entre las células epiteliales en la esquina inferior derecha. (× 4.000.)

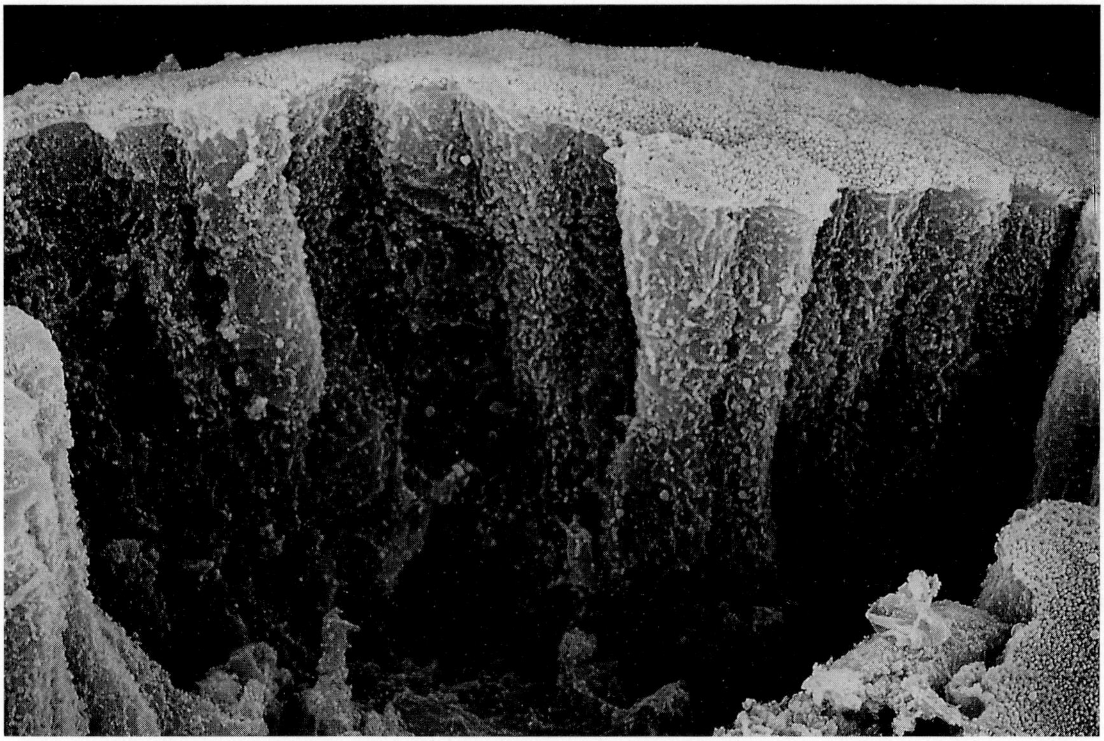

Fig. 1-5. Células epiteliales cilíndricas simples de la vesícula biliar vistas a través del microscopio electrónico de barrido (MEB). Se puede observar cómo las evaginaciones de las superficies celulares laterales se interdigitan con las membranas de las células adyacentes. En la figura 1-4 se puede apreciar el aspecto de estas proyecciones membranosas al MET. (× 2.400.)

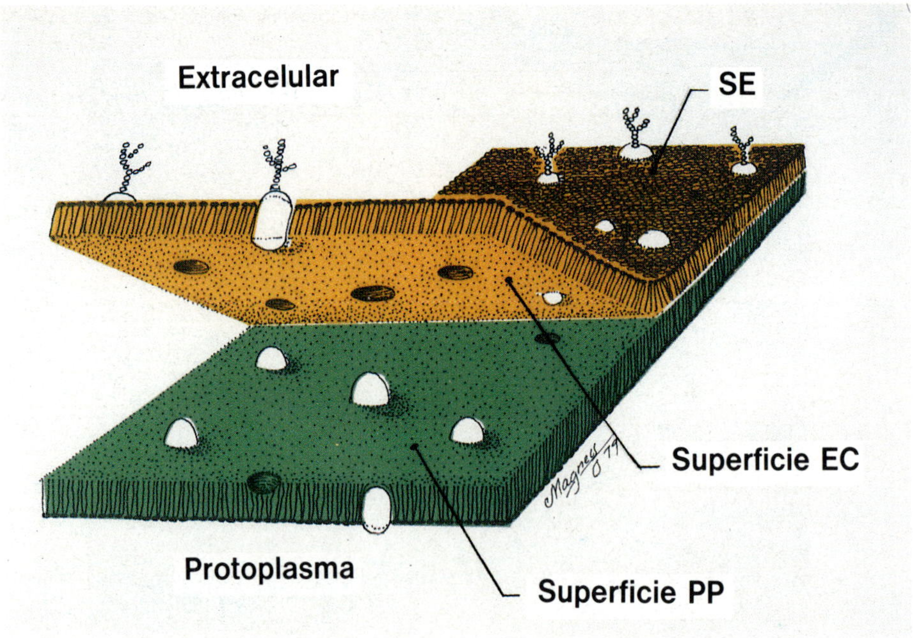

Fig. 1-6. Dibujo de una membrana celular (plasmalema) fracturada por congelación (FC). Obsérvese que el plano de fractura pasa por la bicapa lipídica y que las partículas intramembranosas tienden a permanecer en la superficie protoplásmica (superficie PP). La superficie extracelular (superficie EC) se suele caracterizar por la presencia de hendiduras o depresiones que dejan partículas intramembranosas como resultado de la fractura. *SE*, superficie extracelular.

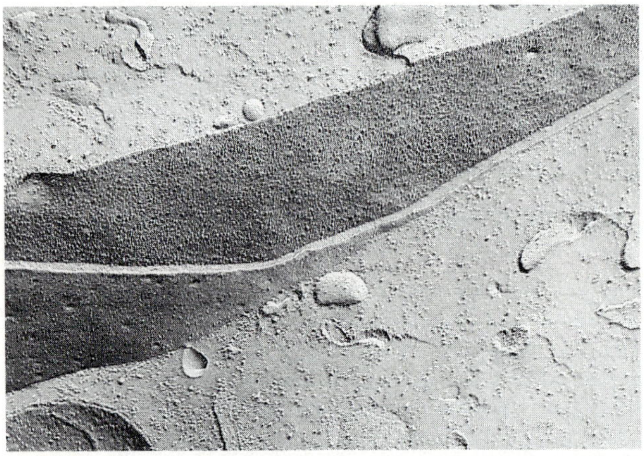

Fig. 1-7. Fractura por congelación de dos células adyacentes. El espacio extracelular atraviesa la imagen diagonalmente, desde el punto medio izquierdo a la esquina superior derecha, separando la superficie PP de la célula superior, rica en partículas, de la superficie EC de la célula inferior, pobre en partículas, visible en la parte inferior izquierda. En la zona media derecha se puede observar la aproximación de ambas capas (PP y EC) de la plasmalema de la célula inferior, en fractura transversal. (× 70.000.)

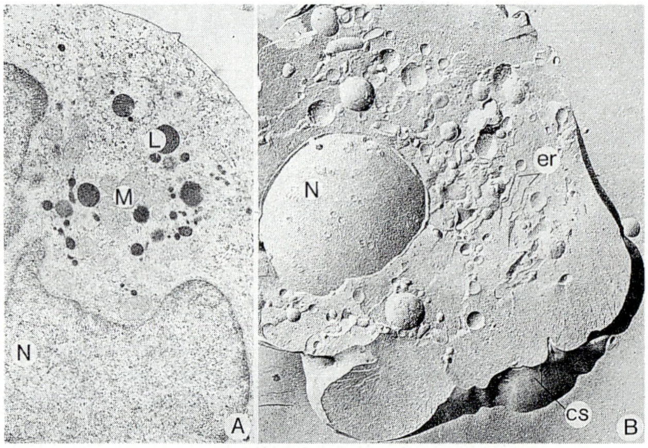

Fig. 1-8. Comparación de una MET y una FC de un mismo tipo de célula. **A**, en la MET de la célula se pueden ver el núcleo (N), las mitocondrias (M), los lisosomas (L) y la superficie celular (plasmalema). (× 17.000.) **B**, FC de una célula en la que se ven el núcleo (N) y los poros nucleares, los lisosomas, el retículo endoplásmico (er), y la superficie protoplásmica de la plasmalema celular (CS). (× 3.000.)

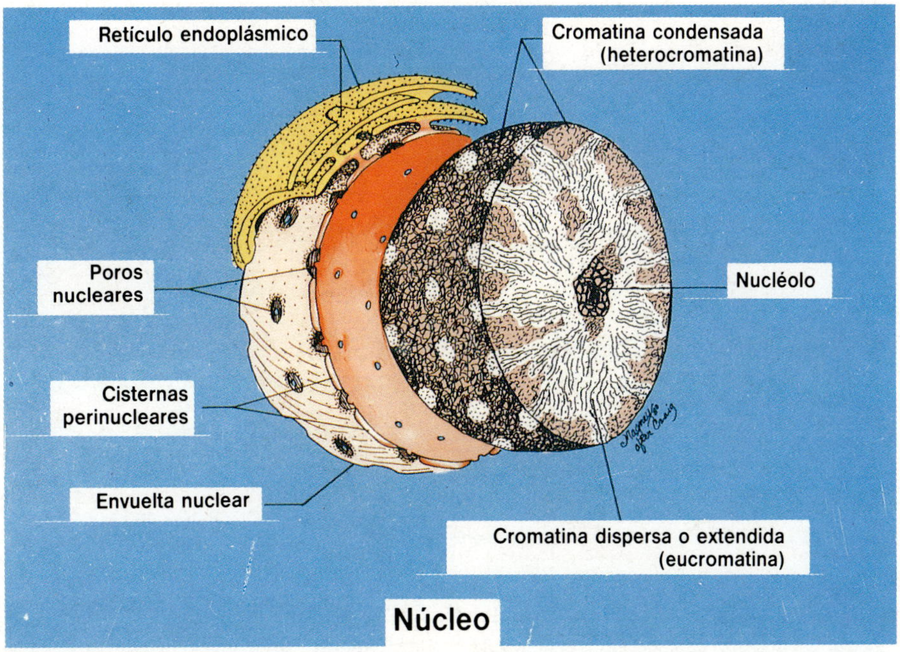

Fig. 1-9. Diagrama de un núcleo con su cubierta nuclear, una doble estructura membranosa con poros que las moléculas de pequeño tamaño pueden atravesar para pasar del núcleo al citoplasma y viceversa. Las cisternas del retículo endoplásmico pueden conectar directamente con la cubierta nuclear. La heterocromatina (inactiva) guarda relación con la membrana nuclear, mientras que la eucromatina participa activamente en la formación del ARN.

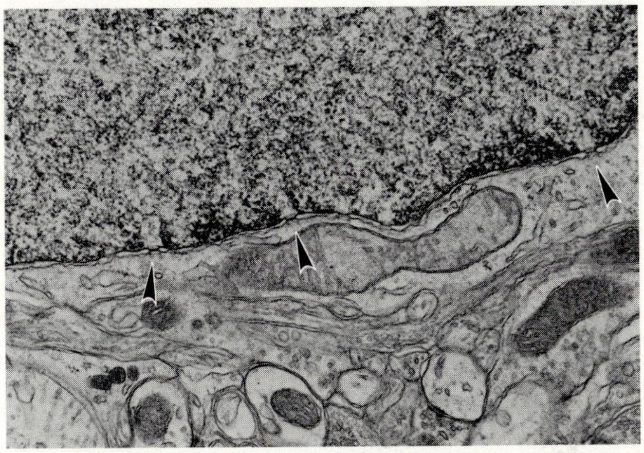

Fig. 1-10. MET de una célula en la que se puede observar la presencia de poros cubiertos con un diafragma *(flechas)* en la cubierta nuclear. Obsérvese la diferencia entre la eucromatina y la heterocromatina. (× 29.000.)

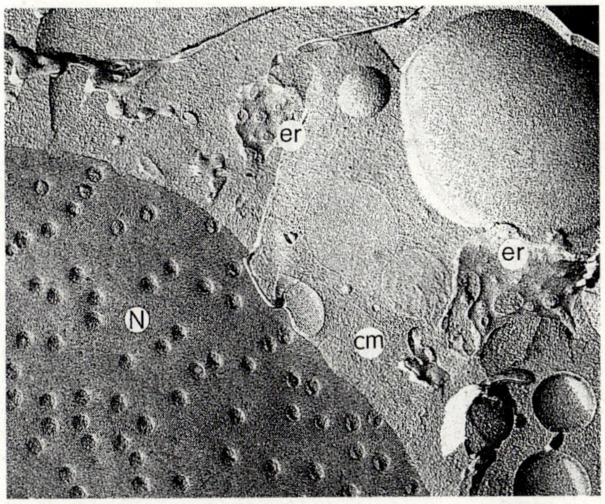

Fig. 1-11. Fractura por congelación que deja al descubierto los poros presentes en la cubierta nuclear, por lo demás completamente lisa. Rodeando al núcleo se encuentran la matriz citoplásmica (cm) y elementos del retículo endoplásmico (er). En esta FC el sombreado producido por el platino procede de la esquina superior derecha. (× 32.900.)

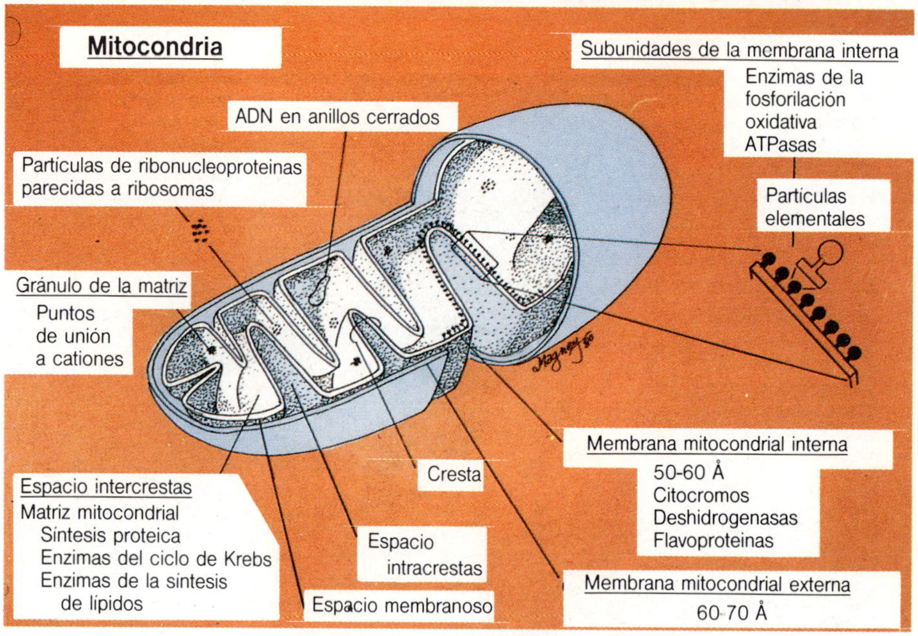

Fig. 1-12. Diagrama de una mitocondria en el que se ha representado la relación ultraestructural que existe entre los dos compartimientos membranosos, las crestas que se proyectan hacia el interior de la matriz, los gránulos captadores de cationes de la matriz, y la distribución de algunos componentes bioquímicos como el ADN, los ribosomas y diversas enzimas respiratorias.

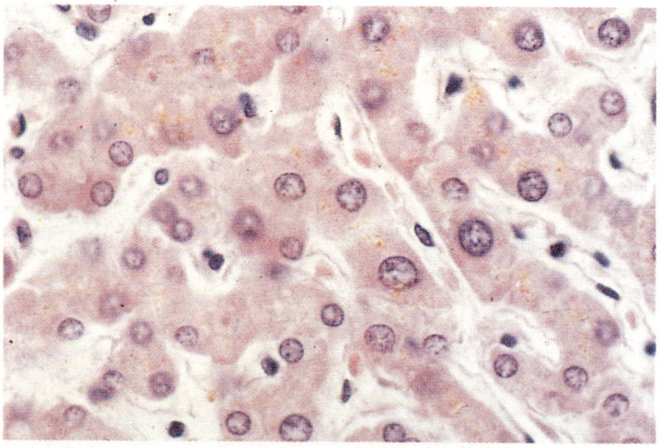

Fig. 1-13. MO del hígado. Obsérvense los grandes núcleos vesiculares de las células hepáticas, así como los núcleos, oscuros y más condensados, de las células que tapizan o se encuentran en el interior de los canales vasculares que delimitan las hileras de hepatocitos. Esta tinción no permite visualizar las numerosas mitocondrias presentes en estas células. Compárese esta imagen con la de la figura 1-16. (H&E; × 450.)

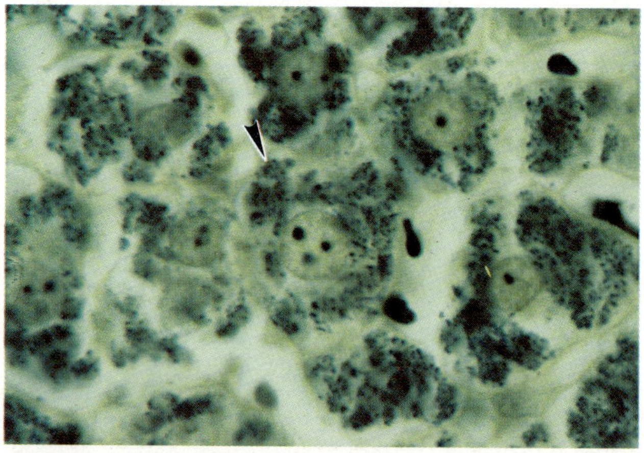

Fig. 1-14. MO de una preparación de tejido hepático teñida con hematoxilina férrica para poder visualizar las mitocondrias *(flechas)* del interior del citoplasma. Las formas amorfas que hay en los canales vasculares entre los hepatocitos son hematíes marcadamente tintados. (Hematoxilina férrica; × 750.)

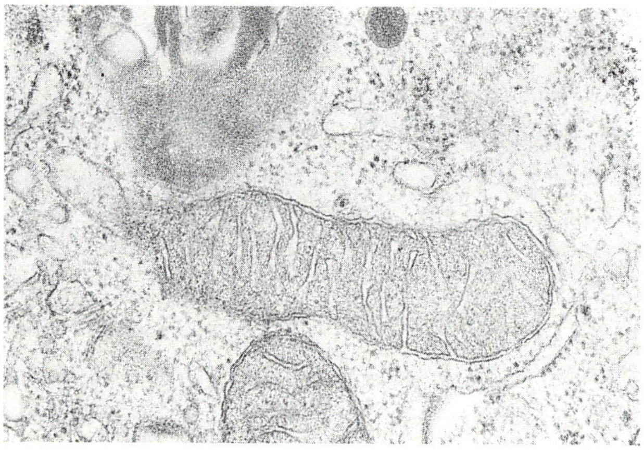

Fig. 1-15. MET del citoplasma de una célula del epitelio intestinal en la que se pueden ver varias mitocondrias cercanas a cisternas del RER y un lisosoma. Compárese la matriz de las crestas tubulares y la matriz de la mitocondria que se representa en el diagrama de la figura 1-12. (× 34.000.)

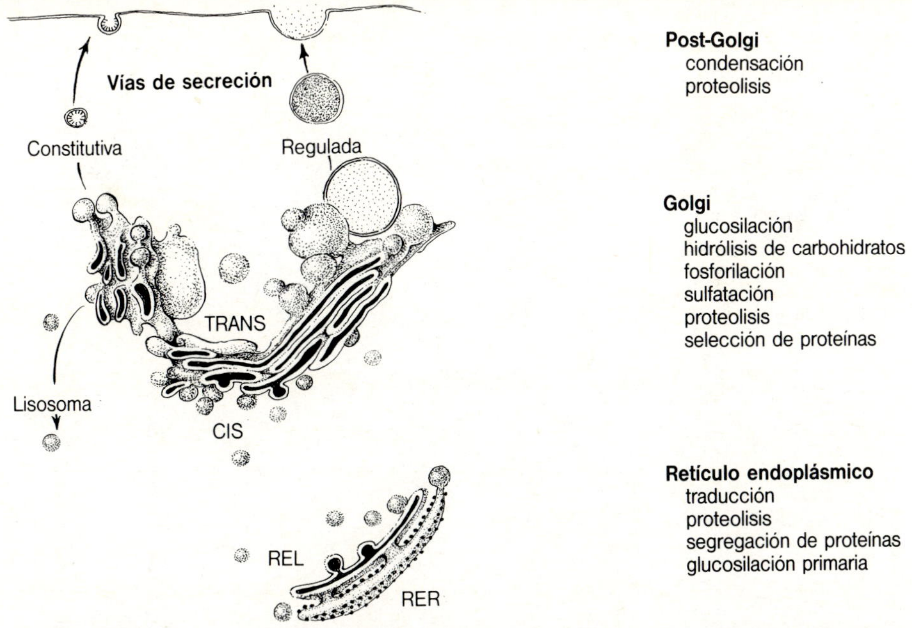

Fig. 1-16. Representación esquemática del aparato de Golgi que muestra las relaciones entre la síntesis de proteínas en el retículo endoplásmico rugoso (RER) y los compartimientos funcionales que atraviesan dichas proteínas secretorias hasta que son liberadas por exocitosis. La vía constitutiva carece de regulación y da lugar a lotes de proteínas diluidas que son continuamente secretadas por la célula. La vía regulada se basa en el almacenamiento del producto en gránulos de secreción, que salen de la célula por el estímulo de secretagogos.

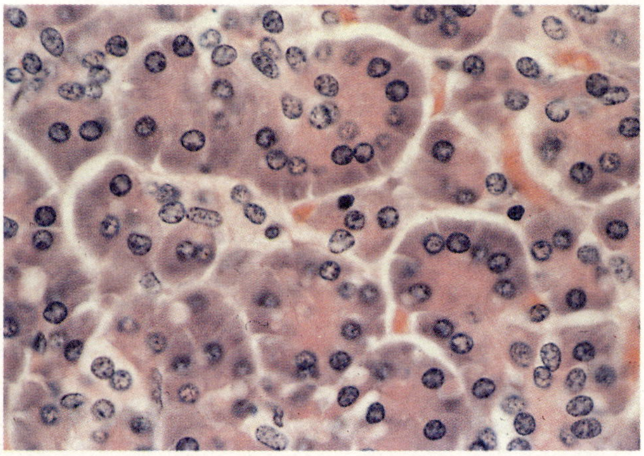

Fig. 1-17. MO de gran aumento que pone de manifiesto la estructura de los acinos pancreáticos. Los núcleos se encuentran cerca de la base de las células; el aparato de Golgi se sitúa en una posición supranuclear, pero no puede verse con esta tinción. Compárese esta imagen con la figura 1-18, que también corresponde al páncreas. (H&E; × 350.)

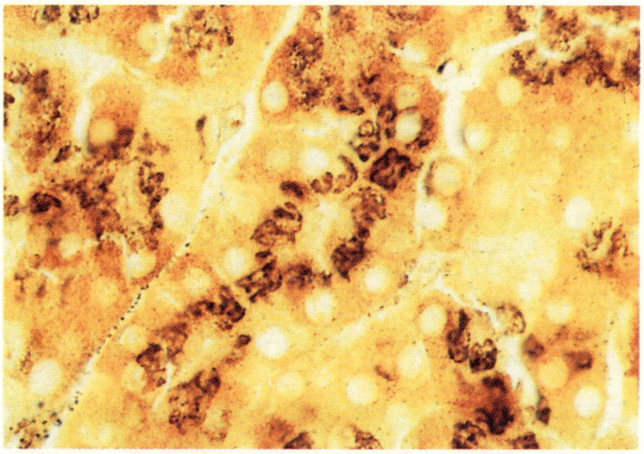

Fig. 1-18. Silueta de los aparatos de Golgi vistos mediante ML en células de acinos pancreáticos, situados entre los núcleos sin teñir y el extremo apical de las células. Estas células liberan sus secreciones a la luz acinar a través de las membranas apicales. (Impregnación argéntica y viraje áurico; × 500.)

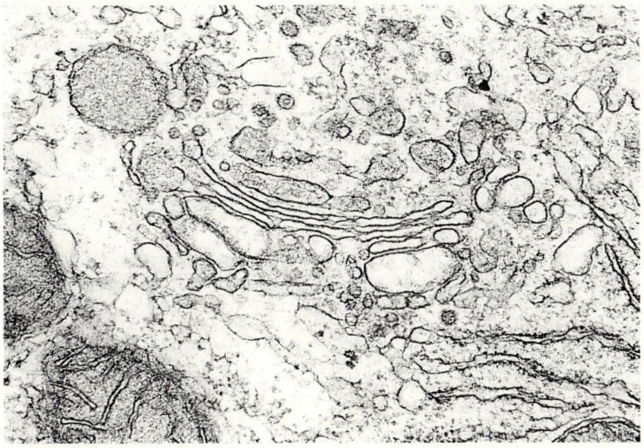

Fig. 1-19. MET de una célula hepática en la que se puede ver un aparato de Golgi con tres-cinco cisternas. La superficie *cis* de las cisternas queda orientada hacia el RER, mientras que los rebordes dilatados de la superficie *trans* opuesta dan origen a las vesículas/vacuolas que forman los gránulos de secreción. (× 33.100.)

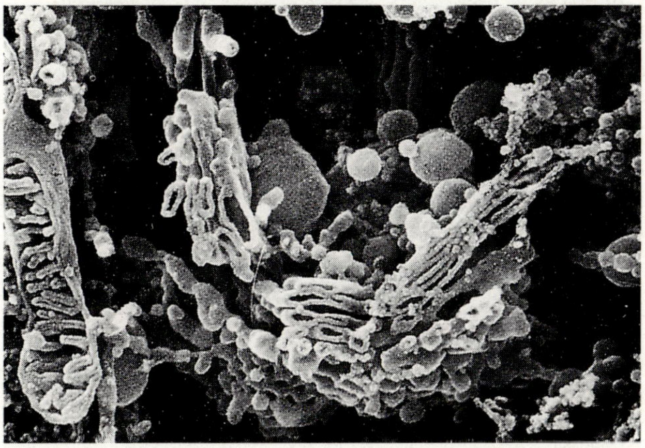

Fig. 1-20. MEB de un aparato de Golgi procedente de un extracto celular, que pone de manifiesto la relación espacial que existe entre las cisternas adyacentes del aparato de Golgi y las vesículas en formación. Obsérvese en la mitocondria abierta adyacente la organización de las crestas en el seno de la matriz (compárese con las figuras 1-12 y 1-15). (× 6.300.)

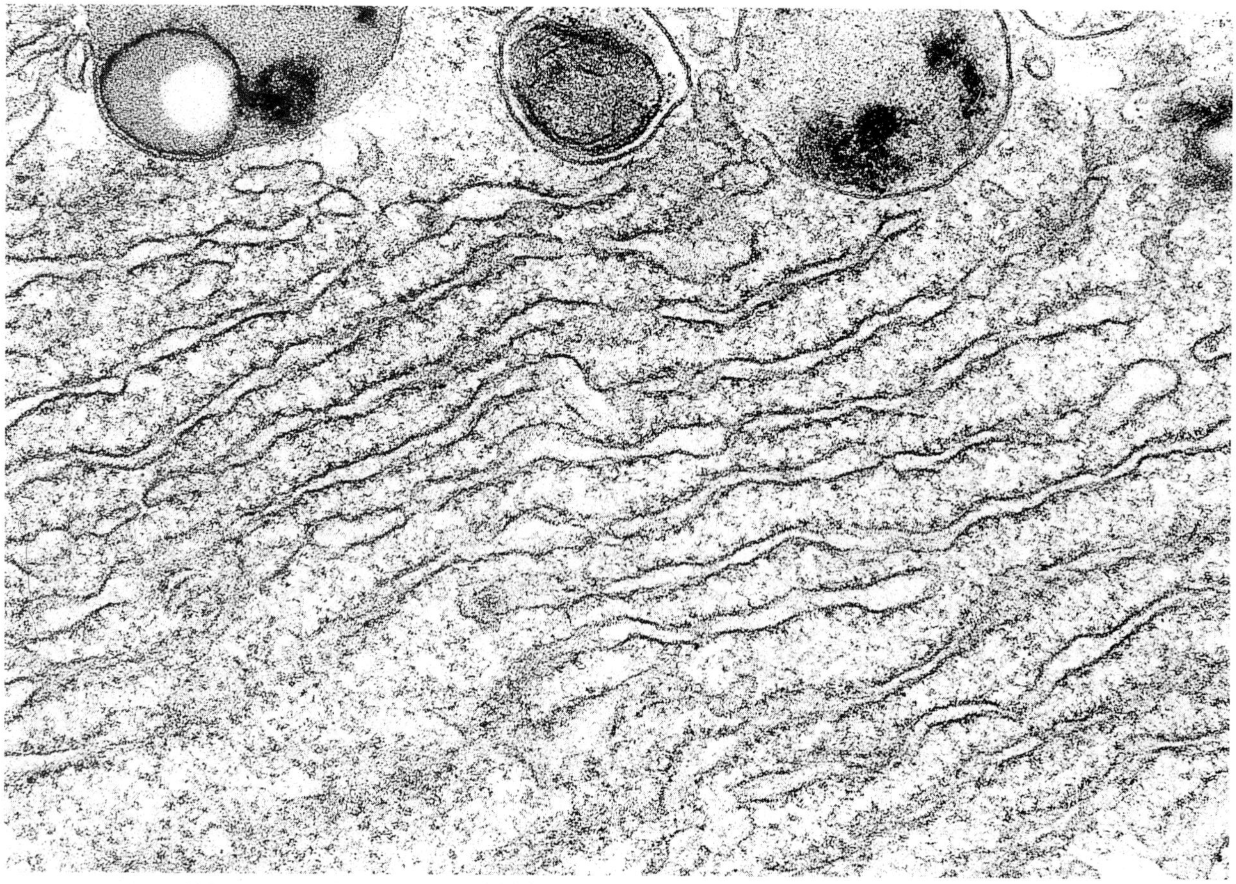

Fig. 1-21. MET del citoplasma de un hepatocito, que permite visualizar una formación de cisternas del RER paralelas y varios lisosomas adyacentes que contienen espirales densas de elementos membranosos denominados figuras de mielina. (× 83.300.)

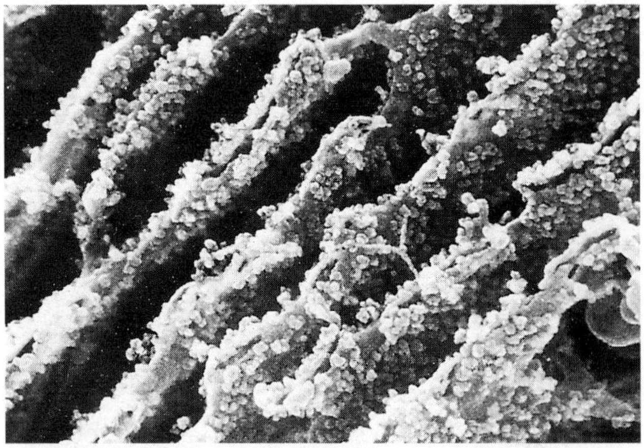

Fig. 1-22. MEB de cisternas del RER. Los ribosomas (pueden verse fijados a la superficie citosólica del retículo endoplásmico) transcriben el ARNm para sintetizar las proteínas, que después quedan atrapadas en el interior de las cisternas del RER antes de ser transferidas al aparato de Golgi para su empaquetado. (× 20.500.)

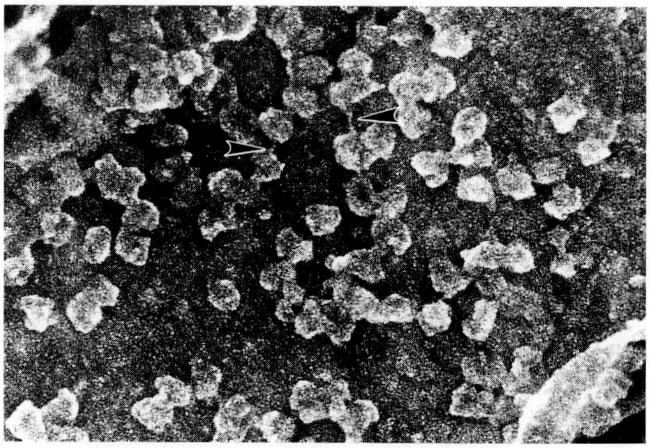

Fig. 1-23. MEB de gran resolución de la superficie citosólica del RER. Pueden verse ribosomas y polirribosomas (unidos por ARN mensajero, *flechas*) en la superficie de las cisternas. (× 176.000.)

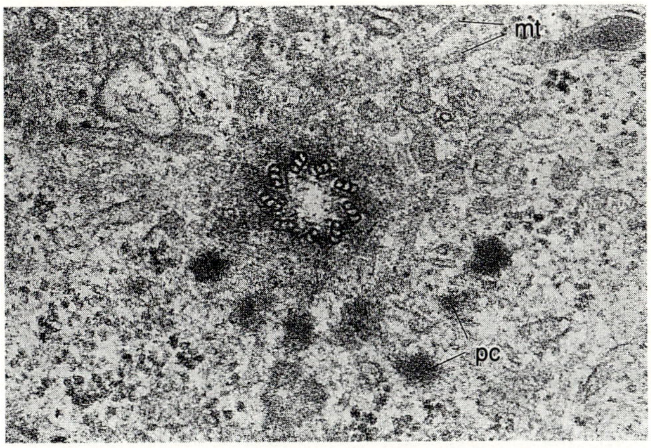

Fig. 1-24. MET de un centriolo, en la que se puede apreciar la disposición de los microtúbulos en tripletas. Los satélites pericentriolares opacos a los electrones (pc) actúan como puntos de nucleación para los microtúbulos citoplásmicos (mt). También pueden verse polirribosomas y filamentos citoplásmicos. (× 87.000.)

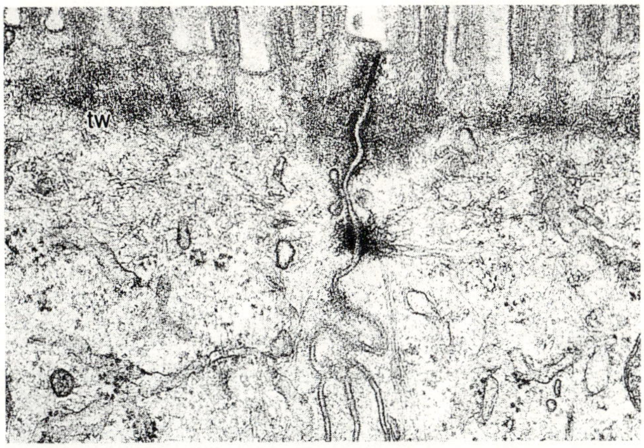

Fig. 1-25. MET de las partes adluminales de dos células de epitelio intestinal polarizadas, en la que se puede observar el complejo de unión (denominado barra terminal en MO) y los microfilamentos de la red terminal (tw) justo debajo del borde estriado. Obsérvese el desmosoma con tonofilamentos (filamentos intermedios de tipo queratínico) que penetran en el citoplasma de cada una de las células. Las membranas laterales de las células están interdigitadas. (× 36.000.)

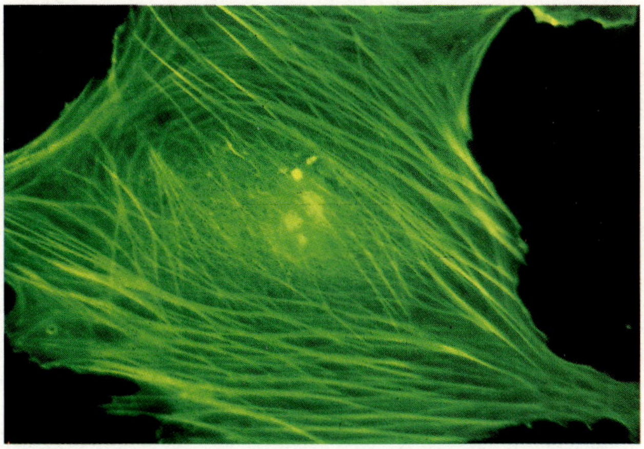

Fig. 1-26. Micrografía de inmunofluorescencia que permite visualizar la localización de la actina en células cultivadas de tejido NRK. Pueden verse haces de filamentos de actina (en ocasiones denominados fibras de tensión) dispuestos diagonalmente a través del citoplasma y por la periferia celular. (× 500.)

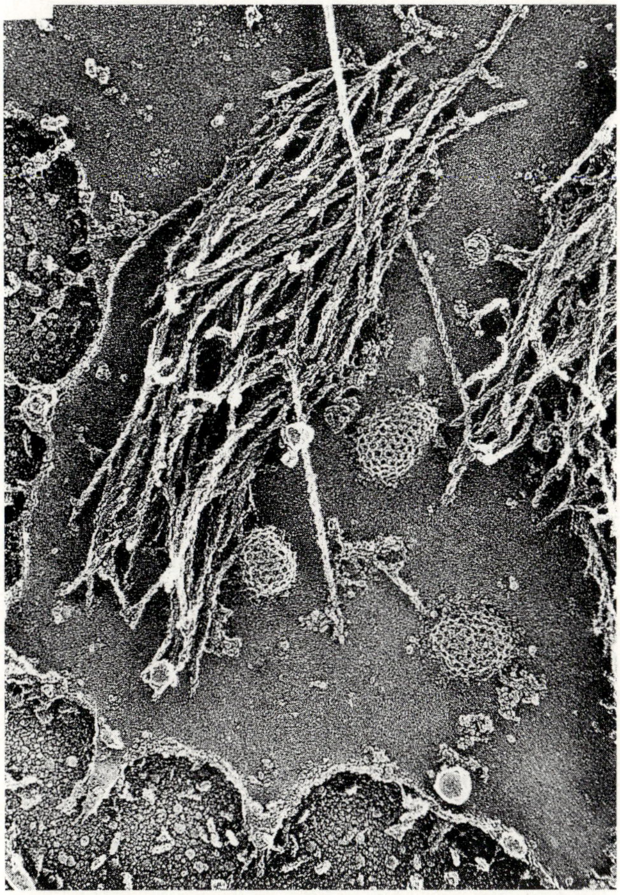

Fig. 1-27. MET de una preparación mediante técnica de aguafuerte del citoesqueleto de un fibroblasto en la que se pueden ver varios cordones de actina (fibras de tensión; v. fig. 1-26) unidos a la superficie citoplásmica de la membrana plasmática. Los filamentos de actina están decorados con fragmentos S1 de miosina, lo que da lugar a que parezcan alambre de espino. Pueden verse vesículas recubiertas, que participan en la endocitosis mediada por receptores, a modo de estructuras con forma de panal junto a la superficie citoplásmica de la membrana. (× 52.500.)

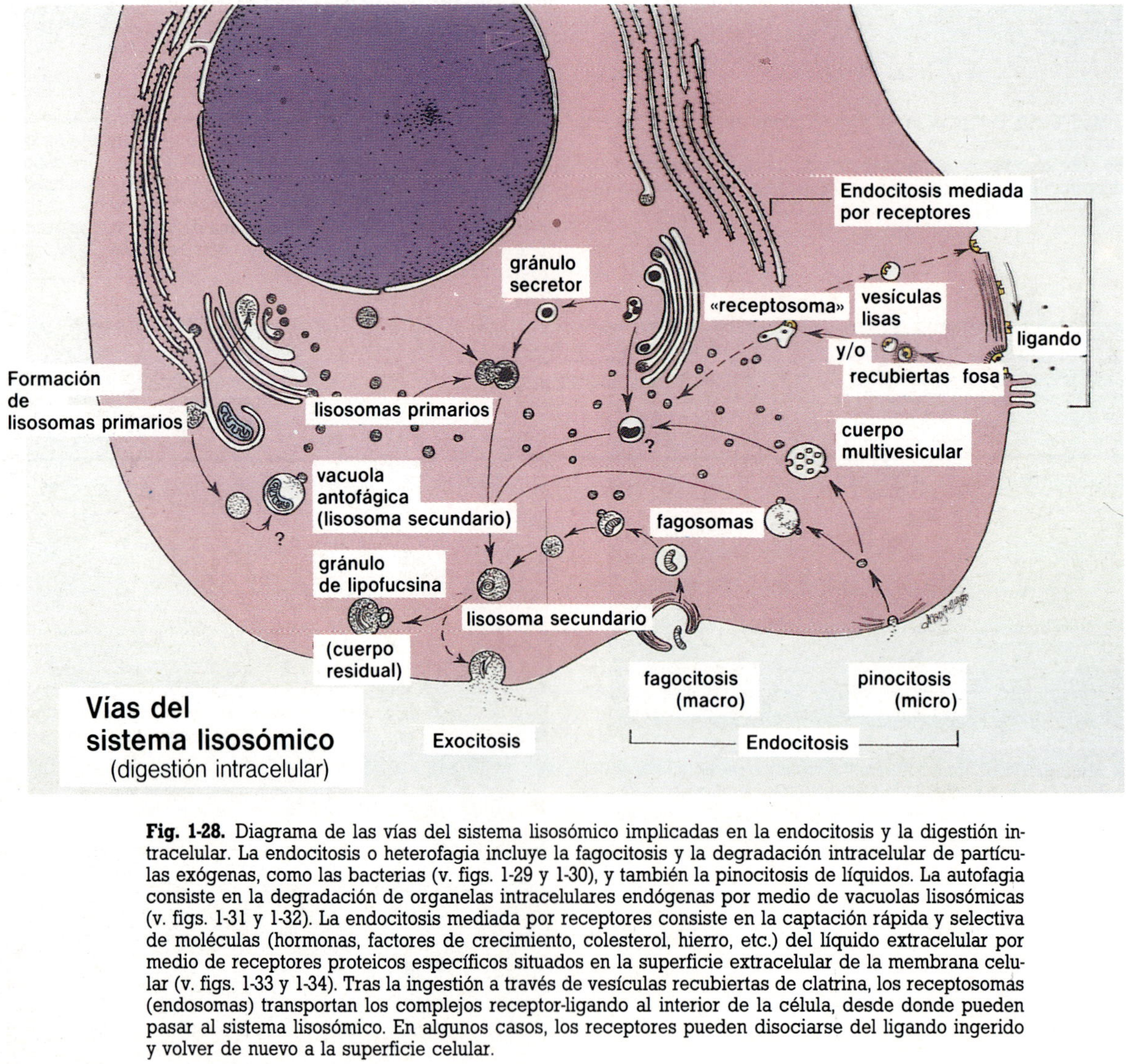

Fig. 1-28. Diagrama de las vías del sistema lisosómico implicadas en la endocitosis y la digestión intracelular. La endocitosis o heterofagia incluye la fagocitosis y la degradación intracelular de partículas exógenas, como las bacterias (v. figs. 1-29 y 1-30), y también la pinocitosis de líquidos. La autofagia consiste en la degradación de organelas intracelulares endógenas por medio de vacuolas lisosómicas (v. figs. 1-31 y 1-32). La endocitosis mediada por receptores consiste en la captación rápida y selectiva de moléculas (hormonas, factores de crecimiento, colesterol, hierro, etc.) del líquido extracelular por medio de receptores proteicos específicos situados en la superficie extracelular de la membrana celular (v. figs. 1-33 y 1-34). Tras la ingestión a través de vesículas recubiertas de clatrina, los receptosomas (endosomas) transportan los complejos receptor-ligando al interior de la célula, desde donde pueden pasar al sistema lisosómico. En algunos casos, los receptores pueden disociarse del ligando ingerido y volver de nuevo a la superficie celular.

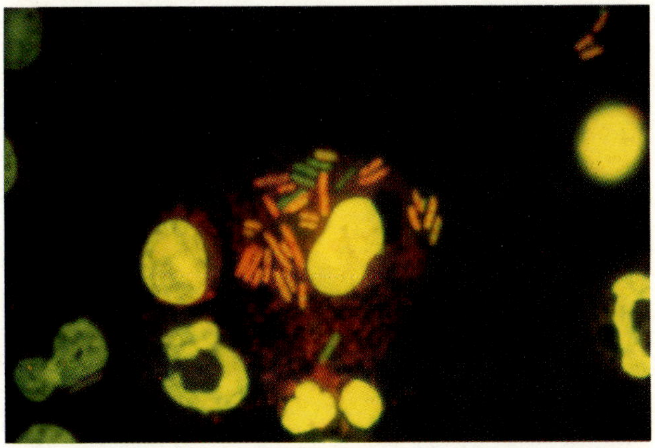

Fig. 1-29. Tinción con naranja de acridina de células de exudado peritoneal que permite ver a un macrófago fagocitando algunos bacilos. Las bacterias endocitadas que se encuentran en el sistema fagolisosómico y que están muertas se tiñen de naranja, mientras que las viables se tiñen de verde. (× 700.)

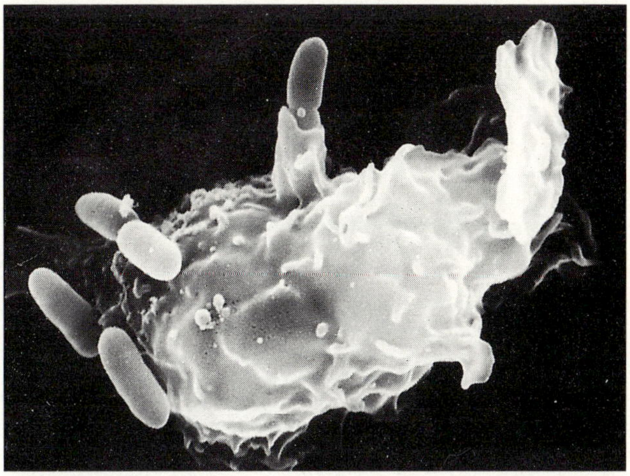

Fig. 1-30. MEB de un macrófago peritoneal con bacterias adheridas a la membrana y bacterias parcialmente ingeridas. Obsérvese la estrecha adhesión entre la membrana del macrófago y la bacteria que está endocitando. (× 1.000.)

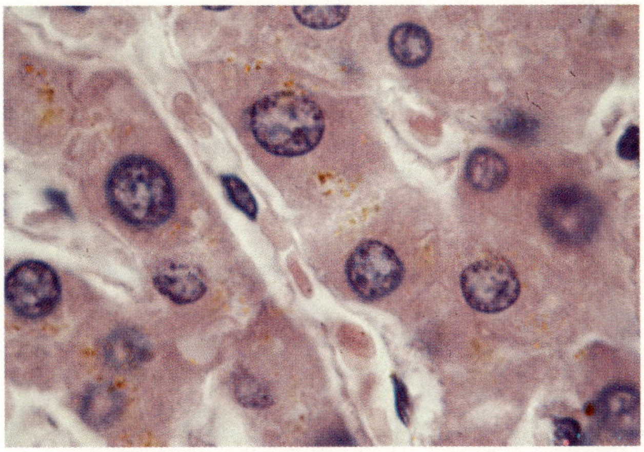

Fig. 1-31. MO de células hepáticas. Obsérvese el pigmento pardusco-dorado de lipofucsina, que representa la presencia de cuerpos residuales (lisosomas) en el citoplasma de los hepatocitos. (H&E; × 850.)

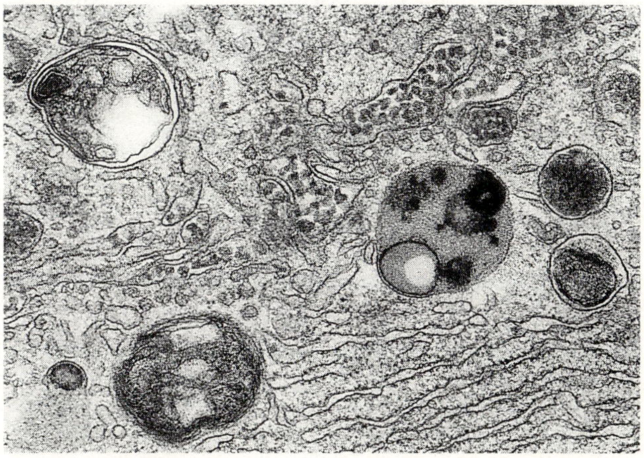

Fig. 1-32. MET del citoplasma de un hepatocito con varios cuerpos residuales (lisosomas) con residuos citoplásmicos sin digerir, dispersos entre elementos del RER y el aparato de Golgi. Este último puede identificarse por la presencia de partículas lipoproteicas en la luz de sus cisternas. (× 32.200.)

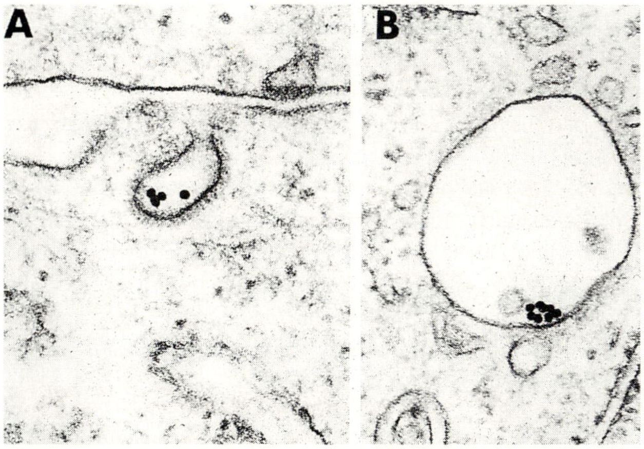

Fig. 1-33. MET de una endocitosis mediada por receptores en células B asesinas humanas cultivadas. **A**, se utilizó un anticuerpo contra la transferrina marcado con oro para localizar el receptor de la transferrina en una invaginación recubierta por clatrina. **B**, tras el agrupamiento de los receptores, las vesículas se desprenden de la superficie y forman receptosomas o endosomas, un proceso que requiere unos 20 segundos. El pH del receptosoma disminuye, provocando la disociación del ligando y el receptor y permitiendo el regreso de este último a la superficie celular, mientras que el ligando es degradado finalmente por el aparato lisosómico. (× 81.500.)

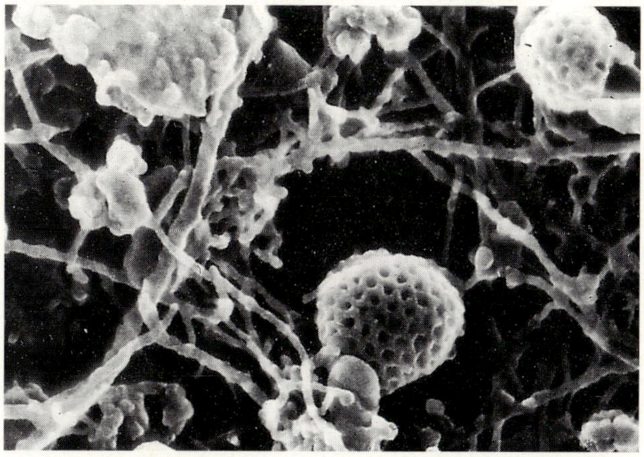

Fig. 1-34. MEB del interior de una célula, donde pueden verse filamentos citoesqueléticos de diferentes tamaños y vesículas e invaginaciones recubiertas de clatrina. La invaginación recubierta *(centro derecha)* así no se ha separado de la plasmalema. (× 82.000.)

CAPÍTULO 2

EL EPITELIO

EL EPITELIO RECUBRE las superficies libres del organismo, tapiza los tubos y cavidades del mismo, forma glándulas y adopta numerosas formas diferentes para poder cumplir una gran variedad de funciones (protección, absorción, secreción, reproducción, excreción, digestión, lubricación y recepción sensorial). Se puede establecer una relación entre la gran diversidad de epitelios que se encargan de esas funciones y las modificaciones superficiales (de las células epiteliales) y la adaptación de las organelas celulares para satisfacer cada una de ellas.

Los epitelios pueden clasificarse en función del número de capas de células (**simples**, una capa; **estratificados**, dos o más capas), de la forma de la capa luminal o superficial de células **(escamosos, cúbicos, cilíndricos)** y de la existencia de especializaciones superficiales, como **cilios** o **queratina**. Se denomina **glándulas exocrinas** a las agrupaciones de células epiteliales dedicadas a la secreción y conectadas a las superficies epiteliales por conductos formados por células epiteliales. Se denomina **glándulas endocrinas** a masas de células epiteliales (o, en algunos casos, incluso células aisladas) que, sin la mediación de ningún conducto, secretan su producto al sistema vascular.

Entre las características de los epitelios se pueden citar la presencia de células contiguas muy polarizadas, la ausencia de sustancia intercelular y de vasos sanguíneos, y las especializaciones de su superficie intercelular, basal y luminal. Dependiendo de la función del epitelio, las células epiteliales pueden unirse entre sí mediante uniones intercelulares especializadas que favorecen la adhesión celular (epitelios estratificados), la permeabilidad (epitelios simples), la comunicación glandular (epitelios glandulares) o, en muchos casos, una combinación de todas esas funciones. La **membrana basal** separa la superficie basal del epitelio del tejido conjuntivo subyacente y consta de dos elementos: la **lámina basal** (colágeno tipo IV) y una **lámina reticular** de grosor variable, que contiene fibras reticulares (colágeno tipo III). La lámina basal del epitelio sirve de punto de anclaje físico para el epitelio y en algunos casos como superficie de contacto, especializada y permeable, entre el cuerpo y su entorno (p. ej., en el riñón y el pulmón). La lámina reticular está unida y fundida con el tejido conjuntivo subyacente, que actúa como base estructural y nutricional para el epitelio avascular. Las células epiteliales que participan en el transporte iónico pueden presentar importantes invaginaciones en la superficie basal, con lo que aumenta la superficie disponible para el movimiento de los iones por medio de las bombas de las membranas.

Las células epiteliales pueden tener dos tipos de especializaciones membranosas en la superficie luminal: **microvellosidades** y **cilios**. Las microvellosidades son proyecciones digitiformes de la superficie luminal que multiplican la superficie celular. Las células que intervienen en el transporte de membrana (de moléculas de pequeño tamaño, como azúcares y aminoácidos) pueden presentar numerosas microvellosidades, muy apiñadas; los histólogos clásicos describían este fenómeno como **borde estriado o en cepillo**, dependiendo de si el epitelio se encontraba en el intestino delgado o el riñón, respectivamente. Cada microvellosidad posee un eje central de filamentos de actina, cuyo estado de polimerización puede regular la longitud de la microvellosidad y, por consiguiente, la superficie luminal total. Las **microvellosidades** suelen tener 0,1 μm de diámetro y 0,5-1,0 μm de longitud. En el aparato reproductor masculino forman proyecciones muy largas a las que se conoce como **estereocilios** y que miden 8-10 μm. Los **cilios** son especializaciones luminales móviles relacionadas con el transporte de materias extracelulares, como moco, detritus o células. Cada cilio está formado por nueve microtúbulos dobles y un par de microtúbulos centrales. Miden aproximadamente 8 μm de largo y 0,2 μm de diámetro, mientras que los flagelos suelen superar los 30-40 μm de largo; sólo poseen flagelos los espermatozoides.

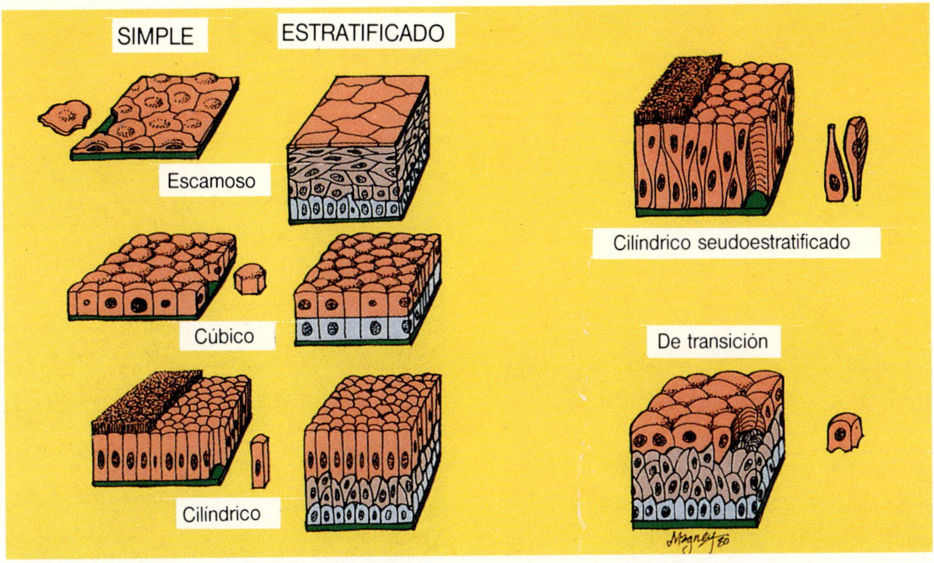

Fig. 2-1. Clasificación de las ocho subdivisiones de epitelios. El epitelio es un tejido que recubre las superficies libres del organismo. Las células están adyacentes y descansan sobre una membrana basal, que actúa como superficie de contacto con el tejido conjuntivo subyacente. Los epitelios se clasifican como simples (con una sola capa de células) o estratificados (con varias capas de células). El nombre específico de cada epitelio refleja la forma de las células que tapizan la superficie luminal (escamoso, cúbico, cilíndrico o de transición). Un epitelio seudoestratificado es el que parece tener varias capas de células; sin embargo, todas sus células están unidas a la membrana basal y sólo las células cilíndricas más altas alcanzan y forman la superficie luminal. Los epitelios de transición que pueden encontrarse en el aparato urinario reciben ese nombre debido a los cambios de forma que experimentan las células superficiales según el estado de relajación o tensión en función de la cantidad de orina almacenada.

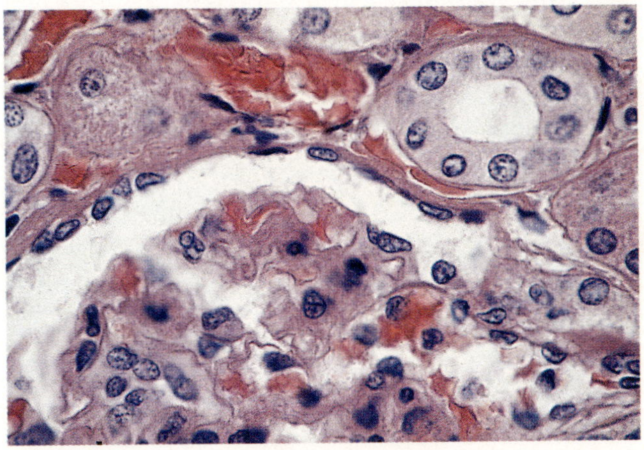

Fig. 2-2. MO del epitelio escamoso simple que tapiza el espacio de Bowman del corpúsculo renal, y del epitelio cúbico simple que forma el túbulo contorneado distal del riñón. (H&E; × 500.)

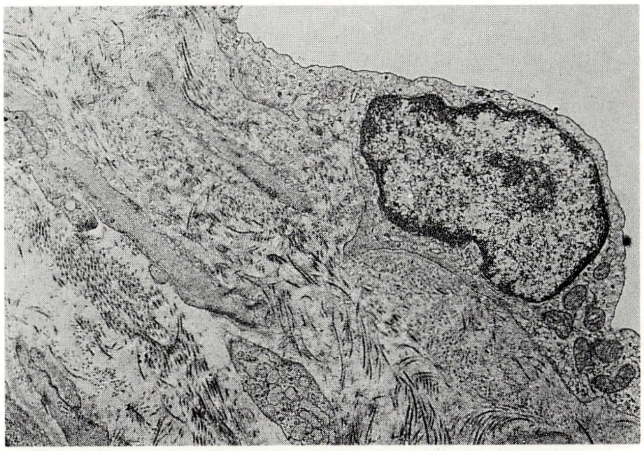

Fig. 2-3. Una célula escamosa simple vista a través del MET. Esta célula forma parte del mesotelio que constituye el peritoneo visceral del intestino. Pueden observarse elementos de tejido conjuntivo y músculo liso por debajo de la membrana basal. (× 4.600.)

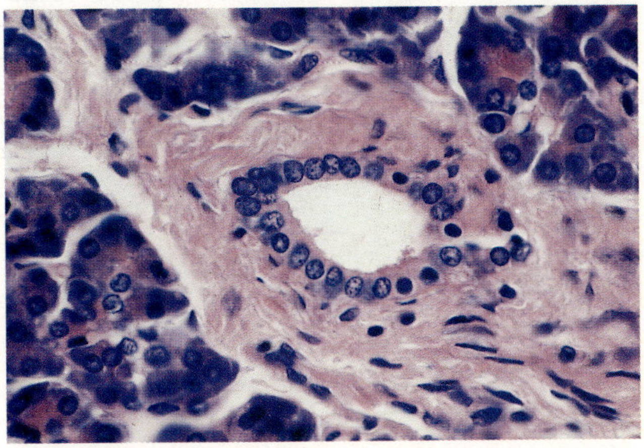

Fig. 2-4. Epitelio cúbico simple de un conducto pancreático visto a través del MO. El conducto está rodeado por tejido conjuntivo y acinos pancreáticos. (H&E; × 350.)

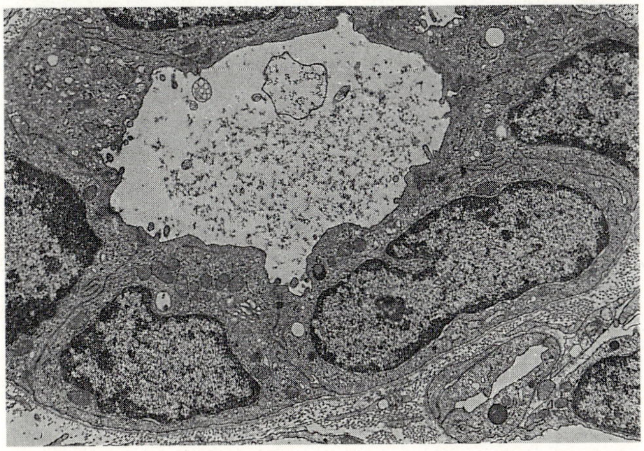

Fig. 2-5. MET de un corte transversal de un conducto pancreático; se puede ver el epitelio cúbico simple. Cada una de las células tiene aproximadamente la misma altura y anchura. (× 3.400.)

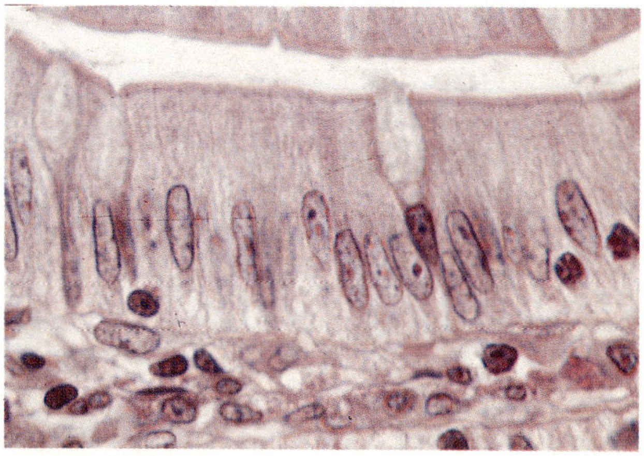

Fig. 2-6. MO de una preparación de intestino delgado en la que se observa la presencia de un epitelio cilíndrico simple con células caliciformes. Los gránulos mucosos de dichas células no han tomado la tinción debido al método utilizado para fijar el tejido. También pueden verse algunos linfocitos intraepiteliales. (H&E; × 1.400.)

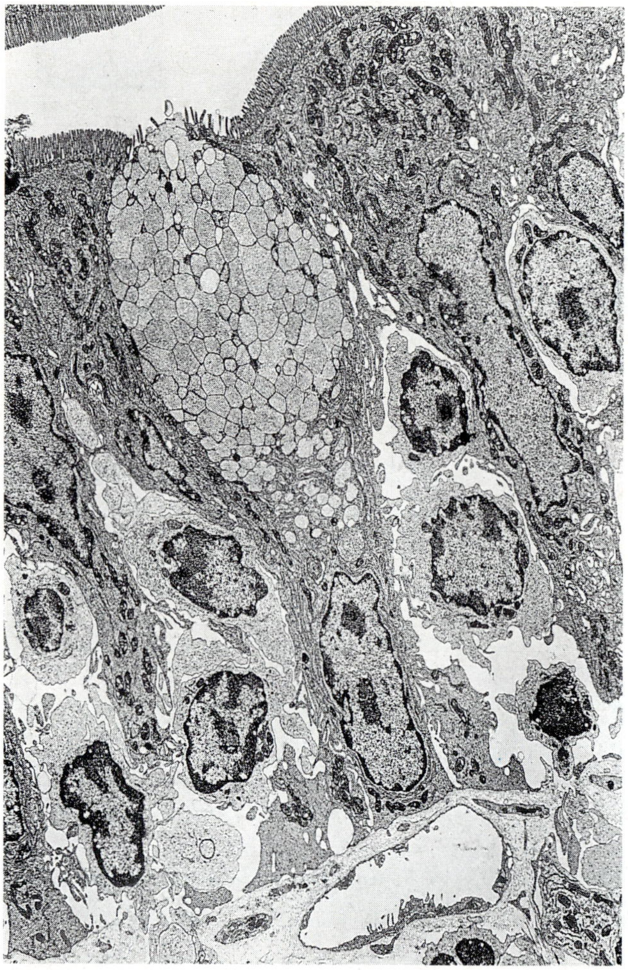

Fig. 2-7. MET del epitelio cilíndrico simple del intestino delgado. Obsérvese la célula caliciforme del centro de la micrografía y los numerosos linfocitos intraepiteliales situados entre aquélla y las células absorbentes adyacentes. Se puede ver un capilar fenestrado en la lámina propia, por debajo de la célula caliciforme. (× 4.000.)

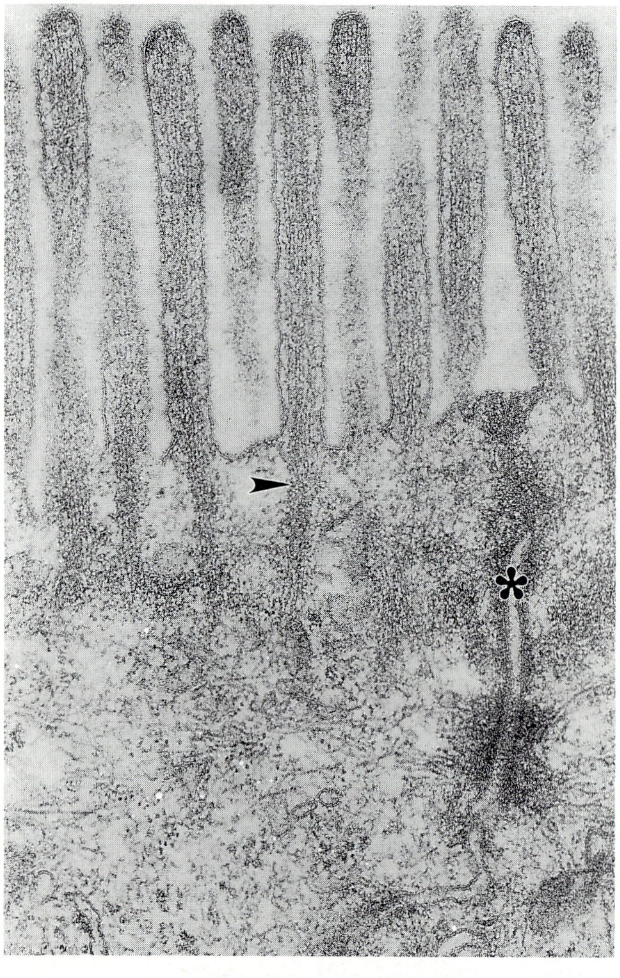

Fig. 2-8. MET a mayor aumento del borde estriado de las células del epitelio cilíndrico simple del intestino delgado. Haces de filamentos de actina del eje de cada microvellosidad *(flecha)* alcanzan la región de la red terminal, al igual que los tonofilamentos (filamentos intermedios) procedentes de los desmosomas *(esquina inferior izquierda)* y los filamentos de actina procedentes de la zónula adherente (*asterisco*) del complejo de unión. (× 60.000.)

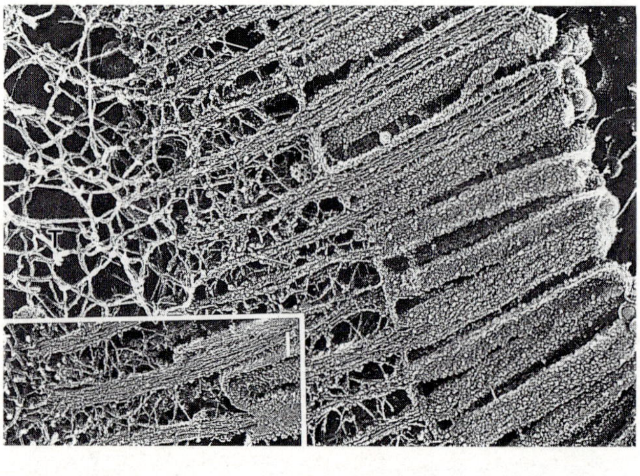

Fig. 2-9. MET de una preparación mediante técnicas de aguafuerte de la región de la red terminal de una célula y su borde estriado. Obsérvense (como en la fig. 2-8) las relaciones entre la actina del eje de cada microvellosidad y el entramado de filamentos intermedios de la red terminal (T). En el apartado de la esquina inferior izquierda, puede verse que una fina red de filamentos entrecruzados engloba haces compactos de filamentos de actina. (× 38.800.)

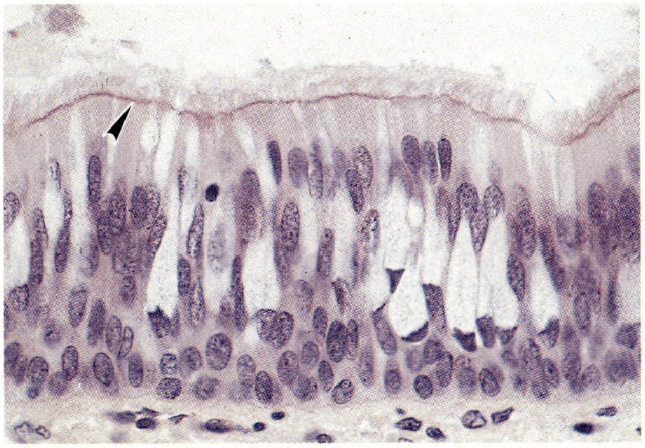

Fig. 2-10. MO de un epitelio cilíndrico seudoestratificado con células caliciformes y cilios. Los cuerpos basales situados en la raíz de los cilios parecen formar una fina línea eosinófila *(flecha)* en el polo apical de las células. (H&E; × 460.)

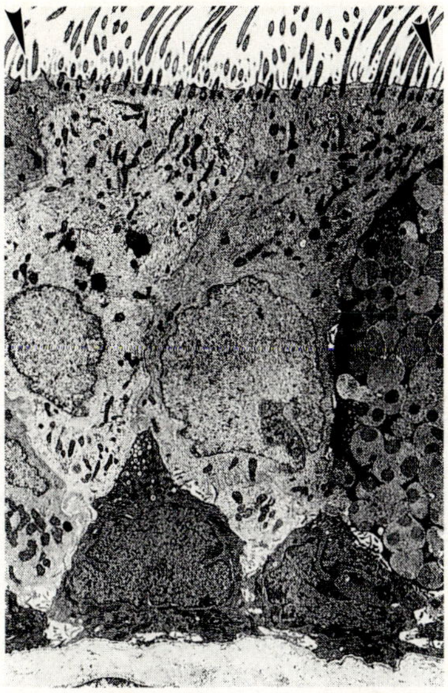

Fig. 2-11. MET del epitelio cilíndrico seudoestratificado ciliado de la mucosa traqueal. Obsérvese la presencia de cilios y microvellosidades *(flechas)* en la superficie apical de las células. (× 1.600.)

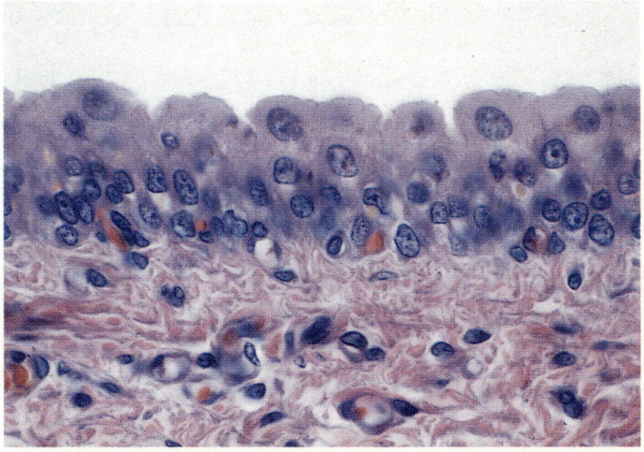

Fig. 2-12. Epitelio de transición de la vejiga urinaria visto con el MO. Las células en sombrilla de la luz se tensan y aplanan cuando se llena la vejiga. Los eritrocitos del interior de los capilares se separan del epitelio a través de las membranas basales, tanto epiteliales como del endotelio capilar. (H&E; × 500.)

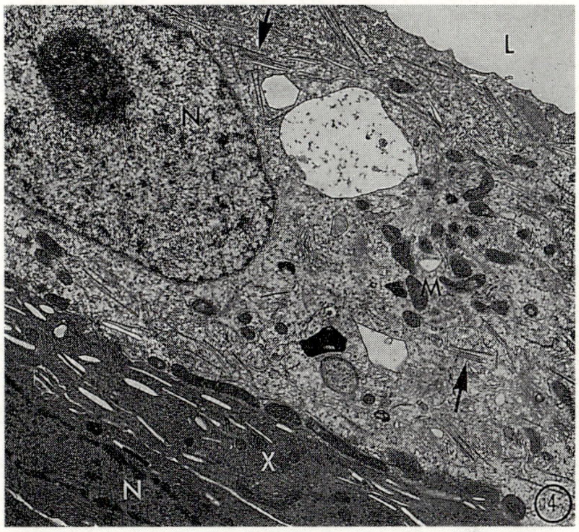

Fig. 2-13. MET del epitelio de transición desde la vejiga. La superficie luminal del epitelio está formada por células en sombrilla que no contactan con la membrana basal. Dichas células contienen vesículas discoidales *(flecha)* relacionadas con los procesos de endocitosis/exocitosis de la membrana luminal cuando la célula cambia de forma (escamosacúbica-escamosa, etc.) debido a la distensión o la relajación de la vesícula. (× 3.100.)

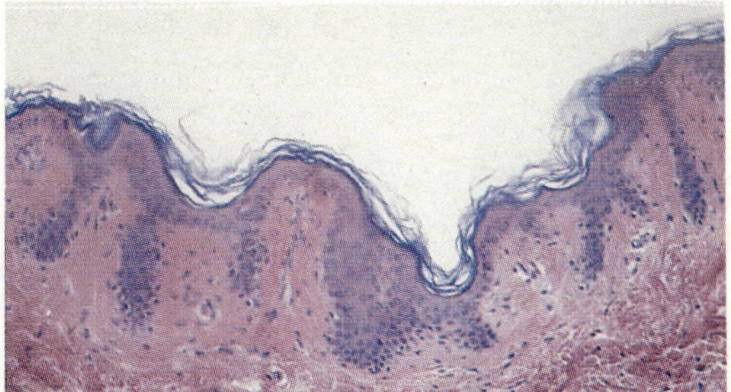

Fig. 2-14. MO de un corte de piel fina con epitelio escamoso estratificado y queratinizado. El tejido conjuntivo acidófilo se encuentra bajo el epitelio y la superficie libre está ribeteada por escamas basófilas de células epiteliales queratinizadas muertas. (H&E; × 200.)

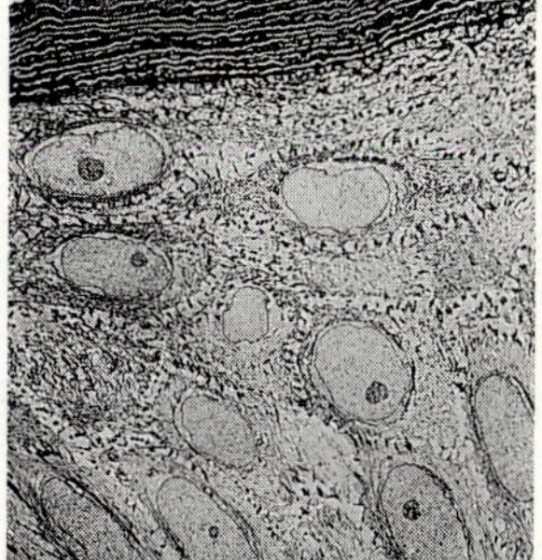

Fig. 2-15. MET de epitelio escamoso estratificado y queratinizado de una preparación de piel fina. Puede verse la membrana basal en la parte inferior derecha. Obsérvese cómo cambia la forma de las células según van emigrando desde la membrana basal hacia la superficie. Se pueden ver los desmosomas en forma de puntos densos en los límites de las células. (× 1.500.)

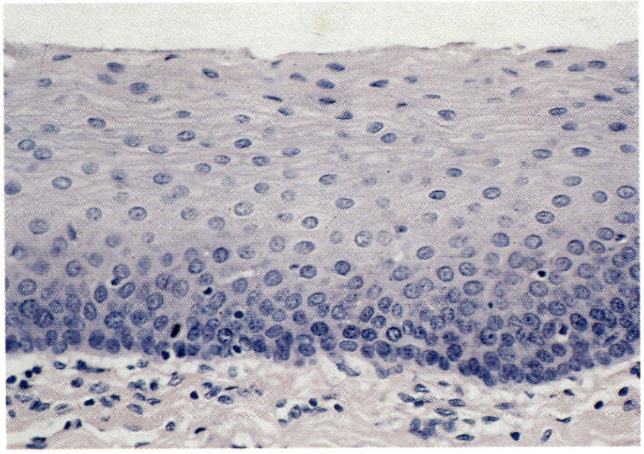

Fig. 2-16. MO del epitelio escamoso estratificado no queratinizado del esófago. Este grueso epitelio consta de numerosos estratos de células. Los ejes mayores de las células superficiales son paralelos a la membrana basal, mientras que los de las células basales son perpendiculares a la misma. Las células de los estratos superiores tienen núcleos ovoides (no aplanados) y la superficie luminal carece de escamas queratinizadas. (H&E; × 350.)

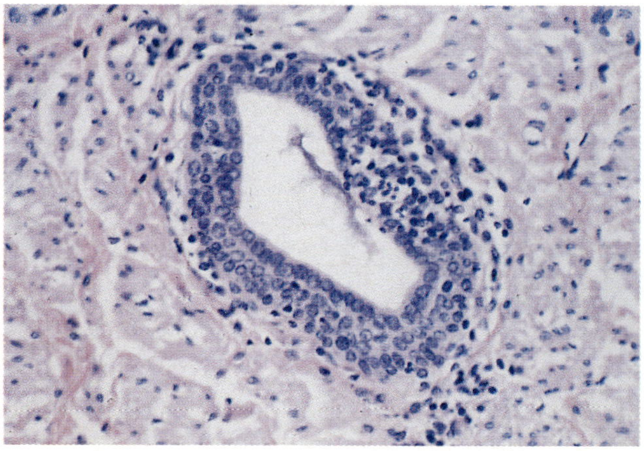

Fig. 2-17. MO de un conducto tapizado por epitelio cúbico estratificado. El epitelio y el tejido conjuntivo adyacente presentan numerosos linfocitos de pequeño tamaño. (H&E; × 250.)

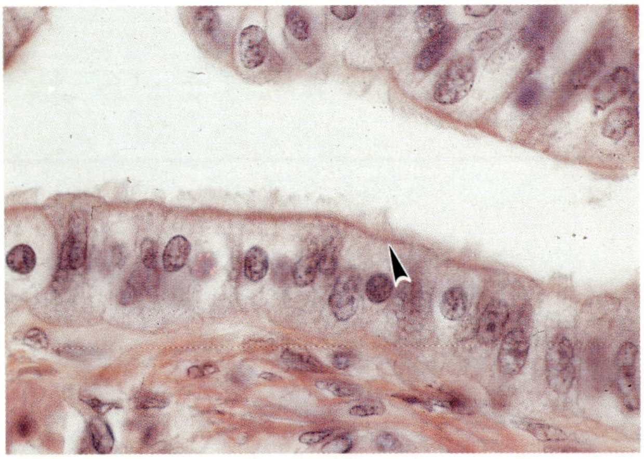

Fig. 2-18. MO del epitelio ciliado cilíndrico simple de la trompa uterina. Los cuerpos basales de los cilios forman una banda acidófila en el citoplasma apical *(flecha)*. A esta ampliación, los cilios parecen finos filamentos que se proyectan hacia la luz. (H&E; × 600.)

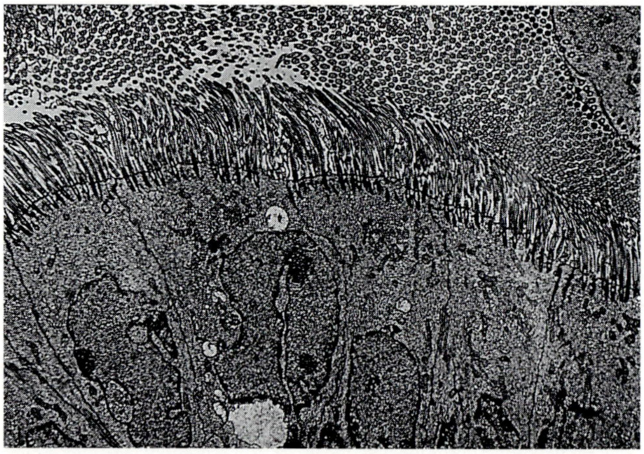

Fig. 2-19. MET del epitelio cilíndrico simple de la trompa uterina; puede verse la superficie apical de células ciliadas que rodea la luz tubárica. Los cilios nacen de cuerpos basales situados inmediatamente por debajo de la superficie celular. (× 2.100.)

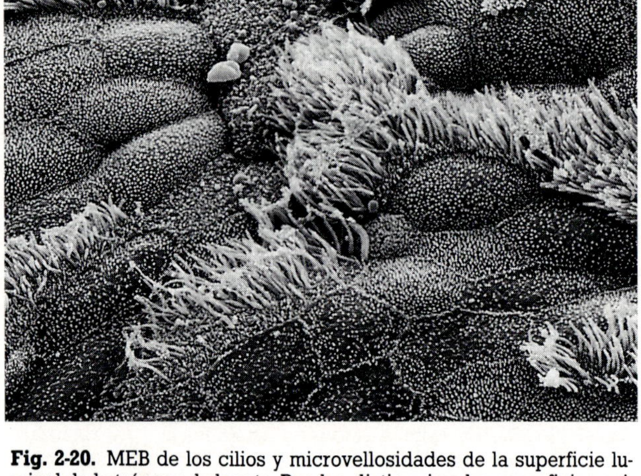

Fig. 2-20. MEB de los cilios y microvellosidades de la superficie luminal de la tráquea de la rata. Pueden distinguirse las superficies apicales de las células con microvellosidades o cilios, ya que los cilios son más largos (unos 8-10 μm) que las microvellosidades (aproximadamente 1 μm). (× 1.450.)

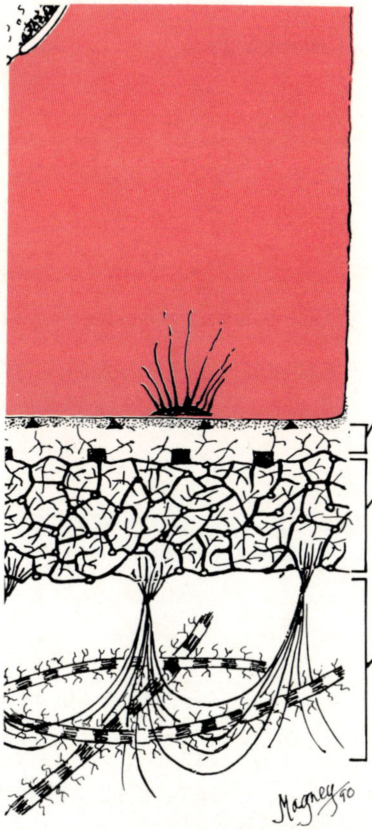

Fig. 2-21. Dibujo de los componentes estructurales de la membrana basal epitelial. Cada célula tiene en su superficie una carga aniónica como consecuencia de la presencia de grupos de carbohidratos cargados en el glucocáliz (cubierta celular). La membrana basal consta de tres componentes. La lámina rara, una zona electrolúcida rica en polisacáridos, se encuentra entre la membrana celular y el segundo componente, la lámina densa (lámina basal). La lámina densa consiste en una retícula de colágeno de tipo IV y laminina, a la que se unen proteoglucanos sulfatados y otras proteínas de menor importancia. La lámina reticular, el tercer componente, está formada por fibrillas de colágeno de tipo III y fibrillas de anclaje que refuerzan la superficie de contacto entre la lámina densa y la lámina reticular subyacente.

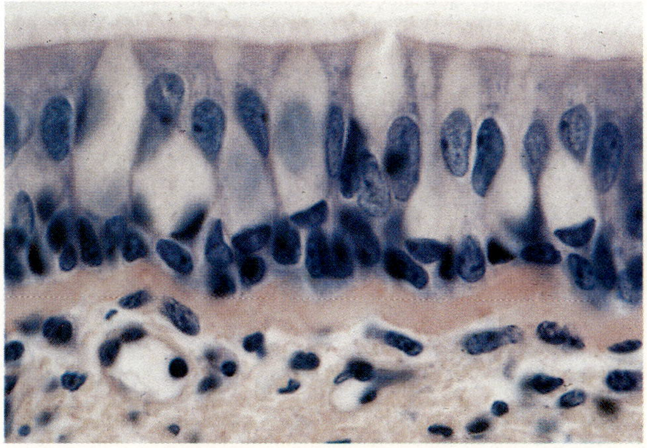

Fig. 2-22. Epitelio cilíndrico seudoestratificado con cilios y células caliciformes visto al MO. La membrana basal es gruesa, lisa y de color rosado, y se sitúa justo por debajo del epitelio. (H&E; × 450.)

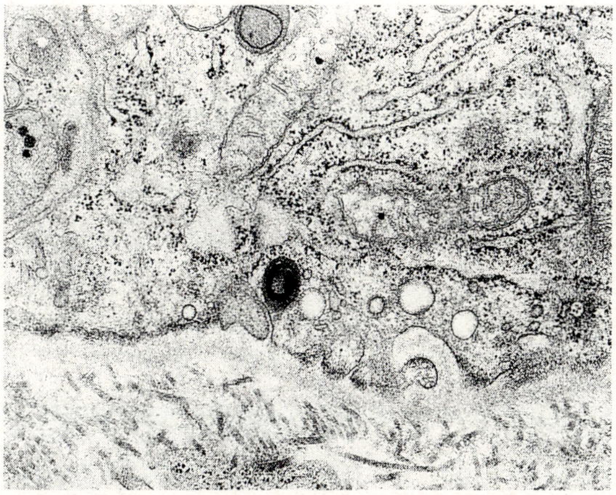

Fig. 2-23. MET de la región basal de un epitelio escamoso estratificado en la que se pueden ver la membrana basal y el tejido conjuntivo subyacente. Inmediatamente por debajo de la plasmalema de la célula epitelial, pueden verse la lámina rara y la lámina densa (lámina basal) de la membrana basal. Unas fibrillas de anclaje van desde la lámina densa hasta el tejido conjuntivo próximo, donde se intercalan con las fibras reticulares. (× 13.000.)

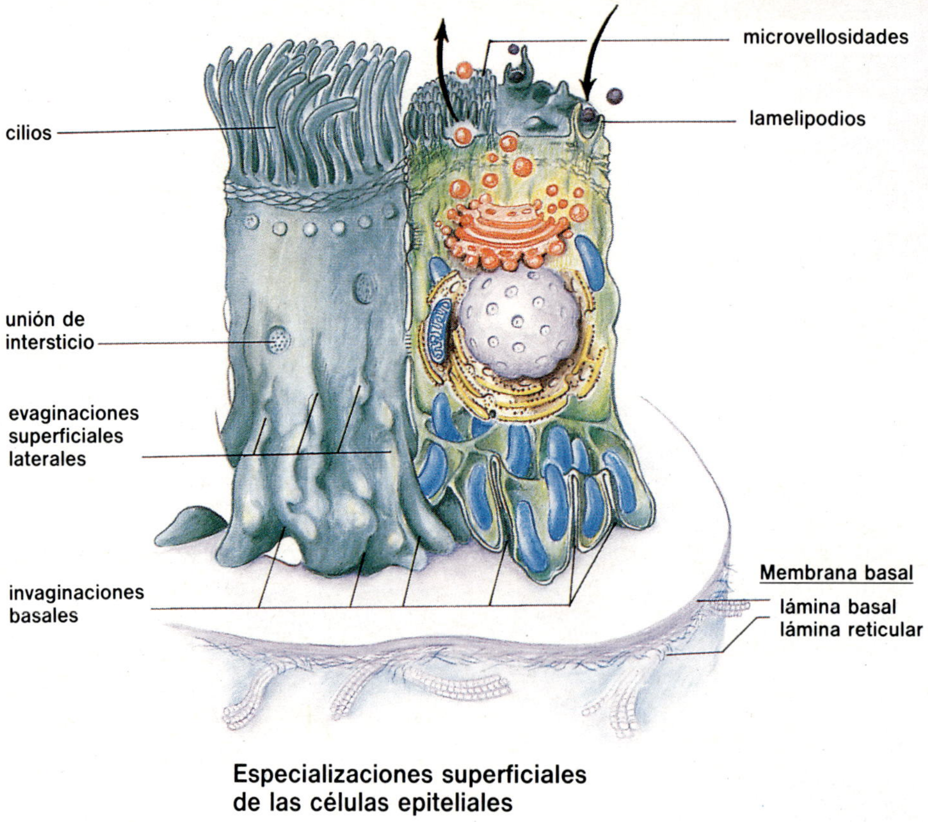

Fig. 2-24. Entre las especializaciones superficiales típicas de las células epiteliales destacan las proyecciones superficiales luminales, como los cilios o las microvellosidades, las uniones que regulan la permeabilidad (zónula de oclusión), la adhesión (desmosoma), la comunicación (intersticio), la ampliación de la membrana basal en relación con el transporte iónico (células parietales del estómago y células de los túbulos proximales o distales del riñón) y las modificaciones de la superficie basal para facilitar la unión a la membrana basal.

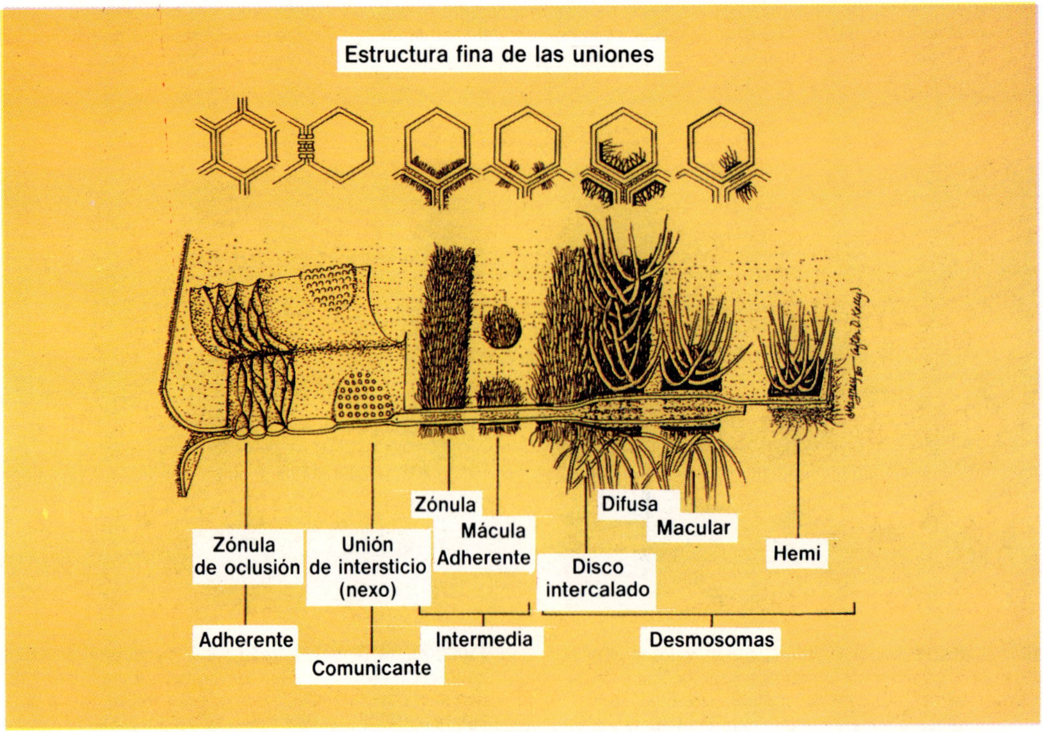

Fig. 2-25. Estructura detallada de diferentes tipos de uniones. La zónula de oclusión regula la permeabilidad entre las células adyacentes de la mayoría de los epitelios, con la excepción de los escamosos estratificados en los que la permeabilidad está regulada por una barrera lipídica intracelular. Las uniones de intersticio facilitan el paso intercelular de moléculas de pequeño tamaño y pueden encontrarse en células excitables (p. ej., células nerviosas, cardíacas o musculares lisas) y también en células no excitables (p. ej., osteocitos, células de Sertoli, células granulosas, células epiteliales intestinales). Se han encontrado en diferentes tipos de células varios tipos de uniones a base de actina (zónula adherente) o filamentos intermedios.

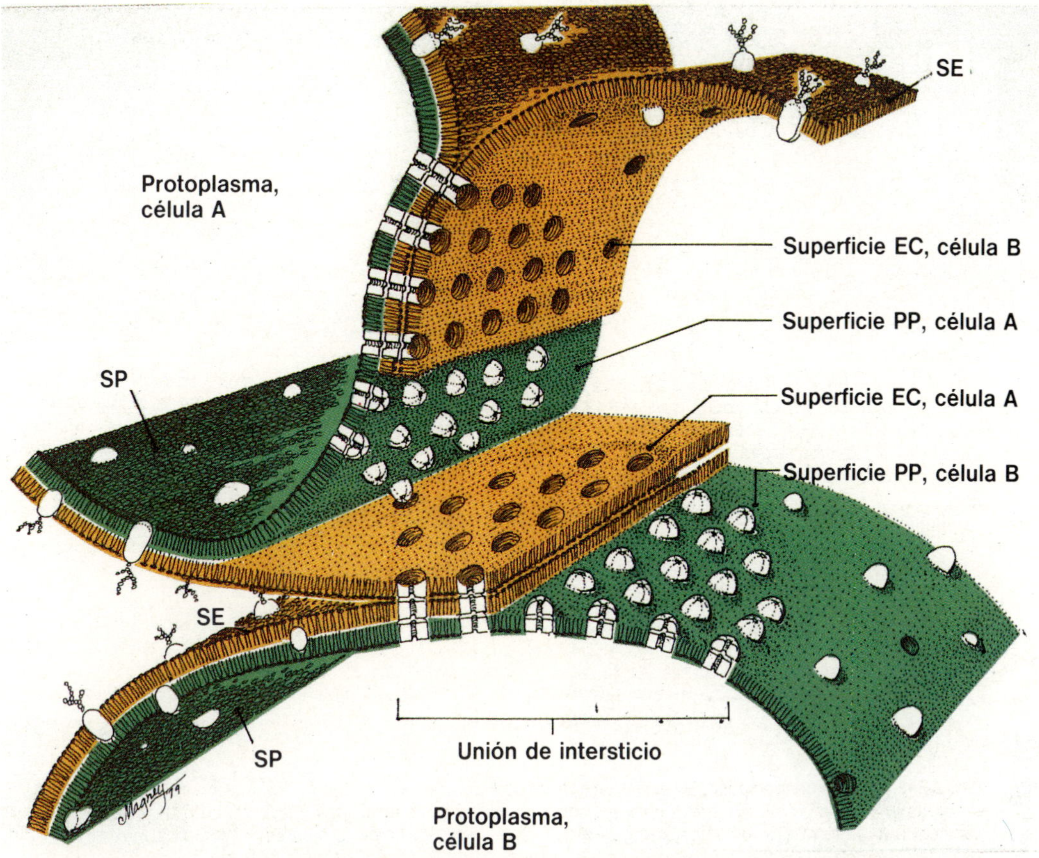

Fig. 2-26. Fractura por congelación que pasa de la plasmalema de la célula B a la de la célula A. Obsérvese que el plano de fractura rompe la bicapa lipídica de cada una de las membranas celulares. Las partículas intramembranosas suelen ser más numerosas en la superficie protoplásmica de fractura de la membrana (superficie PP), donde suelen constituir grupos hexagonales que forman uniones de intersticio. Las uniones de intersticio controlan el transporte de iones y pequeñas moléculas entre células acopladas adyacentes, permitiendo la comunicación de señales eléctricas y metabólicas. Se cree que ese transporte iónico o molecular a través de las uniones de intersticio se produce a través del canal central formado por conexiones opuestas de cada una de las membranas celulares.

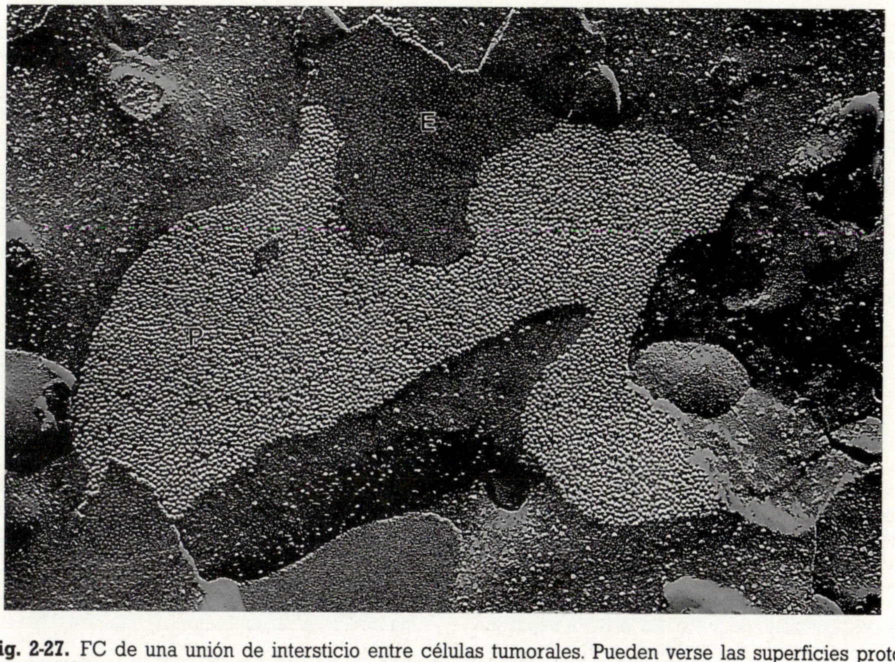

Fig. 2-27. FC de una unión de intersticio entre células tumorales. Pueden verse las superficies protoplásmica (P) y extracelular (E), con uniones de intersticio en ambas. (× 25.000.)

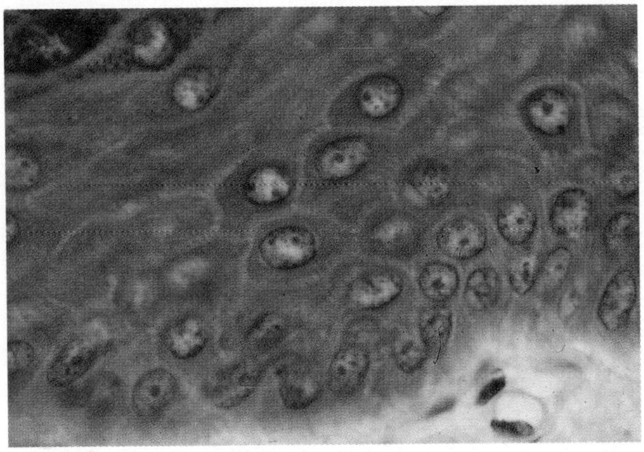

Fig. 2-28. Epitelio escamoso estratificado de la piel. Al MO, las células de esta capa parecen tener bordes espinosos que, vistos al MET, resultan ser puntos de adhesión intercelular conocidos como desmosomas. Sin embargo, esta capa de la piel se ha quedado con el nombre de «estrato espinoso» debido a la imagen que se ve a través del MO. (H&E; × 900.)

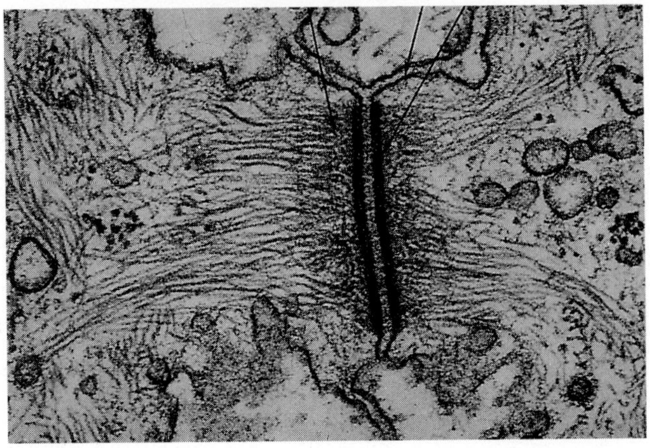

Fig. 2.29. Desmosomas, vistos a través del MET; pueden verse tonofilamentos incluidos en la placa de la unión (opaca a los electrones) y que se extienden hacia el citoplasma. Los tonofilamentos no atraviesan el espacio intercelular, aunque recientes estudios parecen indicar que algunas partículas, denominadas unidores de membrana, podrían unirse de algún modo a las partículas intramembranosas (v. fig. 2-30). (× 56.700.)

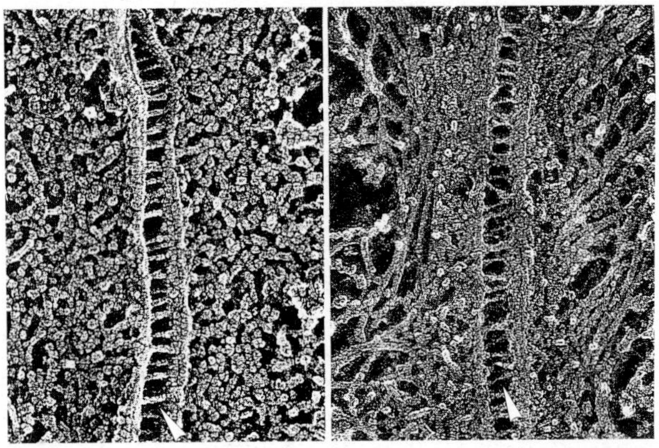

Fig. 2-30. MET mediante técnica de aguafuerte de unos desmosomas; se observa la presencia de tonofilamentos en una fractura transversal del citoplasma. Pueden verse densas masas de filamentos cerca de la plasmalema, así como unidores de membrana *(flechas)* que atraviesan el espacio extracelular entre las células adyacentes. (× 90.000.)

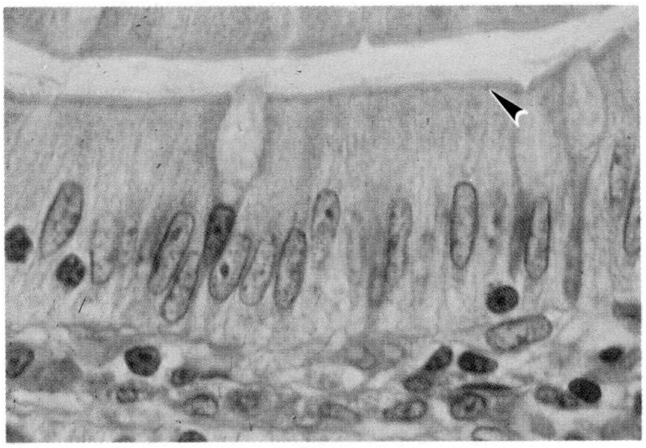

Fig. 2-31. Barras terminales o complejos de unión que impiden al contenido luminal penetrar en el espacio intercelular lateral. El MO permite observarlos como puntos muy teñidos *(flecha)* en las membranas celulares laterales, inmediatamente por debajo del borde estriado. (H&E; × 1.300.)

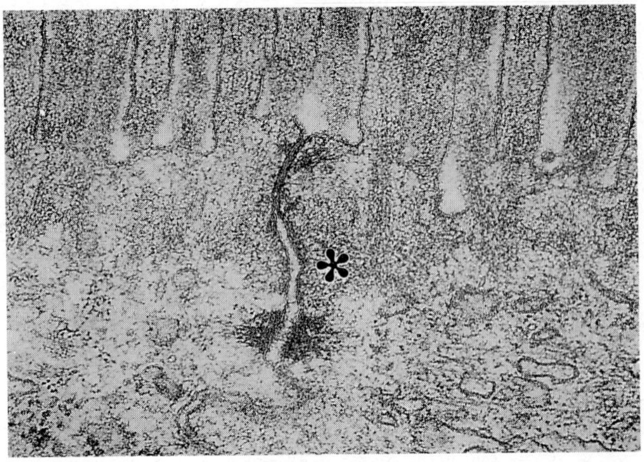

Fig. 2-32. MET de una barra terminal. Está constituida por una zónula de oclusión (espacio intercelular reducido y fusión puntual de la membrana) y otra adherente (espacio intercelular ligeramente aumentado y microfilamentos *[asterisco]* de la red terminal asociados a una densidad moderada del citoplasma). También puede verse un desmosoma (mácula adherente), que interviene en la adhesión intercelular, por debajo del complejo de unión. En la parte superior se ven algunas microvellosidades con filamentos de actina en su interior (v. figs. 2-8 y 2-9). (× 49.500.)

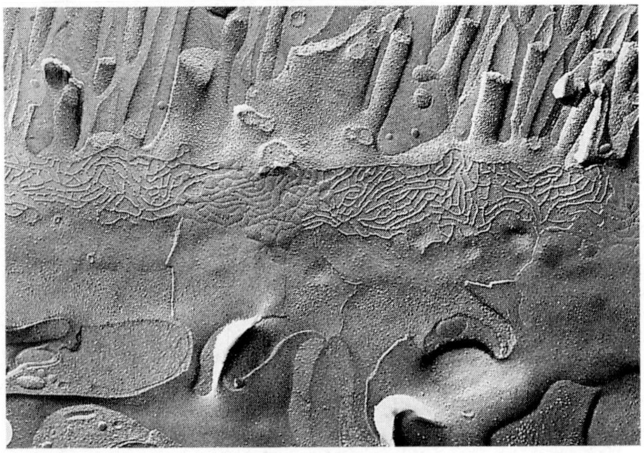

Fig. 2-33. Zónula de oclusión (unión adherente) vista por medio de FC. Forma una red anastomosante (que representa la fusión membranosa) que rodea el extremo luminal de las membranas laterales de cada célula, uniéndola a las células adyacentes y cerrando la comunicación entre la luz y el intersticio. En la superficie protoplásmica de la fractura, la red forma crestas prominentes (constituidas por partículas intramembranosas), mientras que en la superficie extracelular de la fractura la red forma depresiones lineales (v. figs. 2-24 y 2-25). (× 40.000.)

CAPÍTULO 3

EL TEJIDO CONJUNTIVO

EL TEJIDO CONJUNTIVO está constituido por tres componentes: **células, fibras** y **sustancia básica**. En conjunto, las fibras y la sustancia básica forman lo que se denomina **matriz extracelular**. El tejido conjuntivo tiene muchas y variadas funciones, por ejemplo actuar como soporte estructural, funcionar como barrera inmunológica, almacenar y metabolizar las grasas y conservar el agua.

Existen dos categorías generales de células del tejido conjuntivo. La primera abarca a todas las que sólo se pueden encontrar en el tejido conjuntivo: **fibroblastos, adipocitos, macrófagos, células plasmáticas, células reticulares** y, en el embrión, **células mesenquimatosas**. La segunda categoría comprende las **células hematógenas** que migran del sistema vascular (es decir, médula ósea, bazo) al tejido conjuntivo. Incluye **linfocitos, monocitos, granulocitos** y **células sanguíneas** en desarrollo, de las que hablaremos en capítulos posteriores.

Las fibras presentes en la matriz extracelular son el **colágeno** y la **elastina**. El colágeno es la proteína más abundante en el cuerpo humano y el principal tipo de fibra que se puede encontrar en el tejido conjuntivo. Basándose en su morfología, su composición de aminoácidos y sus propiedades físicas, se han identificado 10-12 tipos diferentes de colágeno, aunque todavía no se han determinado las funciones exactas de muchos de ellos. El **colágeno de tipo I** ofrece gran resistencia a la tracción, representa aproximadamente el 90% de la cantidad total de colágeno del organismo y se puede encontrar en la piel, los tendones, los huesos, la dentina y el tejido conjuntivo suelto. A través del MO, los haces de colágeno de tipo I aparecen como fibras eosinófilas, mientras que con el MET se puede comprobar que las fibras están formadas por fibrillas individuales que se repiten con una periodicidad de 64 nm. El **colágeno de tipo II** está formado por fibrillas con una periodicidad de 64 nm que pueden visualizarse mediante MET, pero que no forman haces eosinófilos al MO; se puede encontrar en el cartílago, los núcleos pulposos, el humor vítreo y la córnea. El **colágeno de tipo III**, también conocido como fibras reticulares, está constituido por fibrillas con una periodicidad de 64 nm que contienen gran cantidad de carbohidratos. Ésta es la razón por la que toman la tinción argéntica y el método de Schiff del ácido periódico. Este tipo de colágeno no forma haces de gran tamaño visibles a través del MO y está muy distribuido por todo el cuerpo; se puede encontrar en la piel, los vasos sanguíneos, y el estroma del sistema linfoide, el hígado y otros órganos. El **colágeno de tipo IV** no forma fibrillas con una periodicidad de 64 nm, sino una fina red filamentosa conocida como lámina basal de la membrana basal de las células epiteliales, y la lámina basal (lámina externa) de las células musculares, las células de Schwann y los adipocitos. El **colágeno de tipo V** se parece al anterior en que no forma fibrillas. Aunque está presente en pequeñas cantidades por todo el cuerpo, todavía no se ha podido determinar su estructura y función. Recientemente, se ha descubierto **colágeno de tipo VII** en las fibrillas de anclaje que conectan la lámina basal de los epitelios con el tejido conjuntivo subyacente, y se ha detectado **colágeno de tipo X** en la placa epifisaria de los huesos. Sin embargo, aún está por determinar su función y estructura. Además de los fibroblastos, existen numerosos tipos de células del tejido conjuntivo que pueden sintetizar diferentes tipos de colágeno (adipocitos, condrocitos, osteocitos y células reticulares). El colágeno de tipo IV que se puede encontrar en la lámina basal lo producen las células epiteliales, las células musculares y las células de Schwann del sistema nervioso periférico.

Las **fibras elásticas** de la matriz extracelular presentan en la MET dos componentes estructuralmente diferentes. El primero es una sustancia amorfa compuesta de **elastina**, una proteína especial rica en aminoácidos no polares; esta proteína es la que capta la orceína (tinción de Verhoeff) bajo el MO. El segundo componente consiste en las **microfibrillas** que rodean de manera incompleta las bandas de componente amorfo y pueden servir para orientar la elastina. La elastina, al igual que el colágeno, puede ser sintetizada por numerosos tipos de células, como los fibroblastos, las células musculares lisas y los condrocitos del cartílago elástico.

La sustancia básica de la matriz extracelular se compone de **glucosaminoglucanos** (denominados en el pasado mucopolisacáridos) y **glucoproteínas estructurales**. Los glucosaminoglucanos, o **GAG**, son cadenas de polisacáridos lineales sin ramificar formadas por unidades repetidas de disacáridos. Debido a su elevado contenido de radicales ácidos (hidroxilos, carboxilos y sulfatos), pueden fijar grandes cantidades de agua a modo de cubierta hidratante. Los GAG están unidos por enlace covalente a una proteína central de mayor tamaño, constituyendo una **molécula de proteoglucano**. Estas moléculas suelen unirse con enlaces no covalentes a través de una proteína de unión a moléculas de ácido hialurónico de cadena larga (la única molécula no sulfatada de los GAG), formando agregados moleculares de gran tamaño que otorgan al tejido conjuntivo propiedades de semifluidez similares a las de un gel. Las **proteínas estructurales**, como la **fibronectina** (abundante en todo el tejido conjuntivo; conocida en la sangre como globulina insoluble en frío), la **condronectina** (cartílago) y la **osteonectina** (hueso) están compuestas fundamentalmente por proteínas con cadenas laterales de carbohidratos ramificados. Poseen regiones especializadas para poder fijarse a las superficies celulares y a diferentes GAG de la matriz extracelular. A causa de su simetría bivalente, las glucoproteínas estructurales pueden desempeñar un importante papel en la adhesión de las células con otras células y con componentes de la matriz extracelular, como el colágeno o los GAG unidos a la superficie de las fibras o las células.

La clasificación macroscópica general del tejido conjuntivo se basa en la relativa abundancia de células, fibras extracelulares y sustancia básica:

1. **Mucoso**: contiene grandes cantidades de sustancia básica y escasas células o fibras, y se puede encontrar en el cordón umbilical y en los tejidos embrionarios.
2. **Reticular**: compuesto por fibras reticulares (colágeno de tipo III) y presente en el estroma hepático, el tejido adiposo y los órganos linfoides.
3. **Laxo o areolar**: está formado por cantidades equivalentes de células, fibras y sustancia básica, y se encuentra en las regiones subcutáneas y los mesenterios, así como en la superficie de contacto entre tejidos adyacentes.
4. **Adiposo**: está formado por adipocitos dispuestos en grupos dispersos o masas densas de células, y se puede encontrar en la grasa subcutánea, los apéndices epiploicos del intestino grueso o los epiplones.
5. **Conjuntivo denso**: está compuesto fundamentalmente por colágeno o elastina, con pocas células en su seno. El tejido conjuntivo denso regular está formado por fibras dispuestas en un solo plano (p. ej., tendones), mientras que el conjuntivo denso irregular tiene sus fibras dispuestas en numerosos planos (p. ej., dermis).
6. **Conjuntivo especializado**: comprende todos los tejidos dedicados a la función de soporte (hueso y cartílago) o de transporte (sangre), que se comentan en otros capítulos.

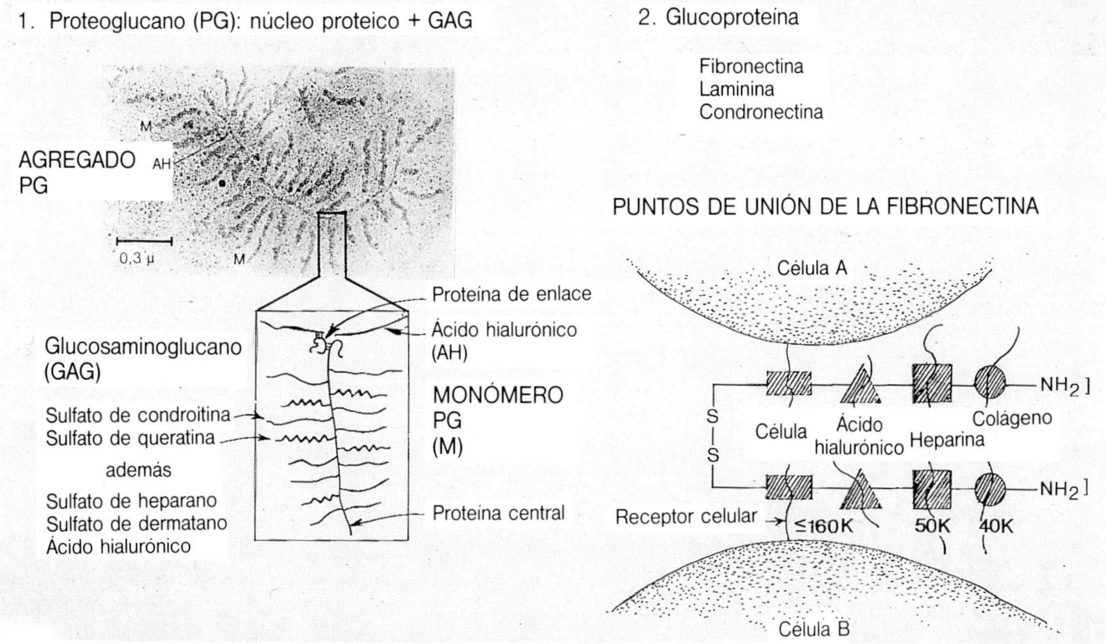

Fig. 3-1. Diagrama que representa la composición de la sustancia básica de la matriz extracelular. Existe una considerable heterogeneidad en el tamaño y la estructura de los proteoglucanos entre los diferentes tejidos debido a las variaciones en el número, tamaño o grado de sulfatación de las cadenas de GAG. El agregado de proteoglucano que se representa en esta ilustración corresponde al cartílago. Se ha descubierto recientemente que la fibronectina, la condronectina y la laminina (todas glucoproteínas) son elementos estructurales de la matriz del tejido conjuntivo. La fibronectina es una importante glucoproteína superficial de los fibroblastos, pero puede ser sintetizada por otras células de origen mesenquimatoso, por células epiteliales y endoteliales y por algunos tipos de células de la médula ósea. También se puede encontrar en el plasma y a veces se la denomina globulina insoluble en frío. La laminina es un componente de las membranas basales; la condronectina forma parte de la matriz cartilaginosa.

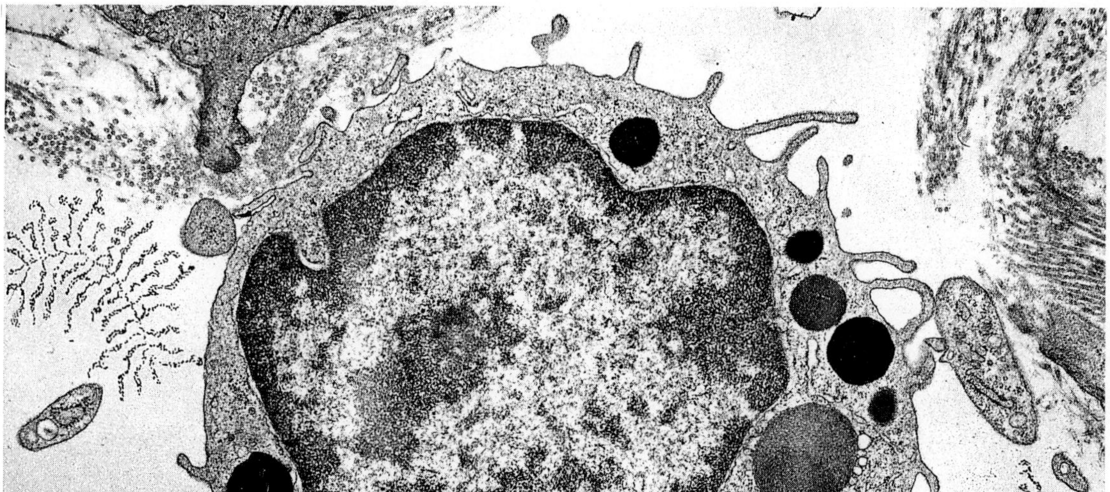

Fig. 3-2. MET de un mastocito del tejido conjuntivo. Obsérvese la presencia y el tamaño de los proteoglucanos (teñidos con tinta) en el espacio extracelular. También se pueden ver en dicho espacio ejemplos de fibras y fibrillas de colágeno. (× 10.000.)

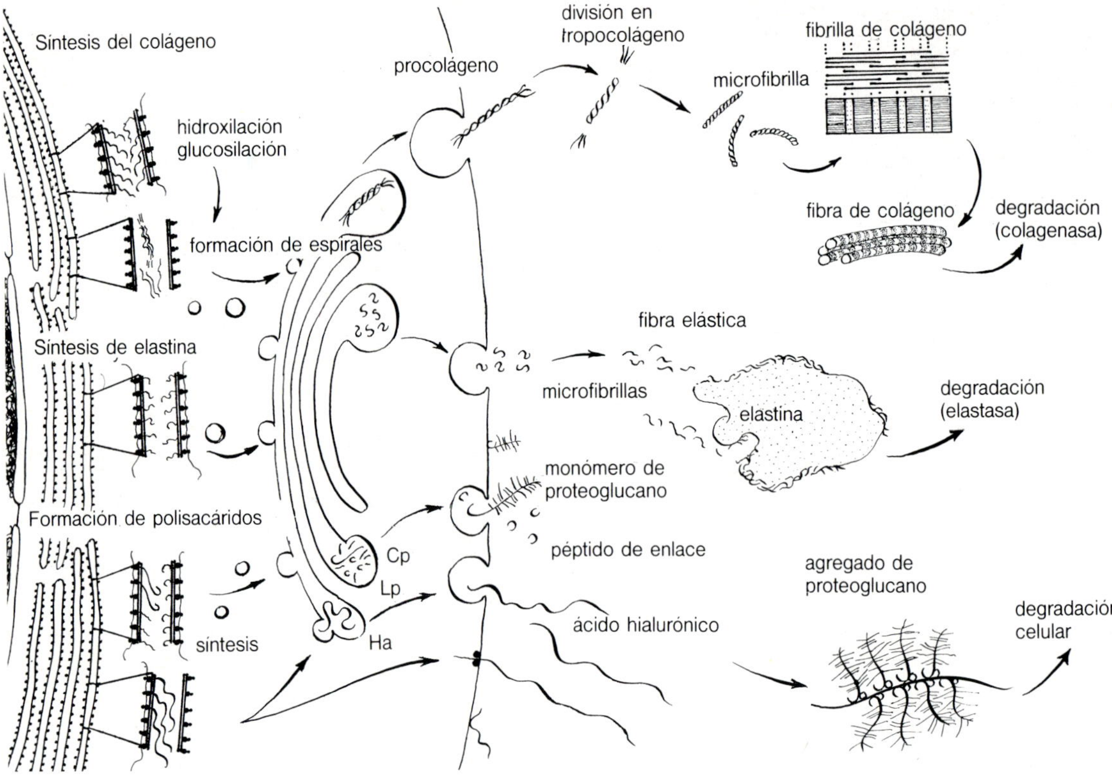

Fig. 3-3. Dibujo de un fibroblasto en el que se han representado las fases de la síntesis intracelular y la formación extracelular del colágeno, las fibras elásticas y los proteoglucanos. La formación intracelular de colágeno y elastina da lugar a la secreción de una forma *pro* de las moléculas. El procolágeno y la proelastina sufren una modificación extracelular que permite la formación de fibras. Las exopeptidasas desprenden las terminaciones amino o carboxilo del procolágeno, y la molécula se hace más insoluble. La lisil oxidasa favorece la unión de las moléculas adyacentes de tropocolágeno, y en el caso de la elastina, estimula la unión de residuos de lisina para formar la desmosina y la isodesmosina, unos aminoácidos muy poco habituales. Los glucosaminoglucanos son secretados por el aparato de Golgi por transporte vectorial, mientras que el ácido hialurónico puede seguir una ruta similar o ser liberado por una molécula transportadora, como sucede en los microorganismos. También pueden quedar pequeñas cantidades de proteoglucanos y ácido hialurónico en la superficie extracelular de las membranas celulares.

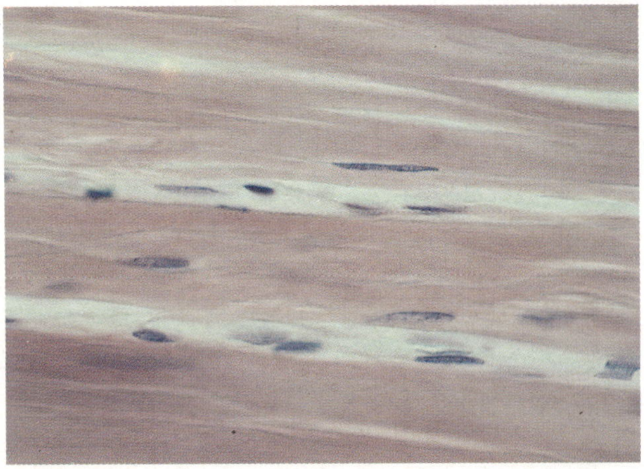

Fig. 3-4. MO de un corte longitudinal de tendón en el que puede verse una densa formación de fibras de colágeno y fibroblastos dispersos. (H&E; × 500.)

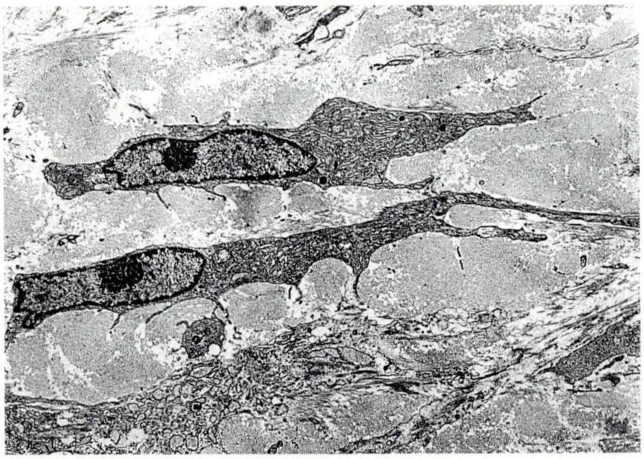

Fig. 3-5. MET de fibroblastos y colágeno. Obsérvese el tamaño y el plano de corte de las fibras de colágeno. (× 3.600.)

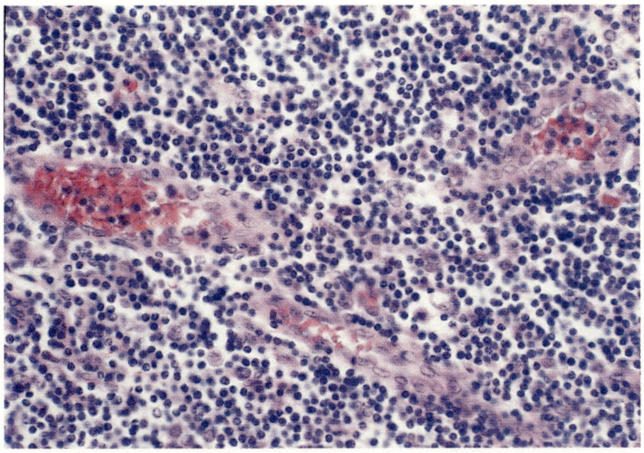

Fig. 3-6. MO de un corte de ganglio linfático teñido con H&E. El ganglio linfático es un órgano formado fundamentalmente por linfocitos, que constituyen el parénquima o parte funcional del órgano, suspendidos en una red o trama de fibras reticulares a la que se conoce como estroma. En esta muestra no se han teñido las fibras reticulares, por lo que no pueden visualizarse. (H&E; × 250.)

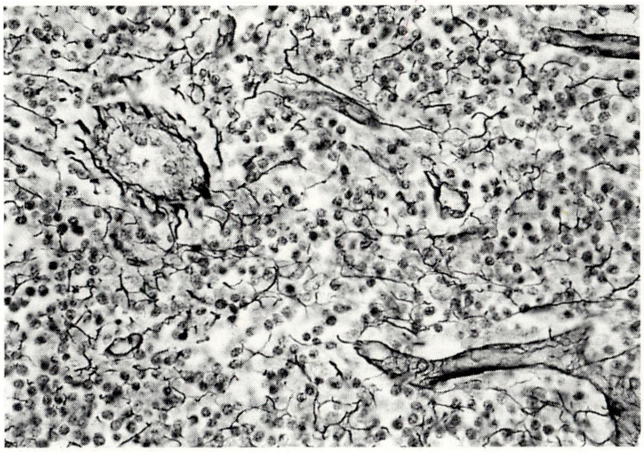

Fig. 3-8. MO de un ganglio linfático que permite visualizar las fibras reticulares producidas por las células reticulares (compárese con la fig. 3-6). Obsérvese la disposición de las fibras reticulares alrededor de las células musculares lisas de los vasos sanguíneos de pequeño calibre. (Tinción argéntica; × 250.)

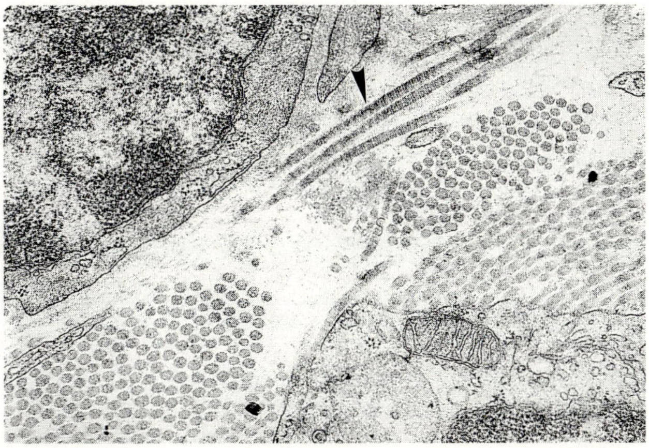

Fig. 3-10. MET de la matriz extracelular que une las células epiteliales y la lámina basal. Las fibras reticulares suelen ser de menor diámetro que las de colágeno, pero también con una periodicidad de 64-67 nm. Obsérvense las fibras reticulares en corte longitudinal junto a la lámina basal *(flecha)* y compárense con los cortes transversales de las fibras de colágeno, de mayor tamaño, de los haces inferiores. La lámina basal de una célula epitelial *(parte superior izquierda)* está formada por colágeno de tipo IV. (× 11.000.)

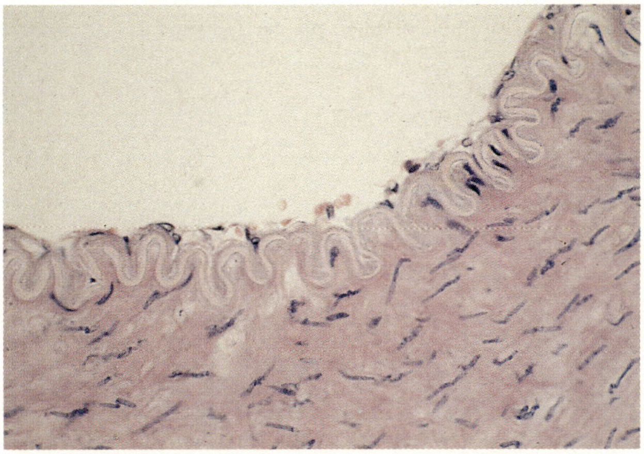

Fig. 3-7. MO de una arteria muscular. Estas arterias poseen una lámina elástica interna formada por fibras elásticas sintetizadas por los fibroblastos y las células musculares lisas. La lámina está cerca de la luz arterial; en las muestras fijadas adopta la forma de una cinta plegada y una apariencia vidriosa o translúcida (hialina). (H&E; × 250.)

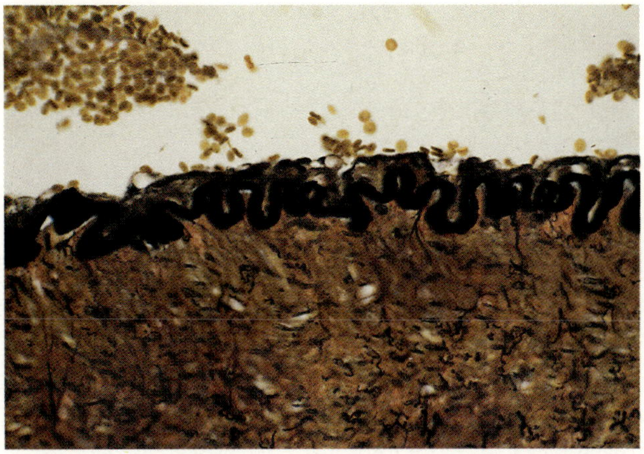

Fig. 3-9. MO de una arteria muscular. Se ha teñido selectivamente de negro la lámina elástica interna. Compárese con la imagen inmediatamente superior. (Tinción de Verhoeff; × 250.)

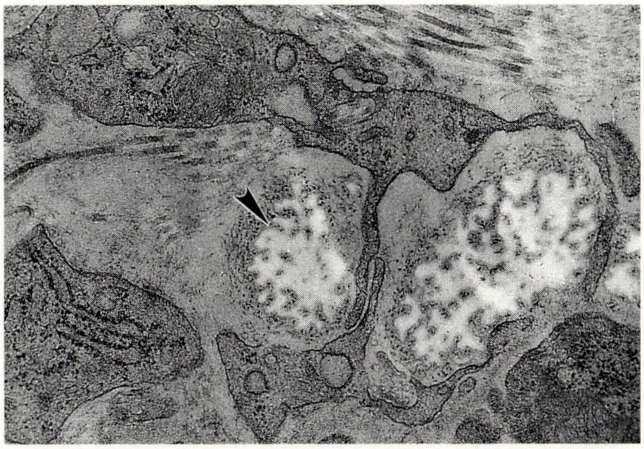

Fig. 3-11. MET a mayor aumento en la que se puede ver el componente microfibrilar *(flecha)* de las fibras elásticas y su disposición alrededor de la elastina amorfa (no teñida en esta preparación). También pueden verse fibras de colágeno. (× 9.500.)

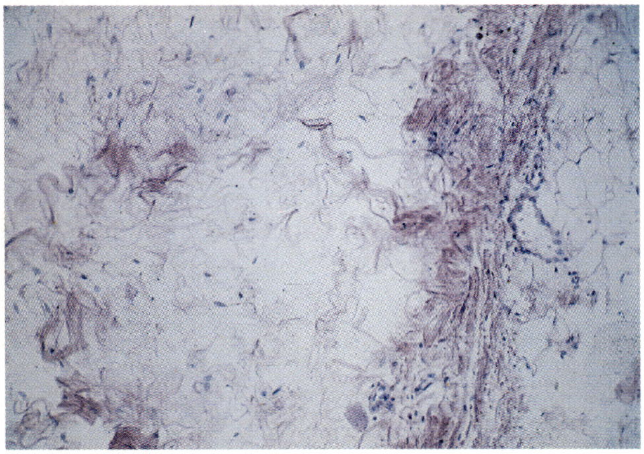

Fig. 3-12. MO de una preparación de tejido conjuntivo laxo. Este tipo de tejido presenta cantidades similares de células y fibras de colágeno. Actúa como superficie de contacto o sustancia envolvente de todos los demás tejidos u órganos del cuerpo. Compárese este tejido con los demás tipos de tejido conjuntivo de esta misma página. Compárese también la relativa abundancia de células y fibras, así como su disposición. (H&E; × 100.)

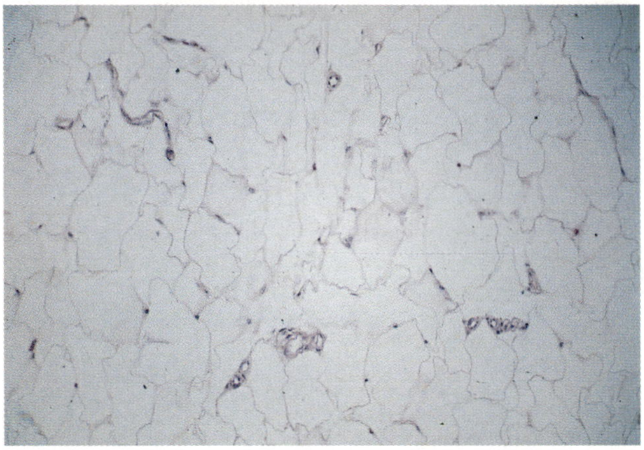

Fig. 3-13. MO de una preparación de tejido conjuntivo adiposo. La célula predominante es el adipocito, o célula grasa, que está rodeada por una delicada red de fibras reticulares que la unen a las células o tejidos vecinos. No existen grandes haces de colágeno. (H&E; × 100.)

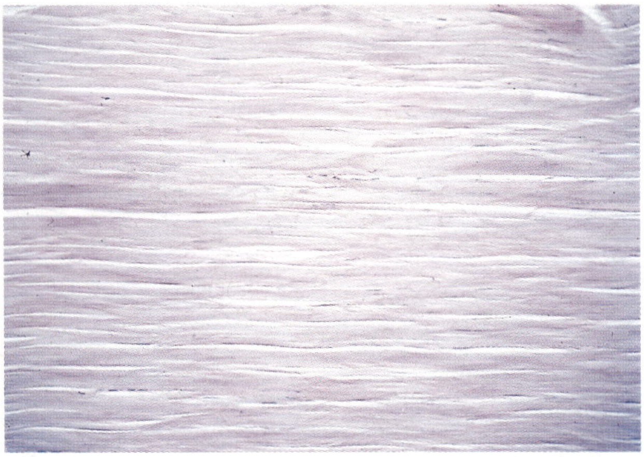

Fig. 3-14. MO de una preparación de tendón que está formado por tejido conjuntivo denso regular. Pueden verse grandes haces de fibras de colágeno (tipo I) orientadas en el mismo plano. Los elementos celulares son muy escasos, fundamentalmente fibroblastos. (H&E; × 100.)

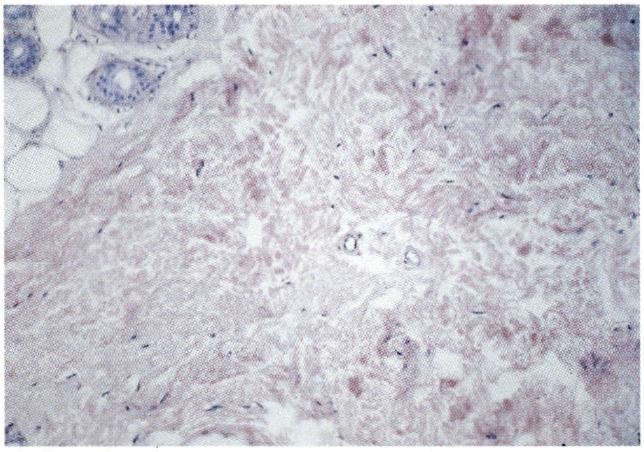

Fig. 3-15. MO de la dermis de la piel formada por tejido conjuntivo denso irregular. Predominan los haces de colágeno, pero están orientados en numerosos planos diferentes, formando una imagen irregular. (H&E; × 100.)

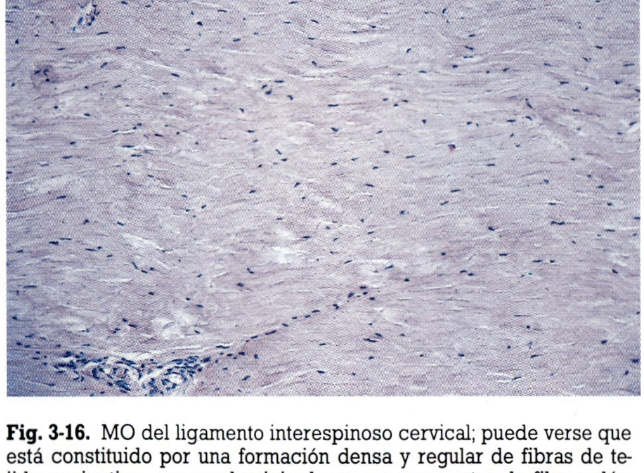

Fig. 3-16. MO del ligamento interespinoso cervical; puede verse que está constituido por una formación densa y regular de fibras de tejido conjuntivo, con predominio de masas compactas de fibras elásticas. La presencia de las fibras elásticas queda enmascarada por la tinción eosinófila del colágeno. (H&E; × 100.)

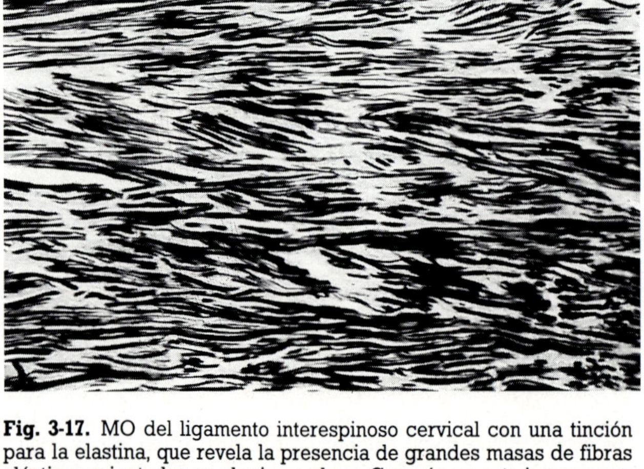

Fig. 3-17. MO del ligamento interespinoso cervical con una tinción para la elastina, que revela la presencia de grandes masas de fibras elásticas orientadas en el mismo plano. Compárese esta imagen con la figura 3-16. (Tinción de Verhoeff; × 100.)

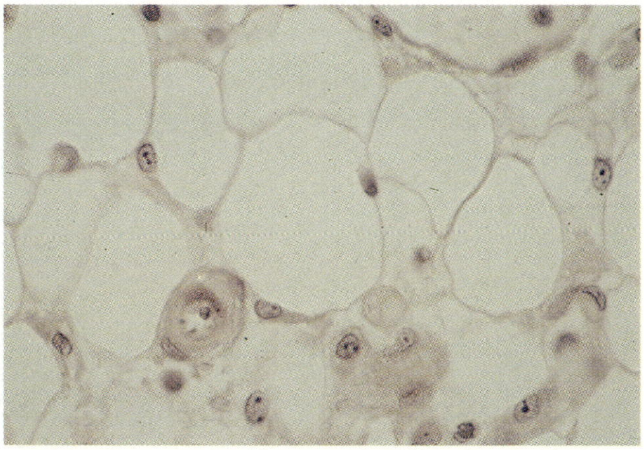

Fig. 3-18. Adipocitos al MO. Los núcleos están situados excéntricamente en el seno de un citoplasma atenuado que rodea una inclusión lipídica. (H&E; × 500.)

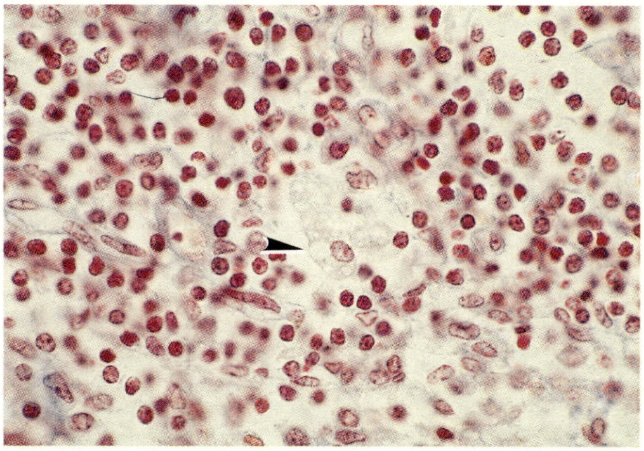

Fig. 3-19. Un macrófago fijado *(flecha)* de un ganglio linfático visto a través del MO; puede verse el citoplasma vacuolado y espumoso. (Tinción de Azan; × 400.)

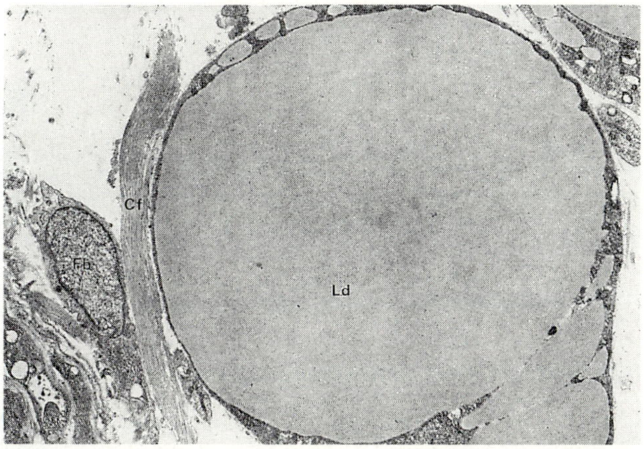

Fig. 3-20. MET de un adipocito del tejido subcutáneo de un feto de 6 meses. El núcleo (N) está comprimido por una gran gota de lípidos (Ld) contra un lado de la célula. El citoplasma se reduce a un fino reborde que contiene pequeños complejos de Golgi y mitocondrias. Pueden verse a la izquierda fibras de colágeno (Cf) y fibroblastos (Fb). (× 1.600.)

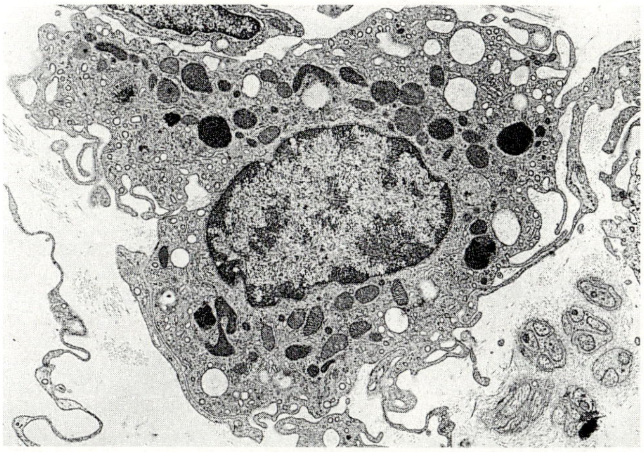

Fig. 3-21. Un macrófago libre (MET) con numerosas invaginaciones citoplásmicas, vacuolas, vesículas recubiertas y cuerpos residuales. También se pueden ver en la matriz extracelular ejemplos de fibras de colágeno y fibras nerviosas amielínicas. (× 6.000.)

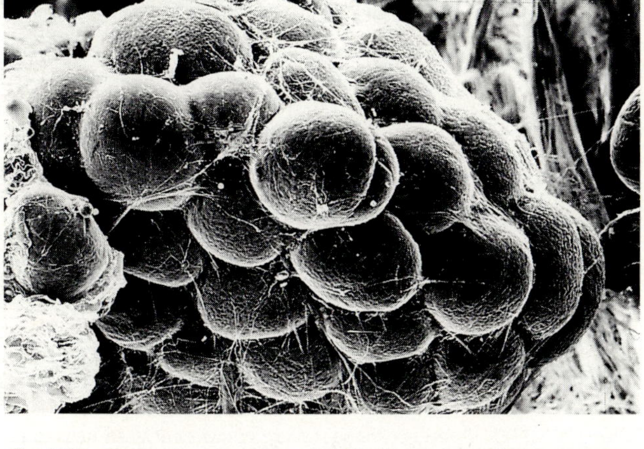

Fig. 3-22. Grupo de adipocitos al MEB. Las bandas fibrosas representan parte del entramado de sujeción de fibras reticulares. (× 150.)

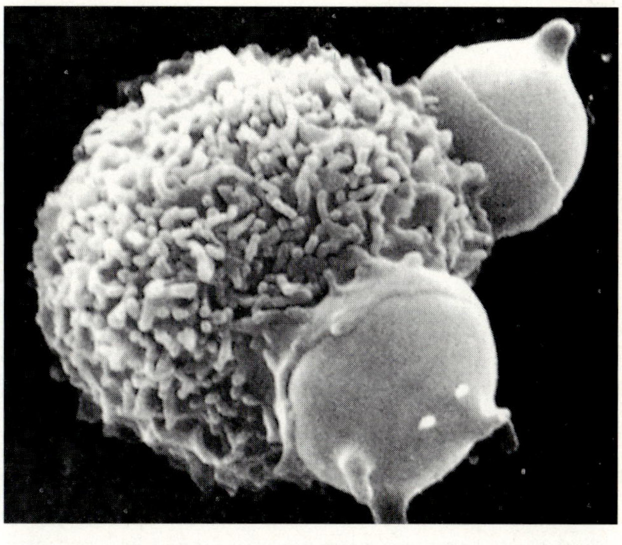

Fig. 3-23. MEB de un macrófago de ratón ingiriendo hematíes opsonizados. (× 3.700.)

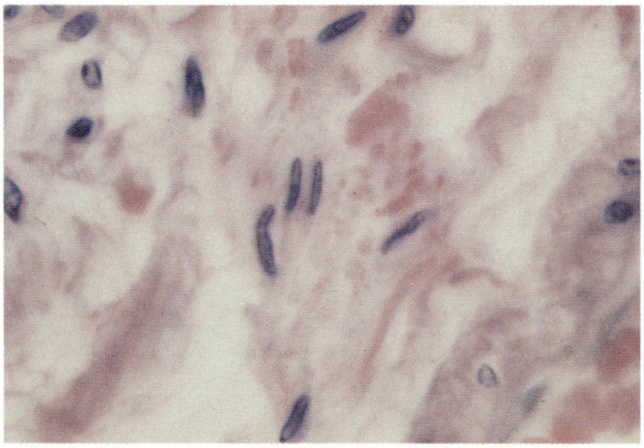

Fig. 3-24. Los fibroblastos (en el centro de esta MO) sintetizan los precursores de las fibras extracelulares del tejido conjuntivo: colágeno, elastina y fibras reticulares. (H&E; × 1.000.)

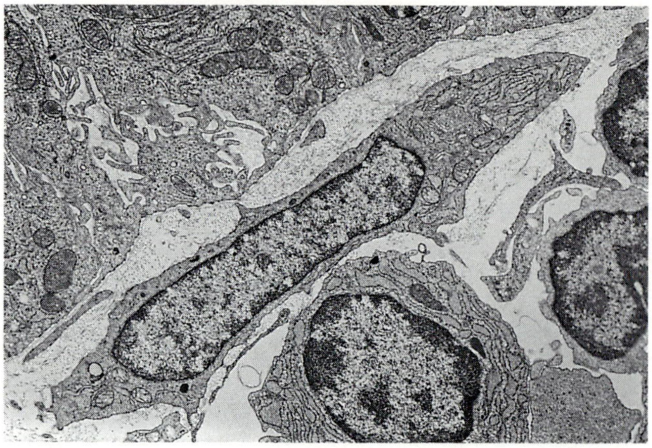

Fig. 3-25. MET en la que se puede ver un fibroblasto alargado y fusiforme y, a modo de contraste, una célula plasmática redondeada, debajo del anterior. En la parte superior izquierda, se puede observar la zona basal de una célula de epitelio cilíndrico simple. (× 3.900.)

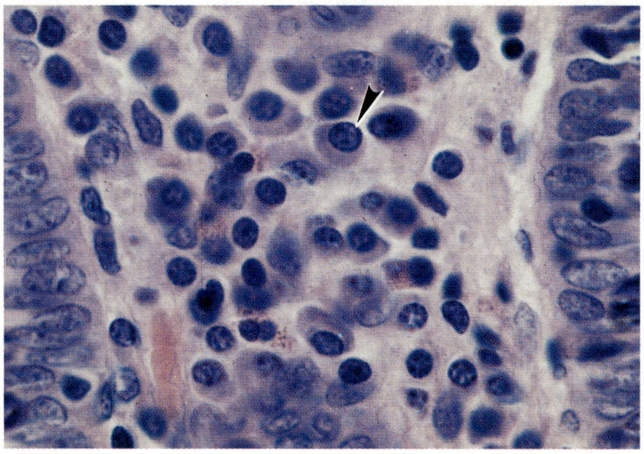

Fig. 3.26. Células plasmáticas con núcleos excéntricos *(flecha)* rodeadas por tejido conjuntivo. Los núcleos de dichas células tienen una configuración de «esfera de reloj» de cromatina condensada y citoplasma basófilo. Al MO, las células plasmáticas suelen aparecer bajo superficies mucosas (como en este caso, en el intestino) y en el tejido linfoide. (H&E; × 500.)

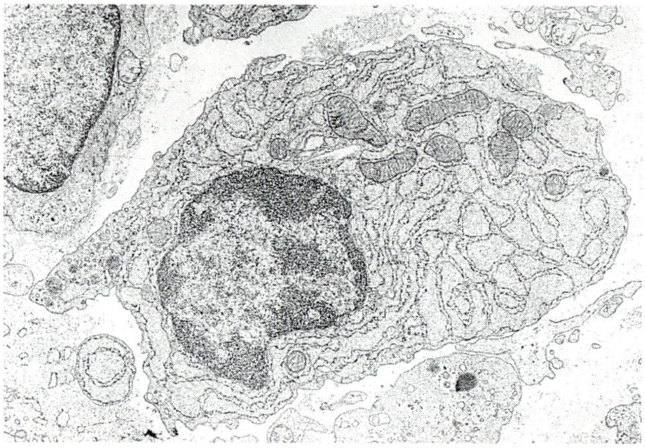

Fig. 3.27. Una célula plasmática vista a través del MET; se aprecian cisternas dilatadas de retículo endoplásmico rugoso. Esta célula secreta proteínas (anticuerpos) activamente. Son bien visibles los patrones nucleares de eucromatina y heterocromatina. (× 3.200.)

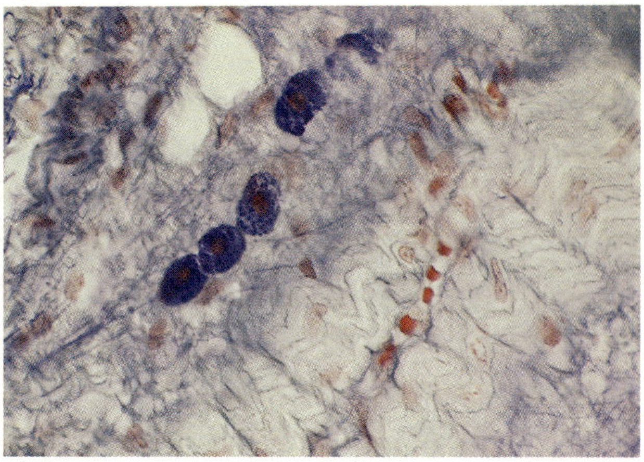

Fig. 3-28. MO de cuatro mastocitos rodeados de tejido conjuntivo. Se pueden ver grandes gránulos densamente comprimidos en el interior del citoplasma y el núcleo central. (Tinción de fucsina aldehído; × 500.)

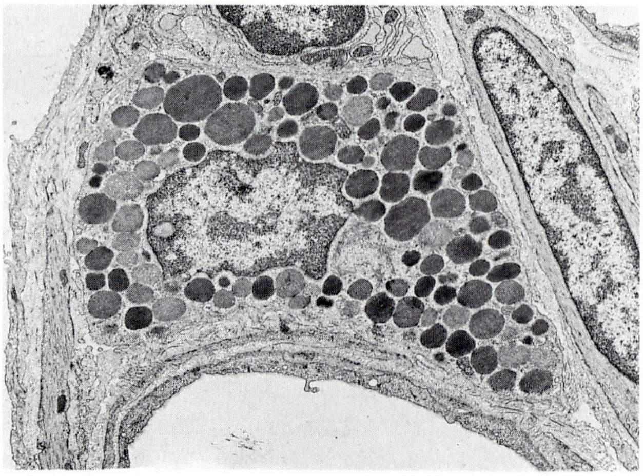

Fig. 3-29. MET de un mastocito. Los gránulos contienen histamina, que aumenta la permeabilidad de las vénulas de pequeño calibre, produciendo edemas, y heparina, un anticoagulante. En la parte superior derecha puede verse parte de un capilar. (× 3.200.)

◆

CAPÍTULO 4

EL CARTÍLAGO

EL CARTÍLAGO es un tipo especializado de tejido conjuntivo que se encarga de la sujeción de los tejidos y la carga de pesos. Como otros tipos de tejido conjuntivo, está formado por células y matriz extracelular. A diferencia de otros tipos de tejido conjuntivo, la matriz extracelular está modificada y forma un gel semirrígido. Las células incluidas en la matriz ocupan espacios conocidos como **lagunas** y reciben el nombre de **condrocitos**, mientras que las células periféricas en proceso de formación se denominan **condroblastos**.

La abundante matriz extracelular la producen los **condrocitos/condroblastos** y está formada por fibras de tejido conjuntivo, proteoglucanos y condronectina. Dependiendo del tipo de cartílago, el tejido conjuntivo de la matriz puede incluir fibrillas de colágeno de tipo II con una periodicidad de 64 nm, pero sin agregarse para formar haces visibles al MO, fibras elásticas o colágeno de tipo I. Entre los componentes no fibrosos de la matriz extracelular, cabe citar a los **proteoglucanos sulfatados** y al **ácido hialurónico**, que forman juntos **agregados de proteoglucanos** y **condronectina**. Los abundantes proteoglucanos del cartílago son los responsables de su elevado contenido acuoso y, junto con el colágeno de refuerzo, le otorgan su solidez y elasticidad. La **condronectina**, una glucoproteína estructural, favorece la adherencia entre los condrocitos y la matriz extracelular. La producción de la matriz extracelular da lugar a la formación de una zona periférica alrededor de cada condrocito, zona muy rica en proteoglucanos y pobre en colágeno. A esta zona se la conoce como **matriz capsular o territorial** por su tinción intensamente basófila con la hematoxilina y la eosina. Entre los condrocitos adyacentes se encuentra la **matriz interterritorial**, que presenta menor basofilia debido a su menor contenido de proteoglucanos.

Las variaciones en los componentes celulares y fibrosos de la matriz extracelular dan origen a la clasificación del cartílago en tres tipos diferentes. El **cartílago hialino**, el tipo más frecuente, contiene colágeno de tipo II y una gran proporción de proteoglucanos sulfatados que, debido a la similitud de su índice de refracción, impiden visualizar las fibras de colágeno mediante MO. El cartílago hialino sirve de esqueleto provisional en el embrión y forma la placa epifisaria durante el crecimiento de los huesos largos. También se puede encontrar en los cartílagos de sostén de las vías respiratorias, los cartílagos costales y en las superficies articulares de los huesos.

El **cartílago elástico** contiene gran cantidad de fibras elásticas en la matriz, además de colágeno de tipo II. Es más plegable y deformable que el hialino. Se puede encontrar en el oído externo, el conducto auditivo, la epiglotis y la laringe. Tanto el cartílago hialino como el elástico provienen de precursores mesenquimatosos y, por tanto, están rodeados por una superficie de tejido conjuntivo denso conocida como **pericondrio**. El cartílago es un tipo de tejido conjuntivo muy especial; se parte de un tejido avascular, dado que produce factores que inhiben la angiogénesis, por lo que ha de conseguir sus nutrientes por difusión a partir de los vasos sanguíneos del pericondrio.

El **fibrocartílago**, a diferencia de los dos tipos anteriores, no se deriva de células mesenquimatosas, sino que se forma en zonas de tejido conjuntivo denso que soportan mucho peso. Por consiguiente, carece de pericondrio, y su matriz extracelular contiene una densa red de fibras de colágeno de tipo I, eosinófilas y muy bastas, fácilmente visibles al MO. El fibrocartílago tiene menor densidad de células y proteoglucanos que los dos tipos anteriores de cartílago. Se puede encontrar en los discos intervertebrales, la sínfisis del pubis, los meniscos y ligamentos articulares, y la inserción ósea de tendones o ligamentos.

El cartílago puede crecer por dos mecanismos diferentes: por **crecimiento aposicional**, como consecuencia de la diferenciación de células osteoprogenitoras del pericondrio para formar condroblastos, y por **crecimiento intersticial**, por división mitótica de los condrocitos. De un solo condrocito de la matriz se pueden derivar grupos de células a los que se denominan **nidos o grupos de células isógenas**. En el cartílago de la placa epifisaria las células se ordenan en forma de hileras.

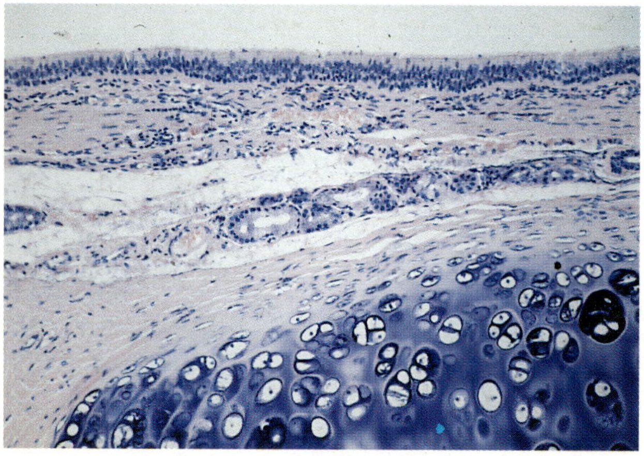

Fig. 4-1. En esta MO se puede ver un fragmento de cartílago hialino (c) por debajo del epitelio traqueal. Un pericondrio eosinófilo rodea la matriz cartilaginosa, que ha tomado la tinción basófila. (H&E; × 300.)

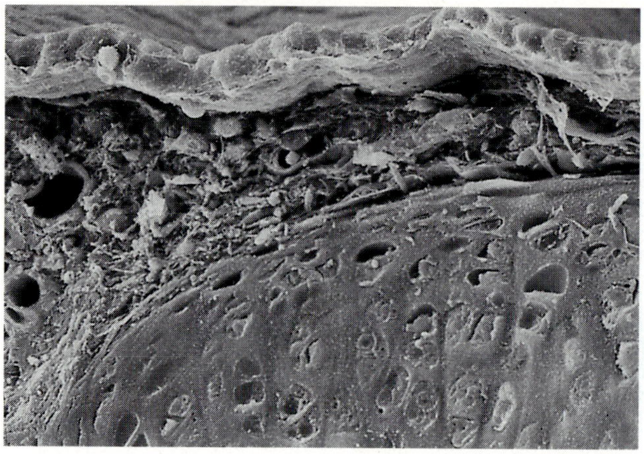

Fig. 4-2. Compárese esta MEB del cartílago traqueal con la MO anterior del mismo tejido (fig. 4-1). Pueden identificarse el pericondrio, la matriz cartilaginosa y las lagunas o cavidades de la matriz que albergan a los condrocitos. (× 400.)

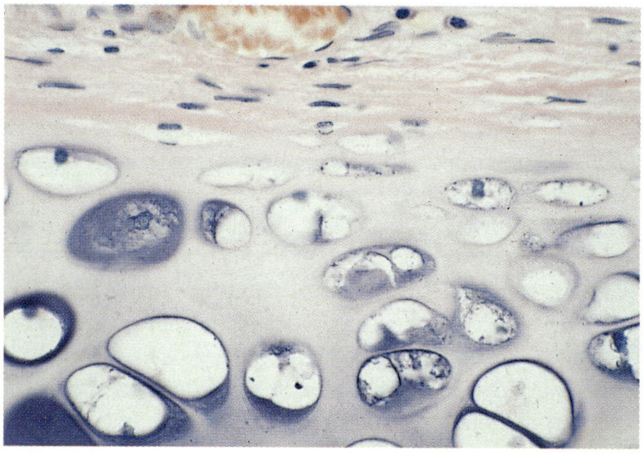

Fig. 4-3. Las células condrogénicas y los condroblastos se localizan en la parte basal del pericondrio del cartílago hialino. (H&E; × 750.)

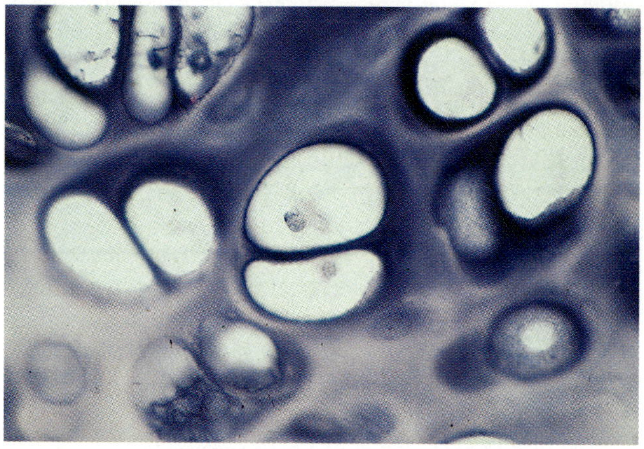

Fig. 4-4. En el cartílago hialino, los condrocitos o grupos de condrocitos (denominados nidos de células isógenas) se alojan en lagunas rodeadas por matriz territorial basófila. Los condrocitos han encogido y se han separado de las paredes de las lagunas como consecuencia del proceso de fijación. (H&E; × 1.200.)

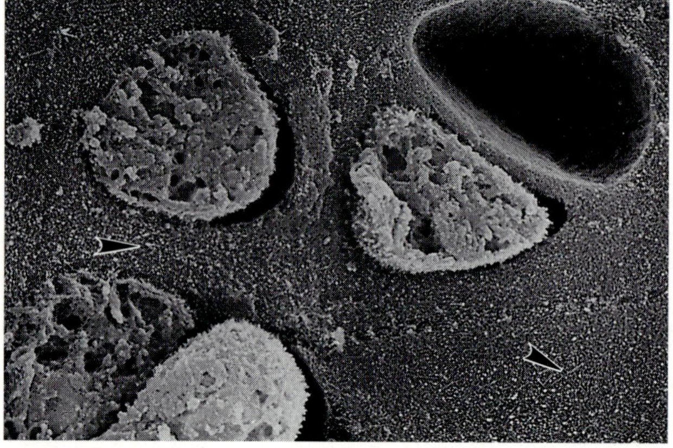

Fig. 4-5. En esta MEB de unos nidos de células isógenas pueden verse algunos condrocitos recubiertos por microvellosidades cortas que ocupan la totalidad de la laguna. La matriz interterritorial contiene fibrillas finas de colágeno *(flechas)*. (× 3.000.)

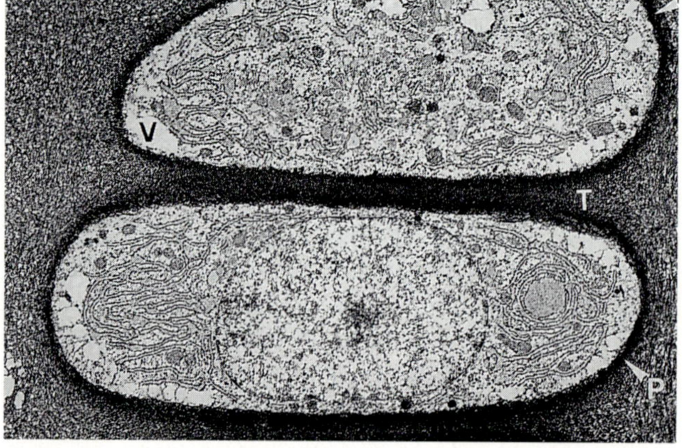

Fig. 4-6. Esta micrografía electrónica (MET) de cartílago hialino representa unos condrocitos proliferantes fijados con tricloruro de hexamina rutenio para estabilizar los proteoglucanos de la matriz. P, matriz pericelular (capsular); T, matriz interterritorial; V, vacuolas artificiales producidas por el método de fijación. (× 3.900.)

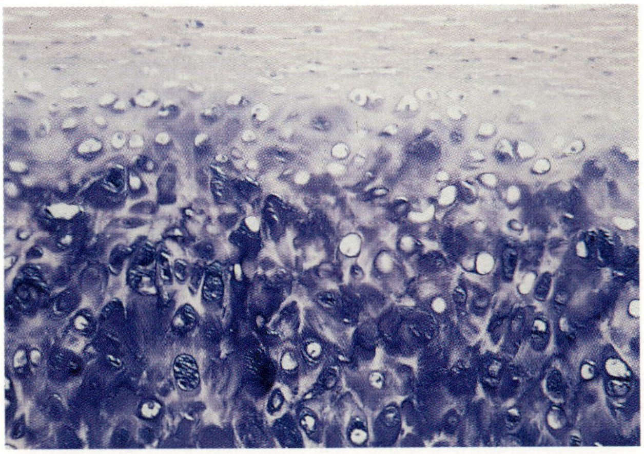

Fig. 4-7. MO del cartílago elástico de la epiglotis. Las fibras elásticas aparecen sin teñir (o de color rosa pálido en las preparaciones antiguas) y serpenteando entre las lagunas. La basofilia de la matriz se debe a los glucosaminoglucanos sulfatados. En la parte superior de la preparación puede verse el pericondrio. (H&E; × 300.)

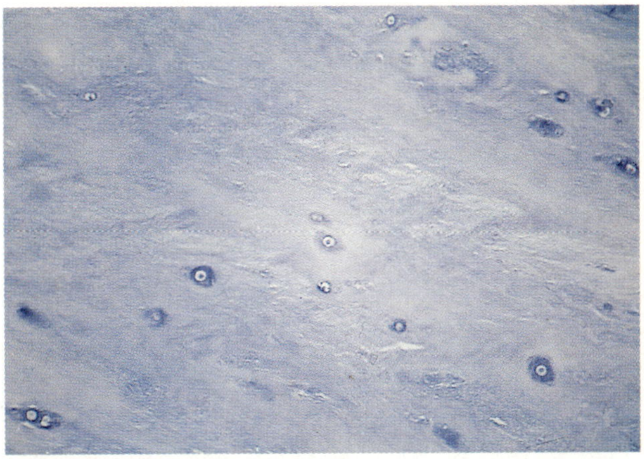

Fig. 4-8. En esta MO de una preparación de fibrocartílago se puede observar la forma de las células, su número relativo y la presencia de haces de fibras. (H&E; × 300.)

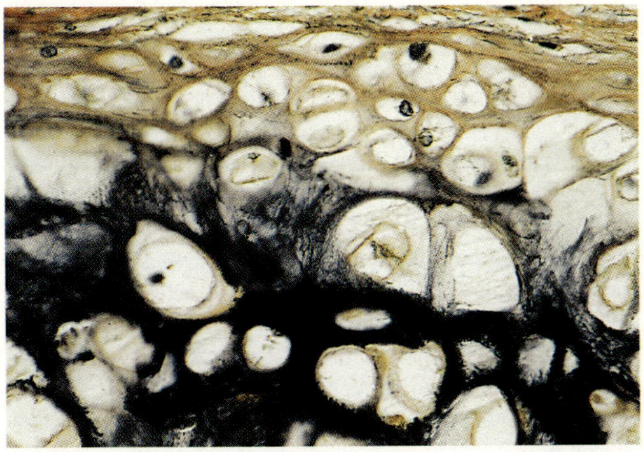

Fig. 4-9. En esta MO a gran aumento de una preparación de cartílago elástico y pericondrio las fibras elásticas se han teñido selectivamente de negro. Compárese con la figura 4-7. (Tinción de Verhoeff; × 750.)

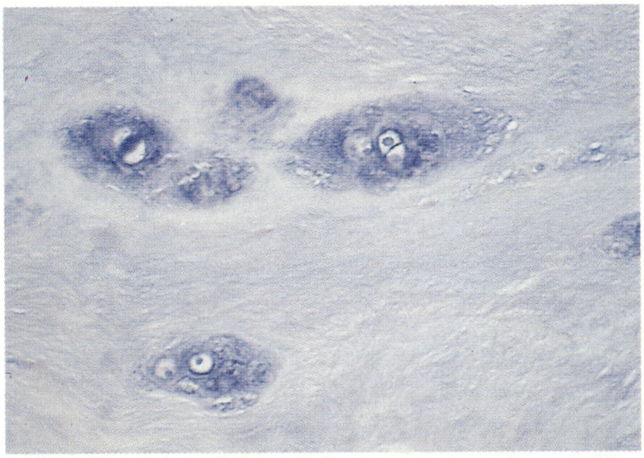

Fig. 4-10. En esta MO a gran aumento de una preparación de fibrocartílago pueden verse los nidos celulares y su matriz territorial. (Compárese con la fig. 4-8). (H&E; × 750.)

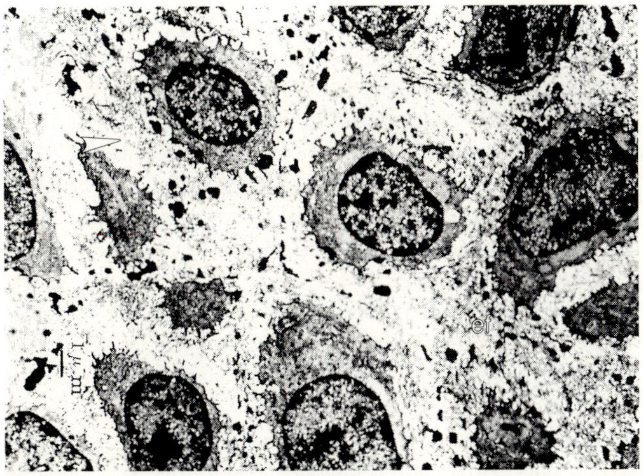

Fig. 4-11. MET de condrocitos del cartílago elástico. La matriz interterritorial contiene finas fibrillas de colágeno *(flecha)*, partículas de proteoglucanos y fibras elásticas (ef) de gran densidad electrónica, algunas de las cuales llegan hasta la superficie de los condrocitos. (× 3.200.)

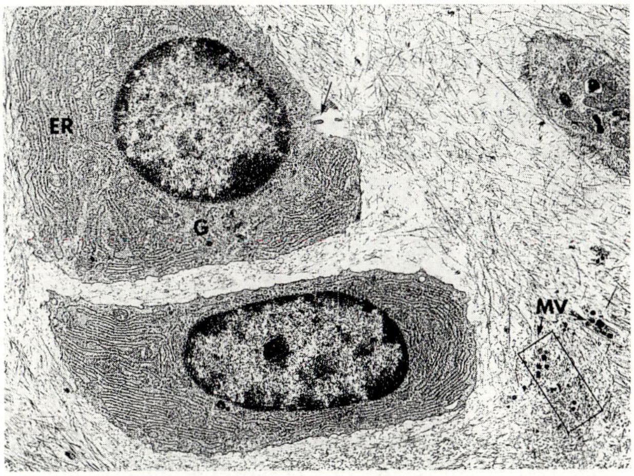

Fig. 4-12. En esta MET se puede observar la presencia de agregados de fibras de colágeno en la matriz del fibrocartílago. Compárese esta imagen con la MET del cartílago hialino (fig. 4-6), en la que se aprecian fibrillas dispersas de colágeno. ER, retículo endoplásmico; G, aparato de Golgi; Mv, vesículas de la matriz. (× 5.600.)

◆

CAPÍTULO 5

EL HUESO

EL HUESO es un tejido conjuntivo especializado que posee una matriz extracelular calcificada que proporciona soporte rígido para la sujeción y protección de los tejidos blandos del organismo. Los huesos constituyen además un sistema de palancas que, en combinación con los músculos esqueléticos, posibilitan la locomoción. Aparte de estas funciones, el hueso actúa como reservorio para las células sanguíneas en desarrollo y para algunos iones (fosfato cálcico) que pueden almacenarse o liberarse de forma controlada para mantener la homeostasia de los líquidos orgánicos.

Las células incluidas en el seno de la matriz calcificada ocupan unos espacios denominados **lagunas** y reciben el nombre de **osteocitos**, mientras que las de las superficies periféricas reciben el nombre de **osteoblastos**. Los osteocitos adyacentes envían prolongaciones que ocupan unos estrechos canales de la matriz calcificada a los que se conoce como **canalículos**, y que permiten que dichas células se comuniquen a través de uniones de intersticio. A las células encargadas de la remodelación de la matriz ósea calcificada se les denomina **osteoclastos**. Los osteoclastos suelen encontrarse en depresiones superficiales de la matriz denominadas **lagunas de Howship**.

La matriz extracelular del hueso está constituida por componentes inorgánicos (cristales de hidroxiapatita y fosfato cálcico amorfo) y orgánicos (colágeno de tipo I, proteoglucanos, y glucoproteínas, como la sialoproteína y la osteocalcina).

La superficie de los huesos está completamente cubierta por capas de **células osteógenas**. El **periostio** recubre la superficie externa del hueso; está formado por células osteógenas y fibroblastos incluidos en una densa capa de tejido conjuntivo fibroso. Haces de colágeno procedentes del periostio, conocidos como **fibras de Sharpey**, penetran en el interior del hueso y fijan el periostio a la matriz ósea. La superficie interior del hueso está tapizada por el **endostio**, que está formado por una capa única de células osteógenas y tejido conjuntivo muy delicado.

Macroscópicamente, se pueden distinguir dos tipos de huesos: el **hueso compacto** y el **hueso esponjoso**. El compacto está constituido por capas o laminillas consecutivas paralelas entre sí o por laminillas dispuestas en círculos concéntricos alrededor de un canal vascular. Las primeras constituyen las **laminillas circunferenciales interiores** y **exteriores** de los huesos largos, mientras que las laminillas concéntricas que circundan los vasos sanguíneos forman unidades microscópicas conocidas como **sistemas haversianos** u **osteones**. Las fibras de colágeno de cada laminilla son paralelas entre sí, pero perpendiculares (o en disposición ortogonal) a las de las laminillas adyacentes, lo que proporciona mayor resistencia al hueso según van formándose más laminillas. Cada osteón está rodeado por una capa amorfa denominada **sustancia de cementación**, formada fundamentalmente por sustancia básica y algunas fibras de colágeno. Las **láminas intersticiales** son grupos de laminillas paralelas de forma irregular que se encuentran entre osteones adyacentes y son el resultado de la eliminación incompleta de osteones durante el proceso de crecimiento y remodelación ósea.

El hueso compacto forma la superficie de todos los huesos y por consiguiente rodea el hueso esponjoso que se encuentra en el interior de las epífisis (extremos de los huesos largos), o en el interior de los huesos planos. El hueso esponjoso está constituido por un entramado tridimensional de espículas o trabéculas formadas por laminillas paralelas. En los huesos largos, el hueso esponjoso transmite el peso soportado por las grandes superficies articulares al eje diafisario, de menor tamaño.

Durante el proceso de formación de cada hueso, aparecen dos tipos de tejido óseo. El primero es el **hueso primitivo, entrelazado** o **inmaduro**. Se caracteriza por una orientación irregular de las fibras de colágeno, un escaso contenido de minerales y una gran proporción de osteocitos. El tejido óseo inmaduro es provisional y es sustituido en el adulto por el **hueso secundario**, que presenta una disposición laminar característica, mayor contenido de minerales y una menor proporción de osteocitos.

El tejido óseo puede formarse por **osificación intramembranosa** o por **osificación endocondral**. La formación de hueso intramembranoso tiene lugar en condensaciones de tejido mesenquimatoso muy vascularizadas, en las que las células mesenquimatosas se diferencian en osteoblastos y producen una matriz ósea primitiva o inmadura. Esta acumulación de hueso inmaduro sufre una remodelación, con la formación del hueso secundario o maduro. En la osificación endocondral, las condensaciones de células mesenquimatosas dan origen inicialmente a un modelo del hueso en cartílago hialino. La calcificación de la región diafisaria periférica del modelo cartilaginoso da lugar a la formación de un collar perióstico, seguida de la degeneración de los condrocitos internos. Un brote osteogénico que contiene vasos sanguíneos penetra en el interior del collar perióstico e introduce osteoblastos en la matriz cartilaginosa en proceso de degeneración, formando así el **centro de osificación primaria**. Posteriormente, durante el desarrollo embrionario, se forman **centros de osificación secundaria** en los extremos epifisarios de cada hueso largo. Al proseguir el crecimiento de los huesos largos, el cartílago hialino restante queda restringido a las superficies articulares (persistiendo en la vida adulta) o a la placa epifisaria, que actúa como zona que permite el crecimiento longitudinal de los huesos hasta que acaba la adolescencia. En ese momento, se produce la unión ósea entre la diáfisis y las epífisis, y los huesos largos dejan de crecer longitudinalmente.

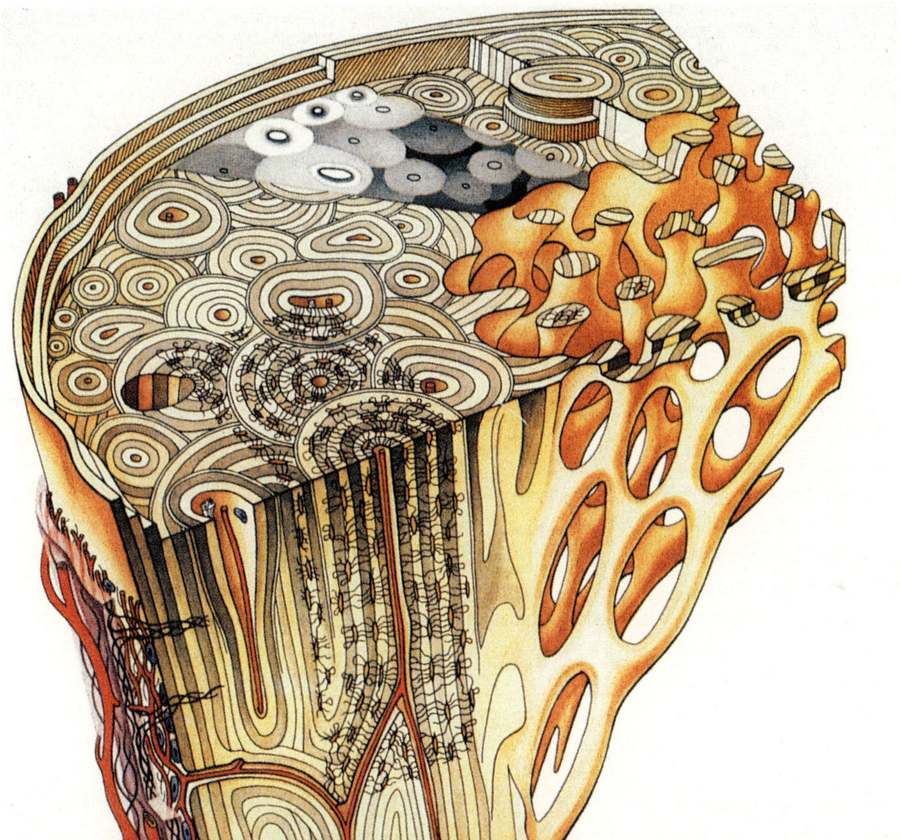

Fig. 5-1. Microestructura del hueso maduro en sección transversal *(parte superior)* y longitudinal y de zonas de hueso compacto y esponjoso. La zona central de la sección transversal simula una microrradiografía, con diferentes densidades que reflejan los diferentes grados de mineralización. Obsérvese la construcción general de los osteones, la distribución de las lagunas osteocíticas, los conductos haversianos y su contenido, los espacios de reabsorción y diferentes versiones de la base estructural de la laminación del hueso.

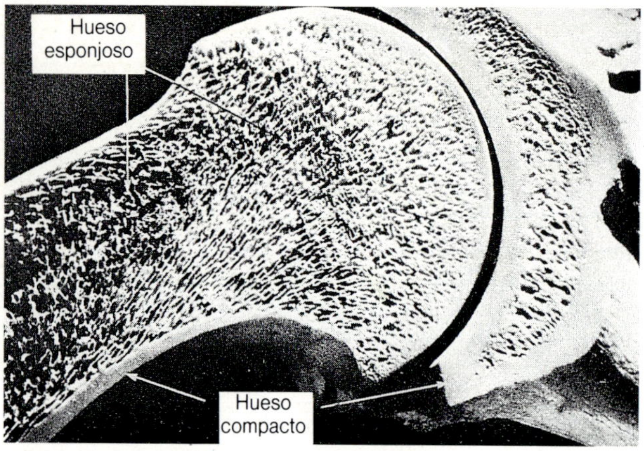

Fig. 5-2. Macrofotografía de la cabeza del húmero en la que se puede ver hueso esponjoso en la cavidad medular y hueso compacto en el exterior.

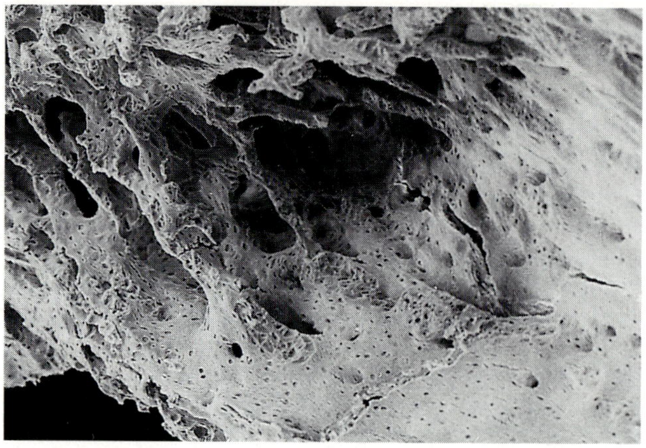

Fig. 5-3. MEB de un hueso largo; se puede ver la superficie endóstica que limita con la cavidad medular y la unión entre el hueso esponjoso, con trabéculas *(parte superior izquierda)* y el hueso compacto adyacente *(parte inferior derecha)*. (× 30.)

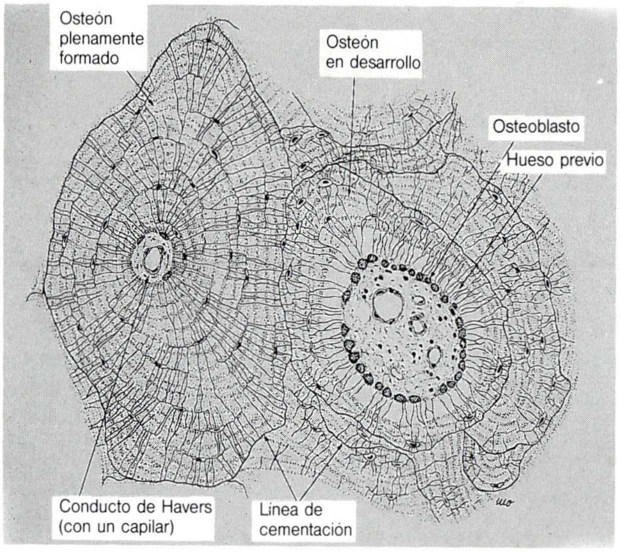

Fig. 5-4. Dibujo de unos osteones; se puede ver la organización de los sistemas haversianos maduros y en fase de desarrollo. Obsérvese la disposición de las laminillas y la distribución radial de los canalículos entre las lagunas de laminillas adyacentes.

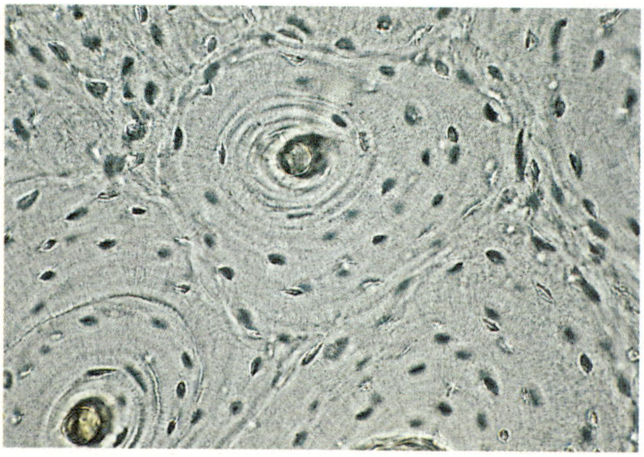

Fig. 5-5. MO de hueso básico; se ve un osteón en sección transversal. Compare esta imagen con la figura 5-4 y trate de localizar lagunas de osteocitos, conductos haversianos, laminillas y la línea de cementación alrededor del osteón. (× 150.)

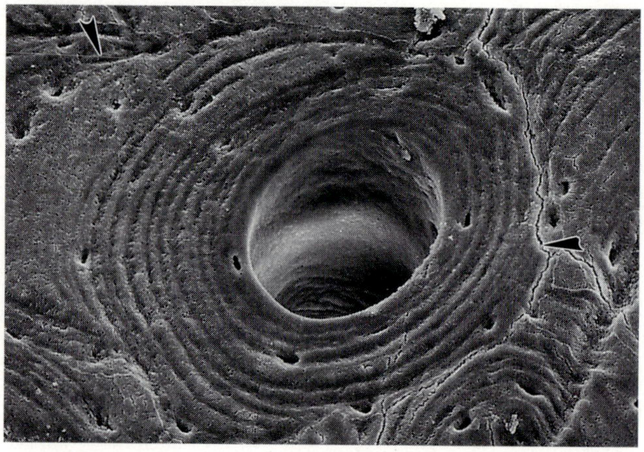

Fig. 5-6. MEB de un osteón en sección transversal. Pueden verse con claridad las laminillas, las lagunas y la línea de cementación *(flechas)* del osteón. (× 450.)

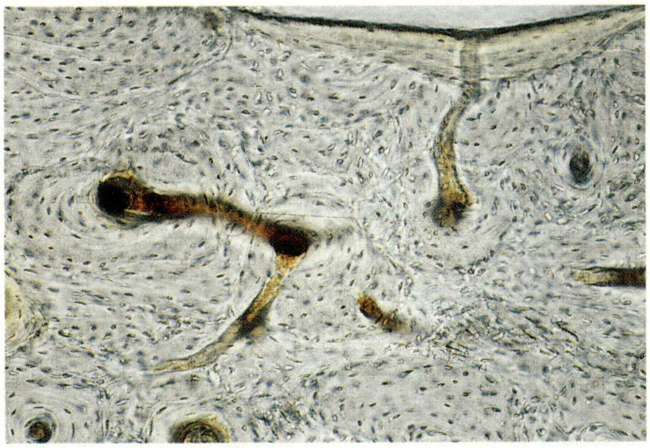

Fig. 5-7. MO de un corte transversal de hueso básico (de la diáfisis de un hueso largo). Se observa en la parte superior la cavidad medular bordeada por laminillas circunferenciales interiores. Tratar de identificar los conductos haversianos, los osteones, los canales de Volkmann y los osteocitos en sus lagunas. (× 100.)

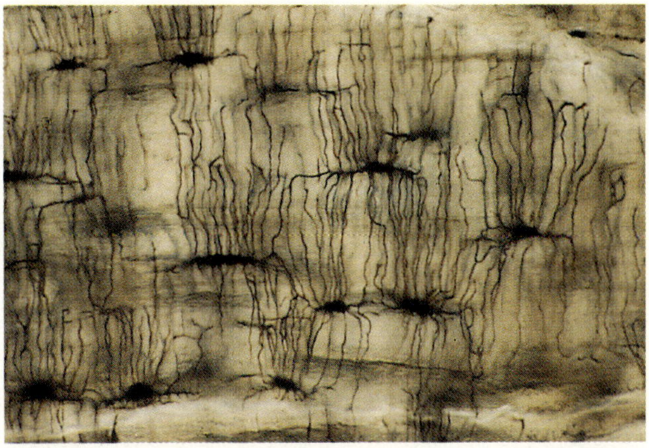

Fig. 5-8. MO de un corte de hueso básico. Se puede apreciar que las lagunas (con osteocitos en su interior) están unidas por unos canalículos, a través de los cuales los osteocitos pueden mantener contactos fisiológicos y anatómicos entre sí. (× 650.)

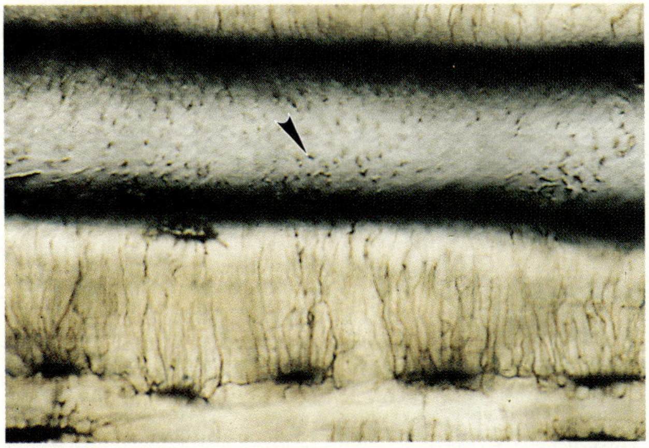

Fig. 5-9. MO a gran aumento de un conducto haversiano de hueso básico en sección longitudinal *(parte superior)*; pueden verse las aberturas de los canalículos *(flecha)*. Los osteocitos de las lagunas *(parte inferior)* reciben metabolitos de los vasos de los conductos haversianos por difusión y a través de los acoplamientos intercelulares (uniones de intersticio) de las prolongaciones osteocíticas que ocupan los canalículos. (× 650.)

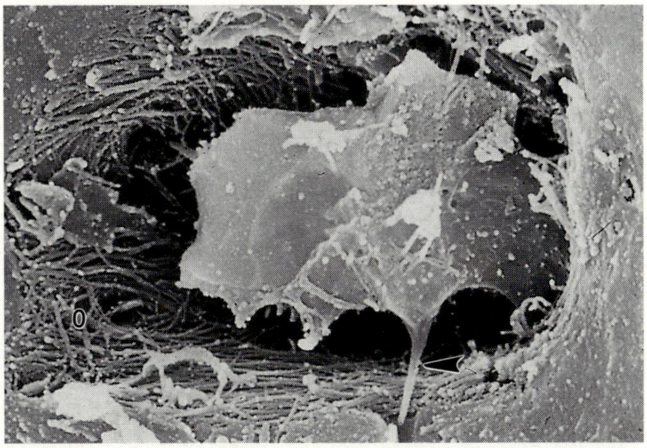

Fig. 5-10. Osteocito alojado en una laguna (MEB) que envía una prolongación citoplásmica *(flecha)* hacia un canalículo inferior. Obsérvese la zona de colágeno sin mineralizar, denominada osteoide (o), que rodea al cuerpo celular. (MEB; × 9.000.)

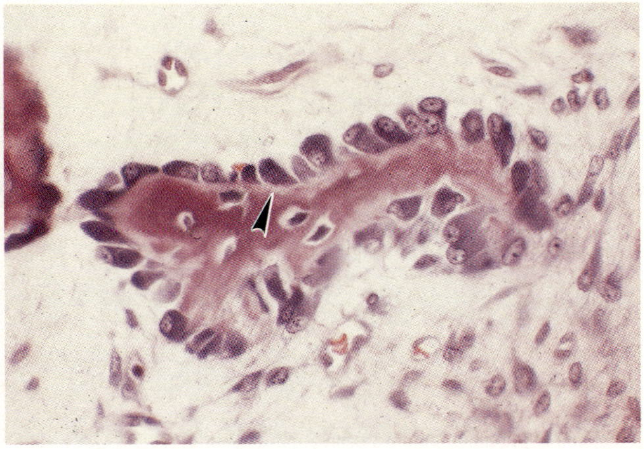

Fig. 5-11. Osteoblastos de configuración similar a un epitelio cilíndrico pertenecientes a un embrión de cerdo, dispuestos en las espículas óseas durante la formación de hueso intramembranoso (MO). Los osteoblastos son muy basófilos debido a la producción y secreción de proteínas (colágeno, etc.). El osteoide *(flecha)* aparece como zonas poco teñidas entre los osteoblastos. (H&E; × 400.)

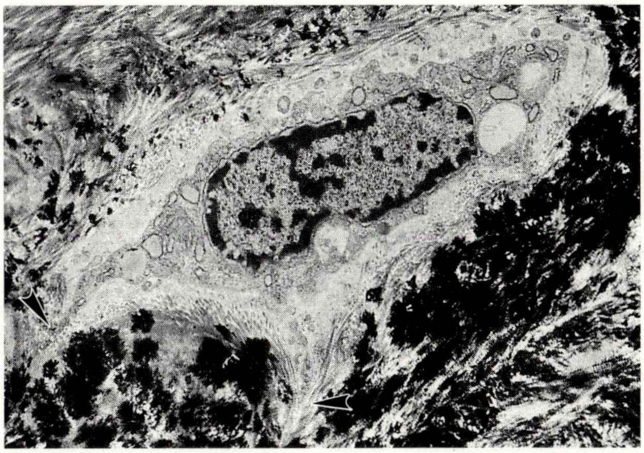

Fig. 5-12. Osteoblastos durante el proceso de formación de tejido óseo vistos a través del MET. En la parte superior izquierda se ve el periostio sin mineralizar. Las prolongaciones citoplásmicas *(flechas)* que penetran en los canalículos están rodeadas por matriz ósea mineralizada, opaca a los electrones. (× 6.300.)

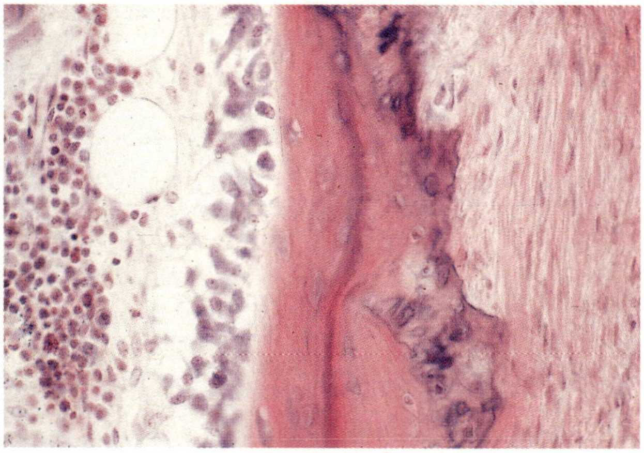

Fig. 5-13. MO de una preparación de hueso compacto *(centro)* con osteocitos en el interior de lagunas. A la izquierda del hueso pueden verse algunos osteoblastos, células basófilas alargadas que participan en la secreción de la matriz ósea. El hueso está recubierto por periostio *(a la derecha)*. (H&E; × 250.)

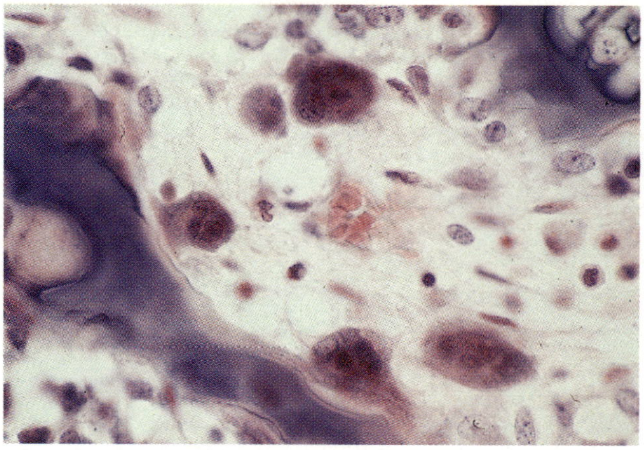

Fig. 5-14. Osteoclastos, multinucleados y eosinófilos vistos a través del MO. Uno de los osteoclastos *(parte inferior central)* se encuentra en una laguna de Howship, una cavidad o depresión del hueso producida por la célula al reabsorber la matriz ósea. (H&E; × 400.)

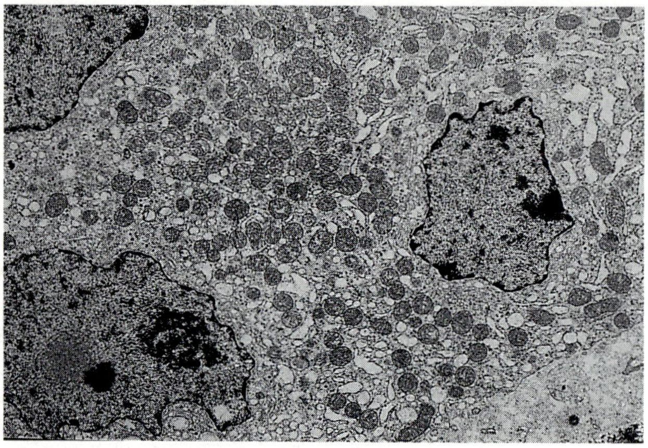

Fig. 5-15. Osteoclastos vistos a través del MET. Pueden verse numerosas mitocondrias y varios núcleos. La matriz ósea se ve en la parte superior izquierda. (× 4.200.)

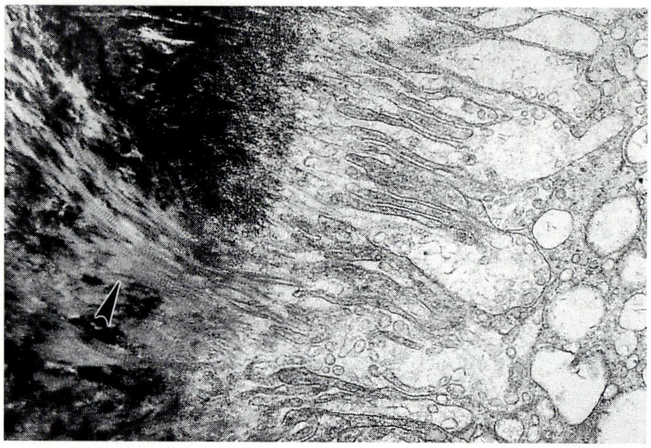

Fig. 5-16. MET de parte de un osteoclasto en contacto con el hueso *(izquierda)*, al que está reabsorbiendo. La plasmalema del osteoclasto tiene pliegues (lo que se conoce como «borde estriado») que aumentan la superficie celular que participa en la reabsorción. Pueden verse fibras de colágeno *(flecha)* en la matriz ósea. (× 8.300.)

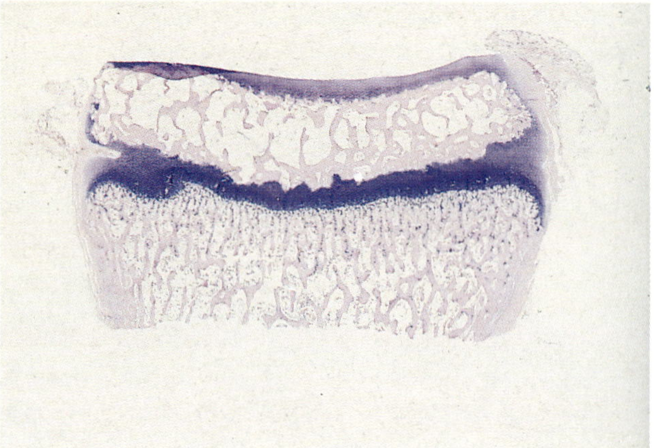

Fig. 5-17. Macrofotografía de un hueso largo. En la parte superior, puede verse una fina capa de cartílago cubriendo la epífisis, mientras que la placa epifisaria y la metáfisis están separadas por una zona de cartílago intensamente basófilo. (H&E; × 4).

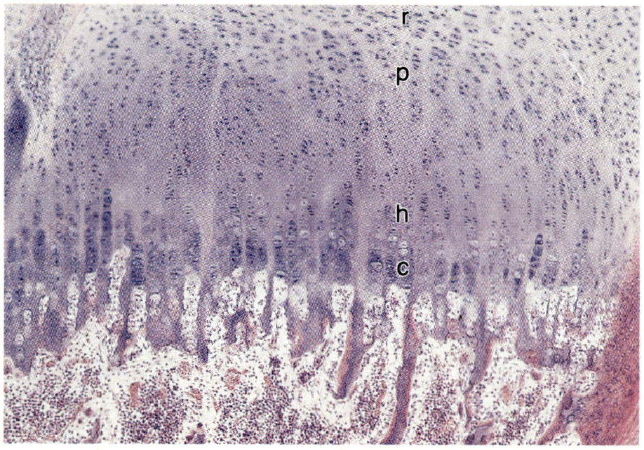

Fig. 5-18. MO de una placa epifisaria. Se observa en la parte superior una zona de cartílago en reposo (r) y en la parte inferior la cavidad medular. Espículas de matriz cartilaginosa calcificada con pequeñas acumulaciones de hueso recién formado en su superficie se proyectan hacia la cavidad medular. p, zonas de proliferación; h, hipertrofia; c, calcificación. (H&E; × 100.)

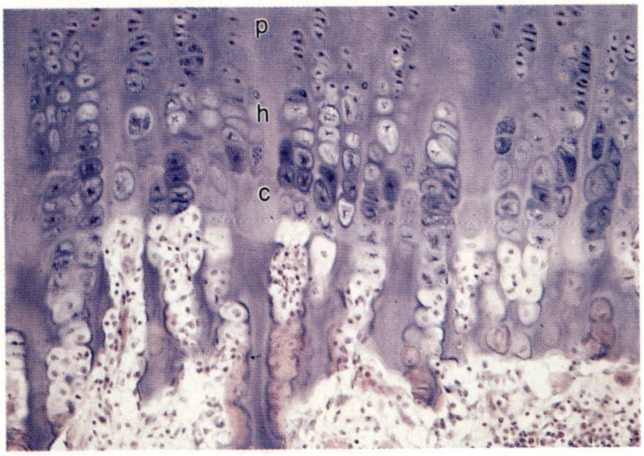

Fig. 5-19. MO de una placa epifisaria en la que pueden verse (de arriba a abajo) una zona de proliferación (p), en la que se multiplican los condrocitos produciendo el crecimiento del cartílago; una zona de hipertrofia (h), en la que las células acumulan glucógeno; y una zona de calcificación (c), en la que mueren los condrocitos y se calcifica la matriz. En algunas espículas de cartílago calcificado se puede apreciar hueso recién formado (eosinófilo). (H&E; × 200.)

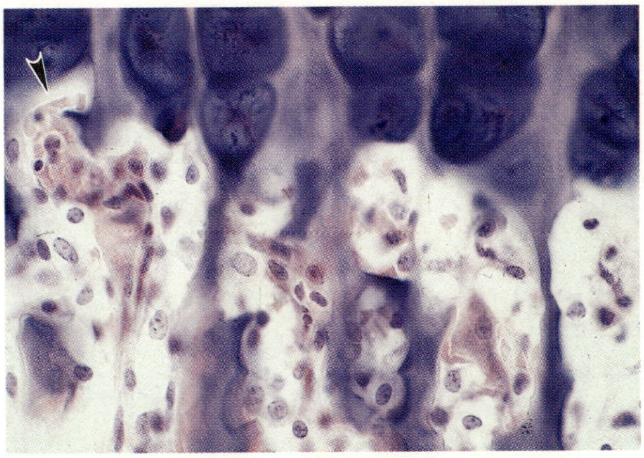

Fig. 5-20. MO a gran aumento de una placa epifisaria. Los condrocitos hipertrofiados han muerto en la zona de calcificación y brotes vasculares *(flecha)* procedentes de la médula han invadido el cartílago calcificado y abierto lagunas. Los osteoblastos depositan tejido óseo en las espículas cartilaginosas que quedan. La remodelación osteoclástica de la matriz cartilaginosa/ósea es un proceso activo en esta región. (H&E; × 300.)

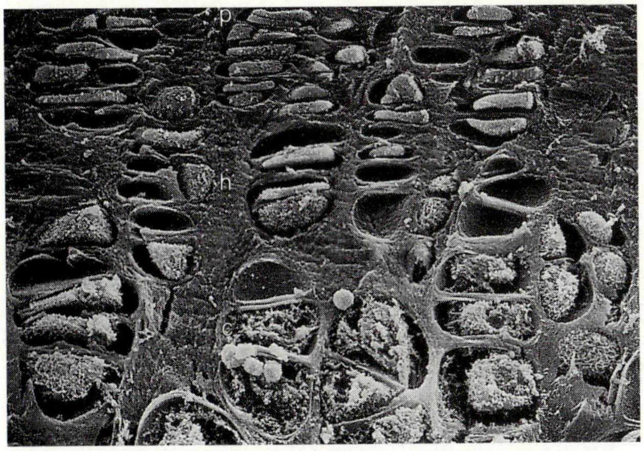

Fig. 5-21. MEB del cartílago de una placa epifisaria; pueden verse zonas de proliferación (p), de hipertrofia (h) y de calcificación (c). Compárese esta imagen con la figura 5-19. (× 500.)

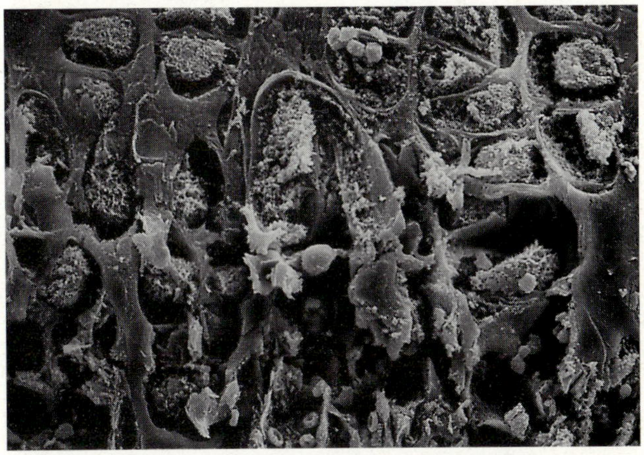

Fig. 5-22. MEB de una placa epifisaria; se aprecia una zona de calcificación y la médula adyacente *(parte inferior)*. Compárese esta imagen con la figura 5-20. (× 500.)

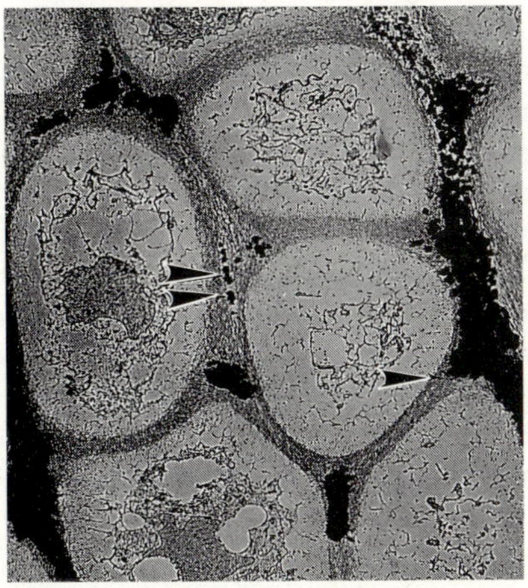

Fig. 5-23. MET de condrocitos hipertrofiados de la placa epifisaria. En la parte periférica de las lagunas, que contienen los restos de condrocitos en proceso de degeneración, se han depositado cristales de hidroxiapatita *(flechas)*. (× 1.350.)

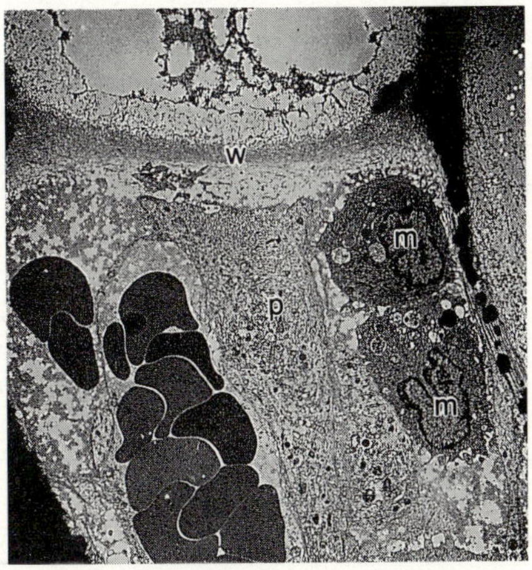

Fig. 5-24. MET de la zona de calcificación de una placa epifisaria. Cuando los condrocitos mueren como consecuencia de los cambios sufridos por la matriz, los osteoclastos y los capilares de las proximidades rompen las separaciones colagenosas no calcificadas que existen entre las lagunas. Seguidamente, células osteogénicas emigran a las cavidades resultantes que se abren en el cartílago calcificado y empiezan a acumular hueso nuevo. w, tabique interlacular calcificado; p, célula osteogénica; m, monocitos. (× 1.750.)

◆

CAPÍTULO 6

LA SANGRE PERIFÉRICA

LA SANGRE es un tipo muy especial de tejido conjuntivo: la matriz extracelular forma un compartimento líquido circulante conocido como **plasma** (55% del volumen), en el que se encuentran suspendidos los elementos celulares (45% del volumen). El compartimento líquido del plasma contiene proteínas (globulinas, albúmina, fibrinógeno y enzimas múltiples), hormonas, metabolitos, diversas sales disueltas y sustancias coloidales dispersas, como los quilomicrones. La matriz extracelular de los tejidos conjuntivos típicos suele contener fibras formadas de tejido conjuntivo como colágeno o elastina; sin embargo, en la sangre periférica las proteínas fibrosas no suelen estar formadas, a no ser que el proceso de coagulación haya iniciado la polimerización del fibrinógeno, una proteína monomérica soluble de la sangre, para formar fibras insolubles de fibrina. El **suero** es lo que queda tras retirar del plasma el fibrinógeno y otros elementos de la coagulación.

Los elementos celulares de la sangre son los **eritrocitos** (glóbulos rojos), los **leucocitos** (glóbulos blancos) y unos fragmentos citoplásmicos circulantes conocidos como **plaquetas**; todos se forman en la médula ósea y en los tejidos linfoides por el proceso de la hemopoyesis. Los **eritrocitos** son discos bicóncavos anucleados que funcionan fundamentalmente en el sistema cardiovascular, transportando el oxígeno y el anhídrido carbónico a/de los diferentes tejidos y óganos del cuerpo. Las plaquetas son fragmentos citoplásmicos de los megacariocitos y también son anucleados. Desempeñan una importante función en la coagulación sanguínea y sirven además como fuente de factor de crecimiento derivado de las plaquetas, una citocina muy importante para el organismo.

Se han identificado dos tipos de **leucocitos** en función de su morfología nuclear y de la presencia de gránulos específicos y característicos en su citoplasma. La primera categoría, la de los **leucocitos agranulares** o **mononucleares**, incluye los **linfocitos** y los **monocitos**, que poseen núcleos redondos o ligeramente escotados y lisosomas de pequeño tamaño, conocidos como gránulos azurófilos. Basándose en su función, los linfocitos se pueden subdividir en dos grupos importantes. Los **linfocitos T** son células de vida prolongada que participan en los procesos de inmunidad celular, como la hipersensibilidad tardía, el rechazo de injertos y la modulación de las respuestas humorales a algunos antígenos. Existen subgrupos de células T que regulan estos procesos y que reciben los nombres de células T de ayuda, células T supresoras, células T citotóxicas y células T de memoria. Los **linfocitos B** intervienen fundamentalmente en los procesos de **inmunidad humoral** y se encargan (tras la adecuada estimulación) de la formación en diversos tejidos de células plasmáticas productoras de inmunoglobulinas.

Los **monocitos** circulan durante algún tiempo por la sangre periférica y migran después a diferentes tejidos en los que se diferencian en macrófagos. Su función principal consiste en fagocitar y digerir a los microorganismos o sustancias que reconocen como extrañas, así como en procesar los antígenos para estimular a las células linfoides inmunocompetentes. Los monocitos también pueden dar lugar a células fagocíticas activas distribuidas por todo el organismo; es lo que se conoce como **sistema fagocítico mononuclear** (es decir, macrófagos del tejido conjuntivo o histiocitos, células gigantes de cuerpos extraños, células de Kupffer, macrófagos alveolares, macrófagos peritoneales, microglía, osteoclastos y macrófagos libres o fijos en los tejidos linfoides).

La segunda categoría corresponde a los **leucocitos granulares**, que poseen núcleos lobulados y gránulos específicos en sus citoplasmas que se tiñen con los componentes de las tinciones de Romanovsky, que dan nombre a estas células **(neutrófilos, eosinófilos y basófilos)**. A los **neutrófilos** se les conoce también como **PMN** (polimorfonucleares), debido a la presencia de dos a cinco lóbulos nucleares. Los gránulos específicos de los neutrófilos contienen lisozima, lactoferrina, colagenasas y proteínas catiónicas bactericidas, en tanto que los gránulos azurófilos (lisosomas) de casi todos los leucocitos contienen hidrolasas ácidas, mieloperoxidasas, lisozima, elastasa y proteasas neutras. Los neutrófilos desempeñan un importante papel en la fagocitosis de bacterias.

Los **eosinófilos** contienen un complejo grupo de sustancias en sus gránulos específicos: fosfatasa ácida, arilsulfatasa, histaminasa, betaglucuronidasa, catepsina, fosfolipasas, peroxidasas eosinófilas, proteína básica mayor y ARNasas. Los eosinófilos son atraídos al tejido conjuntivo por efecto de unos factores liberados por los mastocitos durante las reacciones alérgicas y las infecciones parasitarias. Los eosinófilos neutralizan algunos agentes secretados por los mastocitos (leucotrina C, histamina), modulando así las reacciones alérgicas potenciadas por éstos, y participan también en la fagocitosis de los complejos antígeno-anticuerpo que se forman durante las respuestas alérgicas, por ejemplo la fiebre del heno y el asma.

Los **basófilos** contienen gránulos específicos ricos en heparina, histamina, factores quimiotácticos para los eosinófilos y los neutrófilos, leucotrinas, factor de activación plaquetaria, y enzimas capaces de degradar elementos del tejido conjuntivo. Al igual que los mastocitos, estas células poseen inmunoglobulinas E unidas a receptores de su superficie, y la activación inmunológica de las mismas estimula la secreción de gránulos específicos, dando lugar a reacciones de hipersensibilidad inmediata. En su forma más extrema, da lugar al denominado shock anafiláctico.

En la siguiente tabla se ofrecen los datos sobre el recuento diferencial en sangre periférica, el tamaño, la forma, las características citoplásmicas y la vida media de los diferentes tipos de células sanguíneas.

TIPOS DE CÉLULAS DE SANGRE PERIFÉRICA

	HEMATÍES	PLAQUETAS	LINFOCITOS	MONOCITOS	PMN	EOSINÓFILOS	BASÓFILOS
N°/mm^3 o porcentaje en el recuento diferencial	4,5-5 × 10^6	1,5-4 × 10^5	20%-25%	4%-8%	60%-70%	1%-4%	0,5%-1%
Diámetro (µm)	7-8	2-5	7-12	9-12	10-12	10-12	10-12
Forma del núcleo	Anucleados		Mononucleares		Lobulados		
					2-5 lóbulos	2-3 lóbulos	2-3 lóbulos
Gránulos citoplásmicos							
Azurófilos	–	–	+	+	+	+	+
Específicos	–	–	–	–	+	+	+
Vida media (días)	120	7-12	Días-meses	Meses-años	Horas-días	8-12 días	?

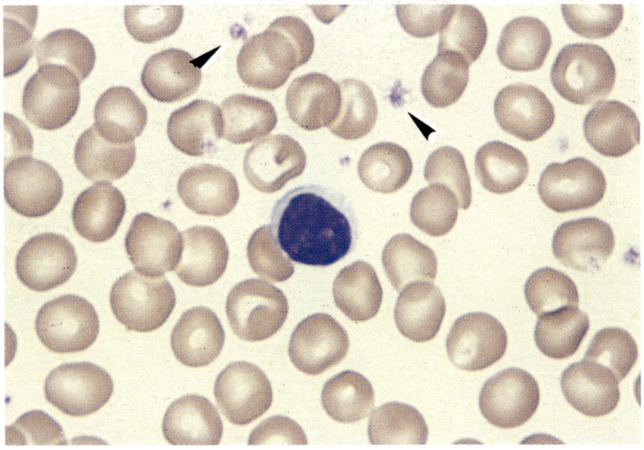

Fig. 6-1. MO de una muestra de sangre periférica con hematíes, plaquetas *(flechas)* y un linfocito. Puede verse el fino reborde de citoplasma, levemente basófilo, que rodea el núcleo del linfocito. (Tinción de Wright; × 1.100.)

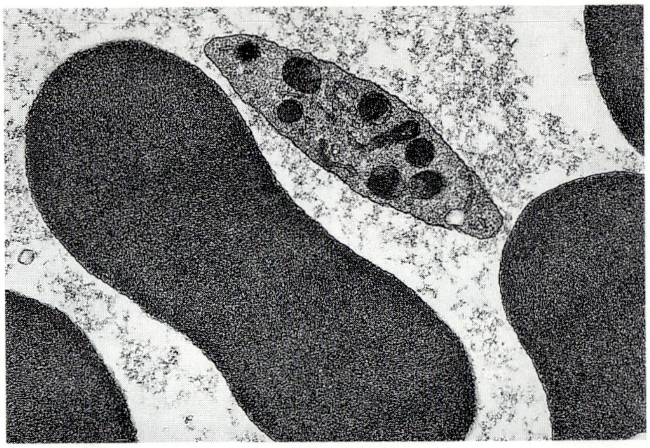

Fig. 6-2. Eritrocitos y una plaqueta vistos al MET. Los eritrocitos tienen un aspecto denso y homogéneo, debido a la presencia de la hemoglobina y a la ausencia de organelas celulares. Tratar de localizar cisternas del sistema tubular denso plaquetario, gránulos densos y microtúbulos. Compárese la plaqueta con las que pueden verse al MO en la figura 6-1. (× 9.000.)

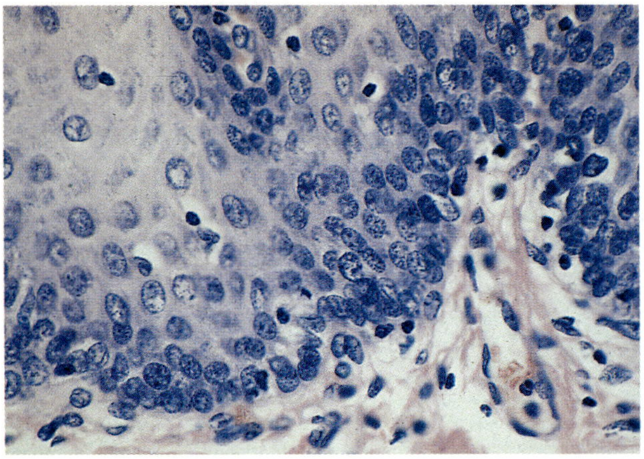

Fig. 6-3. MO de una preparación de mucosa esofágica. Los linfocitos se distinguen por sus núcleos densos y pequeños dispersos entre las células epiteliales y en el seno del tejido conjuntivo subyacente. (H&E; × 250.)

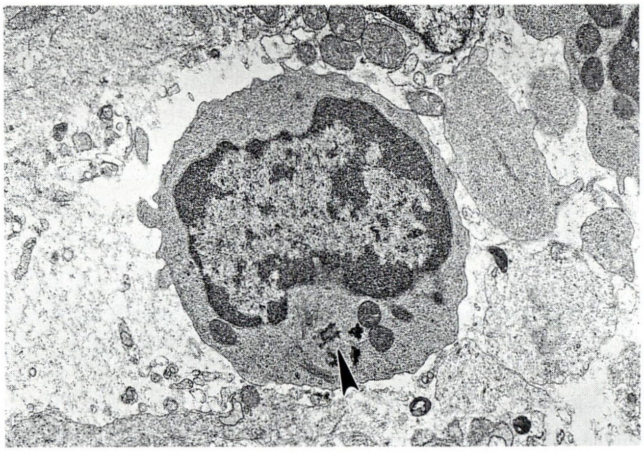

Fig. 6-4. MET de un linfocito. Las organelas membranosas son muy escasas, pero existen numerosos ribosomas libres en el citoplasma circundante. Pueden verse un par de centriolos *(flecha)* y varias mitocondrias. (× 5.100.)

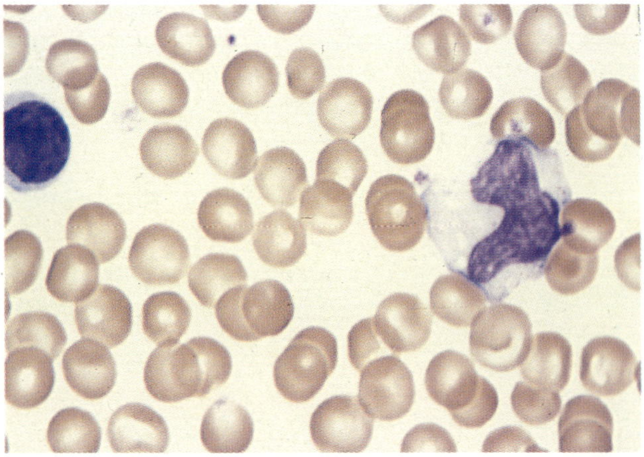

Fig. 6-5. MO de una muestra de sangre periférica. Compárese el monocito (derecha) con el linfocito (izquierda) y los hematíes, que están dispersos por todo el campo. El monocito es una célula de gran tamaño, con un citoplasma gris y vacuolado, unos pocos gránulos azurófilos y un núcleo escotado en el que la cromatina presenta un aspecto «arrastrillado». Por el contrario, el linfocito es de menor tamaño, su cromatina está condensada y está rodeada por un fino ribete de citoplasma basófilo. (Tinción de Wright; × 1.100.)

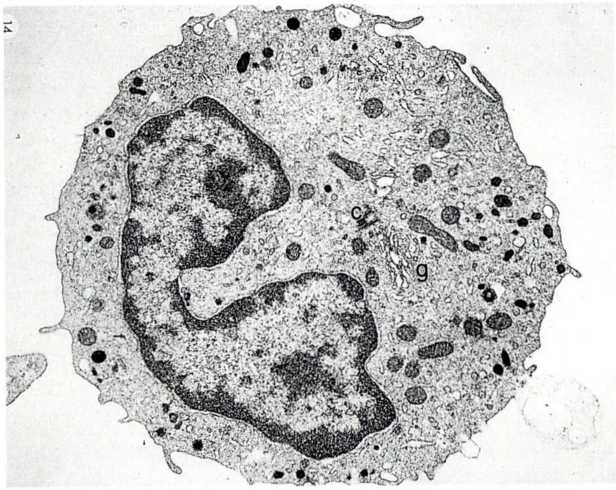

Fig. 6-6. Monocito (MET); se pueden ver pequeños gránulos lisosómicos (gránulos azurófilos) y el núcleo escotado. Los monocitos son los precursores de los macrófagos tisulares. g, aparato de Golgi; c, centriolo. (× 6.500.)

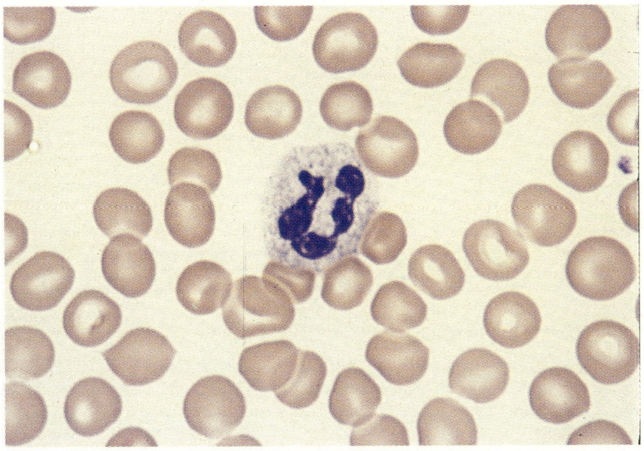

Fig. 6-7. MO de un leucocito polimorfonuclear (también conocido como PMN o neutrófilo) en sangre periférica. Obsérvese el núcleo multilobulado y los gránulos azurófilos y específicos. Compárese su tamaño con el de los hematíes. (Tinción de Wright; × 1.100.)

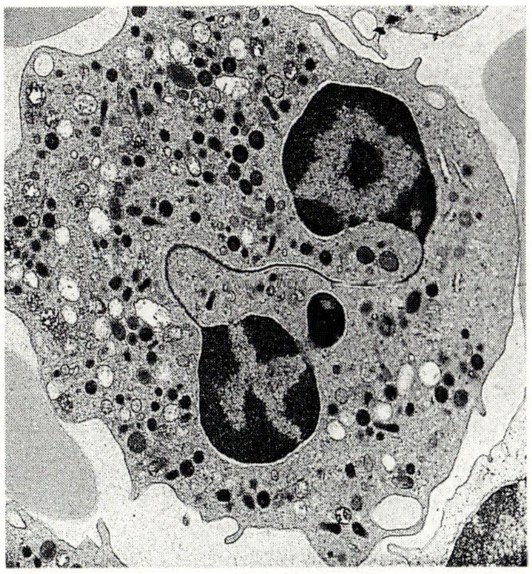

Fig. 6-8. MET de un leucocito polimorfonuclear. Obsérvese el núcleo multilobulado y la granulación específica. (× 5.200.)

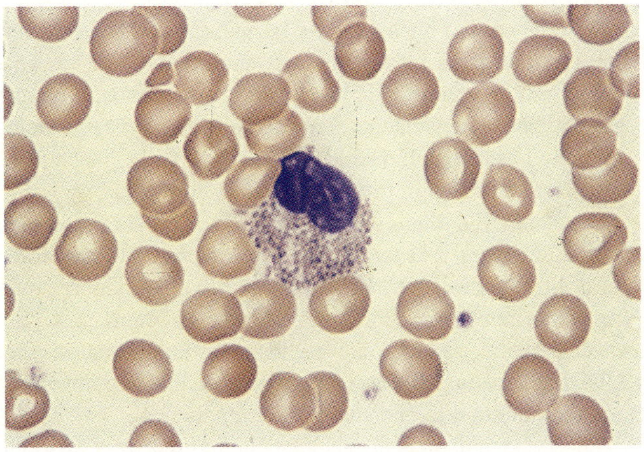

Fig. 6-9. MO de un eosinófilo (con núcleo bilobulado) en sangre periférica. Los gránulos específicos son acidófilos y de gran tamaño. (Tinción de Wright; × 1.100.)

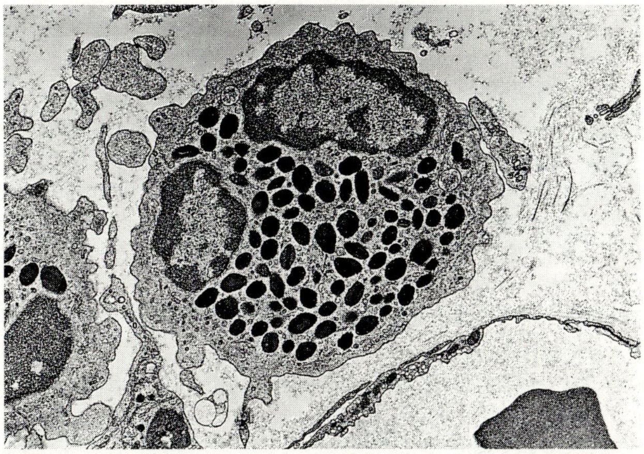

Fig. 6-10. MET de un eosinófilo adyacente a un capilar del tejido conjuntivo. Los gránulos específicos son grandes y opacos a los electrones y suelen contener cristaloides angulares. El núcleo es bilobulado. (× 5.100.)

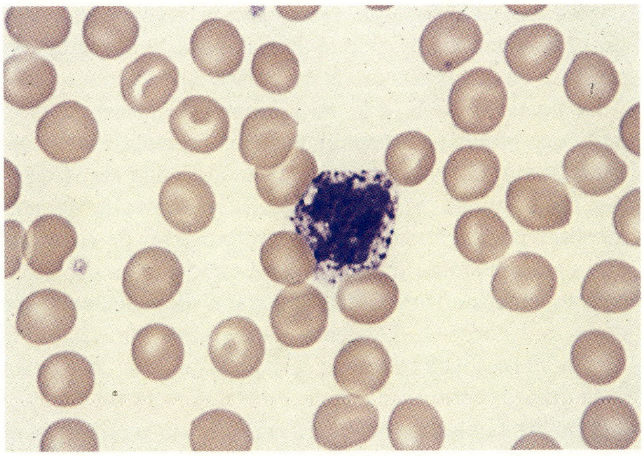

Fig. 6-11. MO de un basófilo en sangre periférica. Los basófilos maduros tienen un citoplasma claro y con numerosos gránulos específicos, basófilos y de gran tamaño, que suelen superponerse a un núcleo bilobulado y oscuro. (Tinción de Wright; × 1.100.)

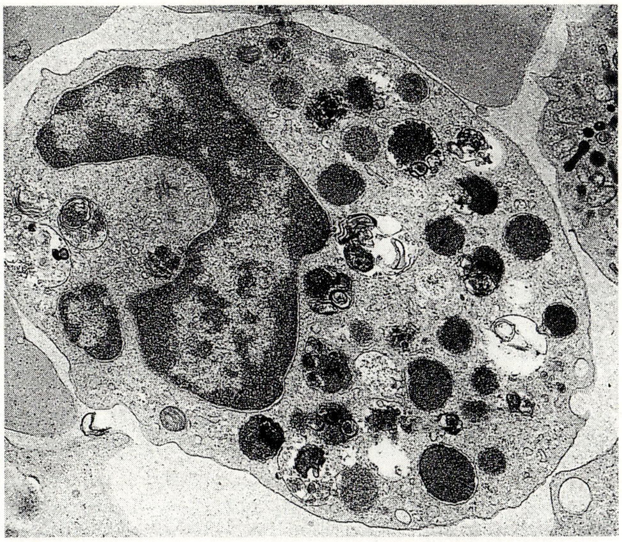

Fig. 6-12. MET de un basófilo humano. Los gránulos específicos son grandes, tienen una forma y tamaño muy uniformes y contienen histamina, heparina, SRS (sustancia de reacción lenta) y serotonina, todas ellas potentes mediadores vasoactivos. Los gránulos suelen romperse por las dificultades para fijar los tejidos. (× 10.500.)

CAPÍTULO 7

LA MÉDULA ÓSEA Y LA HEMOPOYESIS

LA MÉDULA ÓSEA SE LOCALIZA en la cavidad medular de los huesos largos y en los espacios intratrabeculares de los huesos esponjosos, y consta de un **compartimento vascular** y de un **compartimento hemopoyético**. El compartimento vascular obtiene su aporte sanguíneo de la arteria nutricia, que se divide en sinusoides de paredes finas con un endotelio discontinuo. Estos sinusoides están rodeados por una membrana basal incompleta y poco desarrollada, y por **células adventicias** (similares a fibroblastos) y **macrófagos** pertenecientes al sistema fagocítico mononuclear. El compartimento hemopoyético es casi exclusivamente extravascular y está formado por un estroma fibroso reticular y una gran variedad de células, muchas de origen hemopoyético. También puede haber células de tejido conjuntivo, como células plasmáticas, osteoblastos, osteoclastos, adipocitos, macrófagos y mastocitos.

Las principales funciones de la médula ósea son: 1) la producción de células sanguíneas y su liberación a la sangre periférica; 2) la hemoclasis o hemólisis, es decir, la detección y fagocitosis de las células sanguíneas defectuosas; 3) las funciones del sistema fagocítico mononuclear: la fagocitosis de células y restos celulares, junto con la producción de monocitos; 4) la producción de precursores de los linfocitos T y B; 5) una función osteogénica que corre a cargo de las células que tapizan el endostio y 6) la distribución de vasos sanguíneos al hueso.

Se denomina **hemopoyesis** a la producción de células sanguíneas para reponer las que van abandonando el compartimento de la sangre periférica. Este proceso tiene una importancia capital, ya que muchas de las células del compartimento de la sangre periférica tienen una vida media relativamente corta. Los leucocitos sólo sobreviven horas o días y deben reponerse constantemente. Los hematíes tienen una vida prolongada (120 días), pero dado que se encuentran en grandes cantidades en la sangre periférica, se tienen que reponer cada día 250.000.000.000 de células.

La eritropoyesis consiste en la diferenciación de los hematíes a partir de una **célula madre plenipotencial**. La división de la célula madre da lugar a la formación de **células madres comprometidas** (unidad-eritrón formadora de colonias y unidad-eritrón formadora de brotes) que no se diferencian morfológicamente, pero que responden a algunos reguladores hemopoyéticos como la eritropoyetina y las interleucinas. La división de estas células madre comprometidas da lugar a los **pronormoblastos** (proeritroblastos), que son las primeras células reconocibles de la serie eritroide en desarrollo. (Los términos «normoblasto» o «eritroblasto» se aplican a células precursoras nucleadas en la diferenciación de los hematíes.) Los pronormoblastos son células de gran tamaño (15-20 μm) con un gran núcleo esférico y un delicado patrón cromatínico. Los nucléolos son visibles y el citoplasma es levemente basófilo, debido a la presencia de polirribosomas libres implicados en la producción de la hemoglobina.

La mitosis y la diferenciación continuada de los pronormoblastos da lugar a la formación de **normoblastos basófilos** (eritroblastos basófilos). Estas células son algo menores que los pronormoblastos, con un diámetro de 12-16 μm, pero con un citoplasma más basófilo debido a la mayor síntesis de ARN. Sus núcleos tienen un patrón cromatínico condensado que dificulta la diferenciación de los nucléolos.

Con la acumulación intracelular de hemoglobina (acidófila), la célula pasa a denominarse **normoblasto policromático** (eritroblasto policromático). El citoplasma de esta célula pasa de ser casi completamente basófilo al comienzo del desarrollo, a tener un color mixto rojizo azulado posteriormente, siendo la tinción citoplásmica y el tamaño celular muy variables en esta fase de la diferenciación. Los normoblastos policromáticos representan la última etapa de la eritropoyesis en la que se puede producir la división celular.

La siguiente etapa es la del **normoblasto ortocromático**, en la que el núcleo encogido tiene una cromatina muy condensada y el citoplasma presenta una acidofilia muy similar a la del eritrocito maduro. La expulsión del núcleo del normoblasto policromático da lugar a la formación de un **eritrocito policromatófilo** (macrocito), en tanto que su expulsión durante la fase ortocromática da lugar a un **reticulocito** (se puede reconocer el ARN dentro de la célula empleando tinciones vitales). Los reticulocitos permanecen en la médula ósea durante aproximadamente 1 o 2 días, y pasan después a la sangre periférica (donde los reticulocitos representan el 1% de los hematíes) para completar el proceso de maduración de los eritrocitos.

La primera célula reconocible en la granulopoyesis es el **mieloblasto**, célula que puede desarrollarse para dar lugar a cualquiera de los tres tipos de granulocitos: neutrófilos, eosinófilos y basófilos. El mieloblasto presenta un gran núcleo esférico con un modelo cromatínico sutil y un citoplasma escaso y ligeramente basófilo. La diferenciación continuada da lugar a un **promielocito**, que se reconoce por la presencia de gránulos azurófilos y de una mayor cantidad de citoplasma basófilo. A medida que el promielocito sufre mitosis, las células se hacen más pequeñas (10 a 12 μm) y la apariencia característica de cada tipo de gránulo determina la diferenciación de mielocitos **neutrófilos, eosinófilos** o **basófilos**.

La producción de gránulos específicos se completa en el mielocito, que constituye el último paso de la granulopoyesis capaz de dar lugar a división celular. En las etapas posteriores del desarrollo de cada tipo de granulocito, se produce la indentación del núcleo **(etapa metamielocítica)** y la formación de unos núcleos que semejan una cinta retorcida **(forma en banda)**. Es sólo en estas etapas tardías de la diferenciación cuando los granulocitos adquieren las propiedades del movimiento ameboide, la quimiotaxis y la fagocitosis.

Se denomina **linfopoyesis** a la diferenciación de los linfocitos y los monocitos, aunque resulta difícil estudiar dicho proceso con los métodos histológicos habituales de tinción, ya que estas células no poseen marcadores citoplásmicos o nucleares característicos que permitan distinguir las etapas iniciales de la diferenciación de sus tardías.

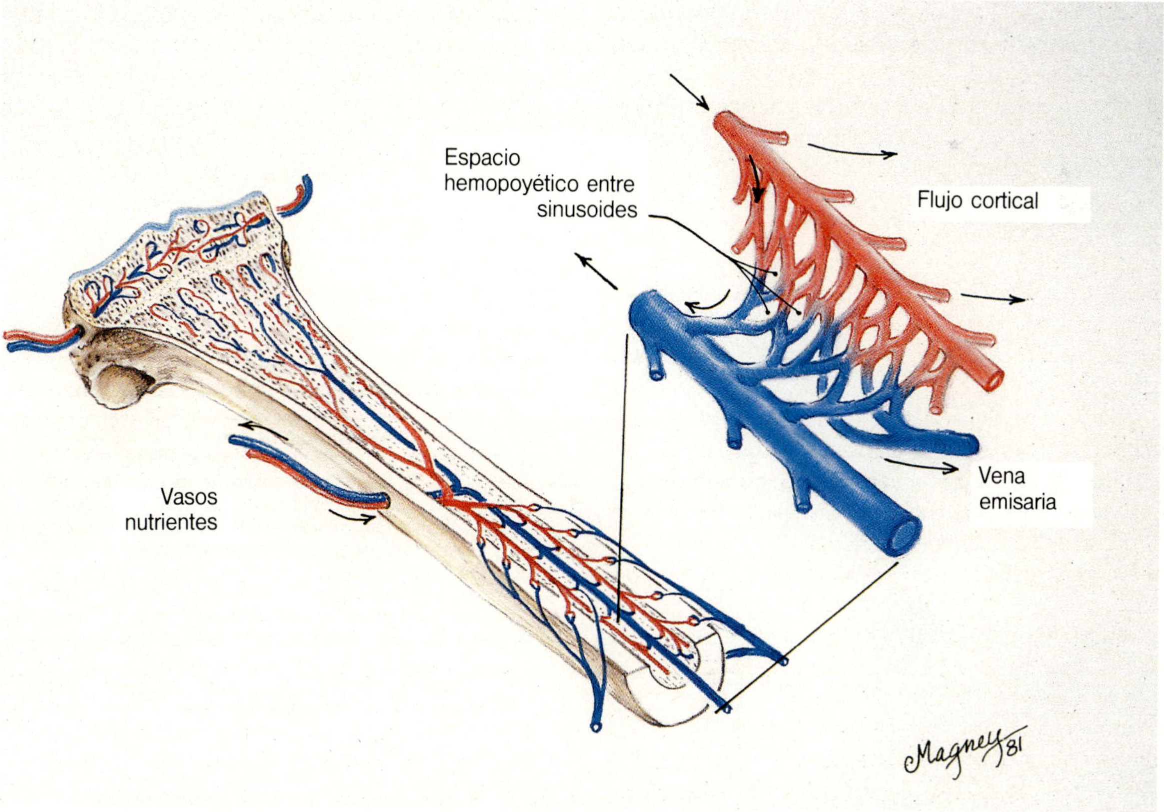

Fig. 7-1. Vascularización y circulación de la médula ósea. Los vasos nutricios penetran en el hueso compacto y dan ramas ascendentes y descendentes. Los vasos periósticos penetran también en el tejido óseo cortical. Ambos tipos de vasos comunican finalmente con los sinusoides medulares.

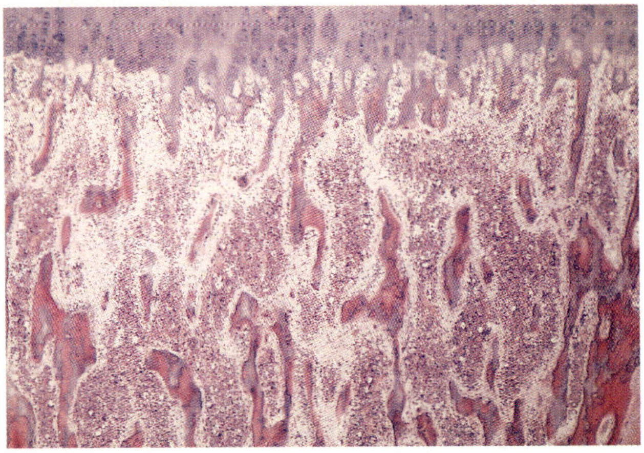

Fig. 7-2. MO de una placa epifisaria; pueden verse espículas de hueso esponjoso y médula ósea a su alrededor. (H&E; × 100.)

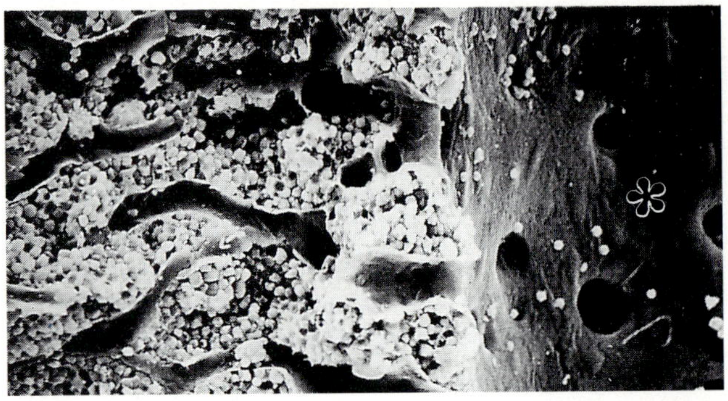

Fig. 7-3. MEB de una preparación de médula ósea. Los sinusoides se abren a la luz de los vasos sanguíneos *(asterisco)*. Pueden verse células del compartimento hemopoyético entre los sinusoides. (× 250.)

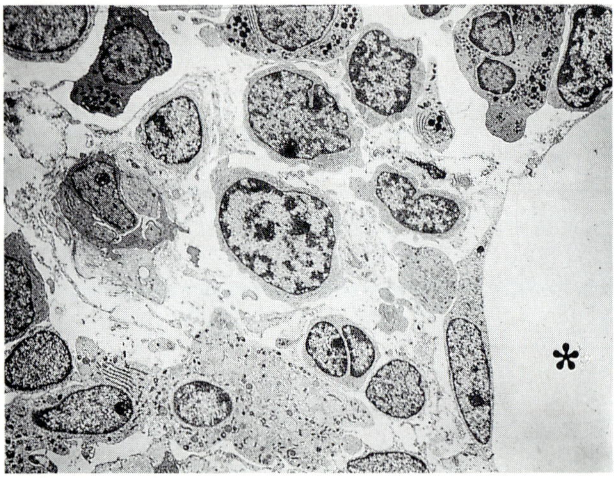

Fig. 7-4. MET de células hemopoyéticas de la médula ósea situadas junto a un sinusoide *(asterisco)* tapizado por células endoteliales. (× 2.000.)

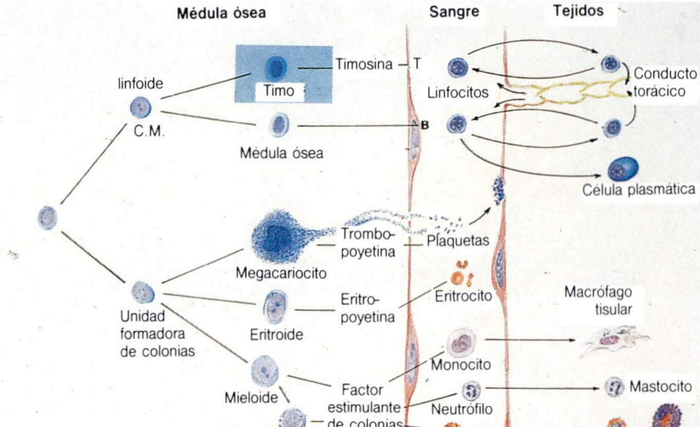

Fig. 7-5. Célula madre pluripotencial de la médula ósea y su diferenciación en líneas celulares progenitoras hemopoyéticas. Las células madre pluripotenciales representan aproximadamente el 0,01% de las células nucleadas de la médula, y proliferan lentamente en comparación con las células madres comprometidas, que lo hacen con mayor rapidez y responden más a diversos factores de crecimiento, a los que se suele denominar factores estimuladores de colonias por su capacidad para estimular el crecimiento en cultivos hísticos. Todas las células se desplazan por diapédesis desde el compartimento hemopoyético al vascular, excepto las plaquetas, que parecen desprenderse de unas prolongaciones de los megacariocitos y pasar directamente a los sinusoides. Los hematíes y las plaquetas desempeñan sus funciones (transporte de gases y reparación de las lesiones vasculares, respectivamente) en el interior del sistema cardiovascular, en tanto que las células linfoides, los granulocitos y los monocitos suelen completar su ciclo vital abandonando el sistema cardiovascular y pasando a los tejidos.

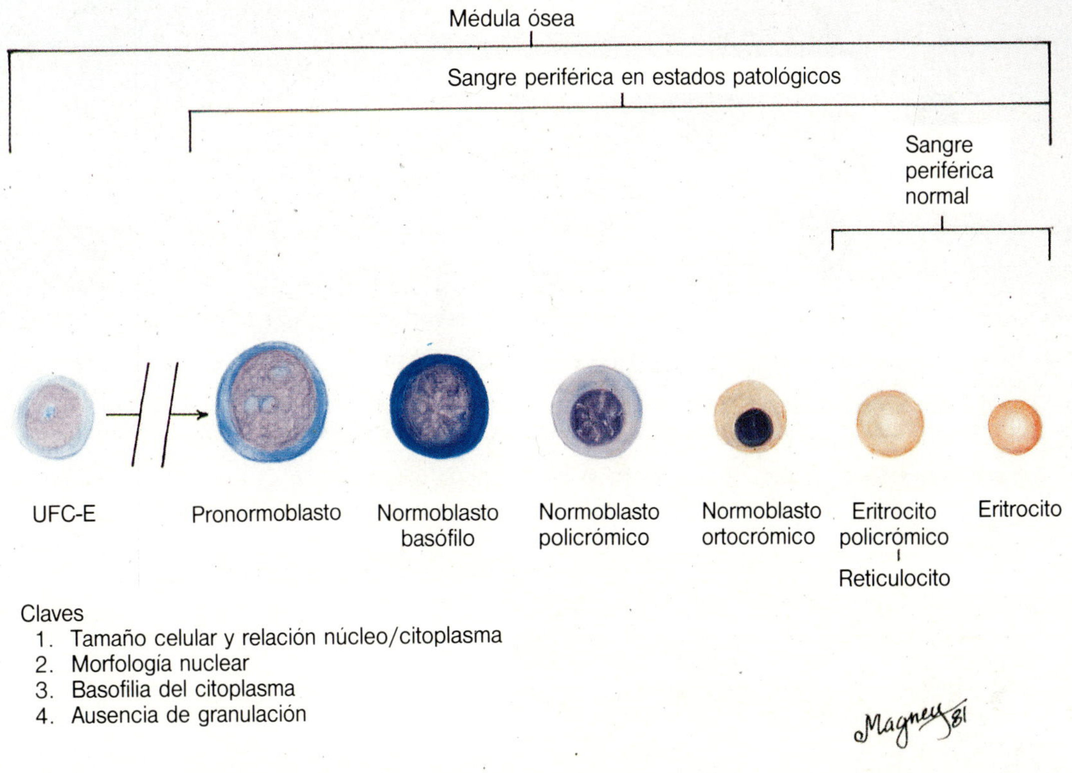

Fig. 7-6. Citodiferenciación de una línea eritropoyética con las principales claves morfológicas para identificar las diferentes etapas de la maduración.

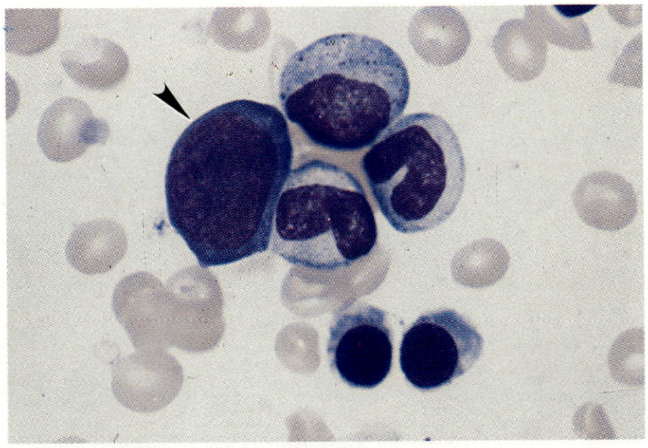

Fig. 7-7. MO de un pronormoblasto *(flecha)* con un gran núcleo liso y varios nucléolos. La membrana nuclear es muy marcada y el citoplasma es relativamente basófilo. Pueden verse a la derecha tres granulocitos y bajo ellos dos normoblastos policromáticos tardíos, así como numerosos hematíes maduros. (Tinción de Wright; × 1.100.)

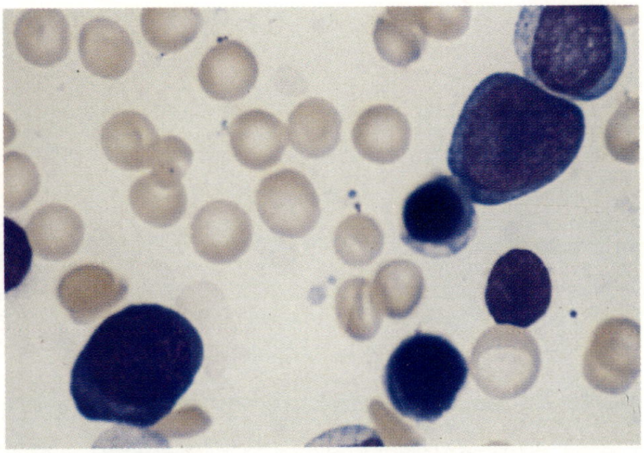

Fig. 7-8. Comparación (al MO) entre un pronormoblasto *(parte superior derecha)* y un normoblasto basófilo *(parte inferior izquierda)*. En este último, la cromatina nuclear está más condensada y el citoplasma es de color azul marino; es la célula más basófila de la médula ósea. (Tinción de Wright; × 1.100.)

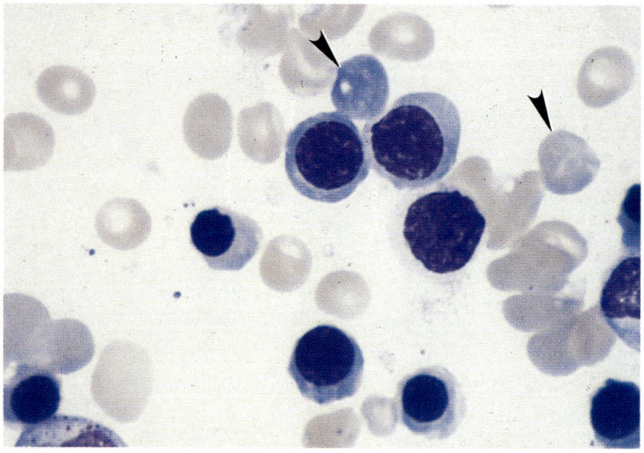

Fig. 7-9. MO de un grupo de normoblastos policromáticos, con variaciones en su tamaño y en la tinción de su citoplasma. Los normoblastos policromáticos de mayor tamaño son menos maduros que los pequeños, que presentan núcleos picnóticos muy densos. Pueden verse varios hematíes policromatófilos *(flechas)* con citoplasmas azulados de diferentes tonalidades. Justo a la izquierda del punto central, se encuentra un normoblasto a punto de expulsar su núcleo. (Tinción de Wright; × 1.100.)

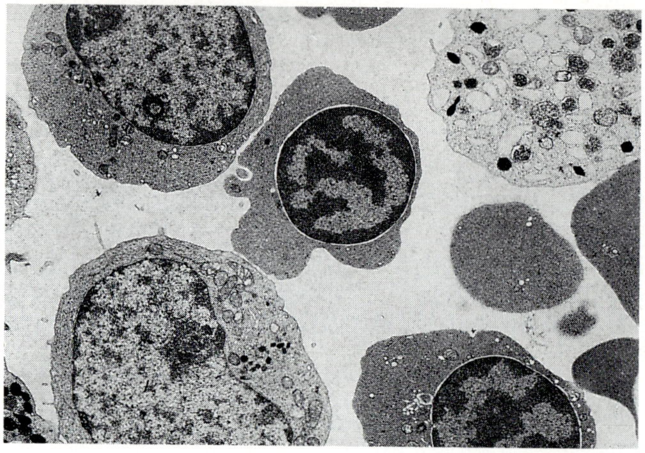

Fig. 7-10. MET de un normoblasto basófilo *(parte superior izquierda)* con numerosos ribosomas, y dos normoblastos policromáticos de menor tamaño, con una cromatina nuclear más condensada. También puede verse parte de unos leucocitos granulares *(partes inferior izquierda y superior derecha)*. (× 4.000.)

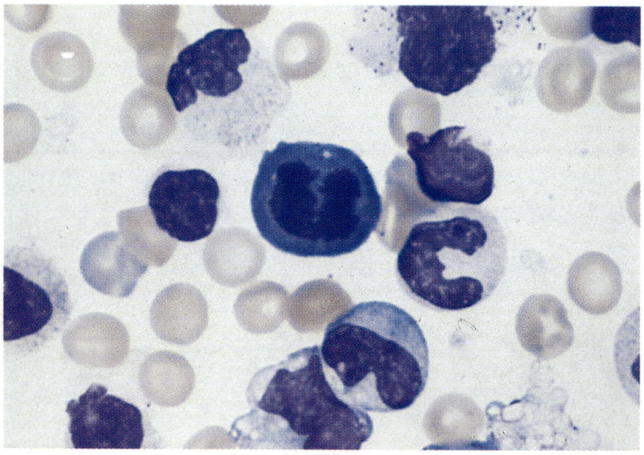

Fig. 7-11. MO de un normoblasto policromático en plena mitosis *(centro)* rodeado por neutrófilos en fase de desarrollo. (Tinción de Wright; × 1.100.)

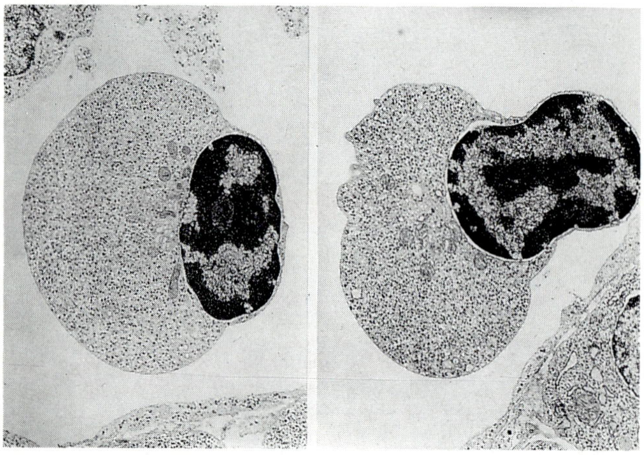

Fig. 7-12. Normoblastos, vistos a través del MET, en dos momentos del proceso de extrusión del núcleo. Se puede observar que el núcleo extruido se lleva consigo un fino ribete de citoplasma. (× 1.900.)

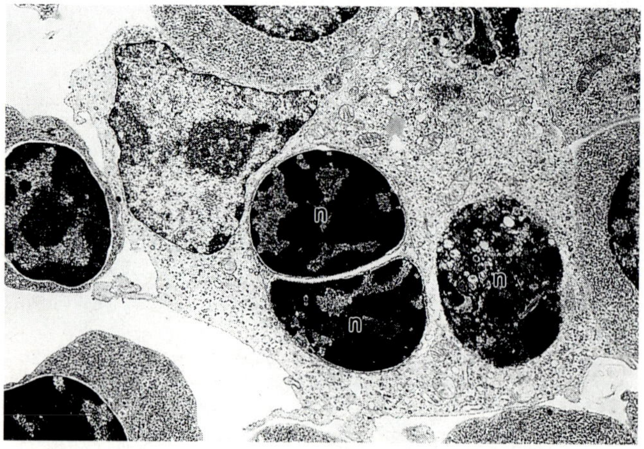

Fig. 7-13. MET de un macrófago que ha ingerido unos núcleos normoblásticos extruidos *(centro)*. También se puede ver parte de dos normoblastos policromáticos *(izquierda)*. (× 1.800.)

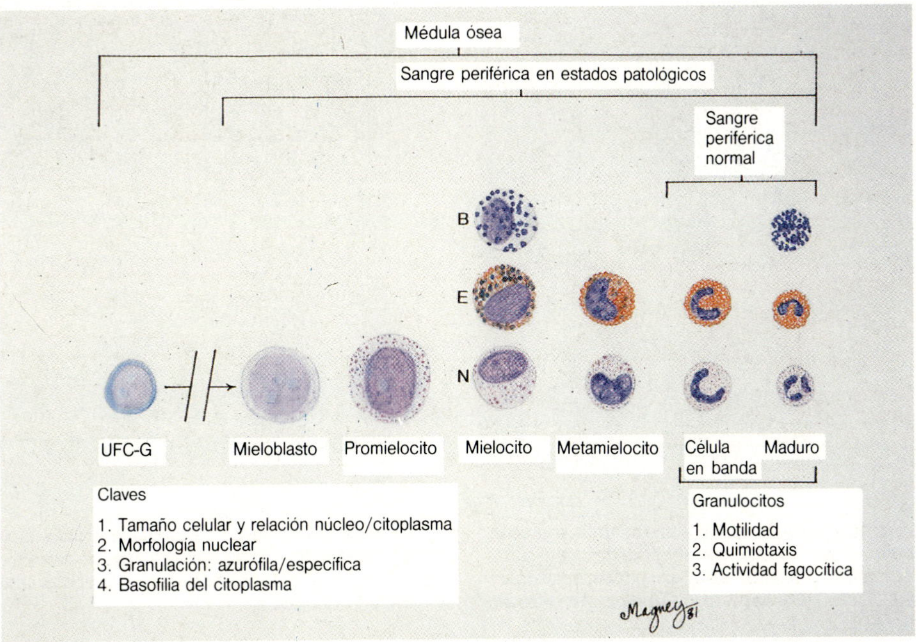

Fig. 7-14. Citodiferenciación de una línea granulocítica con las principales claves morfológicas para identificar las diferentes etapas de maduración.

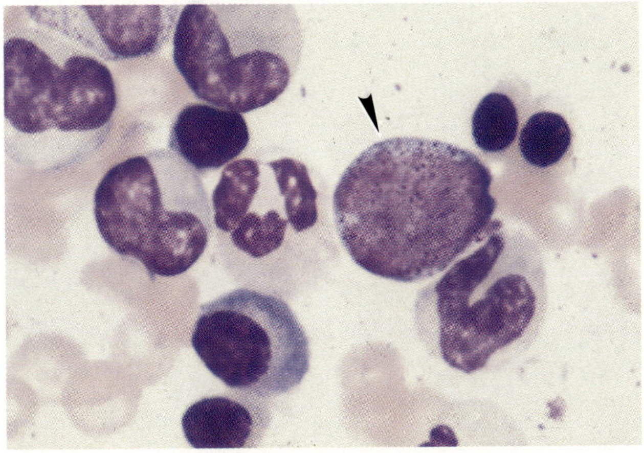

Fig. 7-15. MO de un mieloblasto *(flecha).* Esta célula tiene un núcleo vesicular de gran tamaño, una membrana nuclear indiferenciada y gránulos citoplásmicos azurófilos dispersos. (Tinción de Wright; × 1.100.)

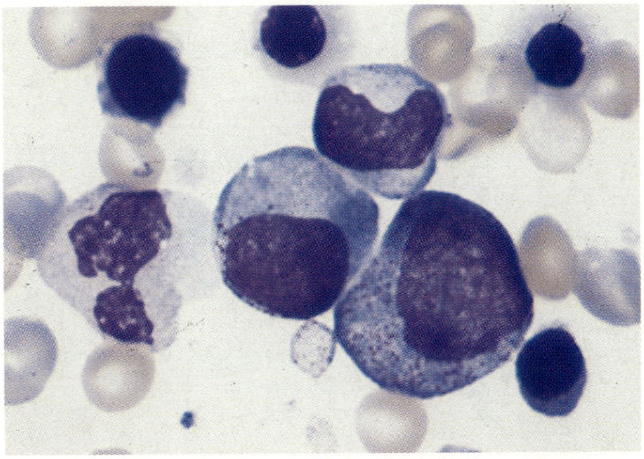

Fig. 7-16. Promielocito *(parte inferior izquierda)* que muestra una gran proporción de citoplasma en comparación con el mieloblasto o con fases posteriores de desarrollo. Pueden verse numerosos gránulos azurófilos de gran tamaño en el citoplasma. La membrana nuclear es muy visible. Compárese esta imagen con el mieloblasto de la figura 7-15. También se aprecia un mielocito neutrófilo *(izquierda)* y un metamielocito neutrófilo *(parte superior).* (Tinción de Wright; × 1.100.)

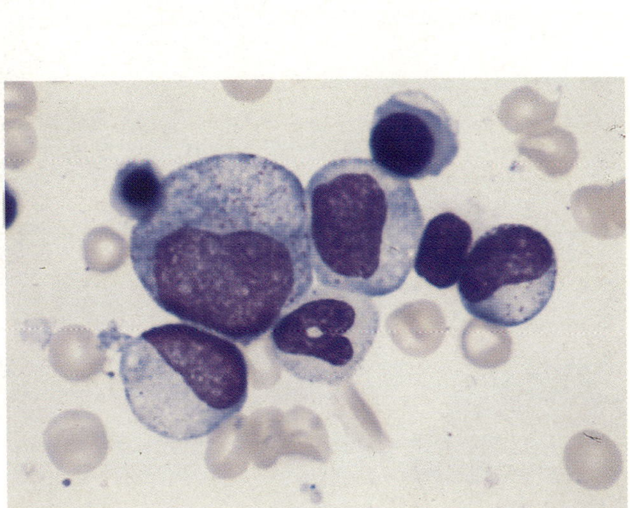

Fig. 7-17. Comparación a través del MO de un promielocito de gran tamaño *(parte superior izquierda)* con las etapas posteriores de la maduración de un neutrófilo. Pueden verse un par de mielocitos neutrófilos a ambos lados *(parte superior central e inferior izquierda)*, un metamielocito neutrófilo con un núcleo ligeramente escotado *(extremo derecha)* y un neutrófilo en banda *(debajo y a la derecha del promielocito).* (Tinción de Wright; × 1.100.)

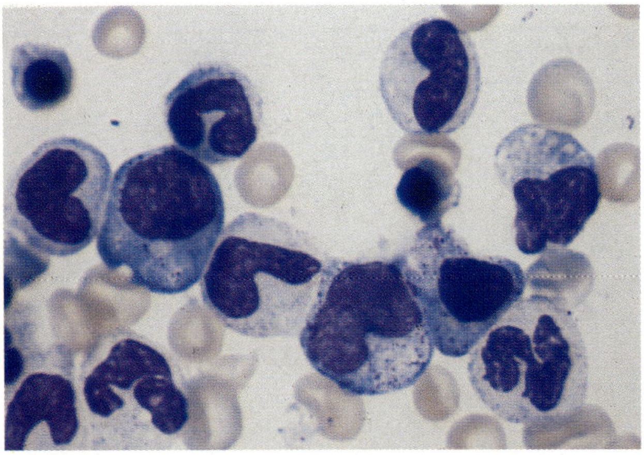

Fig. 7-18. MO de una línea neutrófila. En la zona central izquierda puede verse un mielocito neutrófilo (núcleo redondeado) junto a varios metamielocitos neutrófilos (núcleos escotados), dos neutrófilos en banda y dos neutrófilos casi maduros. (Tinción de Wright; × 1.100.)

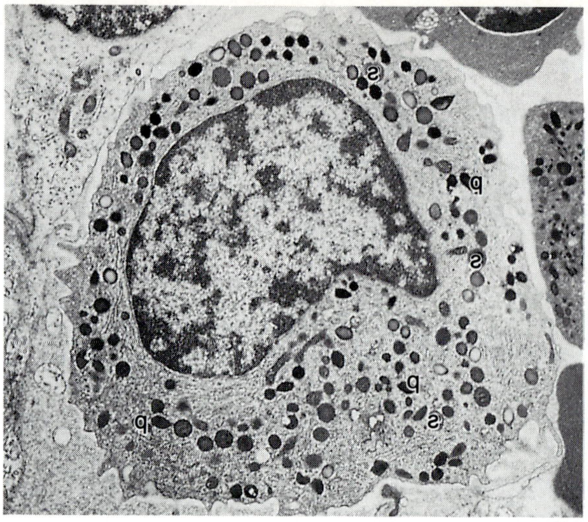

Fig. 7-19. MET de un mielocito neutrófilo. Obsérvese que los gránulos específicos (s) de la célula son de tamaño, forma y densidad variables. También pueden verse algunos gránulos azurófilos o primarios (P). (× 5.500.)

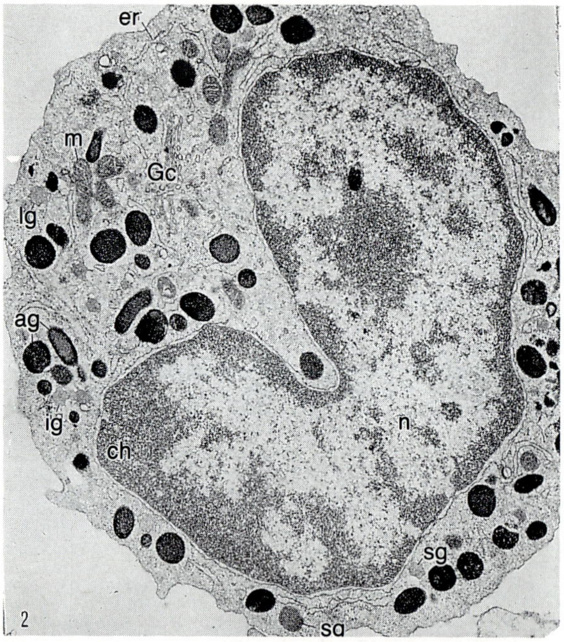

Fig. 7-20. MET de un metamielocito neutrófilo con un núcleo muy escotado. n, núcleo; ch, cromatina; Gc, complejo de Golgi; er, retículo endoplásmico rugoso; m, mitocondrias; ag, gránulo azurófilo; ig, gránulo inmaduro; sg, gránulo específico. (× 6.400.)

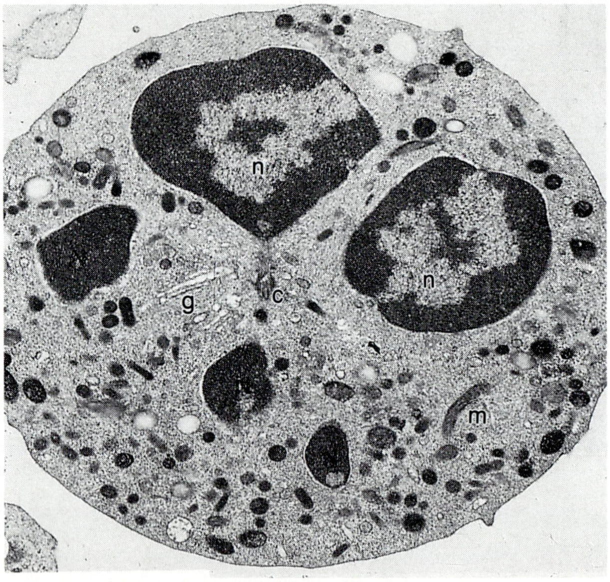

Fig. 7-21. Neutrófilo maduro (MET) con núcleo lobulado (N). Los lóbulos están unidos por bandas de nucleoplasma, que quedan fuera del plano de corte. Pueden verse claramente algunas organelas y gránulos de secreción. g, aparato de Golgi; c, centriolo; m, mitocondria. (× 7.000.)

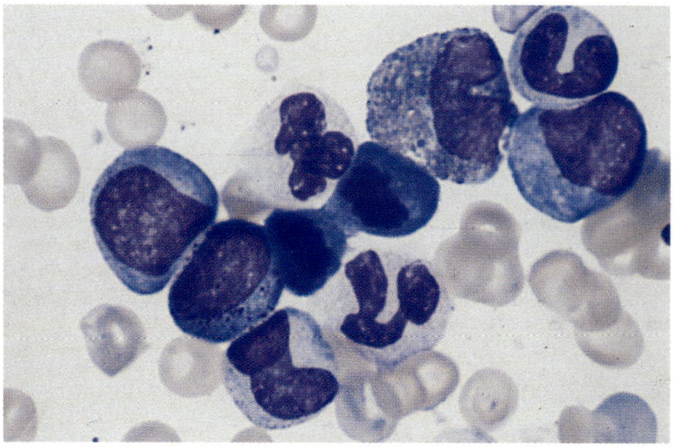

Fig. 7-22. MO de diferentes tipos de células de la médula ósea: varios granulocitos en fase de desarrollo, un normoblasto policromatófilo en proceso de mitosis y dos neutrófilos maduros. Tratar de identificar algún granulocito en la fase inicial de diferenciación. (Tinción de Wright; × 1.100.)

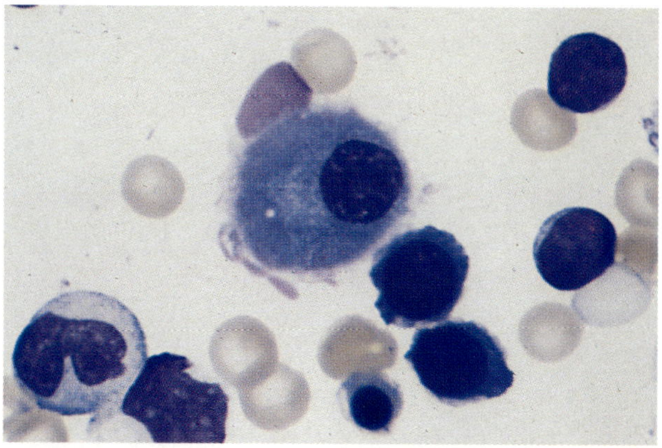

Fig. 7-23. MO de células plasmáticas de la médula ósea. Tratar de identificar otros tipos de células. (Tinción de Wright; × 1.100.)

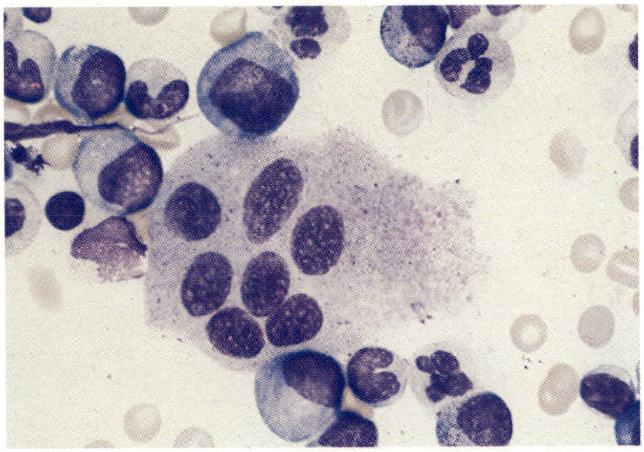

Fig. 7-24. MO de un osteoclasto multinuclear de médula ósea rodeado por granulocitos en proceso de diferenciación. Tratar de identificarlos mediante las claves citoplásmicas/nucleares que se facilitan en la figura 7-14. (Tinción de Wright; × 500.)

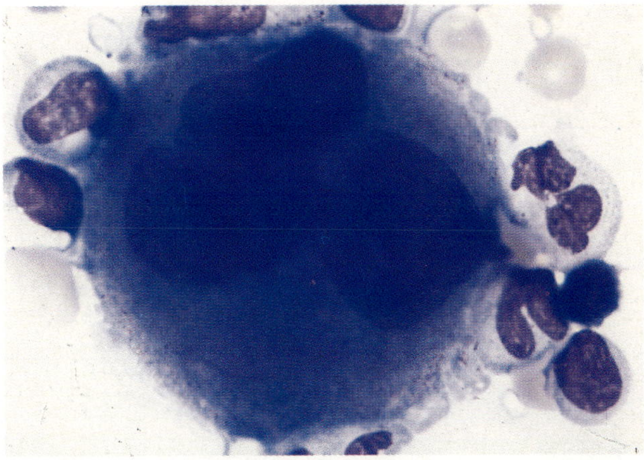

Fig. 7-25. MO de un megacariocito de médula ósea con un gran núcleo lobulado. Estas células poliploides producen largas prolongaciones citoplásticas semejantes a filopodios que llegan hasta los sinusoides. Parece ser que las plaquetas se forman brotando de los extremos distales de estas prolongaciones. (Tinción de Wright; × 750.)

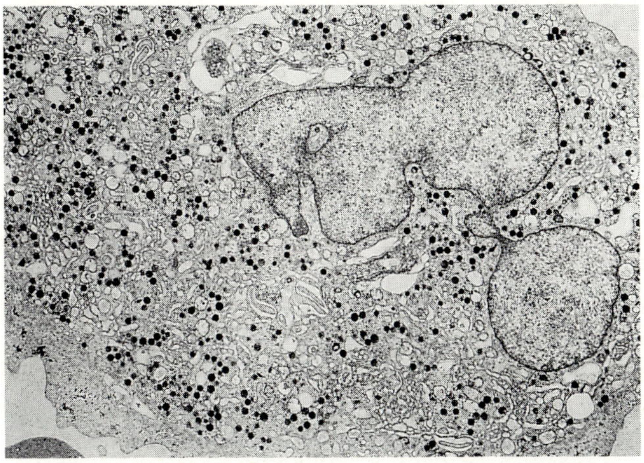

Fig. 7-26. MET de un megacariocito con un gran núcleo polimórfico. El citoplasma contiene gránulos de diferente densidad. Una amplia formación de REL, conocida como membrana de demarcación plaquetaria, divide el citoplasma en plaquetas en desarrollo, que contienen microfilamentos y citoplasma, pero que carecen prácticamente de otros tipos de organelas. (× 4.000.)

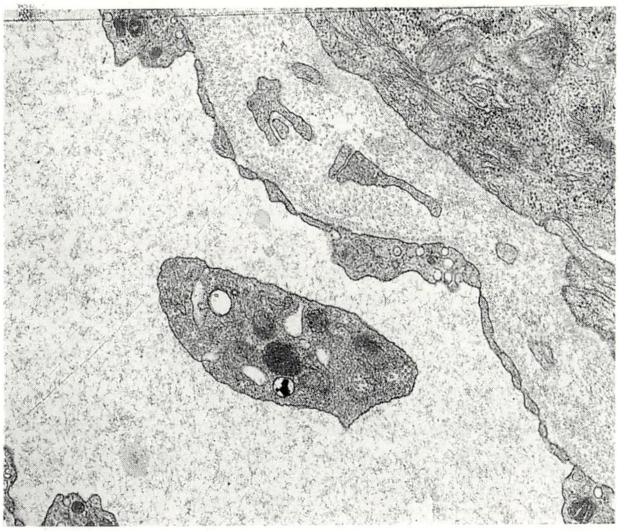

Fig. 7-27. MET de una plaqueta que circula por un capilar de la lámina propia del intestino delgado. (× 12.000.)

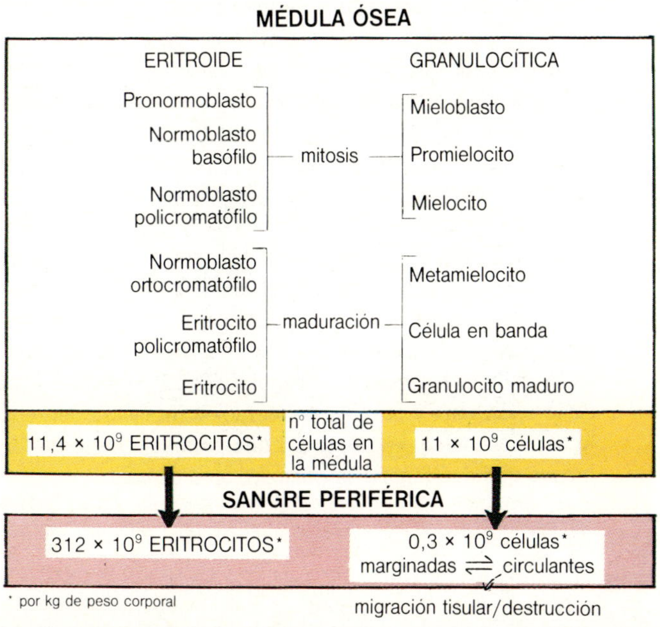

Fig. 7-28. Comparación del proceso de maduración de los hematíes y los leucocitos, junto con el número total de células (por kg de peso corporal) que hay en la médula ósea y en sangre periférica. Los hematíes tienen una vida media de unos 120 días. Cada día se producen/destruyen aproximadamente el 1% del número total de hematíes, cantidad equiparable a la reserva de hematíes maduros de la médula ósea. Por otra parte, los leucocitos viven algunas horas o días, y la médula ósea dispone de una reserva de leucocitos en desarrollo cuarenta veces superior a la cantidad que circula en sangre periférica.

◆

CAPÍTULO 8

EL MÚSCULO

EL TEJIDO MUSCULAR ESTÁ CONSTITUIDO por células que han sufrido una serie de modificaciones para poder contraerse en respuestas a estímulos externos o internos. Existen tres tipos de músculo: **liso, cardíaco y esquelético**. Todas las células musculares (miofibras) se caracterizan por una gran abundancia de **actina** y **miosina** (proteínas contráctiles) y por la fijación especializada de estos microfilamentos (miofilamentos) a la membrana de la célula muscular. Sin embargo, la disposición de las organelas celulares y la unión de los miofilamentos a la membrana celular varían entre los diferentes tipos de músculo. En todos ellos, el tejido conjuntivo participa en la transmisión de la fuerza, aunque también en esto hay diferencias.

El **músculo liso**, que puede encontrarse en las paredes de los órganos internos, se encarga de actividades como el peristaltismo, la vasoconstricción o la micción. Las células del músculo liso son fusiformes, tienen una longitud de 15-100 μm y un diámetro de 3-8 μm y están rodeadas por una lámina basal (lámina externa) y una fina red de fibras reticulares **(endomisio)** que participa en la transmisión de la fuerza. Sus núcleos son ovales y se encuentran en el centro de las células, y la mayoría de las organelas se sitúan en el citoplasma, cerca de los polos nucleares. Haces de miofilamentos gruesos (miosina) y finos (actina) se unen a la membrana celular **(sarcolema)** en zonas de gran densidad electrónica denominadas **cuerpos densos**. Se cree que durante el proceso de la contracción los miofilamentos se deslizan unos sobre otros y, debido a su inserción en el sarcolema, provocan el acortamiento de la célula. Al microscopio óptico, las células musculares lisas contraídas aparecen retorcidas o plegadas, con los núcleos doblados. Las **uniones de intersticio** que existen entre células adyacentes permiten la transmisión de las señales excitadoras de unas células a otras. La contracción del músculo liso es involuntaria y puede ser intrínsecamente miógena (es decir, en respuesta al estiramiento); sin embargo, también puede deberse a señales del sistema nervioso autónomo, a hormonas o a mediadores químicos locales.

El **músculo esquelético** se inserta en el hueso y permite el movimiento del cuerpo o de alguna de sus partes. Sus células son mucho mayores (1-40 mm de longitud y de 10-100 μm de diámetro) que las del músculo liso y su forma es cilíndrica. Presentan numerosos núcleos situados en la periferia, justo por debajo del sarcolema. En el interior del citoplasma **(sarcoplasma)**, hay miofibrillas cilíndricas, largas y muy compactas, paralelas entre sí y al eje longitudinal de la célula, y asociadas a numerosas mitocondrias. Las **miofibrillas** están formadas por subunidades denominadas **sarcómeras**, que contienen haces de miofilamentos de actina y miosina dispuestos ordenadamente, de manera que las miofibrillas y la propia célula parecen estar estriadas. Las sarcómeras están unidas por los extremos, formando las **líneas Z**. Los filamentos de actina (finos) se unen por un extremo a la línea Z y por el otro extremo se interdigitan con filamentos de miosina (gruesos) situados en el centro de la sarcómera, formando una zona opaca a los electrones conocida como la **banda A**. En el centro de la banda A, se encuentra la **banda H**, más clara, formada únicamente por filamentos de miosina, y sin entrecruzarse con la actina; a su vez, esta banda la divide en dos la línea M, una zona en la que los filamentos de miosina establecen interconexiones laterales. La banda I (formada por las partes de los filamentos de actina de sarcómeras adyacentes que no se entrecruzan con los filamentos de miosina) queda dividida en dos por la línea Z, a la que se unen los filamentos de actina.

El deslizamiento de los filamentos de actina sobre los de miosina provoca el acortamiento (contracción) de cada una de las sarcómeras y del conjunto del músculo. Este proceso se denomina acoplamiento de excitación y contracción. En los músculos esqueléticos, el estímulo para la contracción procede de las neuronas motoras inferiores, a través de las uniones neuromusculares conocidas como **placas motoras terminales** (PMT). La acetilcolina (un neurotransmisor) es liberada por las terminales axónicas y pasa a la hendidura sináptica, donde es captada por receptores de la membrana de la célula muscular, iniciando una onda de despolarización en dicha membrana. El sarcolema presenta unas invaginaciones periódicas, conocidas como **túbulos T**, que penetran profundamente en la célula muscular, formando **tríadas** (en la unión entre las bandas A e I) con un retículo sarcoplásmico (REL) muy organizado. La despolarización penetra a través de los túbulos T y provoca la liberación de calcio del retículo sarcoplásmico, iniciando así una compleja serie de fenómenos que dan lugar a la contracción muscular.

Las células del músculo esquelético transmiten su fuerza contráctil al hueso a través de un «arnés» de tejido conjuntivo. Cada célula muscular está recubierta por el **endomisio** (fibras reticulares), que agrupa a varias células en haces o fascículos, que están rodeados por una capa de tejido conjuntivo denominada **perimisio**. Los fascículos se unen entre sí formando un músculo gracias al **epimisio**, una vaina exterior de tejido conjuntivo denso. Todas estas capas de tejido conjuntivo se juntan y se unen a las fibras de los tendones que insertan al músculo en el hueso.

El **músculo cardíaco** forma el miocardio o pared muscular del corazón y se encarga de bombear la sangre a todo el cuerpo. Las células del músculo cardíaco son alargadas y ramificadas y poseen núcleos centrales. Tienen una longitud de 50-100 μm y un diámetro de 15-20 μm. Al igual que las del músculo esquelético, las células del músculo cardíaco son estriadas y tienen subunidades, denominadas **miofibrillas**, compuestas por sarcómeras unidas por sus extremos. El músculo cardíaco tiene típicamente un gran número de mitocondrias, cuerpos residuales, y un retículo sarcoplásmico modificado (que se asocia a los túbulos T para formar parejas en la línea Z de las sarcómeras). Las células y sus ramificaciones se unen por sus extremos mediante uniones de membrana especializadas denominadas **discos intercalados**, como las fascias adherentes que fijan los filamentos de actina de las sarcómeras terminales, las máculas adherentes para el anclaje mecánico de las células entre sí y las uniones de intersticio para la comunicación intercelular. Además, las células musculares cardíacas están rodeadas por un delicado endomisio, que las une entre sí y a un tejido conjuntivo muy rígido al que se denomina **esqueleto cardíaco**, contra el que empuja el músculo cardíaco al contraerse para expulsar la sangre de las cámaras del corazón. Unas células nodales especializadas inician el impulso necesario para la contracción, que viaja por todo el corazón a través de unas células de músculo cardíaco modificado conocidas como **fibras de Purkinje**. Estas células, especializadas en la conducción, poseen pocos miofilamentos y mucho glucógeno en su citoplasma, así como numerosas uniones de intersticio. El ritmo y la fuerza de las contracciones están moduladas por el sistema nervioso autónomo.

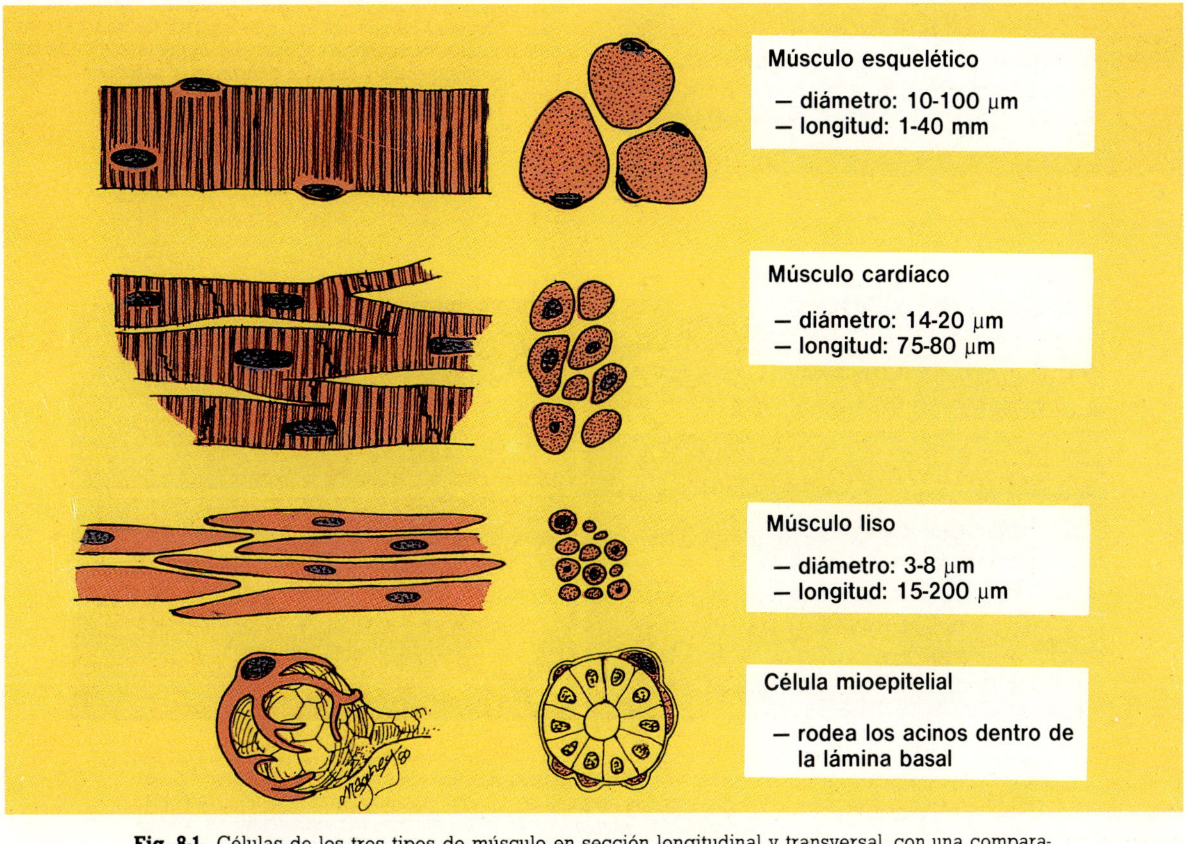

Fig. 8-1. Células de los tres tipos de músculo en sección longitudinal y transversal, con una comparación aproximada de sus tamaños. Las células mioepiteliales son células contráctiles que comprimen las paredes de los conductos o acinos/alvéolos secretores, expeliendo su contenido luminal hacia o a través de un sistema ductal.

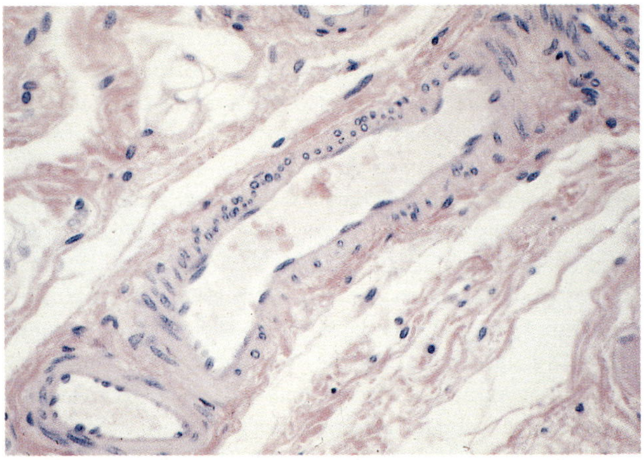

Fig. 8-2. MO de una arteria muscular de pequeño calibre con ejemplos de cortes longitudinales y transversales de músculo liso. (H&E; × 200.)

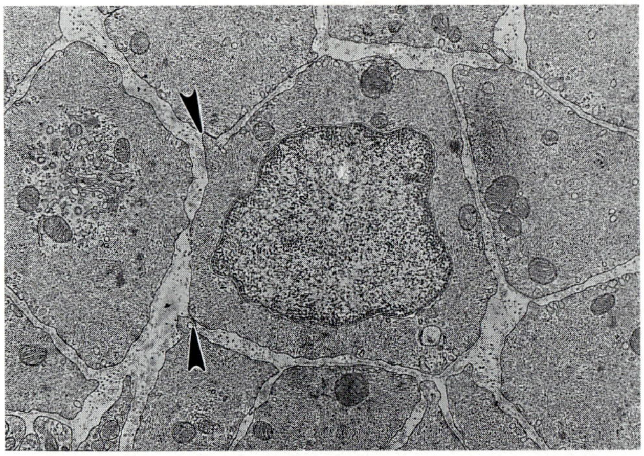

Fig. 8-3. Sección transversal de un músculo liso vista a través del MET. Debido a la forma alargada y fusiforme de las células musculares lisas, el plano de corte puede no incluir los núcleos de todas las células. El aparato de Golgi y demás organelas se encuentran entre el núcleo y los polos celulares. La comunicación entre las células musculares lisas adyacentes se produce a través de uniones de intersticio *(flechas)*. Véase la figura 8-1. (× 10.800.)

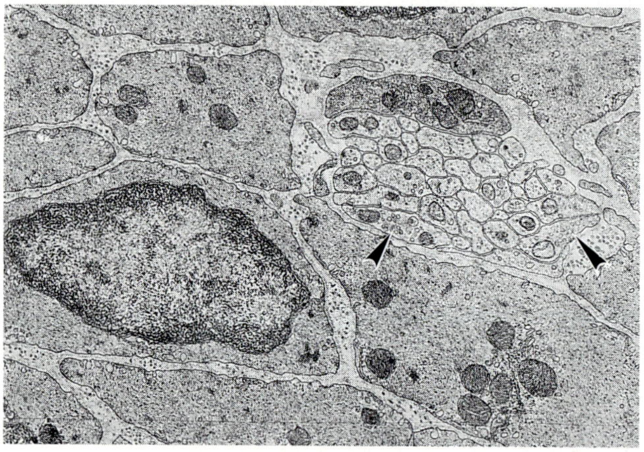

Fig. 8-4. MET de una preparación de músculo liso. Puede verse parte de un nervio amielínico en el seno de un fascículo de músculo liso. La acumulación de vesículas sinápticas en las dilataciones axonales *(flechas)* parece sugerir que se trata de una zona de liberación de neurotransmisores. Obsérvese la presencia de la lámina externa, miofilamentos y cuerpos densos en el sarcolema, que sirve de punto de anclaje para los miofilamentos. (× 4.400.)

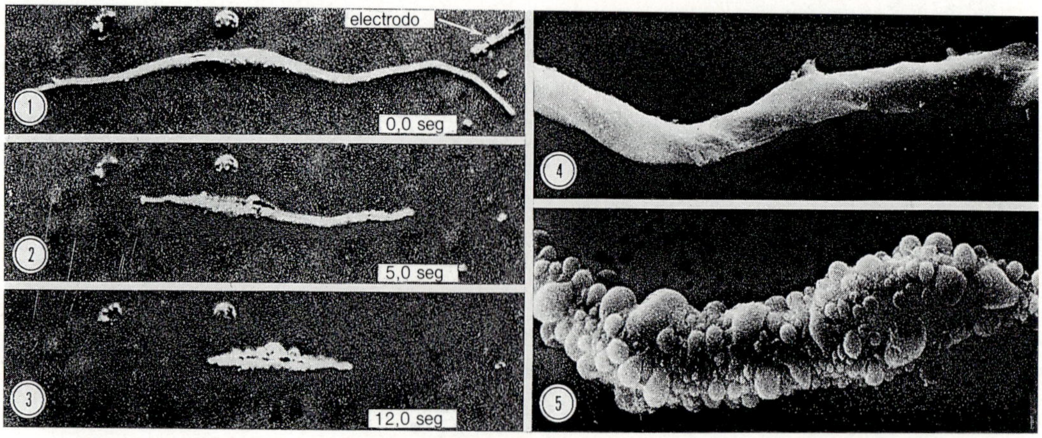

Fig. 8-5. Contracción *in vitro* de un músculo liso vista mediante cinematografía al MO y a través del MEB. En las imágenes 1 a 3 puede verse una célula muscular lisa aislada antes de la estimulación eléctrica (0,0 seg en la *fotografía 1)* y 5-12 segundos después de haberse iniciado la contracción sincrónica *(fotografías 2 y 3)*. Obsérvese cómo cambia la longitud de la célula durante la contracción. En la MEB, la célula muscular presenta una superficie completamente lisa antes de la estimulación eléctrica y un diámetro reducido en su zona central *(fotografía 4)* (compárese con la MO de la fotografía 1). Tras la contracción sincrónica, el diámetro celular aumenta debido al acortamiento de la célula y la membrana celular presenta dilataciones masivas *(fotografía 5)* (compárese con la MO de la fotografía 3). (1-3, × 375; 4, × 1.900; 5, × 1.800.)

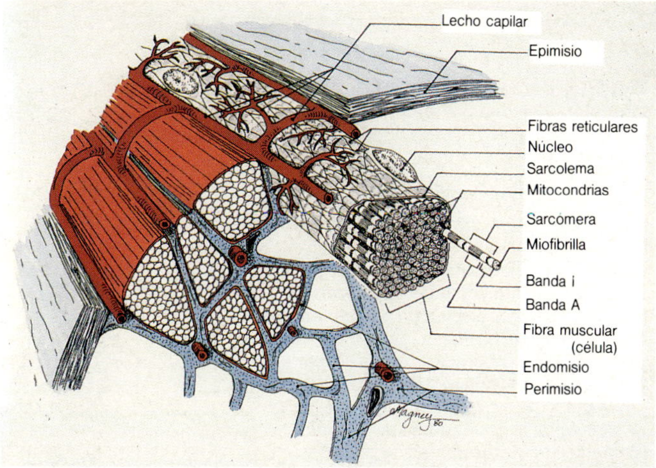

Fig. 8-6. Disposición de las células (fibras) en el músculo esquelético y su relación con las cubiertas de tejido conjuntivo. Las estriaciones transversales que se aprecian con el microscopio óptico se deben a la ordenación de las miofibrillas en el interior de la célula muscular. Cada célula o fibra está envuelta por una vaina de tejido conjuntivo o endomisio; los haces o fascículos de células están envueltos por el perimisio, y todo el músculo lo está por el epimisio.

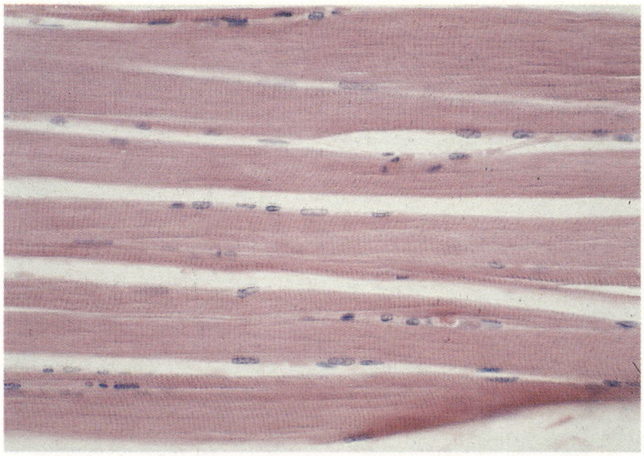

Fig. 8-7. Células de músculo esquelético en sección longitudinal (MO); se puede apreciar la estriación transversal. Obsérvese la ubicación de los núcleos en la periferia de las células y el delicado endomisio que rodea a dichas células. (H&E; × 450.)

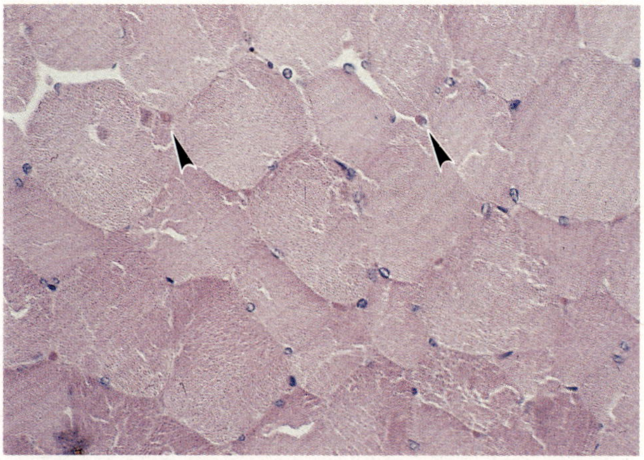

Fig. 8-8. Corte transversal de un fascículo de músculo esquelético visto a través del MO. Cada célula (o fibra) tiene varios núcleos situados en la periferia. Con este aumento sólo se pueden ver algunas fibras de endomisio; sin embargo, la presencia ocasional de algunos hematíes indica la existencia de capilares *(flechas)* en el intersticio. (H&E; × 500.)

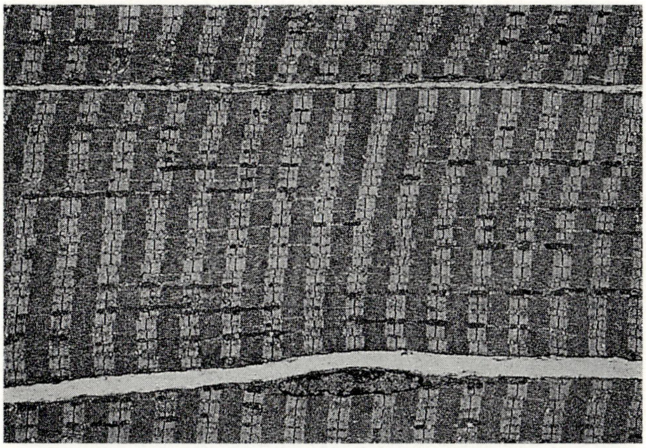

Fig. 8-9. MET de un corte longitudinal de una fibra de músculo esquelético. En las partes superior e inferior de la micrografía pueden verse partes de otras dos células musculares. En la célula inferior se observa la presencia de un núcleo periférico. Se pueden apreciar los detalles de las estriaciones transversales visibles al MO; compárense con las de la figura 8-6. Las células se subdividen en largas miofibrillas, en cuyo interior los miofilamentos se organizan en subunidades denominadas sarcómeras. (× 2.400.)

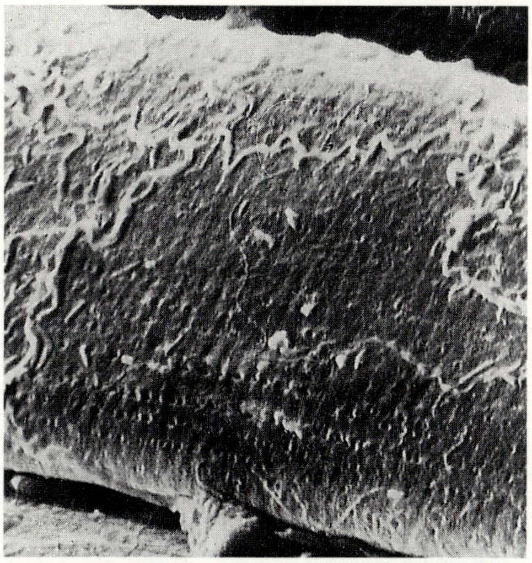

Fig. 8-10. MEB de una célula de músculo esquelético. Las fibras reticulares del endomisio forman una trama suelta en el sarcolema. El sarcolema presenta unas invaginaciones que dan lugar a los túbulos T, que penetran profundamente en la célula y comunican la despolarización de la membrana a cada una de las miofibrillas. Véase la figura 8-11. (× 2.500.)

Fig. 8-11. Ultraestructura de una célula muscular. Estudiar la organización de los miofilamentos de actina y miosina en miofibrillas, que se alinean paralelas al eje longitudinal de la célula. Los túbulos T, unas invaginaciones de la membrana plasmática, transmiten las señales de despolarización de la membrana al interior de la célula. Los túbulos forman tríadas junto con unas expansiones del retículo sarcoplásmico (retículo endoplásmico liso) denominadas cisternas terminales. La liberación de Ca^{++} por parte de las proteínas del retículo sarcoplásmico da lugar al acoplamiento de la excitación y la contracción. Los miofilamentos se deslizan unos sobre otros, provocando la contracción del músculo; la energía (ATP) necesaria para este proceso procede de las mitocondrias situadas entre las miofibrillas.

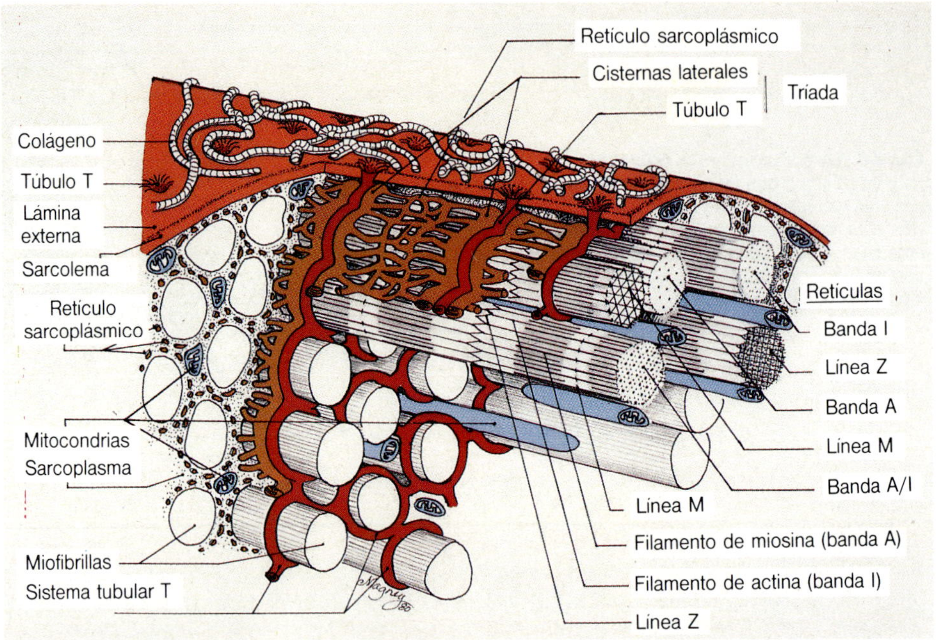

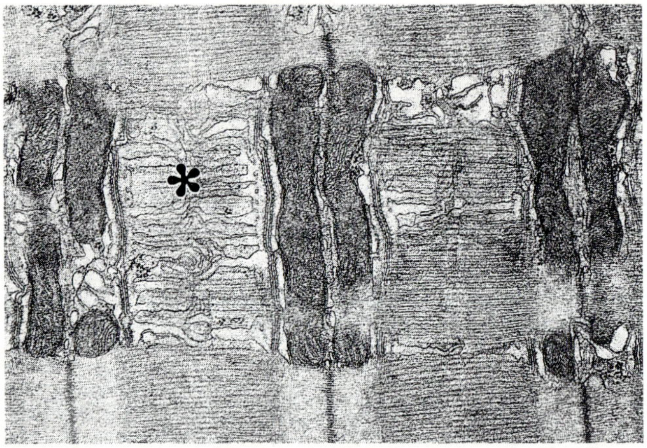

Fig. 8-12. MET a gran aumento en la que pueden verse las sarcómeras del músculo esquelético de ratón. Dado que el corte sigue un plano tangencial, puede verse la red tubular (*) de retículo sarcoplásmico que rodea los miofilamentos (de la sarcómera). (× 14.000.)

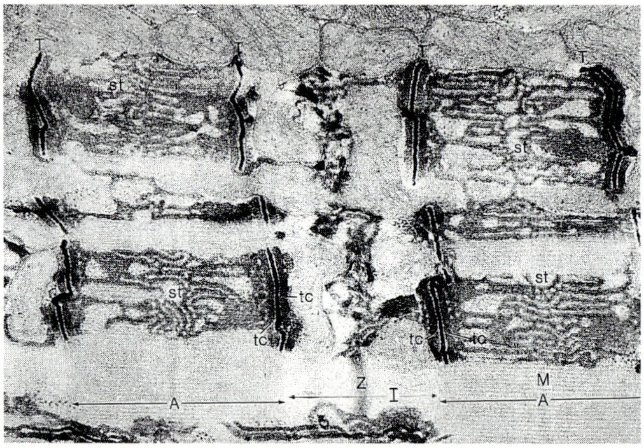

Fig. 8-13. Retículo sarcoplásmico de dos sarcómeras adyacentes; al MET no dejan pasar los electrones debido a la tinción con metales pesados. El retículo sarcoplásmico se subdivide en sarcotúbulos (st), que rodean a la sarcómera, y cisternas terminales (tc), visibles a nivel de la unión entre las bandas A e I en el músculo esquelético de los mamíferos. La asociación de dos cisternas terminales con un túbulo T (t) o invaginación del sarcolema da lugar a una tríada. A, banda A; I, banda I; M, línea M; Z, línea Z. (× 15.500.)

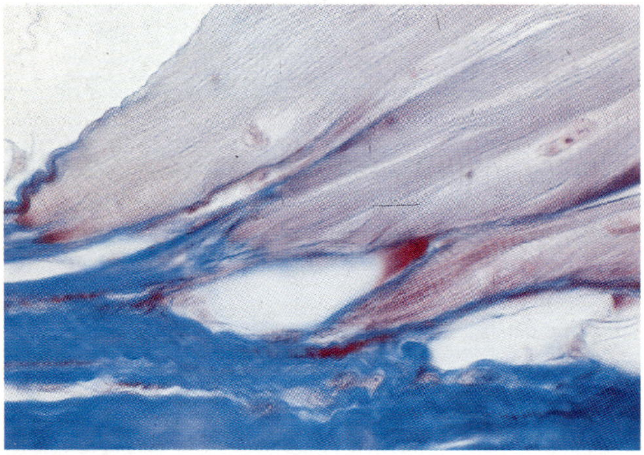

Fig. 8-14. MO de una unión miotendinosa; se puede ver la superficie de contacto entre el músculo esquelético estriado y el tendón. El colágeno (teñido de azul) del endomisio y el perimisio se entremezcla con los haces de colágeno del tendón. (Tinción de Azan; × 600.)

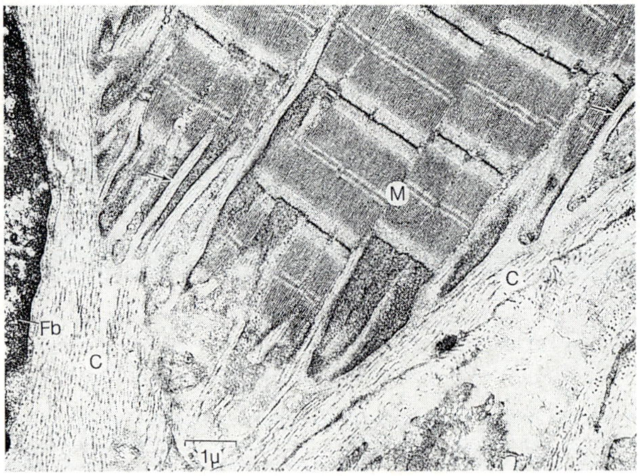

Fig. 8-15. Unión miotendinosa vista al MET. Obsérvese que la membrana celular presenta invaginaciones para incrementar la superficie de unión entre el endomisio y la superficie de la célula. Las sarcómeras terminan en el sarcolema formando líneas Z modificadas. Fb, fibroblasto; C, colágeno; M, músculo. (× 6.900.)

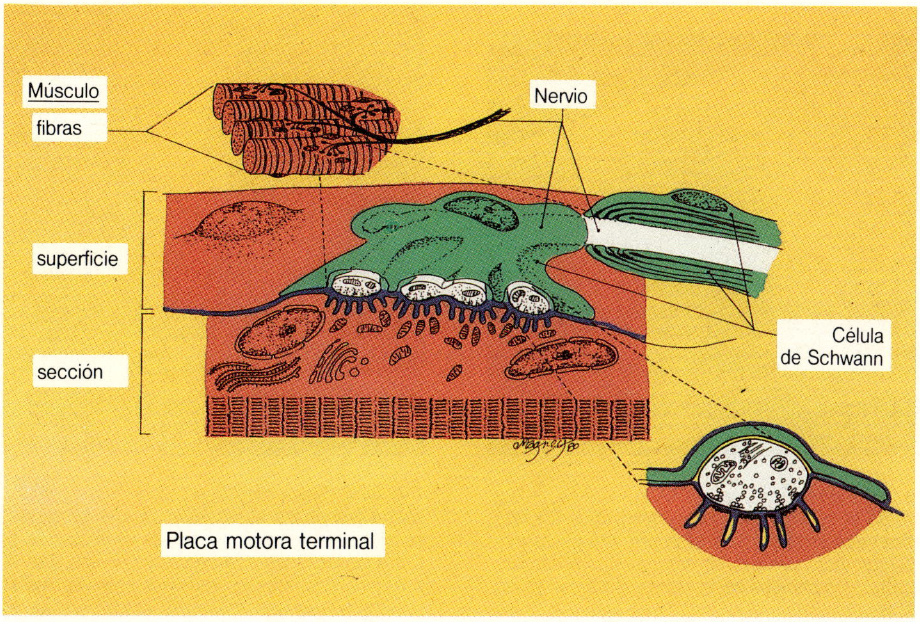

Fig. 8-16. Placa motora terminal; se pueden ver una célula de Schwann (verde) que envuelve completamente al axón (blanco) y la superficie expuesta de las terminaciones axónicas, directamente yuxtapuestas a la hendidura sináptica primaria. La membrana de la célula muscular presenta unas invaginaciones, denominadas pliegues de unión, que forman hendiduras sinápticas secundarias (hendiduras subneurales).

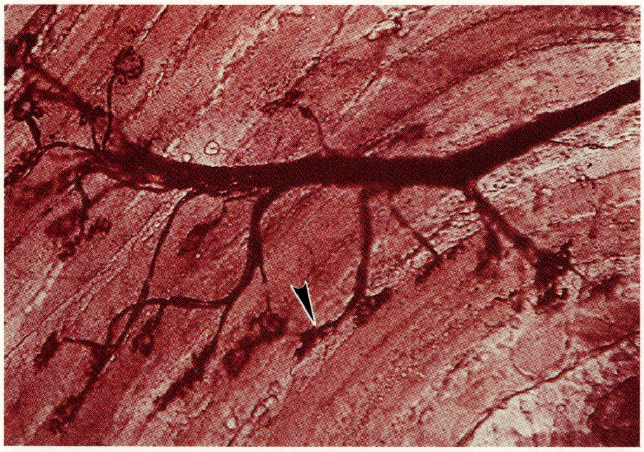

Fig. 8-17. MO de una preparación completa de músculo esquelético; se puede ver una fibra nerviosa que se divide en ramificaciones terminales. Cada ramificación finaliza en una placa motora terminal con múltiples terminales sinápticas *(flecha).* (Tinción argéntica; × 400.)

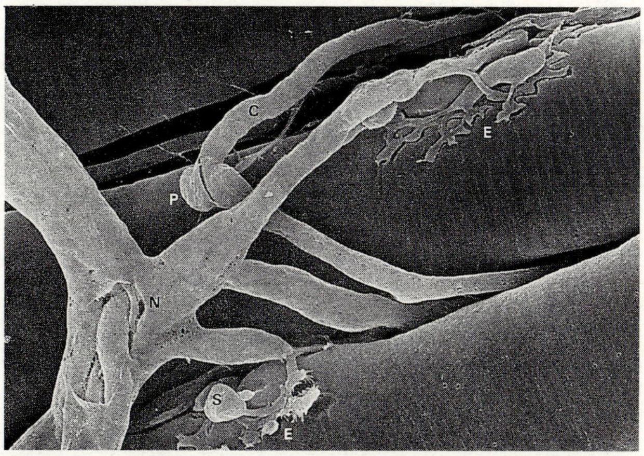

Fig. 8-18. MEB de una placa motora terminal. Se han eliminado el colágeno y la lámina externa de las células nerviosas y musculares. Se aprecia un haz de nervios (N) que termina en dos placas motoras terminales (E). Obsérvese la ramificación de la parte terminal de la fibra nerviosa en la placa motora terminal, donde se yuxtapone a la célula muscular. El axón y las terminales están recubiertas por una célula de Schwann (S). También pueden verse un capilar de pequeño tamaño (C) y un pericito (P). (× 750.)

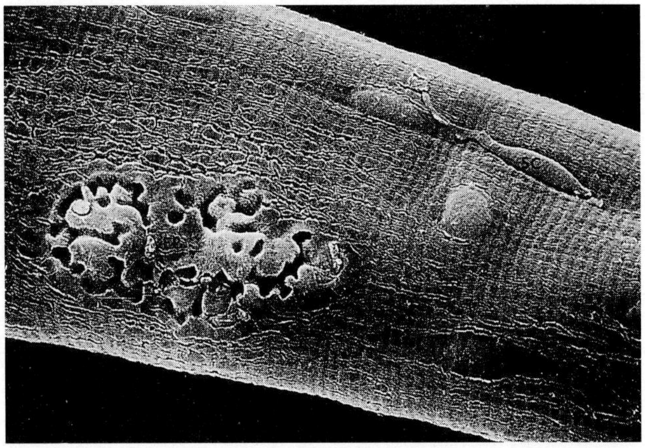

Fig. 8-19. MEB de una célula de músculo esquelético de ratón; se observan en la superficie de la célula *(izquierda)* unos profundos surcos (hendidura sináptica) que estaban ocupados por una placa motora terminal. Tratar de identificar también las estriaciones de las sarcómeras en las miofibrillas, los núcleos de la célula muscular y una célula satélite. (× 1.000.)

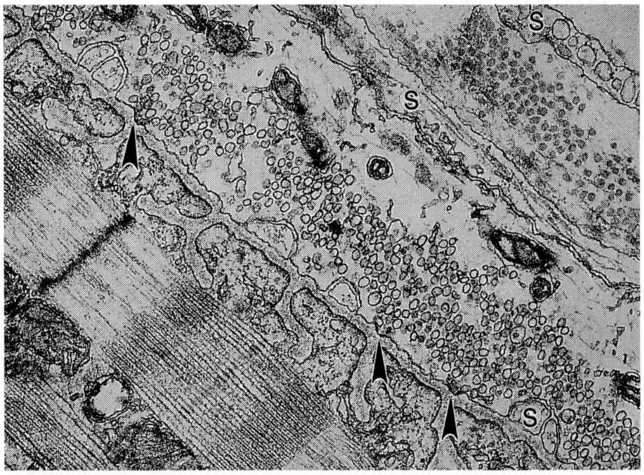

Fig. 8-20. Placa motora terminal vista al MET. La terminal está recubierta por una prolongación de una célula de Schwann (s, parte superior), que introduce unas digitaciones (s, parte inferior derecha) entre la terminal y la célula muscular. Las vesículas sinápticas se agrupan alrededor de regiones especializadas de la membrana presináptica *(flechas)*, que están unidas por un denso material citoplásmico que forma bandas orientadas hacia los pliegues de unión. La membrana muscular postsináptica de la parte saliente de los pliegues también se apoya en un material opaco a los electrones que podría representar su zona activa o receptora. Compárese esta imagen con las figuras 8-19 y 8-21. (× 18.400.)

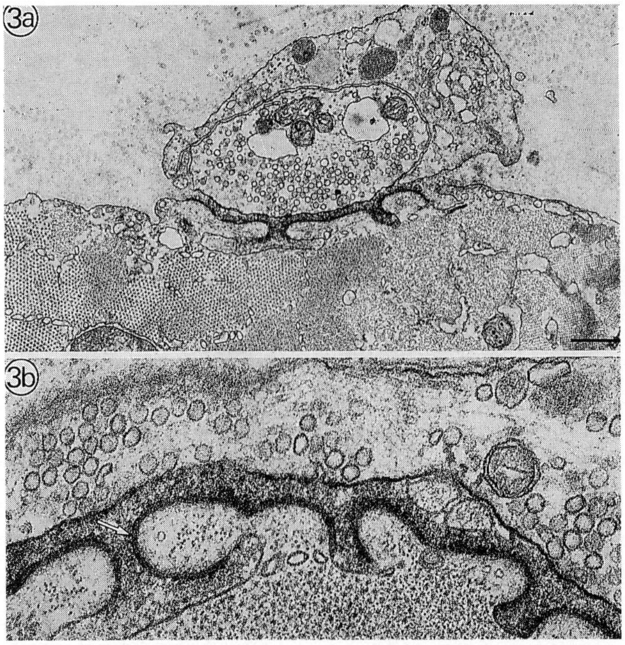

Fig. 8-21. MET de unas placas motoras terminales; se han localizado los receptores colinérgicos utilizando alfa-bungarotoxina marcada con HRP. Compárese la morfología normal *(fotografía 3A)* con la ubicación de los receptores colinérgicos *(fotografía 3B)*. En la segunda imagen, se aprecian masas intensamente tintadas y que corresponden a los receptores colinérgicos en la membrana postsináptica por encima, y también en parte por debajo, de los pliegues de unión de la célula muscular. (3A, × 7.000; 3B, × 24.800.)

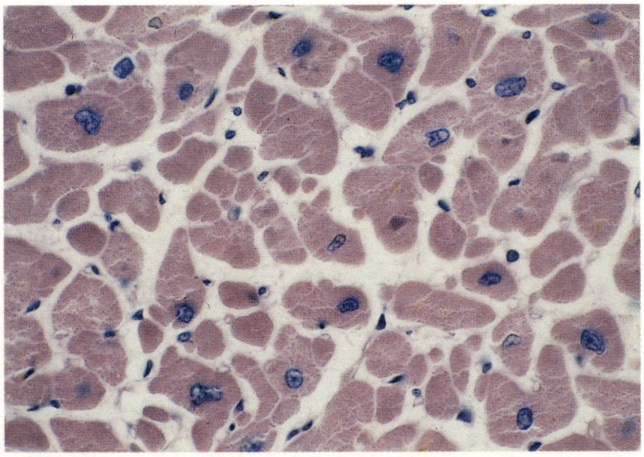

Fig. 8-22. Corte transversal de una preparación de células de músculo cardíaco visto al MO. Cuando quedan dentro del plano de corte, los núcleos de las células o fibras musculares se sitúan en el centro de las células. (H&E; × 400.)

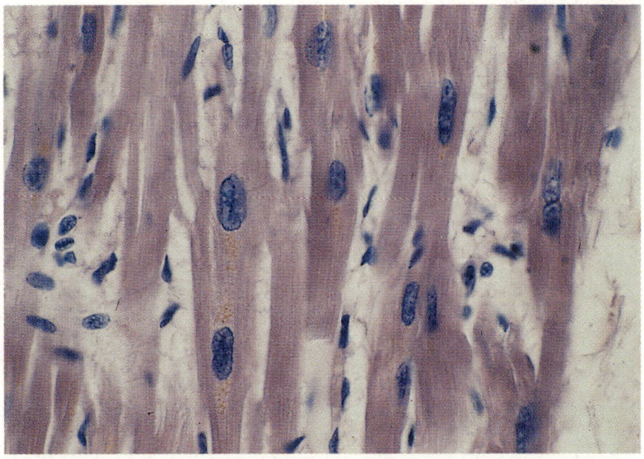

Fig. 8-23. Corte longitudinal de una preparación de músculo cardíaco (MO). Se observan numerosos capilares entre las fibras musculares. Las células musculares tienen núcleos centrales, condensándose la lipofucsina (gránulos dorados parduscos) en los polos nucleares. (H&E; × 400.)

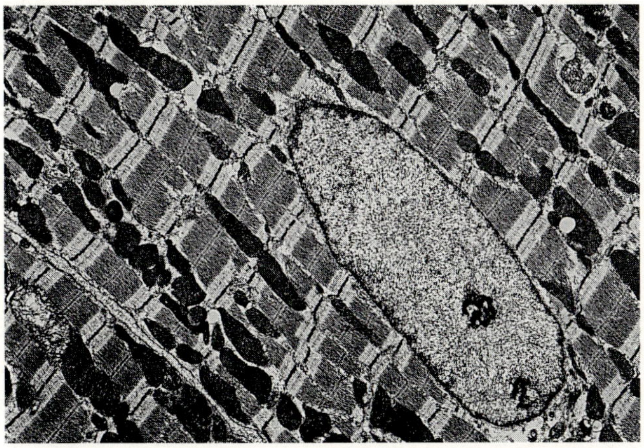

Fig. 8-24. Corte longitudinal de una preparación de músculo cardíaco (MET). La organización de las sarcómeras es menos precisa que la del músculo esquelético. Las mitocondrias son muy prominentes. (× 3.600.)

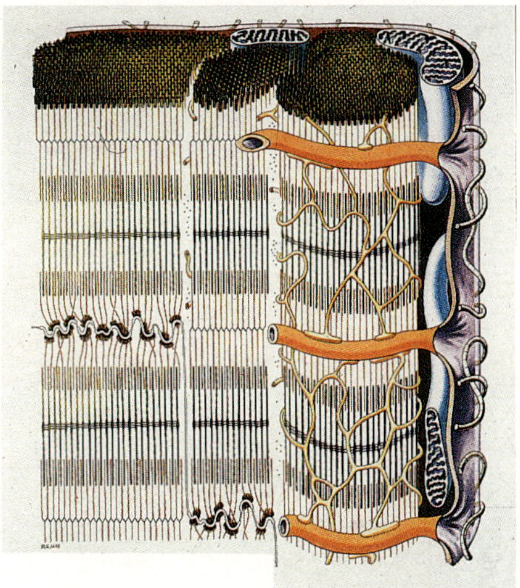

Fig. 8-25. Músculo cardíaco; se aprecia la diferente localización de los túbulos T (en la línea Z) y la distinta disposición del retículo sarcoplásmico (en parejas) en comparación con el músculo esquelético. Se observa a la izquierda un disco intercalado, compuesto por filamentos de actina unidos al sarcolema (fascia adherente), un desmosoma y una unión de intersticio.

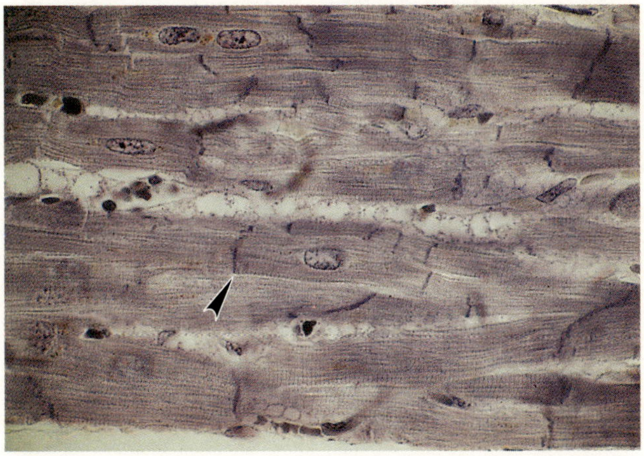

Fig. 8-26. MO de un corte longitudinal de una preparación de músculo cardíaco; se observa la ramificación de las fibras y los discos intercalados *(flechas)*, que son complejos de unión entre los extremos de las células musculares cardíacas y sus ramificaciones. (H&E; × 400.)

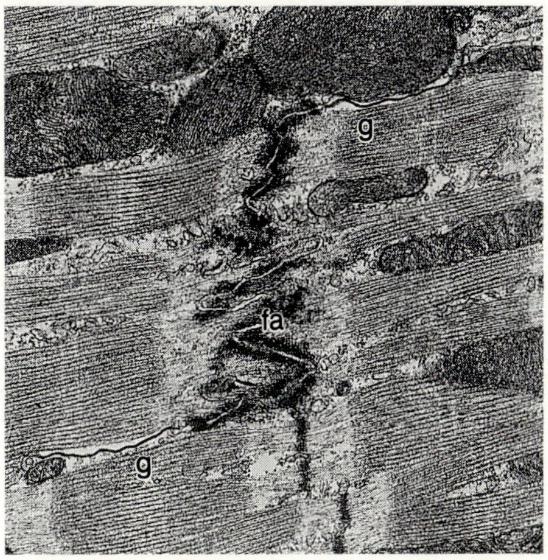

Fig. 8-27. MET a gran aumento de un disco intercalado del músculo cardíaco; pueden verse las regiones de la membrana celular que corresponden a las uniones de intersticio (g) y a la fascia adherente (fa). Los discos intercalados son líneas Z modificadas, ya que los filamentos de actina de las sarcómeras terminales se unen a la fascia adherente. (× 12.500.)

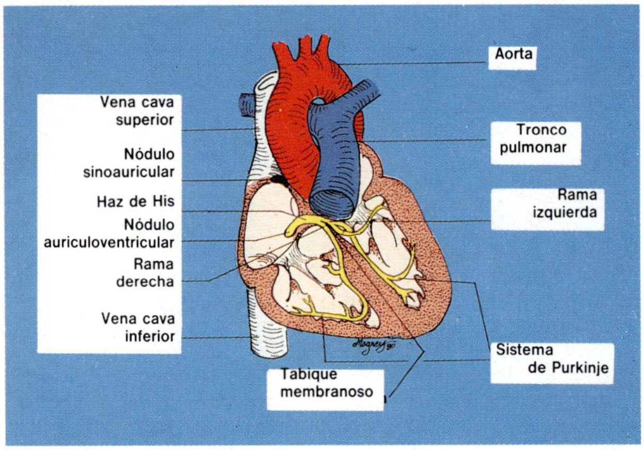

Fig. 8-28. Sistema de conducción del corazón; se distingue el nódulo sinoauricular, el fascículo auriculoventricular o haz de His, así como sus ramificaciones.

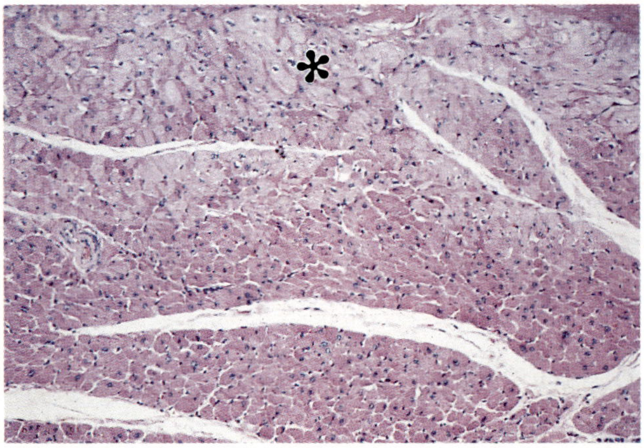

Fig. 8-29. MO de una preparación de miocardio. Las células de músculo cardíaco ligeramente teñidas (*) de la mitad superior son las denominadas fibras de Purkinje. Son células modificadas que se encargan de la conducción. Se tiñen con menor intensidad debido a que tienen menos miofibrillas en su interior. (H&E; × 100.)

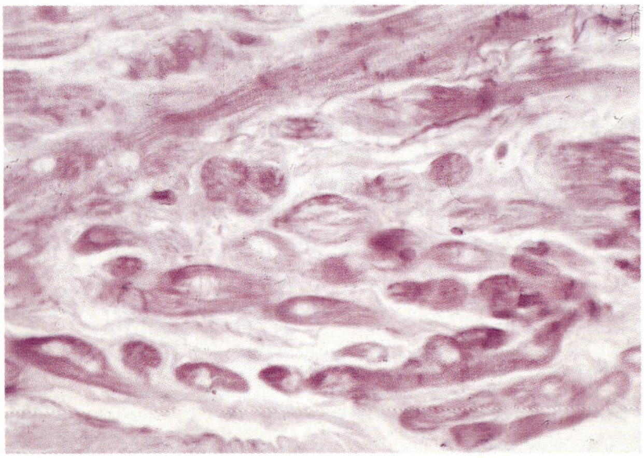

Fig. 8-30. Sistema de Purkinje, formado por células de músculo cardíaco modificadas. Las células se tiñen de púrpura con el ácido periódico de Schiff a causa de la gran cantidad de glucógeno que contienen. Los núcleos aparecen como imágenes negativas. (Tinción de PAS; × 400.)

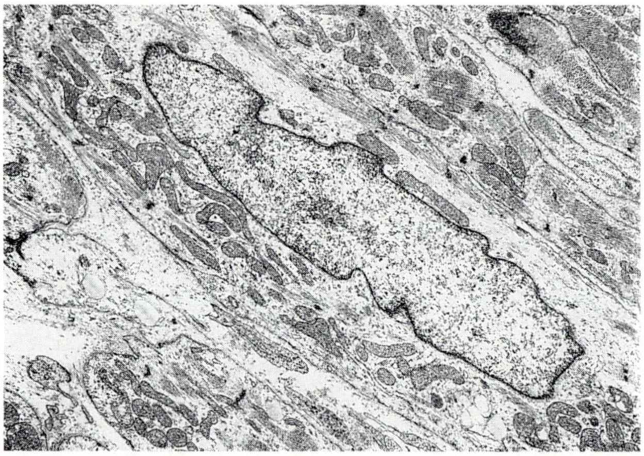

Fig. 8-31. Sección longitudinal de una fibra de Purkinje de corazón de mono vista al MET. Obsérvese la escasez y la distribución irregular de las miofibrillas en su citoplasma. (× 5.000.)

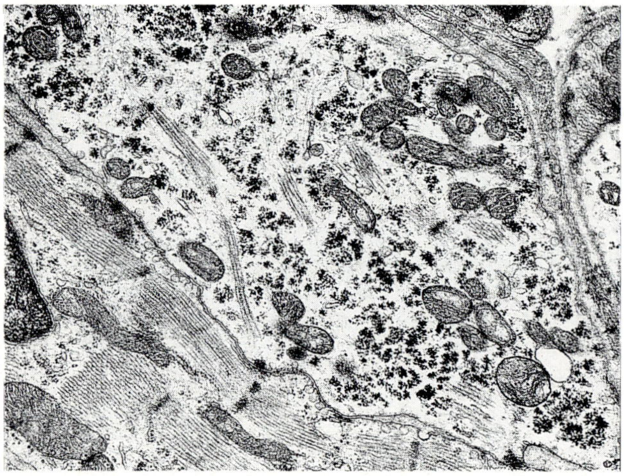

Fig. 8-32. MET a gran aumento de una fibra de Purkinje. Compárese esta fibra especializada con la célula cardíaca normal que aparece en la parte inferior de la imagen. En la fibra de Purkinje hay grandes cantidades de glucógeno y pocas miofibrillas. (× 10.200.)

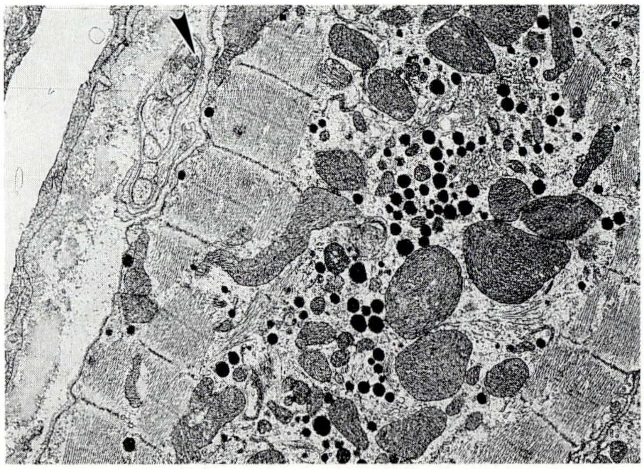

Fig. 8-33. MET de una célula muscular auricular. Se aprecia un nervio amielínico con algunas vesículas sinápticas *(flecha)* en el endomisio, entre una célula muscular y otra endotelial. Los pequeños gránulos densos son típicos de las células musculares auriculares; se supone que contienen péptido natriurético auricular. (× 6.400.)

◆

CAPÍTULO 9

EL NERVIO

LA FUNCIÓN DEL sistema nervioso consiste en percibir los cambios que se producen en el medio exterior o interior del organismo y en responder, obligando al cuerpo a reaccionar adecuadamente a dichos cambios. El sistema nervioso puede subdividirse en el **sistema nervioso central**, formado por el encéfalo y la médula ósea, y el **sistema nervioso periférico**, constituido por todas las fibras nerviosas y conjuntos de neuronas que no pertenecen al sistema nervioso central. En base a sus funciones, el sistema nervioso se puede dividir en un componente **somático** o voluntario (motor y sensorial) y un **sistema nervioso autónomo o visceral**, que regula las funciones involuntarias del organismo.

El **tejido nervioso** está formado por células denominadas **neuronas** con la capacidad para responder **(irritabilidad)** a una gran variedad de estímulos y de transmitir **(conductividad)** la excitación a otras células nerviosas u órganos efectores (como músculos y glándulas). El cuerpo de la neurona, o **soma**, tiene numerosas prolongaciones citoplásmicas o **dendritas** que reciben información, y una prolongación única, el **axón**, que transporta la información a otras células. Las neuronas se pueden clasificar en función del número y la distribución de sus prolongaciones (multipolares, bipolares, seudounipolares) o de la longitud de las mismas (Golgi I, Golgi II); de su función (sensitivas, motoras, excitadoras, inhibidoras); o de la naturaleza química de sus neurotransmisores (adrenérgicas, colinérgicas).

El núcleo eucromático con un nucléolo prominente es indicio de síntesis proteica activa. En el citoplasma neuronal los polisomas y el retículo endoplásmico rugoso (RER), esenciales para la síntesis proteica, son tan prominentes que los primeros investigadores los denominaron **cuerpos de Nissl**. También poseen otras organelas celulares, como numerosas mitocondrias, y haces de microfilamentos conocidos como **neurofibrillas**. Las células nerviosas viejas pueden contener numerosos lisosomas en fase terminal (gránulos de lipofucsina al MO).

Las **dendritas** suelen ser cortas y contienen organelas citoplásmicas. Las **espinas dendríticas** son pequeñas evaginaciones de la membrana que reciben las sinapsis de otras neuronas. Las dendritas conducen siempre la onda de despolarización hacia el soma celular; no obstante, en el caso de las neuronas sensitivas bipolares o seudounipolares, la larga prolongación periférica tiene todas las características de un axón, con una pequeña zona receptora (dendrítica) a alguna distancia del cuerpo celular.

Los **axones** tienen una longitud que puede ir desde menos de un milímetro hasta aproximadamente un metro. En el soma, una **prominencia axónica**, que apenas tiene cuerpos de Nissl, da origen a un segmento axónico inicial, corto y sin mielinizar, en el que se pueden producir sinapsis. El citoplasma de los axones **(axoplasma)** contiene microtúbulos, microfilamentos, retículo endoplásmico liso (REL) y mitocondrias que intervienen en el transporte axónico. Cada célula posee un único axón alargado, si bien éste puede dar colaterales en toda su extensión, que acaban en ramas terminales conocidas como **telodendrones**, que forman a su vez las terminales sinápticas. Los axones se clasifican en función de su diámetro (A, B, C) y de la presencia o no de vaina mielínica. En los axones mielínicos los **nudos de Ranvier**, indican una región desmielinizada entre segmentos mielinizados adyacentes. Cada segmento internodal (mielinizado) mide aproximadamente 1 mm de largo.

Las **sinapsis químicas** (la mayoría de las sinapsis del sistema nervioso) son regiones en las que los telodendrones se ponen en contacto con otras neuronas o células de músculo esquelético. Una sinapsis tiene dos compartimentos: la terminal axónica **presináptica** y la región **postsináptica**, que puede encontrarse en el cuerpo de una neurona **(axosomática)**, en una dendrita **(axodendrítica)**, en el segmento inicial de un axón **(axoinicial)**, en una protuberancia presináptica cercana a la terminal axónica **(axoaxónica)**, o en una **placa motora terminal** del músculo esquelético. Las membranas pre y postsináptica están separadas por la **hendidura sináptica** (20-30 nm de ancho). En el interior de las terminales presinápticas, hay vesículas que contienen **neurotransmisores**, que pueden ser excitadores (vesículas redondeadas) o inhibidores (vesículas planas). Se conocen diferentes neurotransmisores (noradrenalina, dopamina, serotonina, péptidos, acetilcolina, ácido glutámico, ácido gamma-aminobutírico), pudiéndose encontrar en una misma terminal más de un tipo. En las terminales también pueden encontrarse mitocondrias, microtúbulos y neurofilamentos. Las vesículas se fusionan con la membrana presináptica y liberan su neurotransmisor a la hendidura sináptica mediante un mecanismo de exocitosis. El neurotransmisor difunde a través de la hendidura sináptica y se une a los receptores de la membrana postsináptica, despolarizando o hiperpolarizando la membrana de la célula postsináptica. El exceso de neurotransmisores es destruido por enzimas que existen en la región postsináptica (como la acetilcolinesterasa). La inervación del músculo cardíaco o liso presenta una variación de la estructura sináptica, que difiere de la placa motora terminal del músculo esquelético en que carecen de contactos especializados en las células musculares; en su lugar, los axones terminan en unas dilataciones en el seno del endomisio, en las que liberan sus neurotransmisores al espacio extracelular.

Los receptores sensitivos periféricos pueden adoptar diversas formas **(corpúsculos de Meissner, corpúsculos de Pacini, bulbos terminales de Krause, terminaciones nerviosas desnudas)** y transmiten sus señales a lo largo de prolongaciones periféricas hacia cuerpos celulares seudounipolares situados en las raíces dorsales o en los ganglios sensitivos próximos al sistema nervioso central (SNC). Sin pasar por el soma celular, los impulsos llegan a la médula espinal o al tronco cerebral a través de una prolongación central (axón).

Junto a las neuronas del tejido nervioso existe gran variedad de células de sostén. En el SNC se pueden encontrar células de neuroglía derivadas de las crestas neurales, como los **astrocitos protoplásmicos** y los **astrocitos fibrosos**, que proporcionan apoyo mecánico y nutritivo y protección (barrera hematoencefálica) a las neuronas, y los **oligodendrocitos**, que mielinizan los axones del SNC. Las **células de microglía** son unos macrófagos del SNC que provienen de los monocitos de la sangre en vez de hacerlo de las crestas neurales, y no son células gliales verdaderas. En el sistema nervioso periférico (SNP), las células que rodean y sostienen a las neuronas ganglionares reciben el nombre de **células satélite** o **capsulares**. Las **células de Schwann** forman un revestimiento o neurolema alrededor de todas las fibras neviosas del sistema nervioso periférico. Las fibras nerviosas que están cubiertas únicamente por el citoplasma de las células de Schwann reciben el nombre de **fibras amielínicas**, mientras que a las que están recubiertas por varias vueltas de membranas y citoplasma de células de Schwann (mielina) se las denomina **fibras mielínicas**. La velocidad con que se propagan los potenciales de acción a lo largo de las fibras axonales es proporcional al grosor de su vaina mielínica.

En el SNP, los axones sensitivos y motores están envueltos juntos por capas de tejido conjuntivo, formando nervios. Cada fibra nerviosa y su vaina de Schwann están rodeadas por una capa incompleta de fibras reticulares o **endoneurio**; a su vez, el **perineurio** agrupa una serie de fibras en fascículos, y el **epineurio** une grupos de fascículos, formando un nervio. El SNC tiene poco o ningún tejido conjuntivo, y los haces de axones o **vías** (en lugar de nervios) están rodeados por la neuroglía.

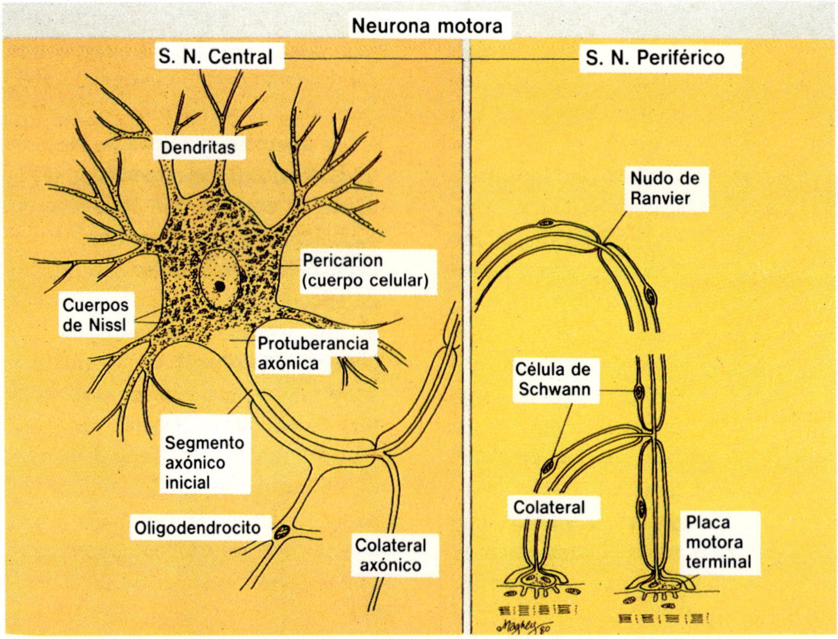

Fig. 9-1. Neurona motora del asta anterior de la médula espinal. El pericarion neuronal o cuerpo celular se encuentra en el seno de la materia gris del asta anterior. La prolongación axonal comienza con una prominencia axónica (vacía de cuerpos de Nissl o RER y de ribosomas). El axón motor va desde el sistema nervioso central al periférico, donde termina en forma de placas motoras terminales en el músculo esquelético. En el sistema nervioso central los oligodendrocitos forman vainas de mielina alrededor de los axones, mientras que en el sistema nervioso periférico esa función corresponde a las células de Schwann.

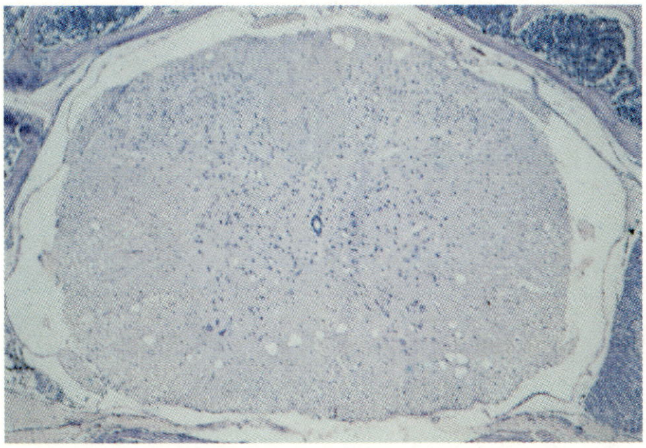

Fig. 9-2. MO de una preparación de médula espinal de ratón; puede distinguirse la sustancia blanca (axones mielinizados) y la sustancia gris (cuerpos celulares de las neuronas de las astas anteriores y dorsales). Puede verse en las astas anteriores células basófilas de gran tamaño (neuronas motoras inferiores). (H&E; × 30.)

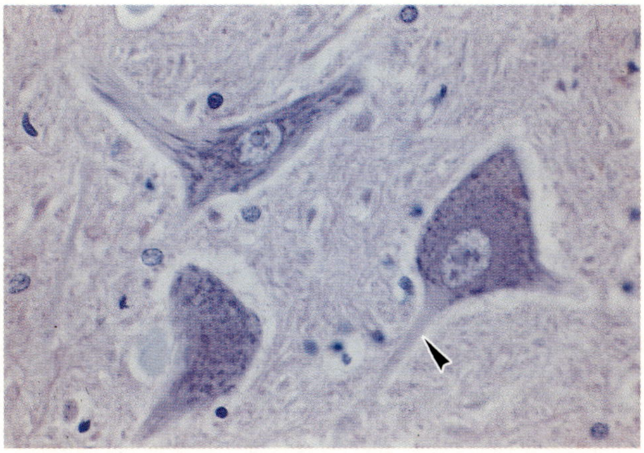

Fig. 9-3. Esta MO a gran aumento muestra tres neuronas motoras inferiores de la médula espinal humana. Dos de ellas presentan núcleos eucromáticos de gran tamaño, con nucléolos prominentes y un retículo endoplásmico rugoso basófilo que recibe el nombre de sustancia de Nissl. Se puede reconocer la prominencia axónica *(flecha)* por la ausencia de sustancia de Nissl. Pueden verse en el neurópilo circundante los núcleos de las células de neuroglía (v. la fig. 9-4). (H&E; × 400.)

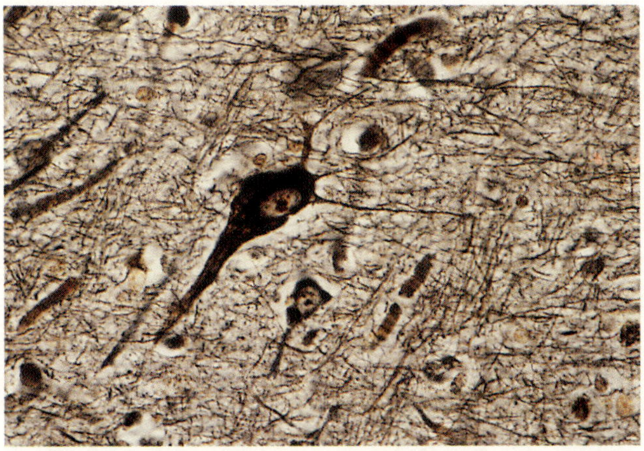

Fig. 9-4. MO de una neurona de la corteza cerebral. La impregnación argéntica permite distinguir las prolongaciones neuronales que nacen del pericarion y numerosas prolongaciones de otras células. Dichas prolongaciones, junto con la neuroglía, reciben el nombre de neurópilo. (Tinción argéntica; × 400.)

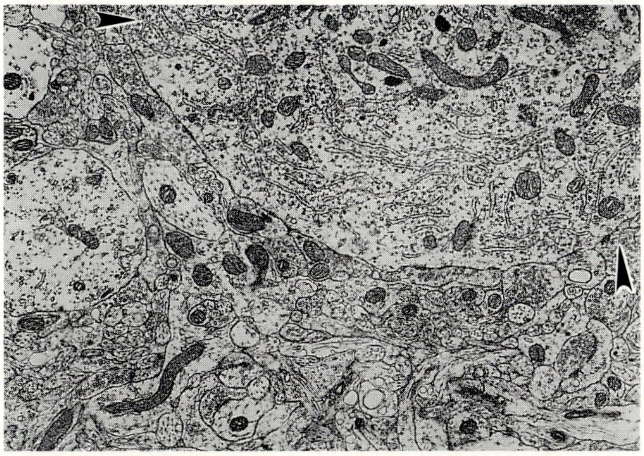

Fig. 9-5. MET del citoplasma de una neurona *(parte superior derecha)* del sistema nervioso central; se observan numerosas siluetas de retículo endoplásmico rugoso, que recibe el nombre de sustancia de Nissl al MO, y así como abundantes mitocondrias. La plasmalema de la célula va desde la parte media derecha a la parte superior izquierda *(flechas)* y separa el citosol neuronal del neurópilo y las terminaciones sinápticas circundantes. (× 7.200.)

Fig. 9-6. Sistema nervioso periférico (SNP). Los cuerpos celulares de las neuronas motoras inferiores se encuentran en la sustancia gris de la médula espinal y el tronco cerebral; los de las neuronas sensitivas están en las raíces dorsales o los ganglios sensitivos. Los axones/prolongaciones motores y sensitivos del SNP poseen vainas de mielina de un grosor variable, formadas por capas de membrana y citoplasma de células de Schwann. Las fibras amielínicas carecen de esta envoltura de membranas, pero cada una está recubierta por el citoplasma de una célula de Schwann. Los nervios del SNP están rodeados por capas de tejido conjuntivo formadas por fibroblastos. Cada fibra nerviosa está rodeada por una cubierta o endoneurio, mientras que los grupos de fibras (fascículos) están envueltos por el perineurio. Los nervios espinales están constituidos por haces de fascículos rodeados por una capa externa de tejido conjuntivo que recibe el nombre de epineurio.

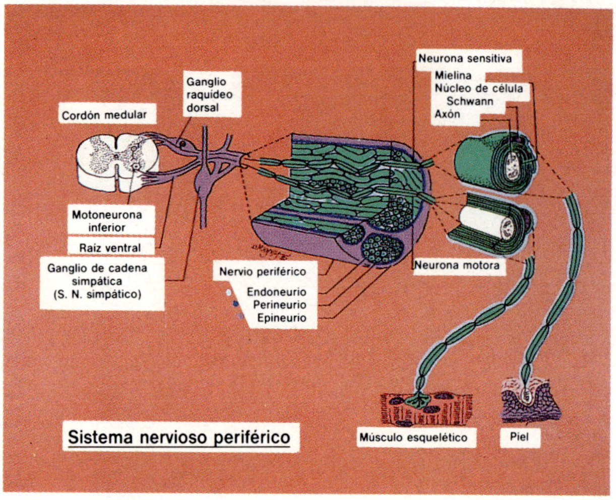

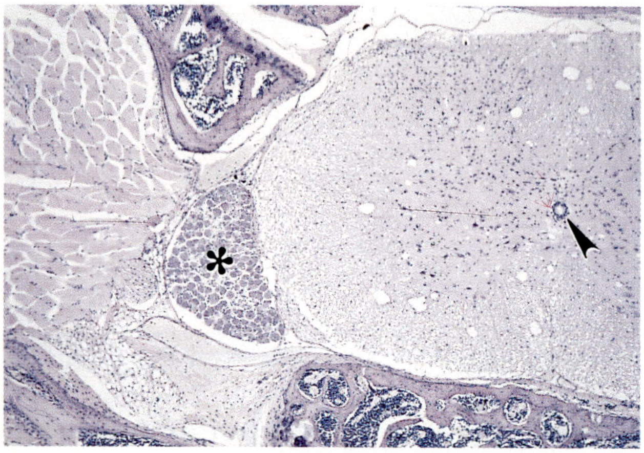

Fig. 9-7. Sección transversal de la médula ósea de un ratón vista al MO; se distinguen el canal central *(flecha)*, las sustancias blanca y gris y un ganglio raquídeo dorsal *(asterisco)*. Obsérvense las vértebras, su cavidad medular y la musculatura dorsal. (H&E; × 40.)

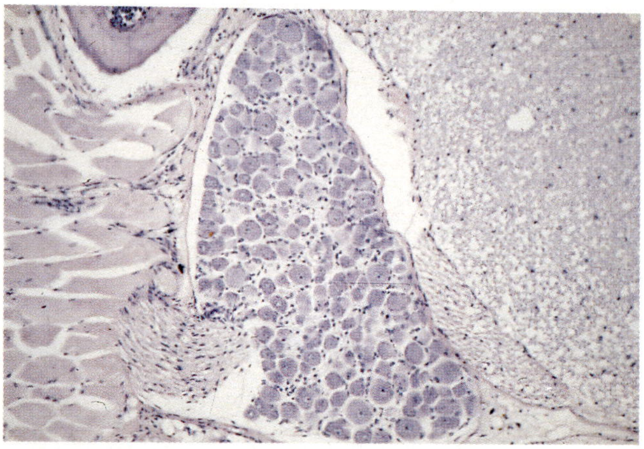

Fig. 9-8. Ganglio raquídeo dorsal de la médula espinal de un ratón a mayor aumento (MO). El pericarion de las células está rodeado por células satélites. (H&E; × 100.)

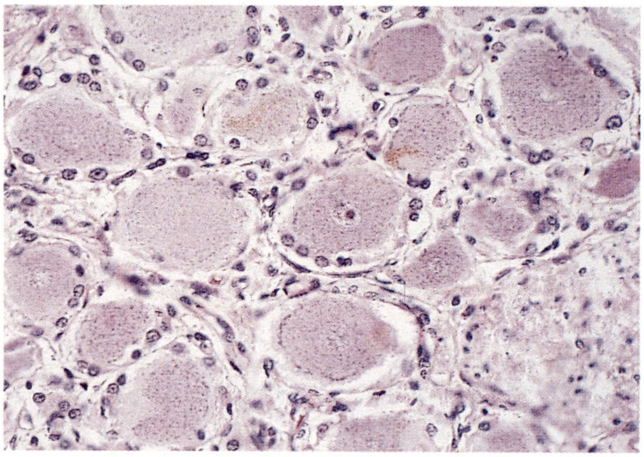

Fig. 9-9. MO a mayor aumento de una preparación de células de ganglio raquídeo dorsal con pigmento de lipofucsina. Obsérvense las células satélite perineuronales. Todas las neuronas de los ganglios raquídeos dorsales son neuronas sensitivas. (H&E; × 500.)

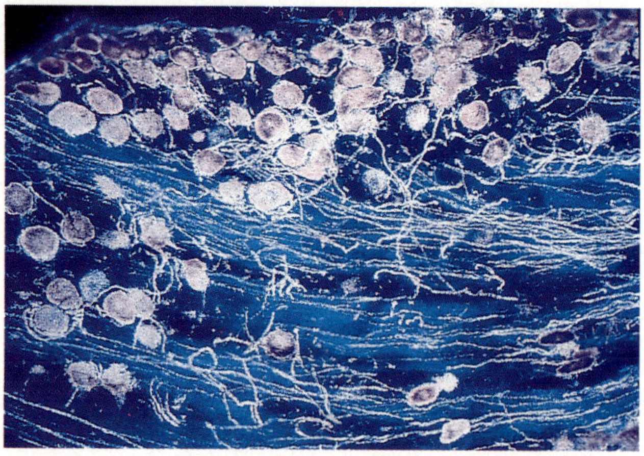

Fig. 9-10. Ganglio raquídeo dorsal visto al microscopio de campo oscuro (MO) tras la captación neuronal de peroxidasa de rábano picante. Obsérvese la abundancia de prolongaciones nerviosas, que aparecen de color blanco, mientras los cuerpos celulares se tiñen de rosa. (× 150.)

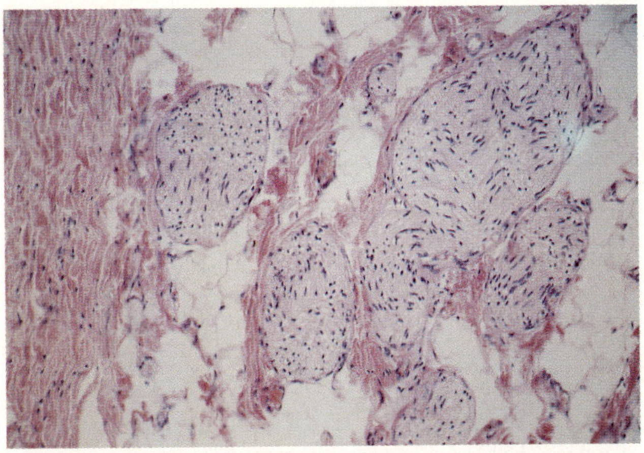

Fig. 9-11. MO de un nervio periférico rodeado por el epineurio conjuntivo y dividido en fascículos por el perineurio. Las fibras individuales del nervio (axones) están envueltas por el endoneurio, y pueden verse en sección longitudinal y transversal. (H&E; × 60.)

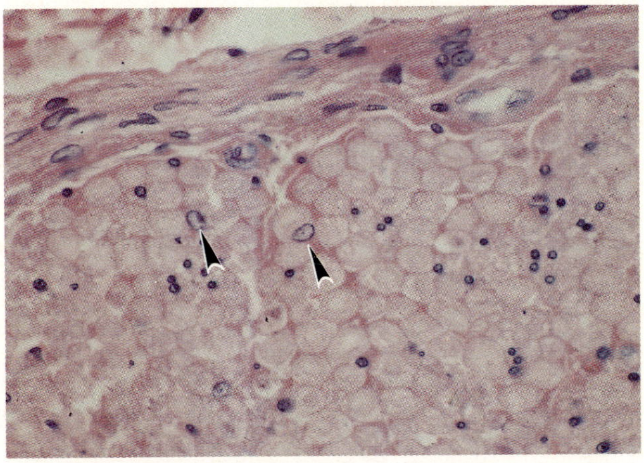

Fig. 9-12. MO de algunos axones rodeados de mielina. Las células de Schwann tienen núcleos *(flechas)* grandes y vesiculares, situados en las vainas de endoneurio que rodean cada uno de los axones. (H&E; × 400.)

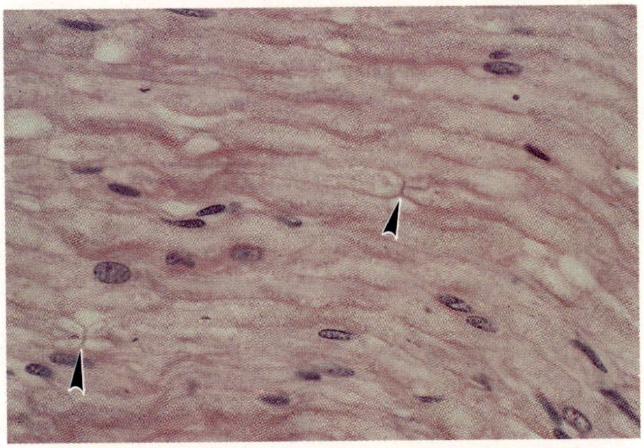

Fig. 9-13. MO de un nervio en sección longitudinal. El citoplasma nodal de las células de Schwann, de color claro, permite distinguir dos nudos de Ranvier *(flechas)*. También pueden verse los núcleos grandes y aplastados de algunos fibroblastos y células endoteliales, así como los núcleos grandes y vesiculares de las células de Schwann. (H&E; × 400.)

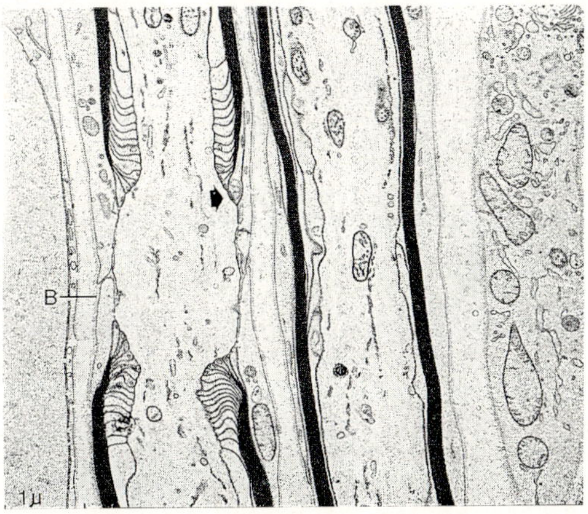

Fig. 9-14. MET de un corte longitudinal a través de un nudo de Ranvier. Las vainas de mielina de las células de Schwann adyacentes forman laminillas individuales dilatadas *(flecha)*, cada una de las cuales se adhiere estrechamente a la membrana axónica. El nudo de Ranvier está recubierto por prolongaciones citoplásmicas de una célula de Schwann. Dichas prolongaciones están separadas del intersticio de tejido conjuntivo por una lámina externa (b), formada por colágeno de tipo IV y parecida a la lámina basal de cualquier epitelio. (× 9.600.)

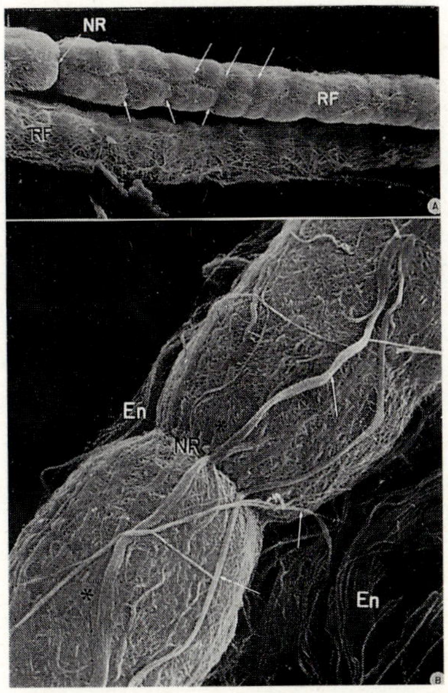

Fig. 9-15. MEB de algunas fibras mielínicas de nervio ciático aisladas. En **A**, se distinguen claramente la vaina de endoneurio (En) y un nudo de Ranvier (NR). El aspecto segmentado de la fibra nerviosa *(flechas)* se debe a una serie de cisuras (hendiduras de Schmidt-Lantermann) que presenta la vaina mielínica. La fotografía **B** es una MEB a mayor aumento de un nudo de Ranvier (NR), en la que pueden verse las zonas terminales de dos células de Schwann (*). El endoneurio (En) está formado por finas fibras reticulares y algunas fibras de colágeno *(flechas)*. (Superior × 600; inferior × 4.800.)

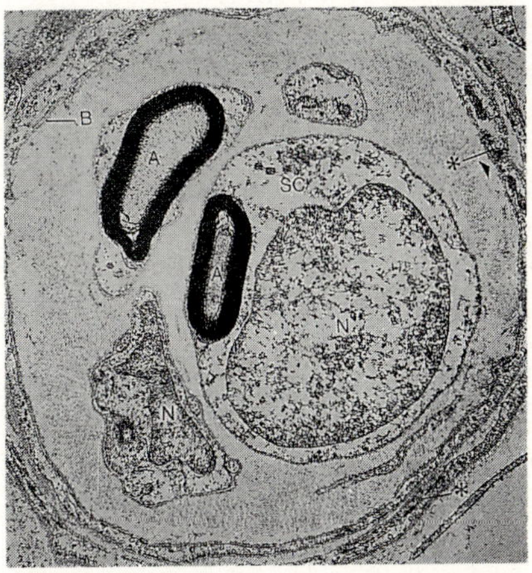

Fig. 9-16. Corte transversal de una rama del nervio facial visto al MET. En el centro de esta vaina de endoneurio pueden verse cuatro células de Schwann, dos de las cuales incluyen axones mielínicos **(A)** y las otras dos axones amielínicos. Todas están rodeadas por una vaina colagenosa y dos capas de células conjuntivas aplanadas. Estos fibroblastos presentan la particularidad de estar recubiertos por una lámina externa **(B)**. Este perineurio celular puede funcionar como barrera para los nutrientes que difunden desde los capilares a las células de Schwann y las fibras nerviosas recubiertas por la vaina. SC, célula de Schwann; N, núcleo; *, zona de unión. (× 3.800.)

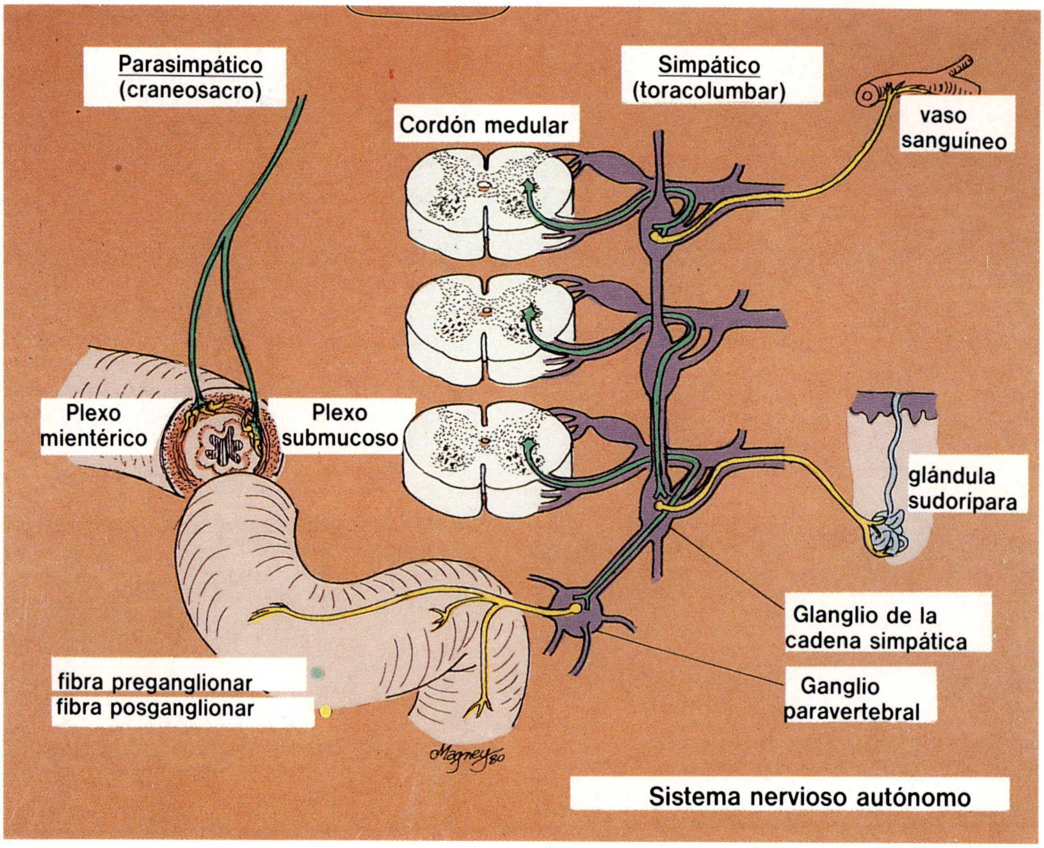

Fig. 9-17. El sistema nervioso autónomo, con sus divisiones simpática y parasimpática.

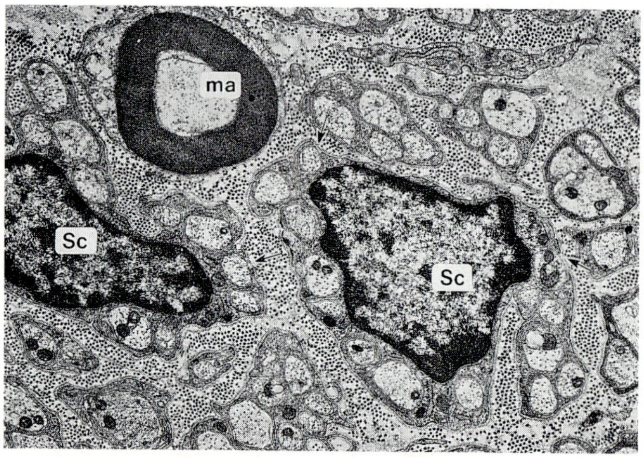

Fig. 9-18. MET de un nervio amielínico rodeado por tejido conjuntivo. Los axones están envueltos por el citoplasma de una célula de Schwann, y algunos contienen vesículas sinápticas. La célula de Schwann posee una lámina externa. (× 1.600.)

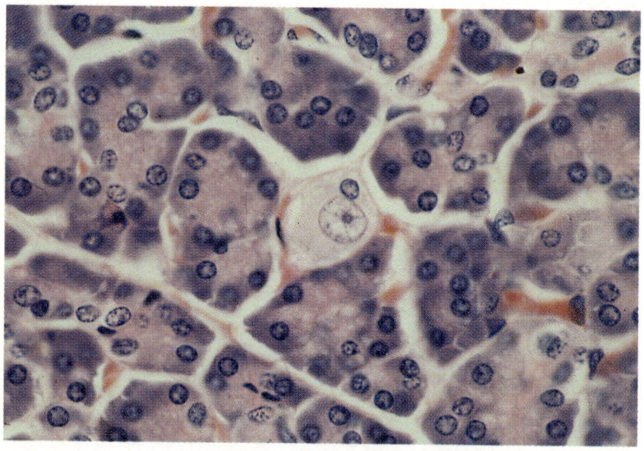

Fig. 9-19. Una neurona parasimpática posganglionar y su célula satélite adyacente, rodeadas por células acinares pancreáticas. (H&E; × 800.)

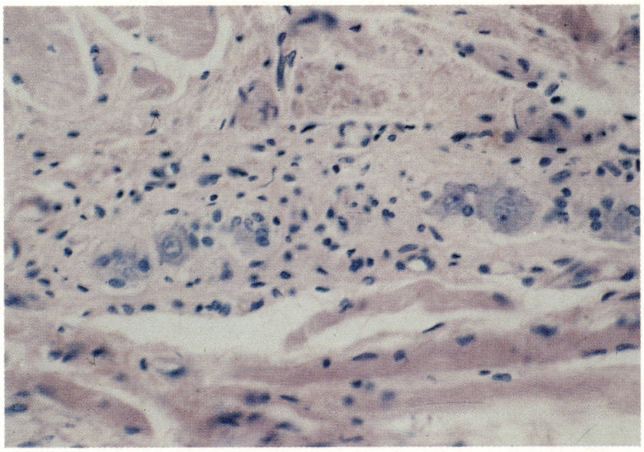

Fig. 9-20. MO a gran aumento de una preparación de esófago; se puede distinguir el plexo mientérico de Auerbach. Los cuerpos celulares basófilos de gran tamaño son neuronas parasimpáticas posganglionares rodeadas por células satélite. (H&E; × 350.)

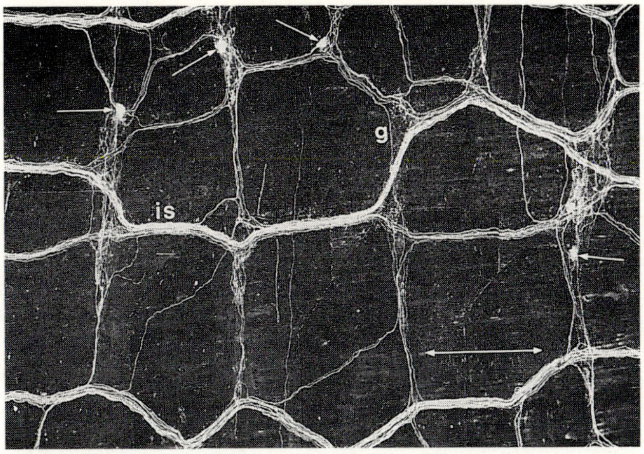

Fig. 9-21. MO a poco aumento de una preparación del plexo mientérico que recorre todo el intestino delgado; se observa la distribución de las fibras, teñidas con 5-hidroxitriptamina inmunorreactiva. La flecha doble indica la orientación del músculo longitudinal. La inmunorreactividad se observa en las fibras de las bandas internodales (is). Pueden verse los cuerpos de las células nerviosas *(flechas sencillas)* en los ganglios del plexo (g). (× 80.)

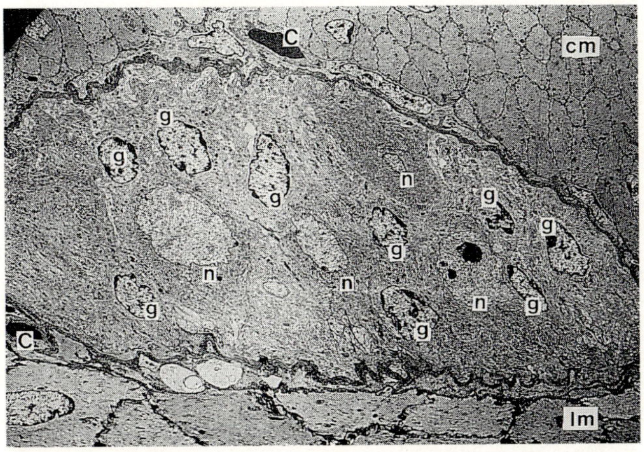

Fig. 9-22. MET de los cuerpos celulares de las neuronas parasimpáticas del plexo mientérico. Obsérvese la presencia de células satélite o capsulares semejantes a las gliales, rodeando los cuerpos neuronales. cm, músculo circular; lm, músculo longitudinal; n, neurona; g, células capsulares o satélites; c, tejido conjuntivo. (× 1.300.)

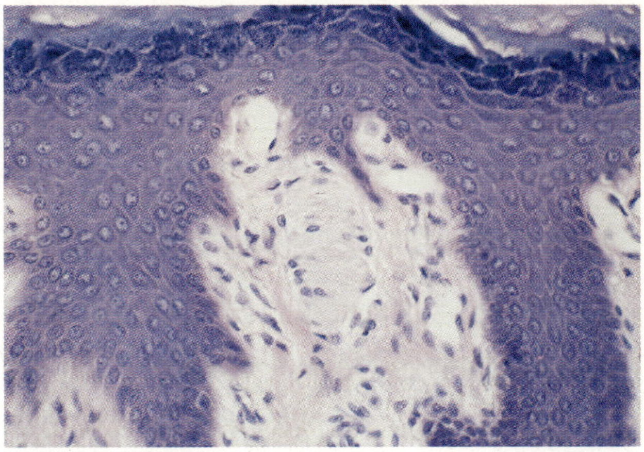

Fig. 9-23. MO de un corpúsculo de Meissner *(centro)* de la piel. Es un receptor para los estímulos táctiles que se localiza en el estrato papilar de la dermis. (H&E; × 350.)

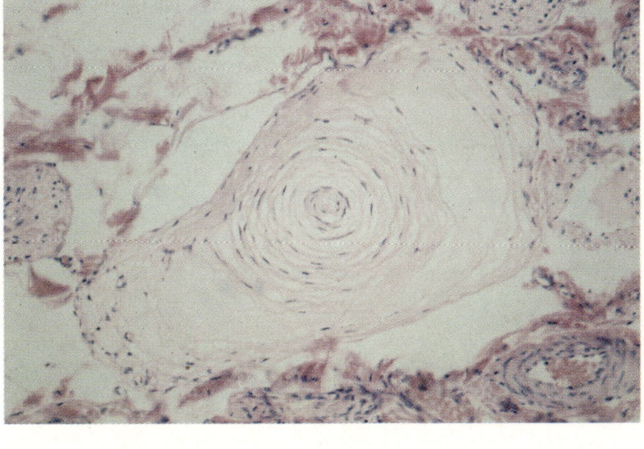

Fig. 9-24. Corpúsculo de Pacini. Este corpúsculo es un receptor para los estímulos de presión; este tipo de receptores están distribuidos por toda la dermis, y por el tejido conjuntivo subcutáneo (como en este caso) y también por las cápsulas articulares, los mesenterios, la vejiga urinaria y otros tejidos que pueden deformarse con la presión. (H&E; × 100.)

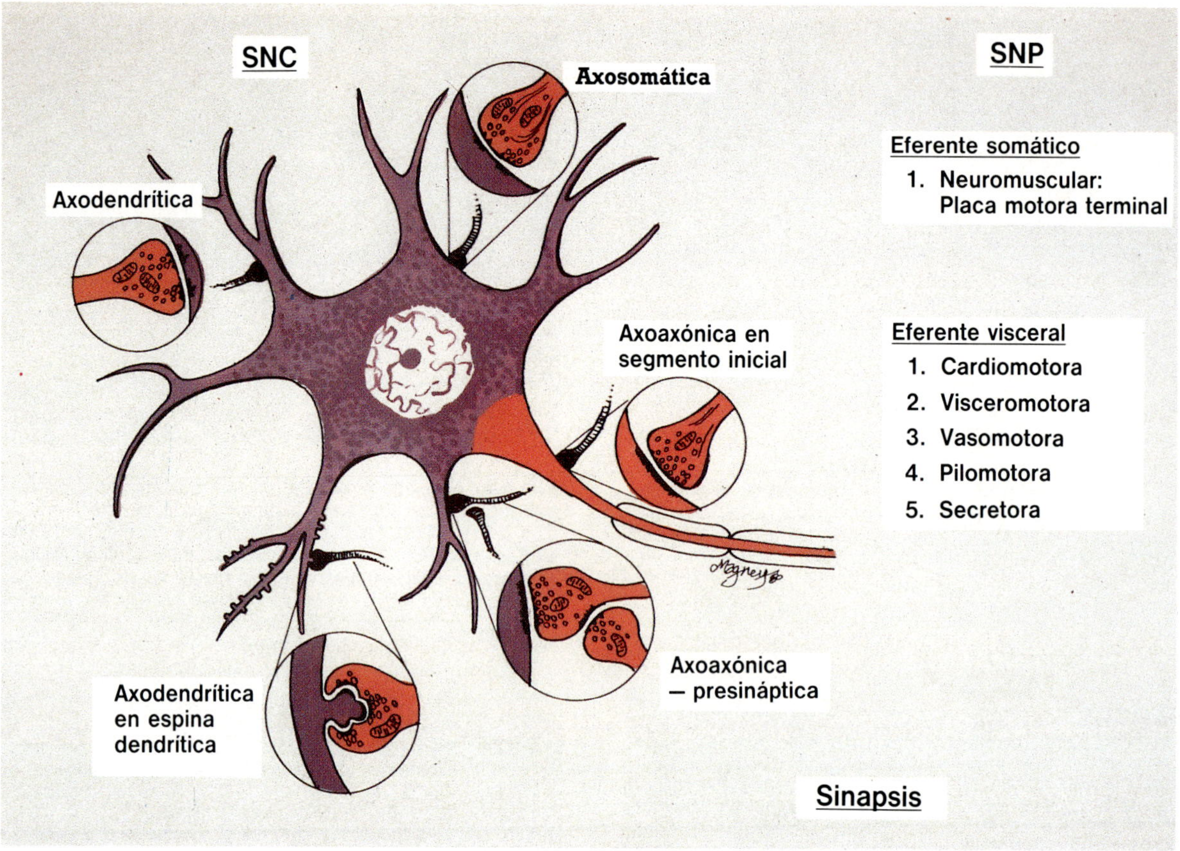

Fig. 9-25. Diferentes tipos de terminaciones sinápticas de los sistemas nerviosos central y periférico. Las sinapsis pueden formarse en el cuerpo de la célula (soma), en las dendritas o espinas dendríticas, o en los axones (segmentos iniciales o botones terminales). Las terminaciones sinápticas de las fibras eferentes somáticas del SNP terminan en el músculo esquelético, mientras que las de las fibras eferentes viscerales inervan los músculos lisos, el músculo cardíaco y las glándulas.

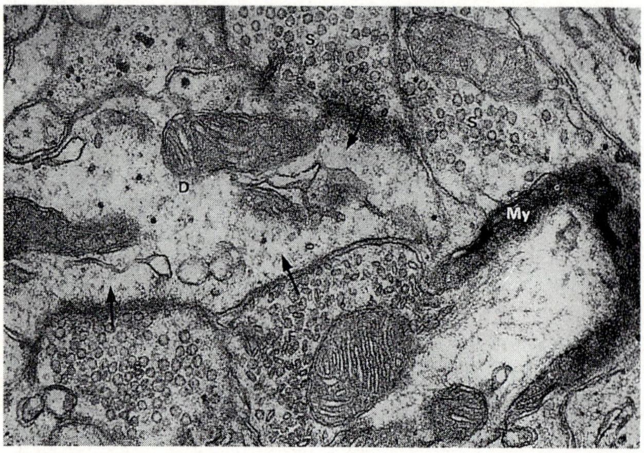

Fig. 9-26. MET de sinapsis entre algunos botones terminales y una dendrita (D). Las flechas indican la dirección que sigue la transmisión. Las vesículas presentan formas diferentes: se cree que las vesículas redondeadas contienen neurotransmisores excitadores y las vesículas aplanadas neurotransmisores inhibidores. My, mielina. (× 35.000.)

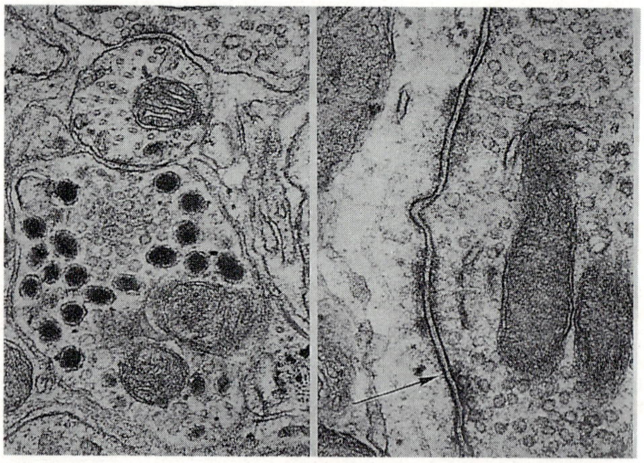

Fig. 9-27. MET de terminales sinápticas; se puede apreciar el engrosamiento pre y postsináptico de la plasmalema, así como la presencia de algunas mitocondrias y vesículas sinápticas. La terminal presináptica *(izquierda)* contiene vesículas redondeadas con neurotransmisores excitadores y vesículas de núcleo denso que contienen neurotransmisores adrenérgico-peptidérgicos. La flecha de la derecha indica un engrosamiento de la membrana postsináptica de la célula contraria. (Derecha × 37.000; izquierda × 38.500.)

◆

CAPÍTULO 10

EL SISTEMA CARDIOVASCULAR

EL SISTEMA CARDIOVASCULAR moviliza la sangre por todo el cuerpo por medio del corazón, una bomba muscular que está conectada a una serie de vasos que transportan dicha sangre desde el corazón a los tejidos y la vuelven a llevar al corazón. Este sistema tubular cerrado transporta oxígeno y nutrientes a las células y elimina los subproductos del metabolismo celular (anhídrido carbónico y metabolitos residuales), transportándolos a los órganos encargados de expulsarlos del organismo. Además, la sangre transporta hormonas desde las glándulas endocrinas a los órganos diana, se encarga de la recirculación de las células del sistema inmunitario y regula la temperatura del organismo.

El sistema cardiovascular está formado por el corazón, un órgano de cuatro cámaras, y los vasos sanguíneos, que adoptan diferentes configuraciones según su función. Los vasos sanguíneos son órganos huecos con paredes estratificadas. En todos los casos, la parte de la pared adyacente a la luz vascular posee una cubierta endotelial, que está unida por tejido conjuntivo a la capa muscular subyacente. Esa capa de tejido conjuntivo recibe el nombre de **endocardio** en el corazón y de **túnica íntima** en los vasos sanguíneos. La capa intermedia del corazón se llama **miocardio** y está formada por músculo cardíaco; los vasos sanguíneos poseen una **túnica media**, formada por músculo liso. El corazón está recubierto por una capa de tejido conjuntivo o **epicardio**, en tanto que los vasos sanguíneos están rodeados por una **túnica adventicia**.

EL CORAZÓN

El músculo cardíaco forma una serie de capas concéntricas irregulares que se sustentan en un **esqueleto** fibroso, constituyendo una bomba doble. El lado derecho del corazón recibe sangre desoxigenada y la bombea a través de un **circuito pulmonar** hacia los pulmones, donde intercambia el anhídrido carbónico por oxígeno. La sangre regresa al lado izquierdo del corazón y de allí el **circuito sistémico** la distribuye a todos los tejidos del organismo. La sangre venosa va a parar a dos aurículas o cámaras de paredes delgadas: la aurícula derecha recibe la sangre de la circulación sistémica y del propio corazón, y la izquierda la recibe de la circulación pulmonar. Dado que la sangre venosa está a presión reducida, las paredes auriculares son relativamente delgadas. Los **ventrículos** derecho e izquierdo se encargan de bombear la sangre a través de los circuitos pulmonar y sistémico con la oposición de una resistencia periférica mucho mayor, por lo que lógicamante poseen unas paredes más gruesas. En el interior de las paredes de la aurícula derecha, se encuentran dos regiones nodales: el nódulo **sinoauricular** (SA), situado en el nacimiento de la vena cava superior, y el nódulo **auriculoventricular** (AV), ubicado en el tabique interventricular auricular; ambos están formados por músculo cardíaco modificado. Su actividad puede estar modulada por el sistema nervioso autónomo. El nódulo sinoauricular inicia una onda de despolarización que atraviesa toda la musculatura auricular, provocando la contracción de las aurículas y activando también el nódulo auriculoventricular. Unas células de músculo cardíaco modificado, denominadas **fibras de Purkinje** y caracterizadas por la escasez de miofibrillas y la abundancia de glucógeno, transportan la onda de despolarización desde el nódulo AV a través del **fascículo de His** y sus ramas hasta ambos ventrículos, provocando también su contracción. Las fibras de Purkinje pueden verse justo por debajo del endocardio, a ambos lados del tabique interventricular. Existen células musculares auriculares (cardíacas) que secretan unos gránulos que contienen **péptido natriurético auricular**, una hormona que actúa sobre el riñón, produciendo diuresis y natriuresis.

LAS ARTERIAS

Las arterias se clasifican en tres grupos fundamentales: **arterias elásticas, arterias musculares** y **arteriolas**. Son **arterias elásticas** las arterias principales que salen del corazón (el tronco pulmonar y la aorta), así como sus ramas principales. Estos vasos están preparados para expandirse cuando el corazón expulsa la sangre (sístole) y para retraerse durante la fase de relajación ventricular (diástole). Por consiguiente, su gruesa túnica media está formada por capas de músculo liso dentro de una red de fibras elásticas. La túnica íntima y la parte interna de la túnica media reciben su aporte nutritivo por difusión a partir de la luz vascular, mientras que la túnica adventicia y la parte exterior de la túnica media reciben sus nutrientes a través de las pequeñas arteriolas o capilares **(vasa vasorum)** presentes en estas zonas de las paredes arteriales. Las **arterias musculares** (o **distribuidoras**) llevan la sangre a regiones concretas del organismo; la túnica media de estas arterias contiene una cantidad moderada de músculo liso y menos elastina. La regulación de la presión arterial en el sistema arterial es tarea de las **arteriolas**, que tienen un diámetro reducido, contienen sólo algunas células musculares lisas en la túnica media y se contraen o dilatan para regular el flujo de sangre a los lechos capilares.

LOS CAPILARES

Los **capilares** son vasos de paredes finas formados por células endoteliales escamosas; carecen de las túnicas media y adventicia que se pueden encontrar en arterias y venas. Basándose en la ultraestructura de las células endoteliales, los capilares pueden clasificarse en tres tipos. Los capilares **continuos** pueden encontrarse en el tejido muscular y el sistema nervioso, mientras que los **fenestrados** se encuentran en órganos en los que se produce un rápido intercambio de moléculas o péptidos de pequeño tamaño (como las glándulas endocrinas, las vellosidades intestinales y los glomérulos renales). Ambos tipos de capilares poseen una membrana basal intacta. Los capilares **sinusoidales** suelen tener un diámetro mayor y se caracterizan por presentar grandes huecos en la pared endotelial y una membrana basal discontinua. Parecen permitir el movimiento de células o moléculas de gran tamaño a través de sus paredes (como sucede en la médula ósea, el bazo y el hígado). La sangre suele fluir de las arteriolas a los capilares y a las vénulas, sucesivamente. No obstante, en los **sistemas porta** la sangre pasa por dos lechos capilares comunicados por una vena (hígado, hipófisis) o una arteriola (riñón). Los lechos capilares pueden presentar también cortocircuitos a través de **anastomosis arteriovenosas** directas.

LAS VENAS

Las **venas** devuelven la sangre desde los lechos capilares al corazón. Las **vénulas** son mayores que los capilares y, al igual que éstos, pueden estar parcialmente rodeadas por pericitos, que a menudo comparten la membrana basal de las células endoteliales. Se ha observado que los pericitos tienen actividad contráctil y pueden además transformarse en otros tipos de células. A diferencia de los capilares, las células endoteliales de las vénulas presentan uniones apretadas (zónulas de oclusión) «laxas», que constituyen un sitio importante para el intercambio de moléculas de pequeño tamaño a través de la pared vascular. Las **vénulas poscapilares (vénulas endoteliales altas)** se diferencian de los capilares en que tienen un endotelio cúbico alto, con unos receptores superficiales que facilitan el reconocimiento de los linfocitos circulantes y su movimiento a través de las paredes de las vénulas.

Las vénulas pequeñas tienen una túnica media muy reducida, pero en las venas **pequeñas** y **medias** se pueden distinguir las tres túnicas de la pared (íntima, media y adventicia). Debido a la baja presión venosa, la túnica media contiene pocas células musculares lisas, predominando la adventicia como capa principal de la pared vascular. Para evitar el reflujo, las venas que impulsan la sangre en contra de la gravedad poseen unas válvulas de tejido conjuntivo recubiertas de endotelio. Las **venas mayores** (venas cavas superior e inferior), que desembocan en el corazón, y sus principales tributarias se caracterizan por poseer una túnica adventicia con numerosos haces de músculo liso paralelos al eje longitudinal del vaso.

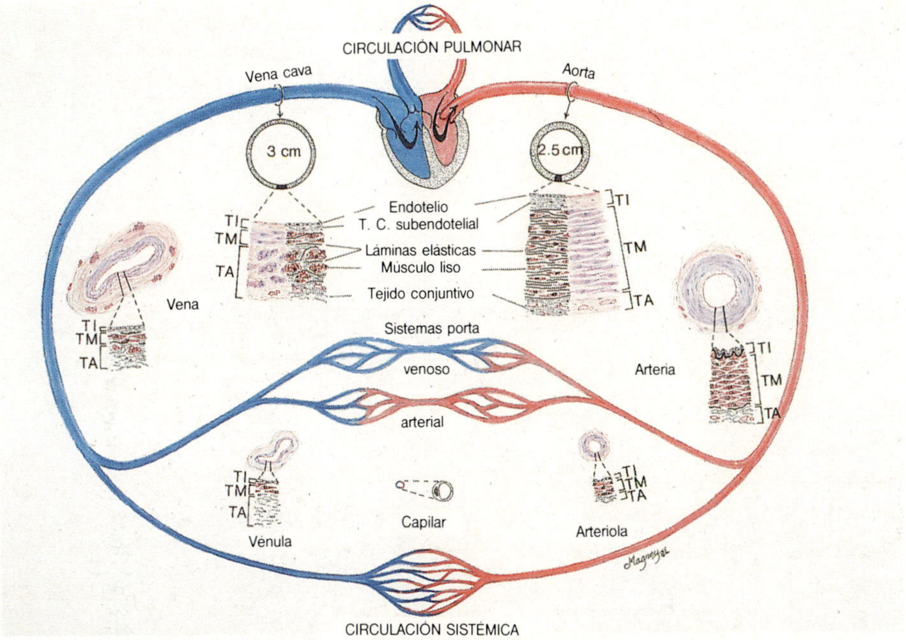

Fig. 10-1. Vasos que forman la circulación sistémica. Debido a la elevada presión interior de la circulación arterial (100 mm Hg), las paredes de estos vasos poseen numerosas capas de músculo liso y relativamente poco tejido conjuntivo. Por otra parte, la presión en el interior de las venas es muy baja (<15 mm Hg), de manera que sus paredes están constituidas fundamentalmente por tejido conjuntivo con poco músculo liso. Obsérvese que las grandes venas cercanas al corazón poseen haces longitudinales de músculo liso en la túnica adventicia. TI, túnica íntima; TM, túnica media; TA, túnica adventicia.

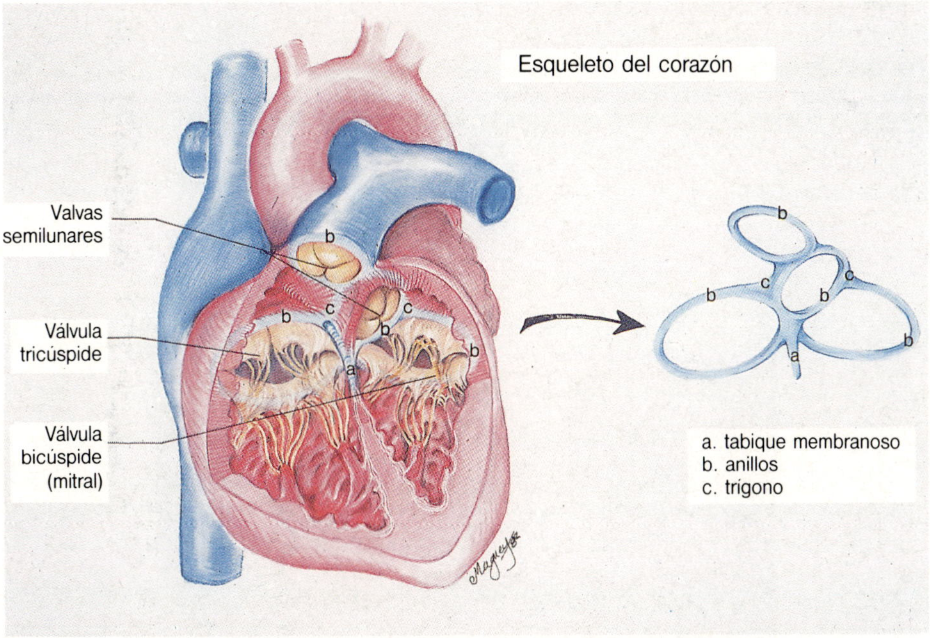

Fig. 10-2. El esqueleto del corazón y sus relaciones con las válvulas y la musculatura del corazón, que se fijan (origen e inserción) en esta estructura de tejido conjuntivo. El esqueleto cardíaco consta de tres partes: los anillos fibrosos, los trígonos y el tabique membranoso interventricular. Las valvas valvulares se originan en los anillos fibrosos. Los trígonos son zonas de tejido conjuntivo denso que unen entre sí a los anillos fibrosos. El tabique membranoso forma parte del tabique interventricular, próximo a las cámaras auriculares. El sistema cardíaco de Purkinje, que coordina la contracción de las cámaras del corazón, atraviesa el esqueleto cardíaco cerca del tabique membranoso interventricular y desciende por el tabique.

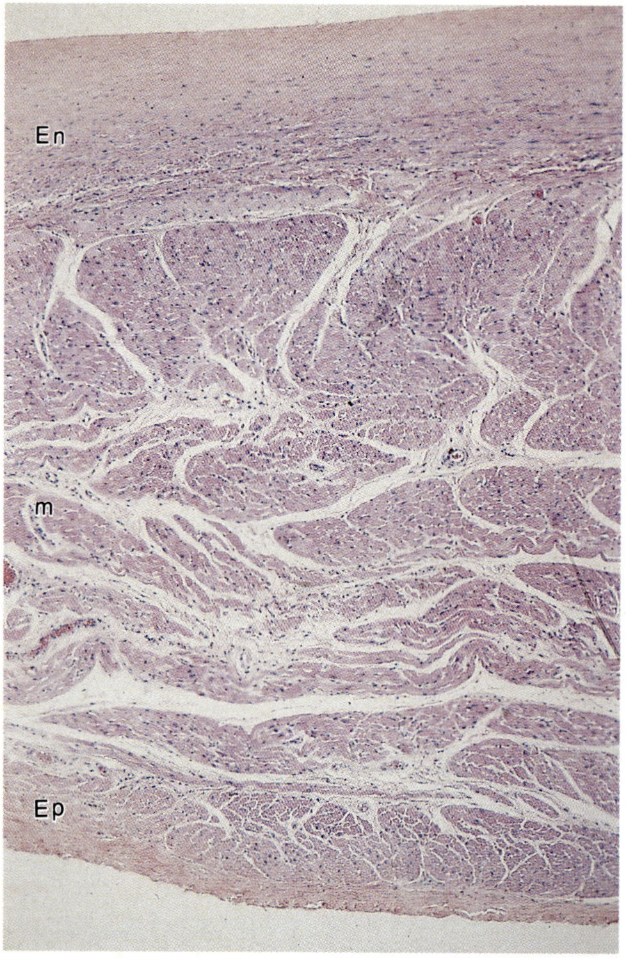

Fig. 10-3. MO de la pared auricular en todo su espesor. Se distinguen con facilidad las tres capas del corazón: el endocardio (En), junto a la luz; el miocardio (M), constituido fundamentalmente por músculo cardíaco; y el epicardio (Ep), que contiene una importante cantidad de grasa. (H&E; × 25).

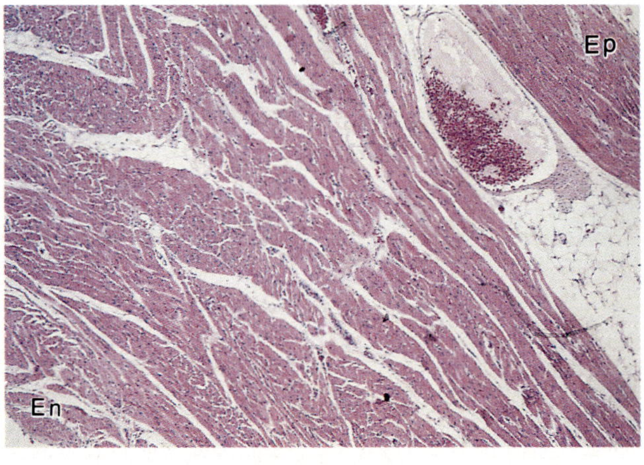

Fig. 10-4. MO a poco aumento de la pared ventricular. Obsérvese el espesor del miocardio, situado entre el endocardio (En) y el epicardio (Ep). (H&E; × 6).

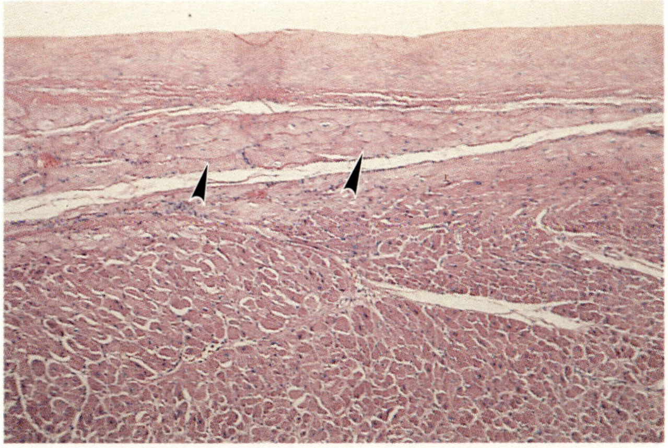

Fig. 10-5. MO de la pared ventricular. Pueden verse fibras de Purkinje *(flechas)* en el tejido conjuntivo subendocárdico. Compárense su tamaño y características de tinción con las células musculares cardíacas del miocardio subyacente. (H&E; × 40.)

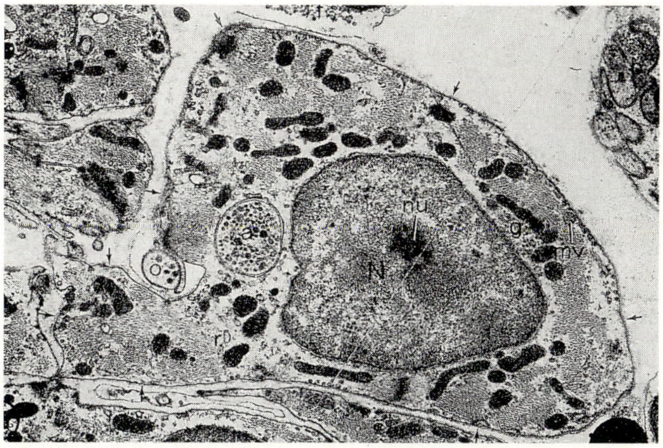

Fig. 10-6. Corte transversal de una célula nodal del nódulo auriculoventricular del corazón de un ratón visto al MET. Estos tipos de células carecen de los típicos discos intercalados; no obstante, presentan las uniones especializadas que existen entre células nodales contiguas. Obsérvese la unión de la esquina inferior izquierda de esta célula. Se ha marcado el perfil de la célula con una serie de flechitas dirigidas hacia la superficie celular. N, núcleo; nu, nucléolo; a, prolongación nerviosa con vesículas sinápticas; o, fibra nerviosa autónoma revestida por una célula de Schwann; b, haz nervioso; g, complejo de Golgi; mn, cuerpo multivesicular; r, retículo endoplásmico rugoso; f, fibroblasto. (× 4.500.)

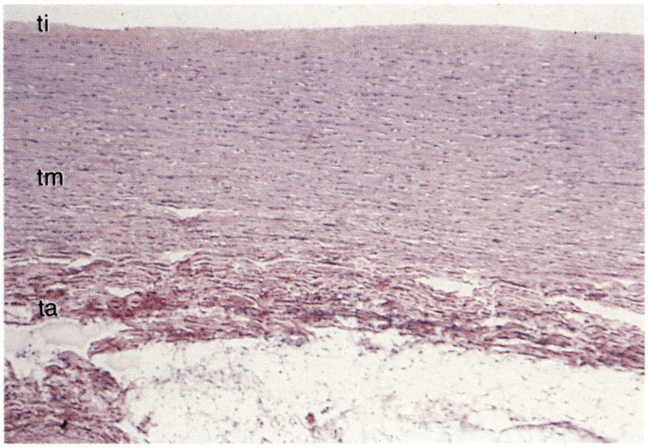

Fig. 10-7. MO de la aorta; pueden verse la túnica íntima (ti), la túnica media (tm) y la túnica adventicia (ta). Compárese la estructura de la pared con la de la figura 10-1. (H&E; × 70.)

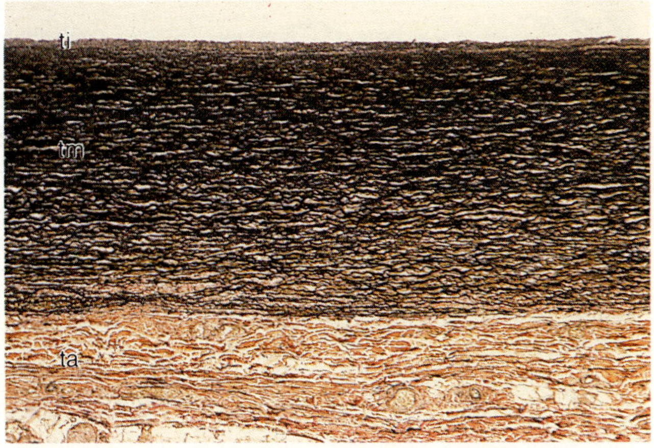

Fig. 10-8. Corte transversal de la aorta teñida con el método de Verhoeff. Obsérvese la distribución de la elastina (teñida de negro) en el interior de la pared aórtica. ti, túnica íntima; tm, túnica media; ta, túnica adventicia. (× 70.)

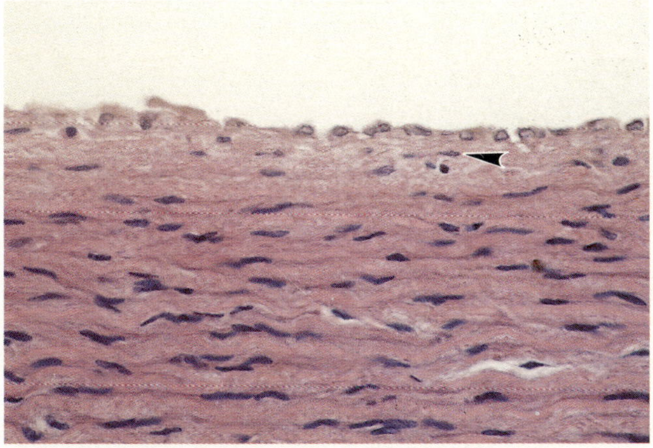

Fig. 10-9. MO a gran aumento de la túnica íntima y parte de la media de la aorta. El tejido conjuntivo subendotelial *(flecha)* forma una superficie de contacto entre el endotelio y la túnica media subyacente. Esta última está constituida por células musculares lisas y un entramado de fibras elásticas. (H&E; × 400.)

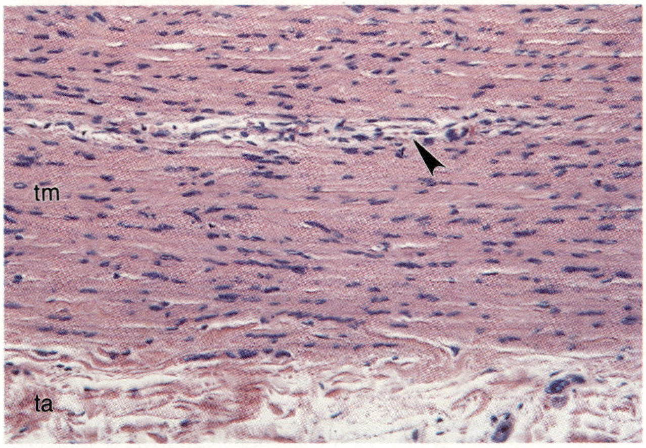

Fig. 10-10. MO de las túnicas media (tm) y adventicia (ta) de la aorta. Pueden verse algunos vasos de pequeño calibre, conocidos como vasa vasorum *(flecha)*, en el seno de la adventicia y la media. (H&E; × 150.)

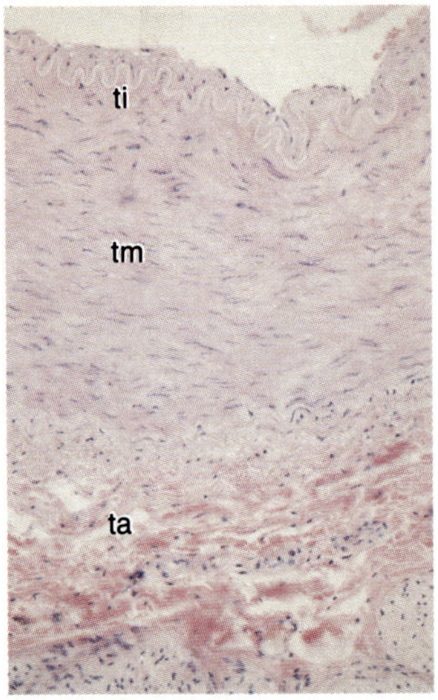

Fig. 10-11. MO de una arteria muscular; se pueden distinguir la túnica íntima (ti), la túnica media (tm) y la túnica adventicia (ta). (H&E; × 70.)

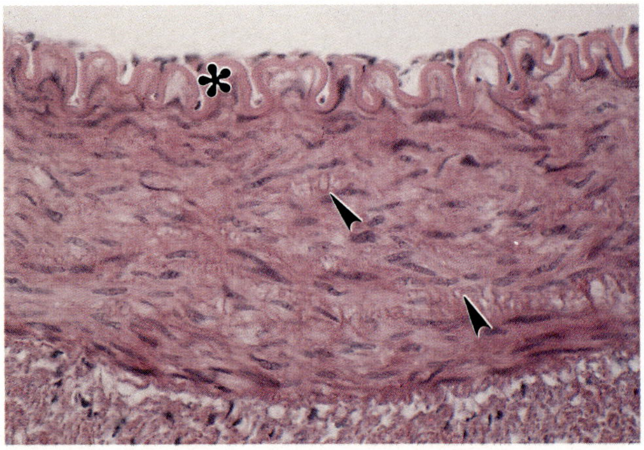

Fig. 10-12. MO a mayor aumento de la pared de una arteria muscular. La refractariedad de la elastina *(flechas)* permite su visualización en el seno de la túnica media, la lámina elástica interna (*) y la túnica adventicia. (H&E; × 200.)

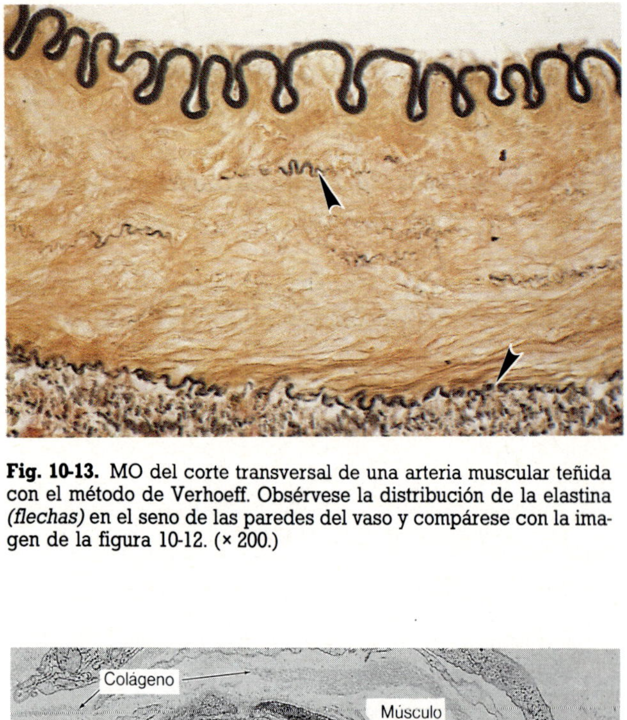

Fig. 10-13. MO del corte transversal de una arteria muscular teñida con el método de Verhoeff. Obsérvese la distribución de la elastina *(flechas)* en el seno de las paredes del vaso y compárese con la imagen de la figura 10-12. (× 200.)

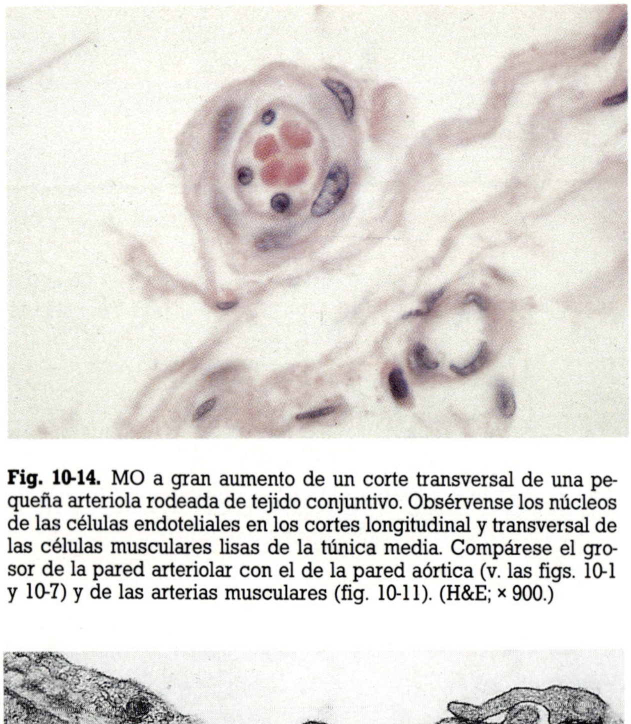

Fig. 10-14. MO a gran aumento de un corte transversal de una pequeña arteriola rodeada de tejido conjuntivo. Obsérvense los núcleos de las células endoteliales en los cortes longitudinal y transversal de las células musculares lisas de la túnica media. Compárese el grosor de la pared arteriolar con el de la pared aórtica (v. las figs. 10-1 y 10-7) y de las arterias musculares (fig. 10-11). (H&E; × 900.)

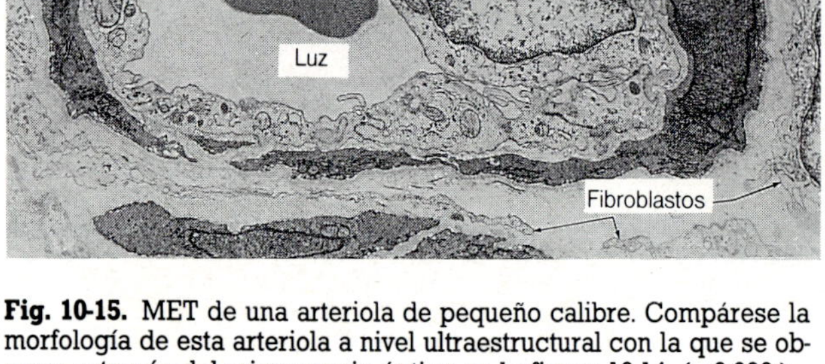

Fig. 10-15. MET de una arteriola de pequeño calibre. Compárese la morfología de esta arteriola a nivel ultraestructural con la que se observa a través del microscopio óptico en la figura 10-14. (× 3.000.)

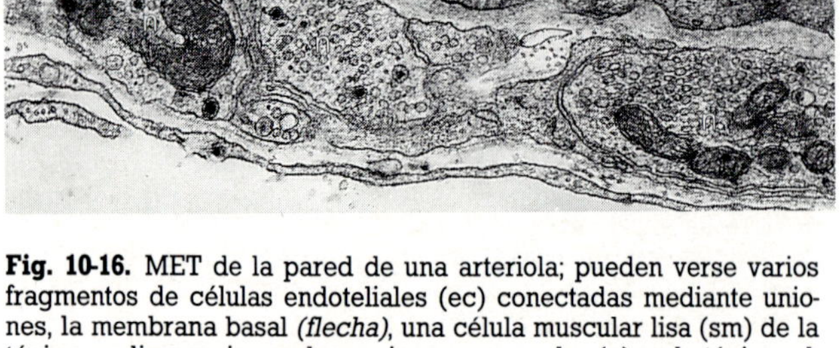

Fig. 10-16. MET de la pared de una arteriola; pueden verse varios fragmentos de células endoteliales (ec) conectadas mediante uniones, la membrana basal *(flecha)*, una célula muscular lisa (sm) de la túnica media y varias prolongaciones neuronales (n) en la túnica adventicia. En dichas prolongaciones se distinguen vesículas neuronales de diferentes tamaños, formas y densidades. (× 12.000.)

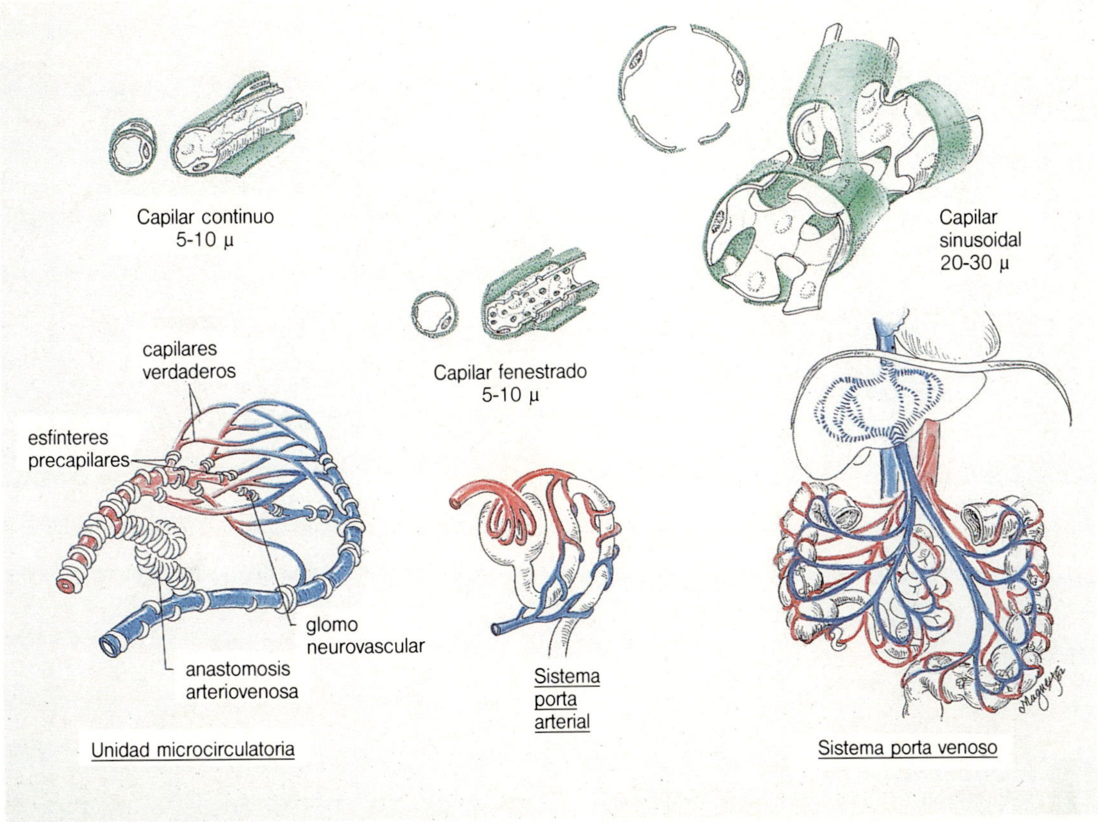

Fig. 10-17. Diagrama de una unidad microcirculatoria, un sistema porta arterial, un sistema porta venoso y tres tipos de capilares que pueden encontrarse en el organismo. Los capilares fenestrados se encuentran en tejidos en los que se produce un intercambio muy rápido, como el riñón, las glándulas endocrinas y el intestino. Los sinusoides facilitan el intercambio de macromoléculas y células; se pueden encontrar en el hígado y los órganos hemopoyéticos, por ejemplo. Los capilares continuos pueden encontrarse en el cerebro y en el músculo. Obsérvese en la unidad microcirculatoria que los esfínteres de músculo liso sirven para controlar el flujo de sangre a través de dichos vasos.

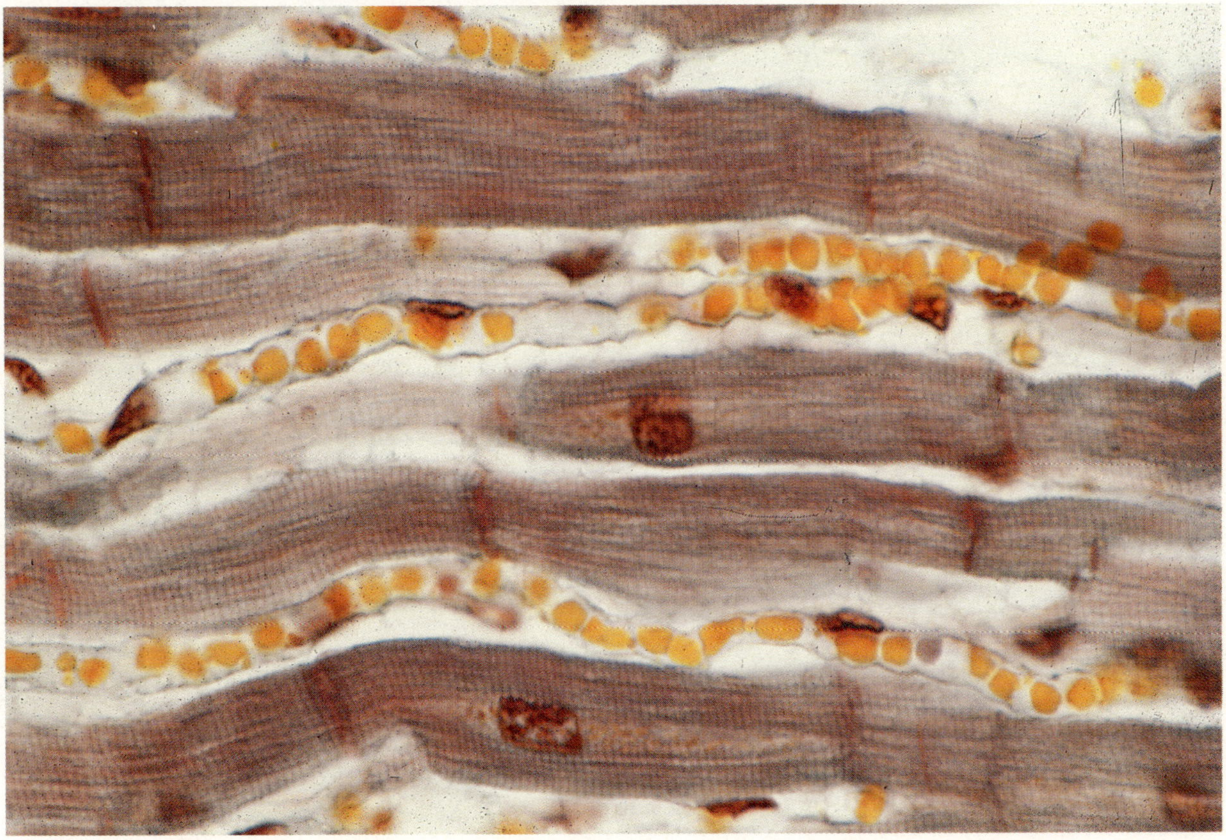

Fig. 10-18. MO a gran aumento de una preparación de músculo cardíaco con un gran número de capilares. Los núcleos de las células endoteliales se colocan con sus ejes longitudinales paralelos al flujo de la sangre. (Tinción tricrómica de Masson; × 1.000.)

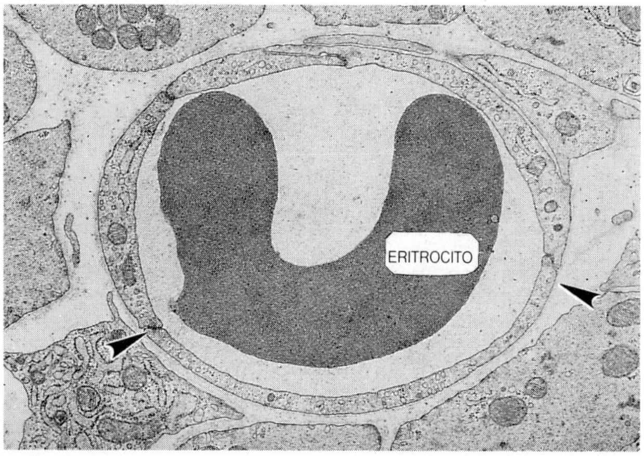

Fig. 10-19. MET de un capilar continuo del músculo liso. Obsérvese el grosor de la pared de células endoteliales y la existencia de uniones *(flechas)* entre partes de las células endoteliales contiguas. (× 7.000.)

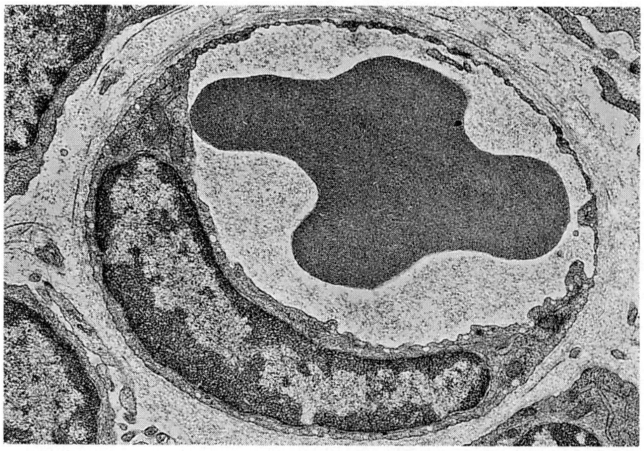

Fig. 10-20. Corte transversal de un capilar fenestrado visto al MET. Pueden verse numerosas aberturas en la pared endotelial. Compárese esta morfología con la del capilar continuo de la figura 10-19. (× 8.200.)

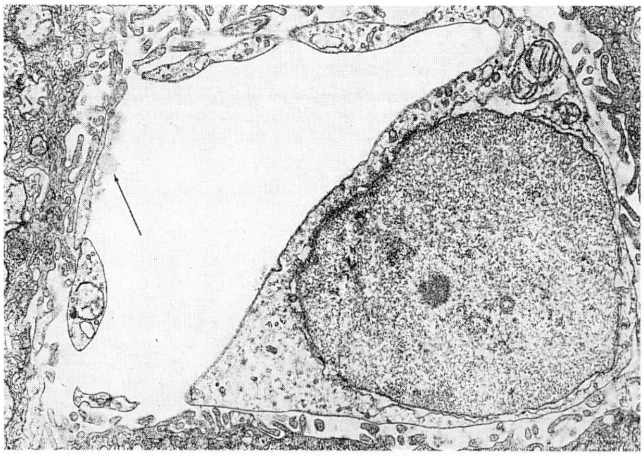

Fig. 10-21. MET de un capilar sinusoidal del hígado. Obsérvense las brechas en la pared endotelial y la falta de continuidad en la membrana basal alrededor de la célula endotelial. La flecha señala un pequeño quilomicrón presente en la luz del capilar. (× 7.500.)

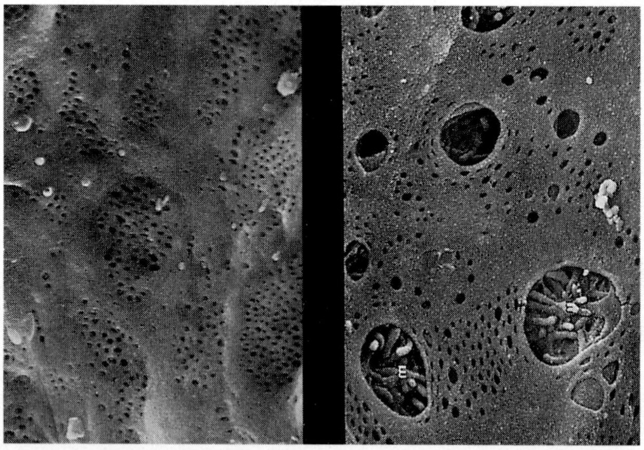

Fig. 10-22. MEB de un capilar fenestrado *(izquierda)* y un capilar sinusoidal *(derecha)*. Obsérvese que ambos tipos de vasos presentan aberturas y que el capilar sinusoidal presenta grandes interrupciones en su pared, a través de las cuales se pueden ver las prolongaciones parecidas a microvellosidades de una célula hepática. (× 12.000.)

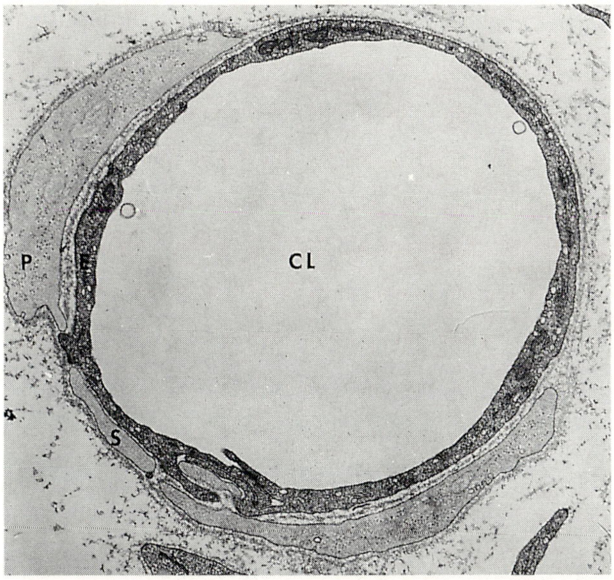

Fig. 10-23. MET de un capilar rodeado de músculo; se puede observar la relación existente entre un pericito y la pared capilar y la lámina basal. CL, luz del capilar; S, prolongación del pericito; P, pericito. (× 8.600.)

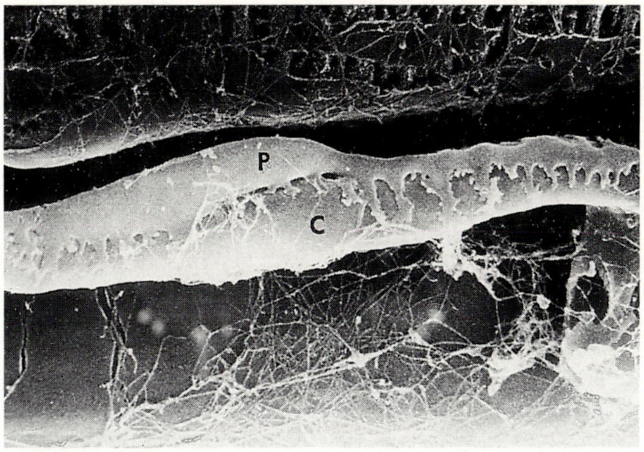

Fig. 10-24. MEB a gran aumento de un pericito situado junto a un capilar muscular. Se aprecia el estrecho contacto que existe entre 1) las prolongaciones citoplásmicas que nacen del cuerpo y las ramificaciones del pericito, y 2) la superficie del capilar. C, capilar; P, pericitos. (× 1.100.)

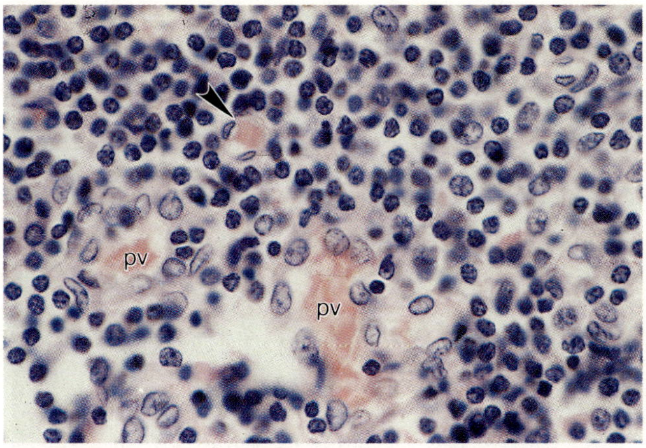

Fig. 10-25. MO de una vénula poscapilar de un ganglio linfático. Compárese la forma de las células endoteliales de la vénula poscapilar (pv) con las del capilar *(flecha)* que puede encontrarse en el mismo campo. (H&E; × 500.)

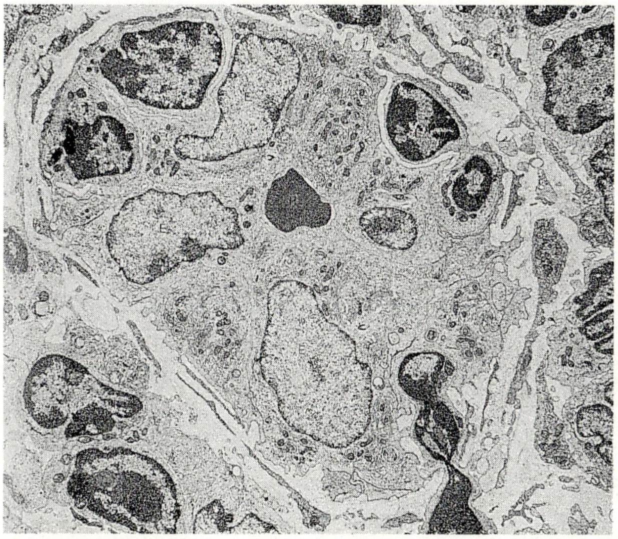

Fig. 10-26. MET de una vénula poscapilar de un ganglio linfático. Obsérvese la presencia de linfocitos en el seno de la pared endotelial y, en la parte inferior derecha de la vénula, un linfocito aislado en fase de diapédesis. Su núcleo (con forma de gota) está deformado como consecuencia del paso de la célula a través de la pared de la vénula. (× 1.500.)

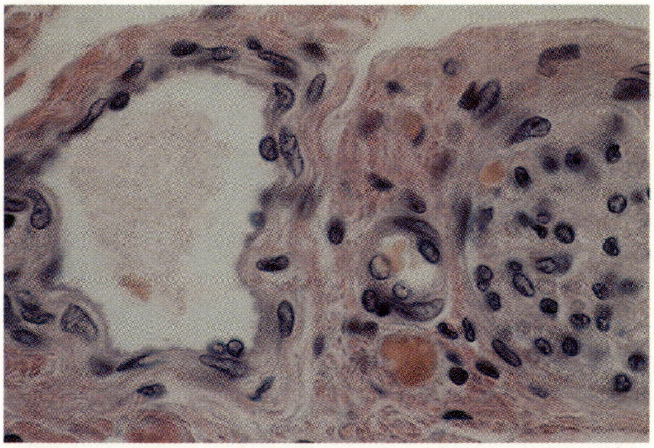

Fig. 10-27. MO de una pequeña unidad neurovascular, con un nervio periférico *(derecha)*, una arteriola pequeña *(centro)* y una vénula pequeña *(izquierda)*. Obsérvese el grosor y la forma irregular de las paredes de la vénula. Compárese con la arteria y las venas de la figura 10-1. (H&E; × 500.)

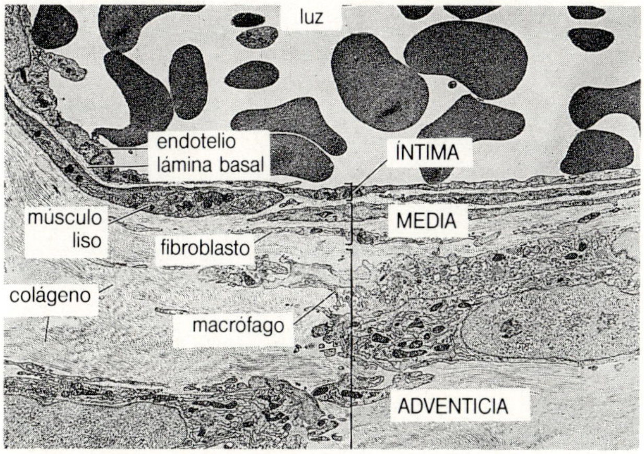

Fig. 10-28. MET de una vénula de pequeño calibre. Obsérvese el relativo grosor de las túnicas íntima, media y adventicia. (× 2.100.)

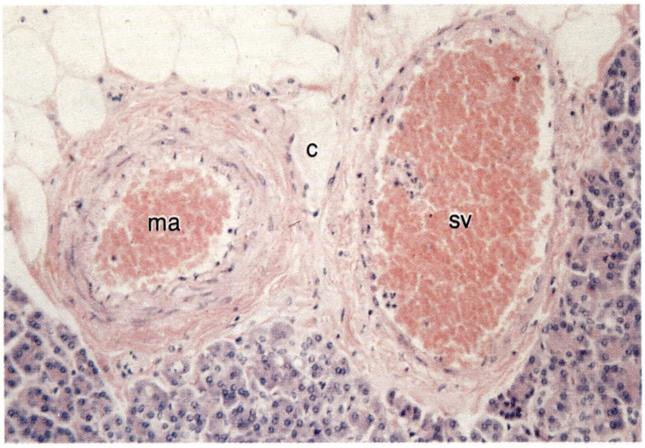

Fig. 10-29. MO de una pequeña arteria muscular (ma), un capilar linfático (c) y una vena de pequeño calibre (sv). Compárese esta imagen con la estructura de la pared vascular representada en la figura 10-1. (H&E; × 150.)

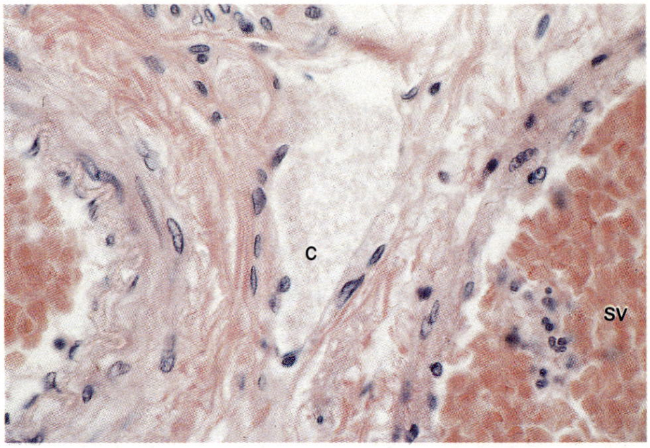

Fig. 10-30. MO a mayor aumento del grupo de vasos de la figura 10-29. Compárense el grosor y la composición de las paredes de la arteria, el capilar linfático (c) y la vena de pequeño calibre (sv). (H&E; × 400.)

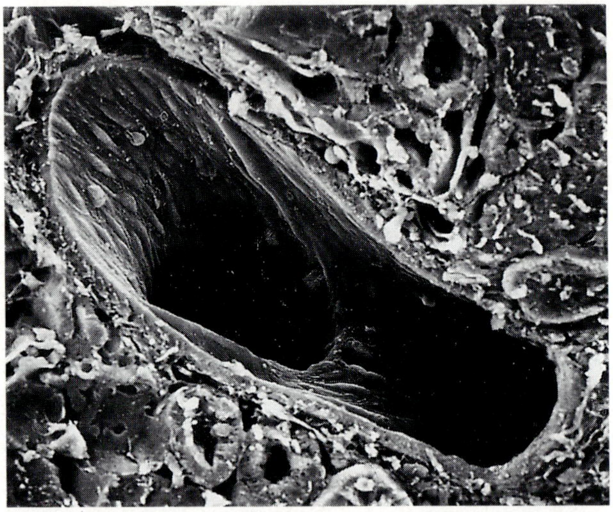

Fig. 10-31. MEB de una vena de tamaño medio. El eje mayor de las células endoteliales es paralelo al flujo de la sangre. Las túnicas media y adventicia tienen un espesor mínimo. (× 350.)

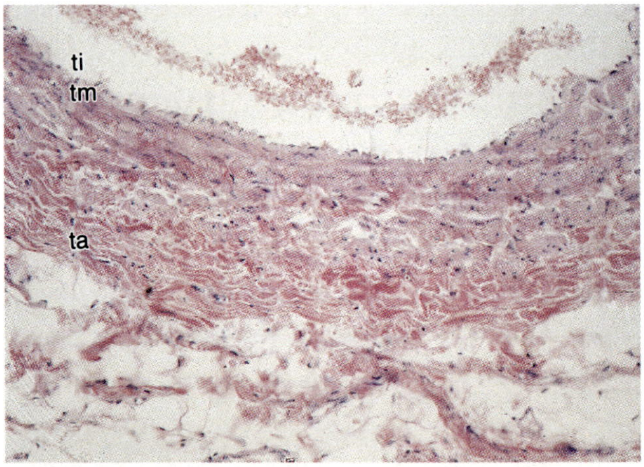

Fig. 10-32. MO de la pared de una vena de tamaño medio. Obsérvese el relativo grosor de las túnicas íntima (ti), media (tm) y adventicia (ta). (H&E; × 100.)

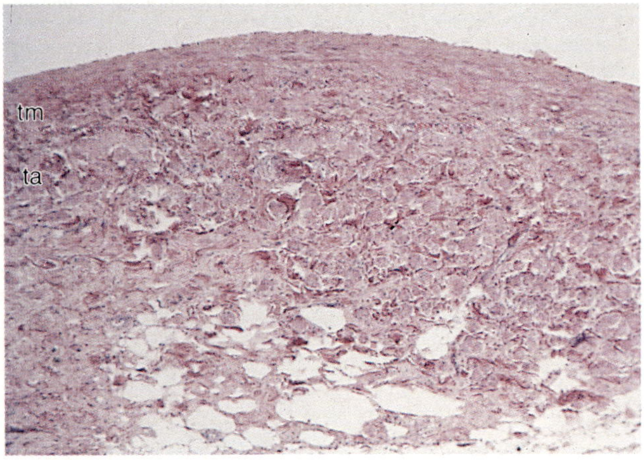

Fig. 10-33. MO a poco aumento de la pared de la vena cava. El músculo liso está dispuesto circularmente en la túnica media (tm) y longitudinalmente en la adventicia (ta). Véase la figura 10-1. (H&E; × 70.)

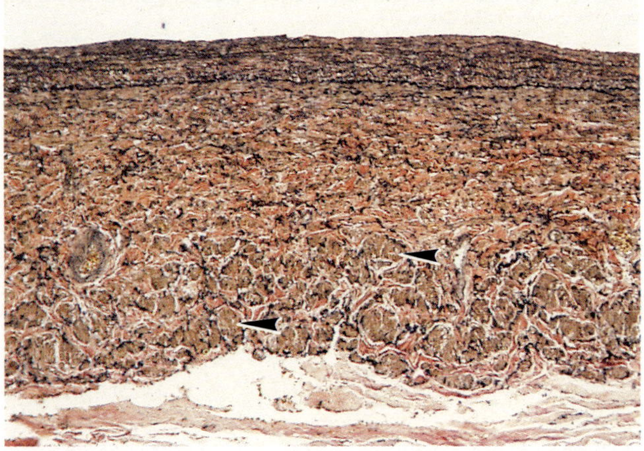

Fig. 10-34. MO a poco aumento de la pared de la vena cava teñida con el método de Verhoeff. Obsérvese la distribución de la elastina en las paredes vasculares y compárese con la de las paredes de la aorta de la figura 10-10 y de la arteria muscular de la figura 10-13. También se observa la musculatura lisa longitudinal *(flechas)* de la túnica adventicia en corte transversal. (× 70.)

◆

CAPÍTULO 11

EL SISTEMA LINFOIDE

EL SISTEMA LINFOIDE participa en los mecanismos de defensa inmunológica que protegen al organismo frente a microorganismos invasores (bacterias, virus, etc.) o antígenos extraños (no propios), y está constituido fundamentalmente por **linfocitos**. Cada linfocito está programado para responder a un solo tipo de antígeno: es lo que se conoce como **especificidad**. Otras células (v. diagrama de la respuesta inmunitaria) que participan en la defensa inmunológica son los **macrófagos** (MF), las **células presentadoras de antígenos** (CPA) y las **células plasmáticas**. Los linfocitos que circulan por la sangre se pueden sentir atraídos por determinadas sustancias químicas (quimiotaxis) hacia el tejido conjuntivo, formando allí infiltrados celulares difusos que indican la existencia de un proceso inflamatorio. Existen diferentes tipos de linfocitos, aunque no es posible distinguirlos con el microscopio óptico, a menos que se empleen métodos inmunológicos especiales.

Los linfocitos B se derivan de las células madre linfoides de la médula ósea. Cuando abandonan el compartimento medular recirculan con la sangre a través de los tejidos y los órganos linfoides. Los linfocitos B proliferan al entrar en contacto con un antígeno (Ag), pudiendo formar nódulos linfoides y seguir diferenciándose en células plasmáticas, que producen anticuerpos que interactúan con el antígeno. Dado que los anticuerpos pasan a la sangre y circulan con la misma, las células B se encargan de la denominada **«inmunidad humoral»**.

Por el contrario, los linfocitos T activados se encargan de la **«inmunidad celular»**, eliminando las células extrañas por contacto directo o mediante la secreción de sustancias llamadas linfocinas, que también pueden modular las reacciones inmunitarias o la función de los macrófagos (factores inhibitorio y activador de macrófagos). Se han descubierto varios subtipos de linfocitos T. Tanto las células asesinas naturales (NK, natural Killers), que no precisan la ayuda de otras células o factores del sistema inmunitario, como los linfocitos T citotóxicos pueden matar a las células extrañas por contacto directo. Otros tipos de linfocitos T activados (auxiliares y supresores) secretan unos productos conocidos como linfocinas que actúan sobre los linfocitos T o B y los macrófagos, modulando la respuesta inmunitaria. Los linfocitos T y los B, una vez activados, sufren una expansión clonal, generando células **efectoras** y de **memoria** (respuesta primaria). Las células de memoria siguen recirculando y esperan a que ese mismo antígeno vuelva a atacar, momento en el que responden con intensidad y rapidez (respuesta secundaria). Los macrófagos o las células presentadoras de antígenos suelen presentar los antígenos a los linfocitos T antes de que éstos se puedan diferenciar en linfocitos (citotóxicos, auxiliares, supresores) que participen en la respuesta inmunitaria.

EL TEJIDO LINFÁTICO DIFUSO

La infiltración difusa de los linfocitos, frecuente en el tejido conjuntivo que sirve de base a las mucosas del organismo, es muy llamativa en los aparatos digestivo y respiratorio. En estos sistemas, los linfocitos responden a los antígenos que penetran en el organismo a través de los epitelios en contacto con el medio exterior. Las células plasmáticas que se diferencian en esos órganos producen inmunoglobulinas secretoras (IgA, IgM) que atraviesan la mucosa e interactúan con los antígenos en el medio luminal.

LOS NÓDULOS LINFÁTICOS

La organización de los linfocitos en masas esféricas, conocidas como **nódulos linfáticos**, indica la existencia de una respuesta inmunitaria (linfocitos B). Estos nódulos pueden encontrarse en las amígdalas, en las placas de Peyer y la mucosa de los órganos tubulares, y en los órganos linfoides, como el bazo y los ganglios linfáticos. Los nódulos linfáticos son pasajeros: duran una o dos semanas, lo que refleja la vida media de las células plasmáticas. Los nódulos presentan una zona central pálida (denominada a veces centro germinal o de reacción) durante la proliferación clonal de los linfocitos B, mientras las células aumentan de tamaño, se dividen, se diferencian en **células plasmáticas** y generan más RER para la síntesis de **anticuerpos**.

LAS AMÍGDALAS

Bajo la superficie epitelial de las vías respiratorias y el tubo digestivo existen grupos de nódulos linfáticos, combinados con otras formaciones de tejido linfático denso, que reciben el nombre de **amígdalas**. Dado que las amígdalas no están completamente encapsuladas, no se las considera como órganos. En el cuello existen varios pares de amígdalas (faríngeas, palatinas, tubarias, linguales) que rodean las aberturas de las vías respiratorias y del tubo digestivo, y que reciben el nombre colectivo de **anillo de Waldeyer**. En el tejido conjuntivo situado bajo el epitelio intestinal, existen grupos de nódulos a los que se conoce como **placas de Peyer**.

LOS VASOS LINFÁTICOS

En los espacios tisulares del organismo, se originan unos vasos minúsculos con endotelio y membrana basal incompletos, denominados **capilares linfáticos**, que transportan el exceso de líquido a través de una red de vasos linfáticos cada vez mayores hasta las venas subclavias del cuello, donde drenan su contenido (la **linfa**) a la sangre venosa. En su camino, los vasos linfáticos pasan por una serie de ganglios linfáticos en los que se produce un proceso de filtración. Al ir aumentando de tamaño, los vasos linfáticos van pareciéndose cada vez más a las venas, y suelen poseer válvulas que favorecen el desplazamiento de la linfa en contra de la gravedad.

LOS GANGLIOS LINFÁTICOS

Los ganglios linfáticos son órganos encapsulados con forma de judía que poseen un estroma de fibras reticulares producidas por células reticulares y un parénquima constituido por linfocitos. También tienen células presentadoras de antígenos y macrófagos. Los vasos linfáticos aferentes penetran en el ganglio por la superficie convexa opuesta al hilio, que es una escotadura por la que penetran las arterias y salen las venas y un vaso linfático eferente. En el interior del ganglio, hay una corteza con nódulos linfáticos, una paracorteza o zona T-dependiente y una médula formada por cordones de linfocitos y células plasmáticas con senos intermedios atravesados por macrófagos. La linfa fluye desde los senos subcapsulares hacia los senos radiales, que atraviesan la corteza hacia los senos medulares, y abandona el ganglio a través de un único vaso linfático eferente. Los linfocitos llegan a la corteza a través de vénulas poscapilares o de los linfáticos aferentes. Como respuesta a la aparición de algún antígeno, las células comprometidas proliferan, produciendo linfocitos B y T efectores y de memoria.

EL BAZO

El bazo se encuentra en el cuadrante superior izquierdo del abdomen y es un órgano linfoide de gran tamaño recubierto por una **cápsula** de tejido conjuntivo denso. Está dividido de forma incompleta por tabiques o **trabéculas** que van desde la cápsula hacia el interior. Los linfocitos se organizan en el seno de un estroma de fibras reticulares, formando la **pulpa blanca**, contigua a las arterias centrales. La **pulpa roja** está constituida por sinusoides y **cordones de Billroth**, estando estos últimos compuestos por células hemopoyéticas y de tejido conjuntivo y situados entre sinusoides adyacentes.

La **arteria esplénica** penetra por el hilio del bazo y se divide en **arterias trabeculares**, que a su vez originan las **arterias centrales de la pulpa blanca**, que están rodeadas por **vainas linfáticas periarteriolares**, formadas por linfocitos T. Las arterias centrales pasan también por los nódulos linfáticos, en una posición excéntrica característica. Tanto en la pulpa blanca y roja como en la **zona marginal** que existe entre ellas hay linfocitos y macrófagos.

El bazo constituye un filtro para la sangre. Después de abandonar la pulpa blanca a través de las **arteriolas peniciIares**, la sangre puede pasar a los sinusoides esplénicos por dos mecanismos. En el modelo de **circulación cerrada**, la sangre pasa de las arteriolas a los sinusoides esplénicos, donde, dependiendo de la presión intravascular, se puede producir un intercambio entre las células del sinusoide y los cordones de Billroth (o intercambio intrasinusoidal). En el modelo de **circulación abierta**, las arteriolas terminan y liberan la sangre en unos espacios de los cordones de pulpa roja. Allí puede interactuar con los macrófagos al pasar entre las células endoteliales de los sinusoides para volver a entrar en la circulación. En ambos modelos, la sangre sinusoidal drena sucesivamente por las **venas de la pulpa, las venas trabeculares** y la **vena esplénica**. Los eritrocitos viejos cuyas membranas son poco flexibles y no pueden pasar entre las células endoteliales hacia los sinusoides quedan atrapados y son eliminados por los macrófagos.

EL TIMO

En los individuos jóvenes, el timo se encuentra en el mediastino anterosuperior. Con la edad va involucionando, y en los individuos de edad queda reducido a grasa y tejido conjuntivo. En los seres humanos, el timo está sembrado de células madre linfoides y se encarga de diferenciarlas en **linfocitos T**. Este órgano posee una **cápsula** de tejido conjuntivo muy delicado y unas **trabéculas** que lo subdividen en **lóbulos** incompletos. Dado que el timo está dedicado a la producción y desarrollo de linfocitos T, no tiene nódulos linfáticos, aunque los linfocitos se organizan en una corteza y una médula. En la corteza existe un estroma de **células reticulares epiteliales** que sustenta los linfocitos T en desarrollo y secreta **factores tímicos**, esenciales para su diferenciación. Las prolongaciones de las células epiteliales, junto con los capilares continuos, contribuyen a formar la **barrera hematotímica**, que protege de un ataque antigénico prematuro a las células que se desarrollan en la corteza. Las arterias penetran en el timo a través de su cápsula y discurren a través de las trabéculas, distribuyendo sangre a la corteza y la médula. Los linfocitos T diferenciados pasan a la circulación a través de vénulas poscapilares situadas en la unión corticomedular. Aparentemente, la médula del timo no tiene ninguna actividad, pero posee unas estructuras epitelioides únicas, conocidas como **corpúsculos de Hassall**, cuya función se desconoce.

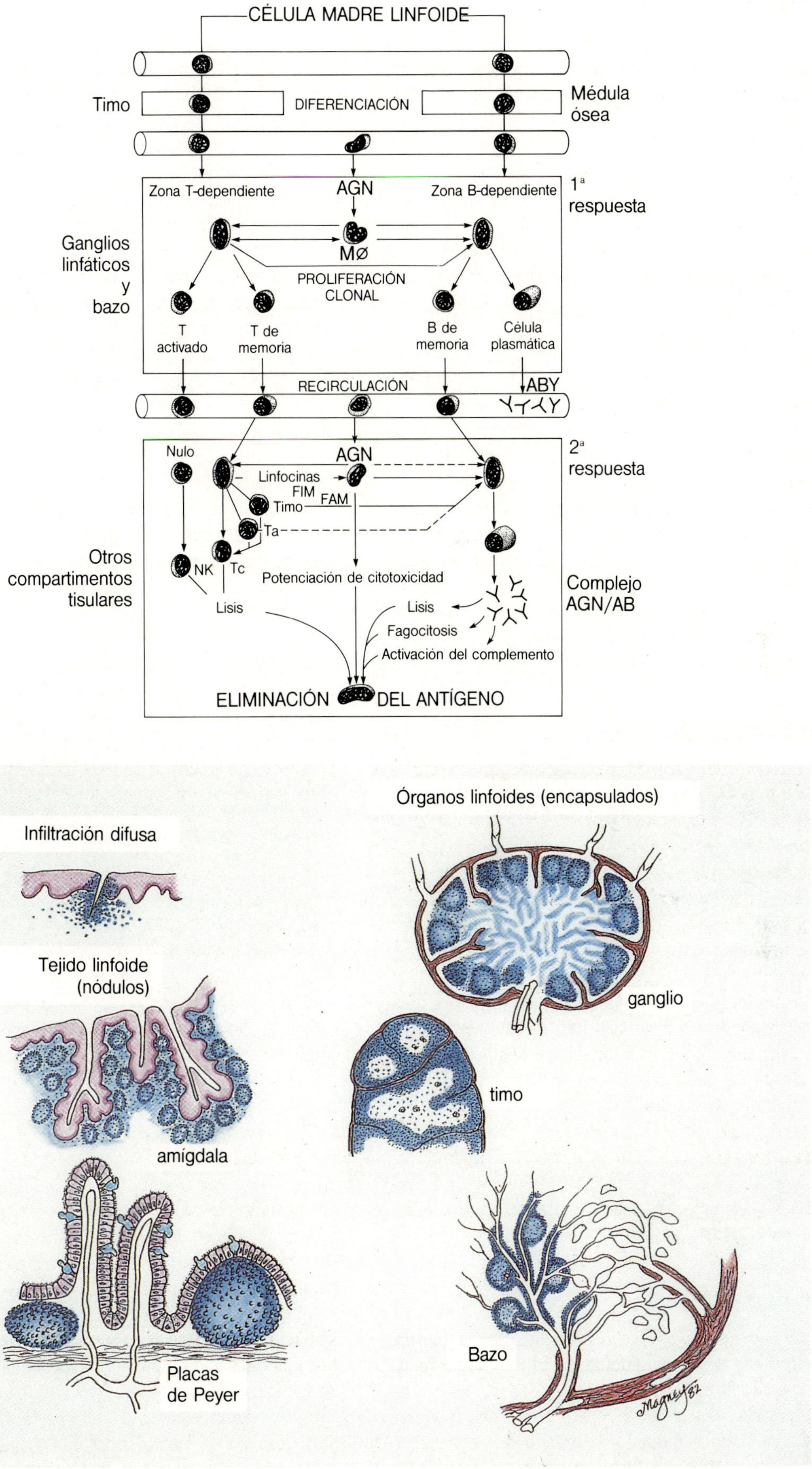

Fig. 11-1. Organización del tejido linfático y tipos de órganos linfáticos. Se considera tejido linfático cualquier foco o acumulación de células linfoides en un tejido, o incluso a los agrupamientos de linfocitos B en nódulos para la proliferación de las células B. Los órganos linfoides poseen cápsula; son los ganglios linfáticos, el bazo y el timo.

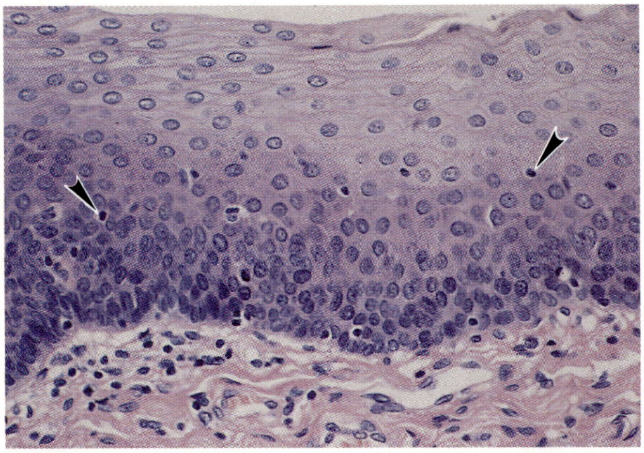

Fig. 11-2. MO del epitelio escamoso estratificado no queratinizado de la vagina. Se observa en el mismo un infiltrado difuso de linfocitos *(flechas)*. (H&E; × 350.)

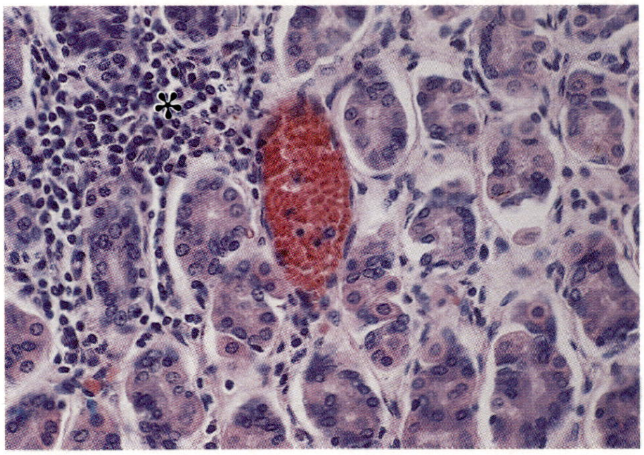

Fig. 11-3. MO de algunas criptas intestinales del intestino delgado; puede distinguirse un denso infiltrado de linfocitos *(asterisco)* en el seno de una zona focal de tejido conjuntivo. (H&E; × 350.)

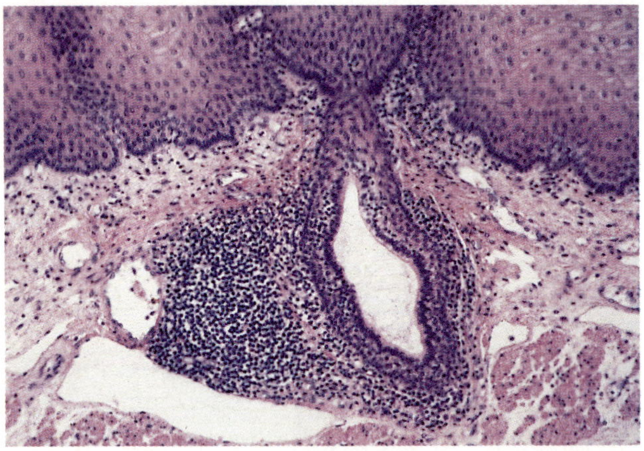

Fig. 11-4. MO de un conducto tapizado por epitelio estratificado que drena en el epitelio esofágico. Existe junto al conducto un pequeño nódulo linfático, clasificado como tejido linfático denso. (H&E; × 150.)

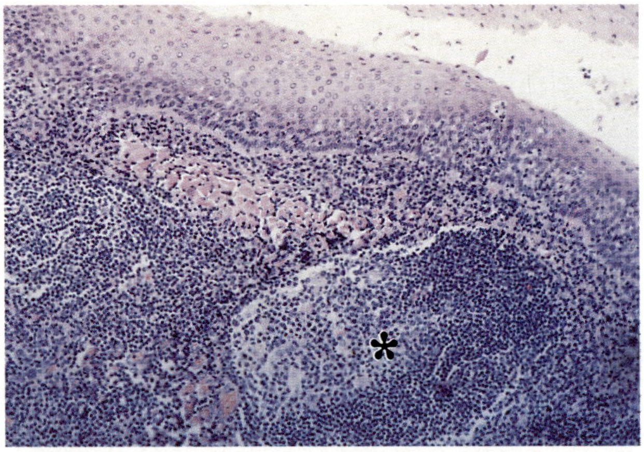

Fig. 11-5. MO de la amígdala palatina; se puede distinguir el epitelio escamoso estratificado no queratinizado, formaciones de tejido linfático denso rodeado de tejido conjuntivo y la presencia de nódulos linfáticos secundarios (*). (H&E; × 150.)

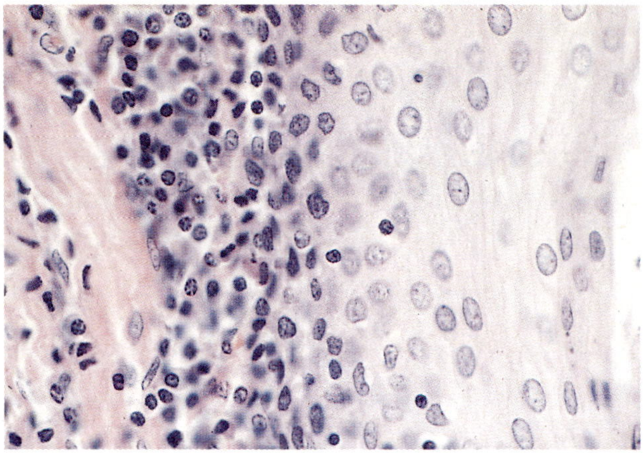

Fig. 11-6. MO del epitelio amigdalino a mayor aumento. El epitelio presenta un infiltrado difuso de linfocitos que borra los límites entre el epitelio y el tejido conjuntivo. (H&E; × 500.)

Fig. 11-7. Drenaje linfático del organismo. Tres cuartas partes del mismo van a parar a la vena subclavia izquierda a través del conducto torácico, mientras que el drenaje linfático del cuadrante superior derecho del cuerpo va a la vena subclavia derecha. En la ampliación de la derecha se aprecia que la linfa pasa por uno o más ganglios linfáticos dispuestos en serie al volver desde las vísceras, las amígdalas o la piel hacia el sistema vascular.

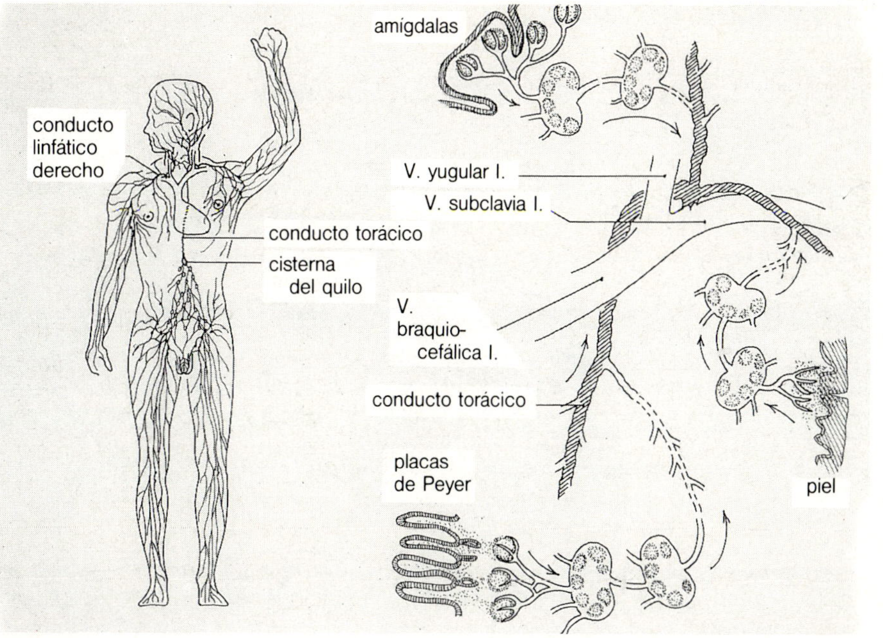

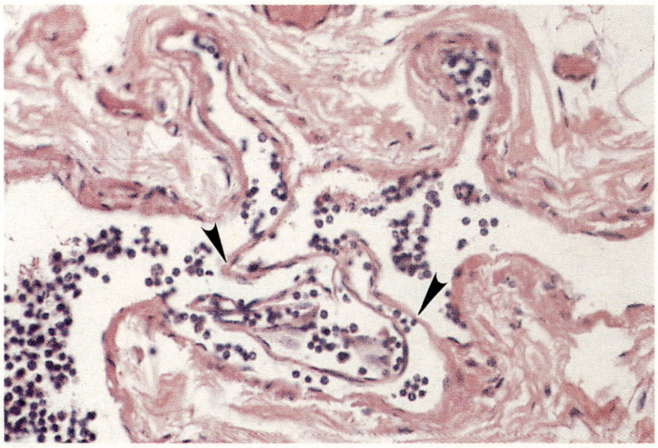

Fig. 11-8. MO de un capilar linfático en sección longitudinal; se distingue una válvula *(flechas)* en el mismo. (H&E; × 300.)

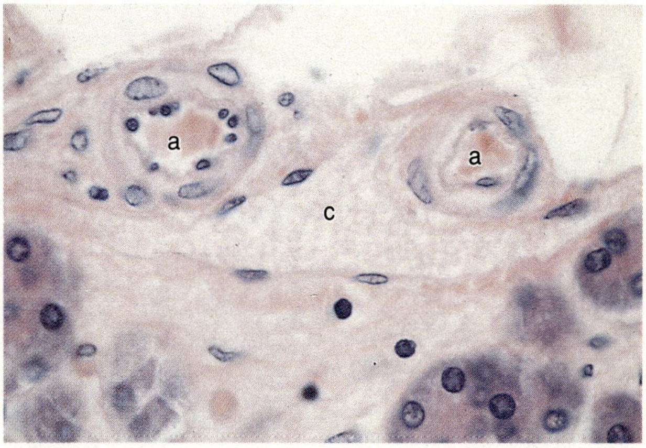

Fig. 11-9. MO de un capilar linfático (c) y unas arteriolas adyacentes (a). Compárese el grosor relativo de las paredes de estos vasos. (H&E; × 900.)

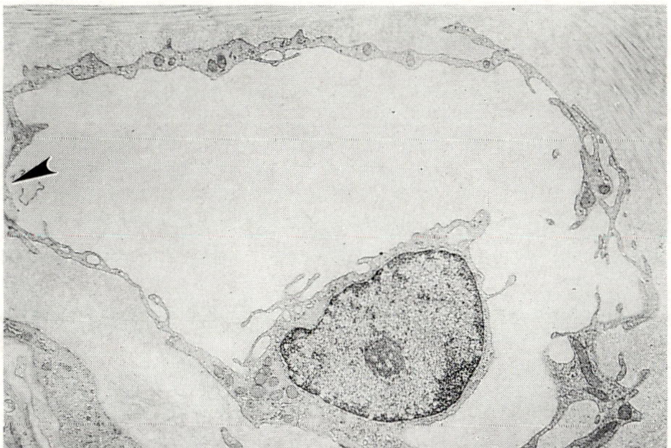

Fig. 11-10. MET de un capilar linfático. La membrana basal es discontinua y el recubrimiento endotelial es incompleto *(flecha)*. (× 3.000.)

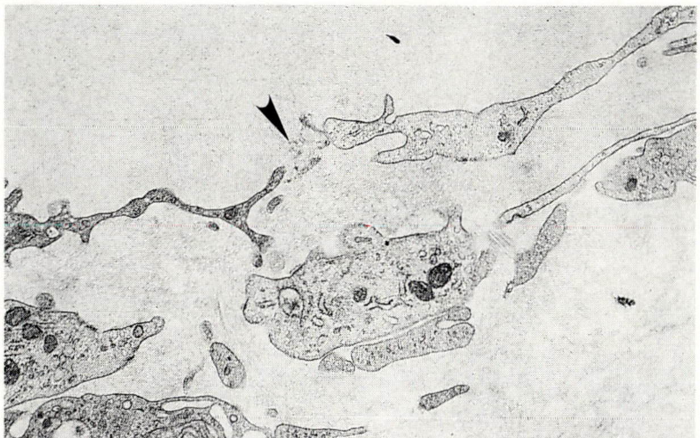

Fig. 11-11. MET a gran aumento de un capilar linfático; se observa una abertura *(flecha)* entre células endoteliales adyacentes. La luz vascular se encuentra en la parte superior de la imagen. (× 7.500.)

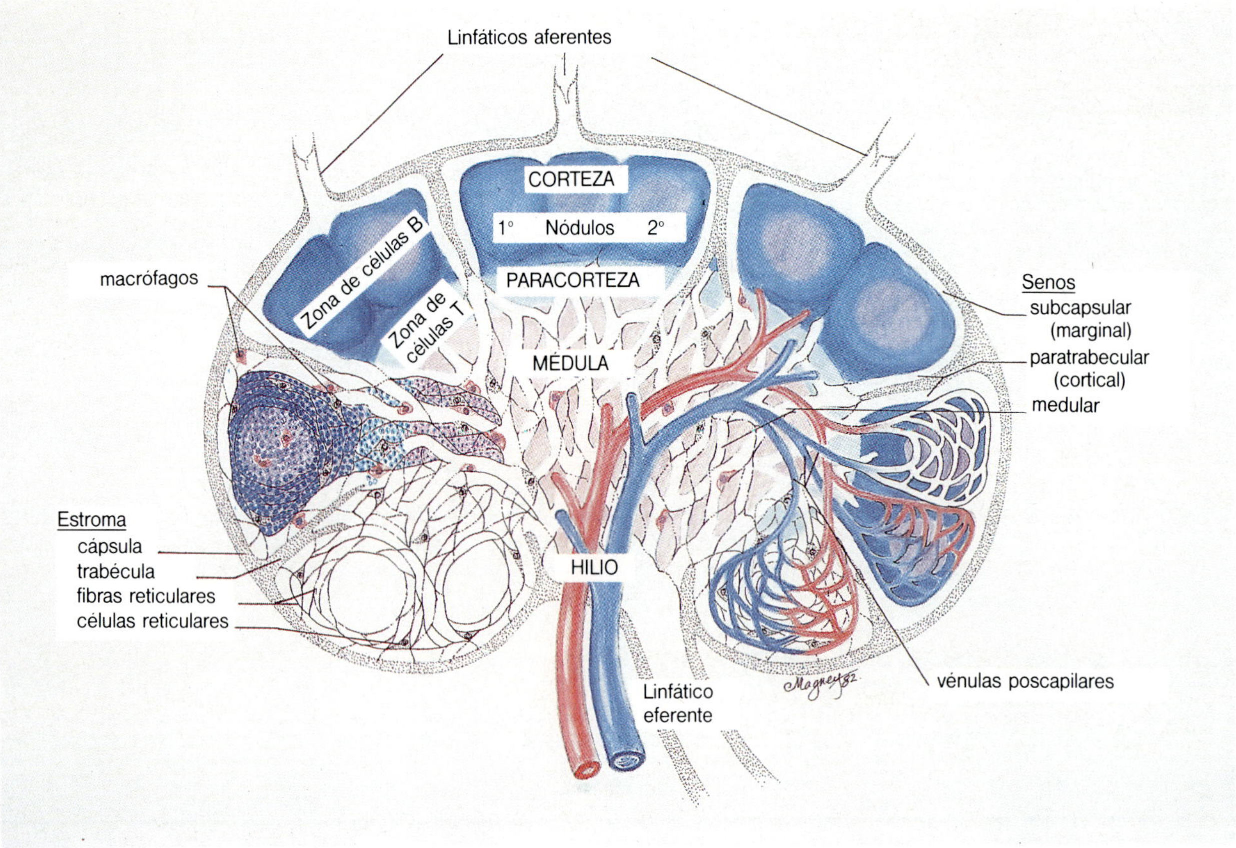

Fig. 11-12. Ganglio linfático con su cápsula, estroma y parénquima. La linfa penetra en el órgano a través de los vasos linfáticos aferentes y se filtra por los senos (espacios sin recubrimiento endotelial), pasando de la corteza a la médula. La linfa sale del órgano por los linfáticos eferentes. Los ganglios linfáticos filtran la linfa, permiten la interacción entre los macrófagos y los linfocitos T y B y sirven de lugar para la formación de células plasmáticas.

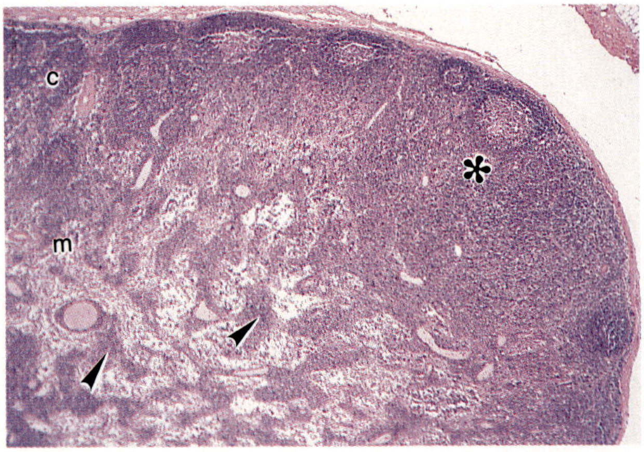

Fig. 11-13. MO a poco aumento de un ganglio linfático; se distinguen la corteza (c), la médula (m) y los cordones medulares *(flechas)*. En la corteza se observan algunos nódulos linfáticos secundarios, justo por debajo de la cápsula, separados de la médula por la paracorteza (también conocida como corteza terciaria o profunda [*]). (H&E; × 40.)

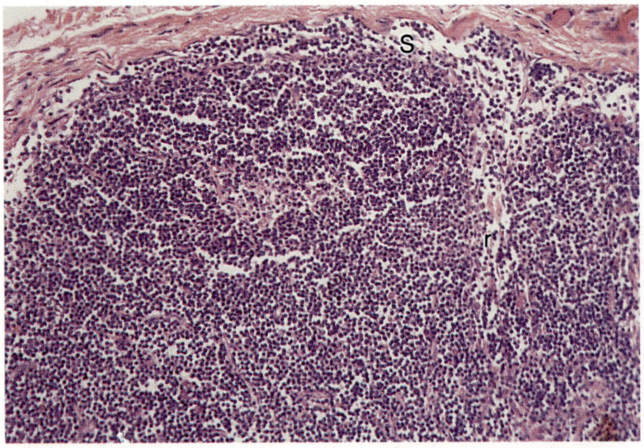

Fig. 11-14. MO a gran aumento de un nódulo secundario situado justo por debajo de la cápsula del ganglio linfático. Obsérvese la orientación de los senos subcapsulares (s) y radiales (r). (H&E; × 100.)

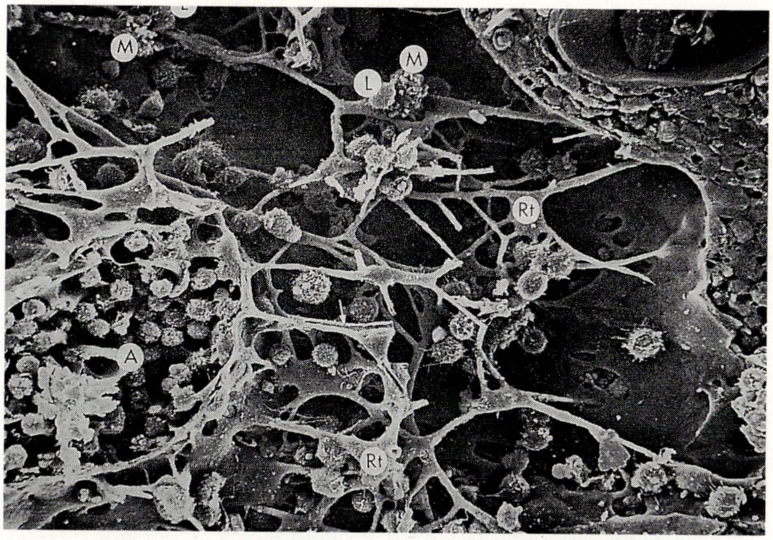

Fig. 11-15. MEB de un nódulo linfático *(izquierda)* y un seno radial contiguo. La luz sinusal está atravesada por células reticulares, y se aprecian algunos macrófagos adheridos a su superficie. A, arteriola; Rt, células reticulares; M, macrófagos; L, linfocitos. La flecha señala las prolongaciones largas de las células reticulares. (× 500.)

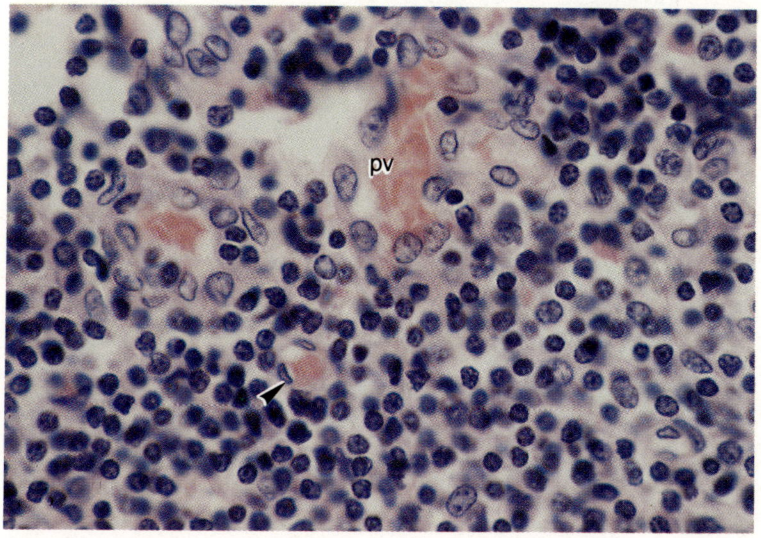

Fig. 11-16. Vénula poscapilar (pv). Obsérvese la presencia de linfocitos dentro del endotelio cúbico de la misma. Compárese el endotelio cúbico de la vénula poscapilar con el endotelio escamoso del capilar *(flecha).* (H&E; × 600.)

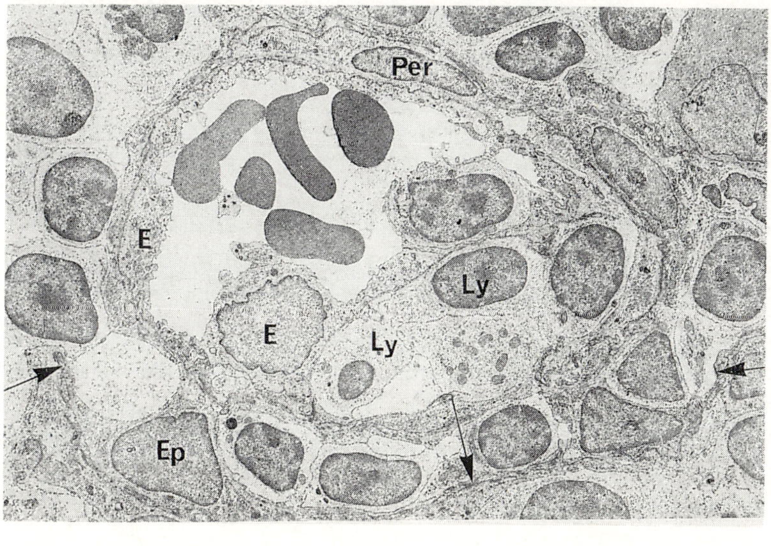

Fig. 11-17. MET de una vena poscapilar del timo. Obsérvese la pared de células endoteliales y los linfocitos en tránsito a través del endotelio. E, célula endotelial; Ly, linfocitos; Per, pericitos; Ep, célula epitelial. Las flechas señalan la periferia de la vénula poscapilar. (× 2.000.)

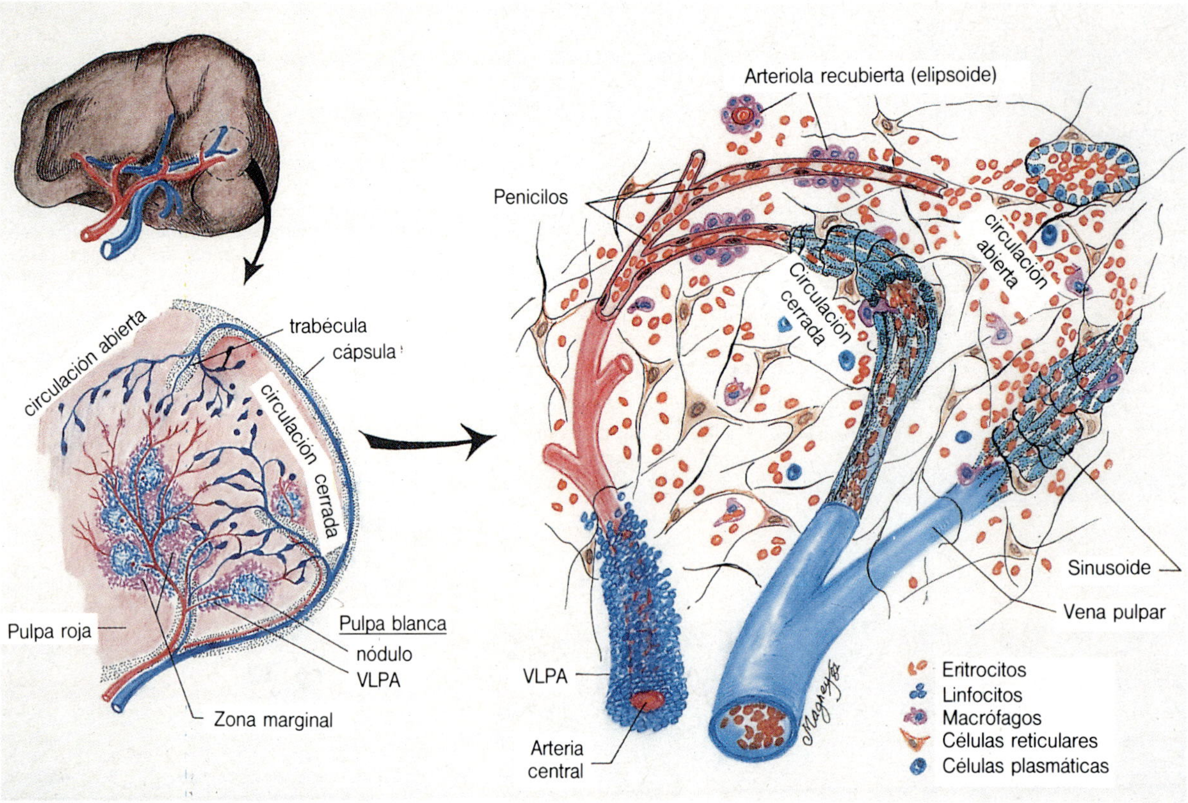

Fig. 11-18. Bazo: estructura macroscópica, modelos abierto y cerrado de circulación esplénica, y estructura microscópica.

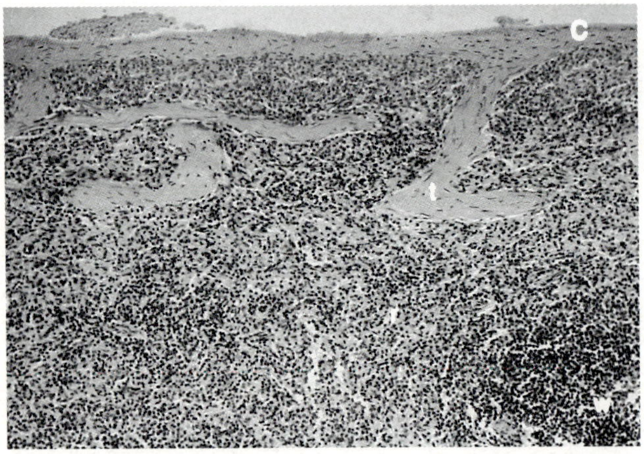

Fig. 11-19. MO de la superficie del bazo; se distinguen la cápsula (c) y las trabéculas (t). También pueden verse ejemplos de pulpa roja (r) y blanca (w). (H&E; × 100.)

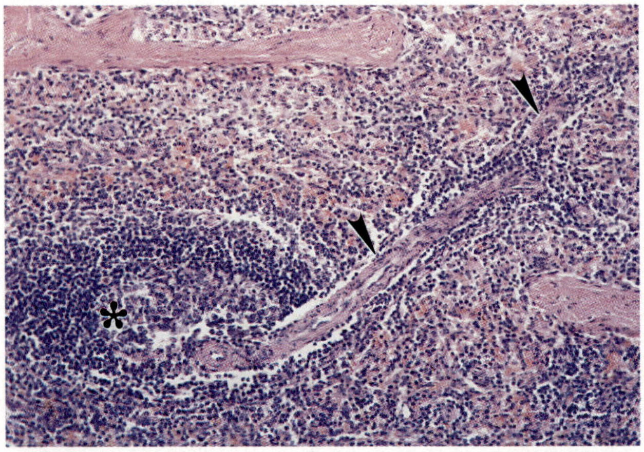

Fig. 11-20. MO a gran aumento de una preparación de parénquima esplénico; se puede ver el recorrido de la arteria central de la pulpa blanca *(flechas)*. A lo largo del vaso puede verse también la vaina linfática periarteriolar (linfocitos T). Nódulo secundario (*). (H&E; × 150.)

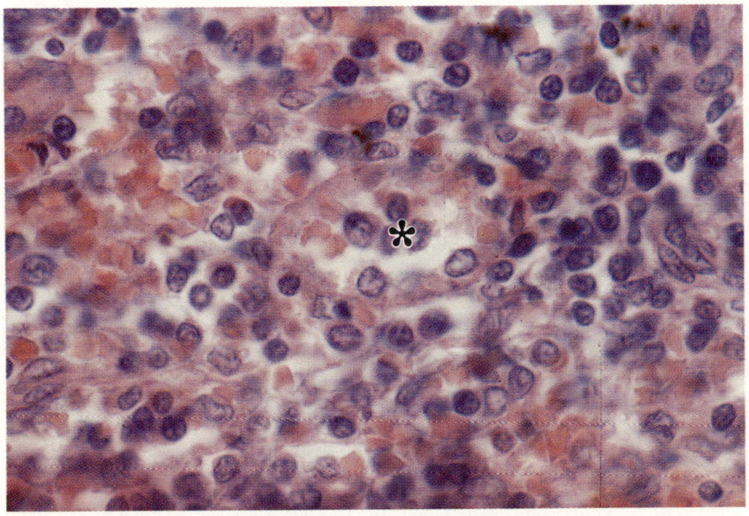

Fig. 11-21. MO a gran aumento de la pulpa roja del bazo. En el centro del campo se distingue un sinusoide esplénico (*). (H&E; × 1.000.)

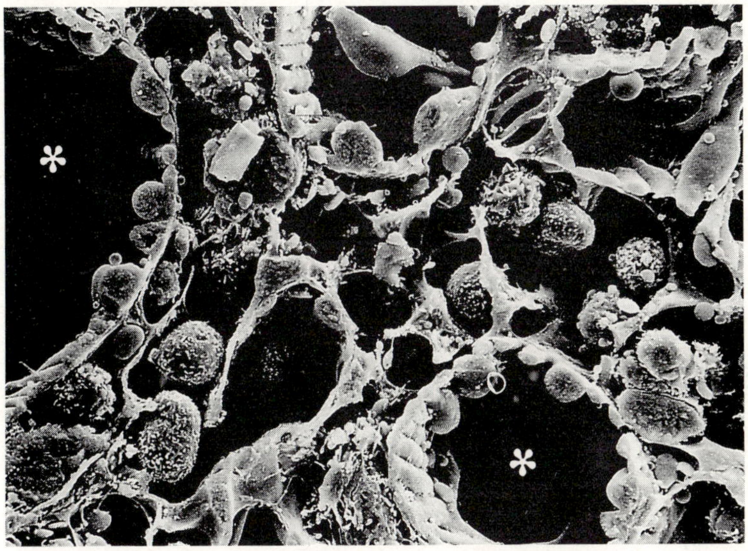

Fig. 11-22. MEB de la pulpa roja del bazo, en la que se distinguen tres sinusoides (*). La pulpa roja que se encuentra entre los sinusoides constituye los cordones de Billroth. Una red de células reticulares con largas prolongaciones sostiene la pulpa roja; en el seno de dicha red se pueden encontrar macrófagos y leucocitos. (× 1.100.)

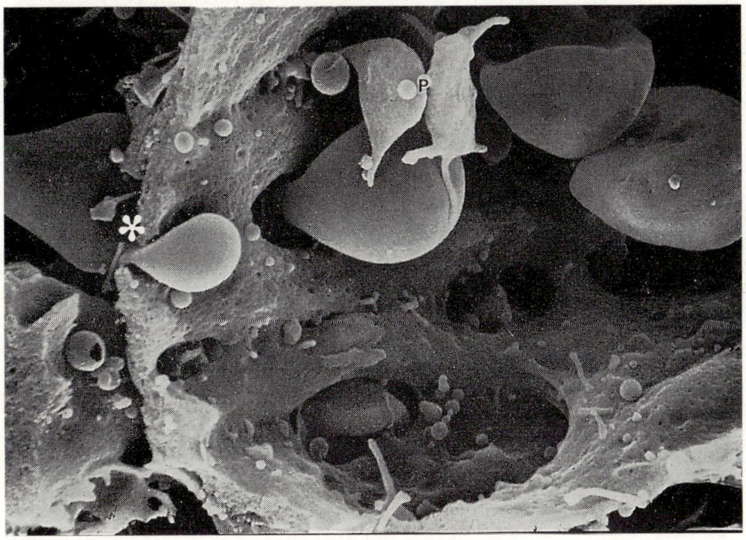

Fig. 11-23. MEB de la superficie interior de un sinusoide esplénico; se aprecia el paso de los eritrocitos a través de grandes aberturas de la pared sinusoidal (*). Con el paso del tiempo va aumentando la rigidez de los hematíes, lo que impide su paso; presumiblemente, las células que quedan retenidas son detectadas por los macrófagos y eliminadas de la circulación. (× 3.000.)

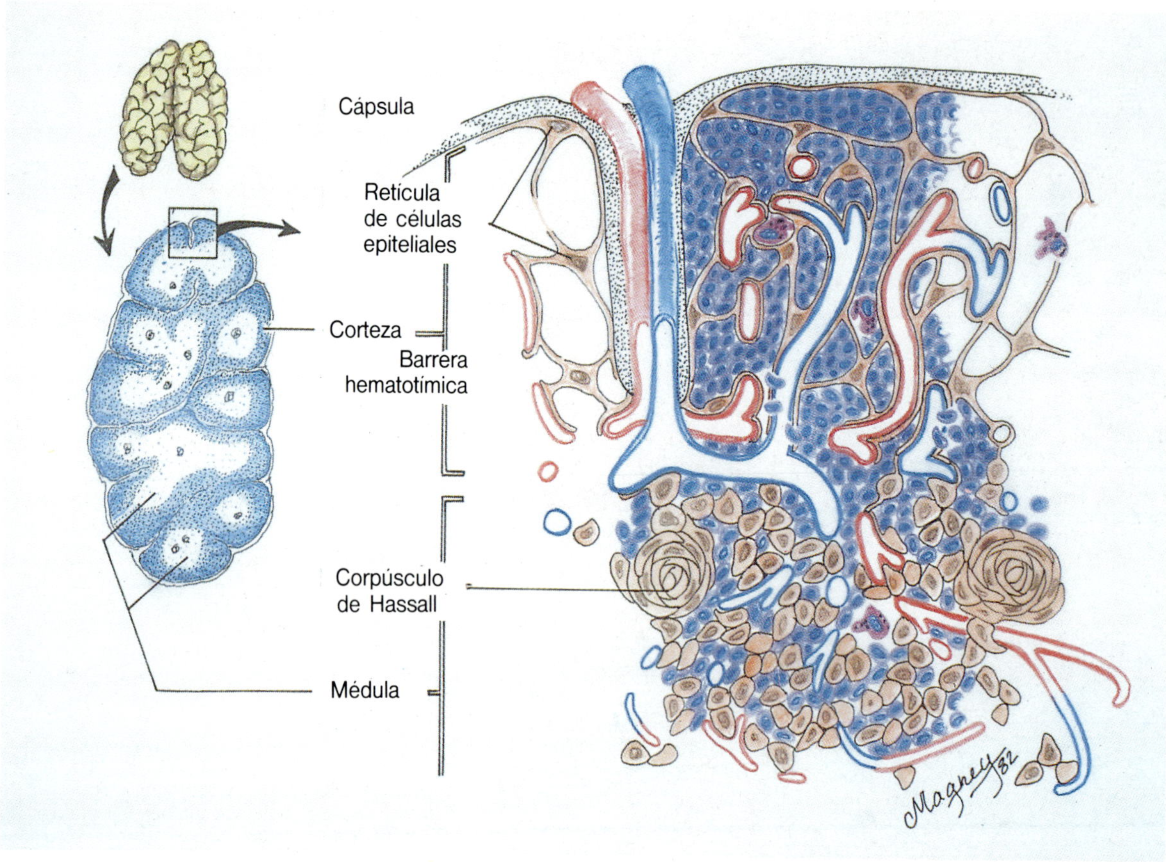

Fig. 11-24. Estructura del timo. Su estroma está formado por células reticulares epiteliales, que secretan factores tímicos. El parénquima del órgano está constituido por linfocitos T sustentados por una red de células del estroma. Obsérvese el sistema de irrigación vascular y los componentes de la barrera hematotímica.

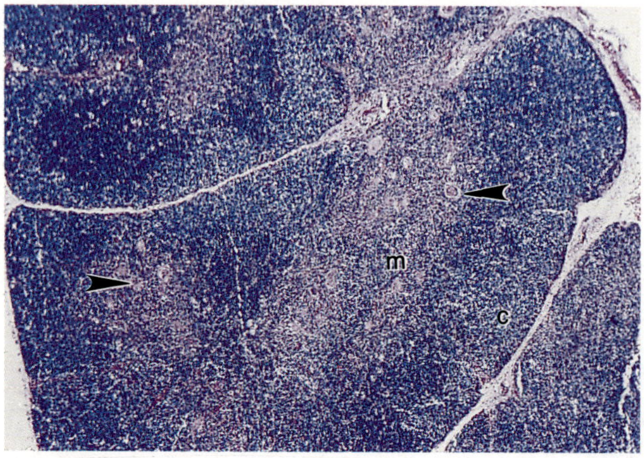

Fig. 11-25. MO a poco aumento de una preparación de timo; se aprecia la organización lobular de la glándula, así como la presencia de una médula continua (m) y una corteza incompleta (c). En el timo no se encuentran nódulos linfáticos. Incluso con este aumento, se observan los corpúsculos de Hassall *(flechas)* en el seno de la médula. (H&E; × 40.)

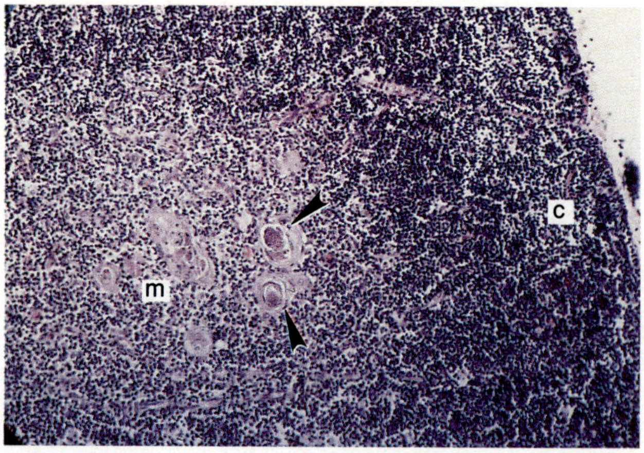

Fig. 11-26. MO a mayor aumento de la corteza y la médula del timo. En la superficie se puede ver una cápsula muy delgada. La corteza (c) está formada por densas masas de linfocitos, mientras que en la médula se aprecian los corpúsculos de Hassall *(flechas)*. (H&E; × 150.)

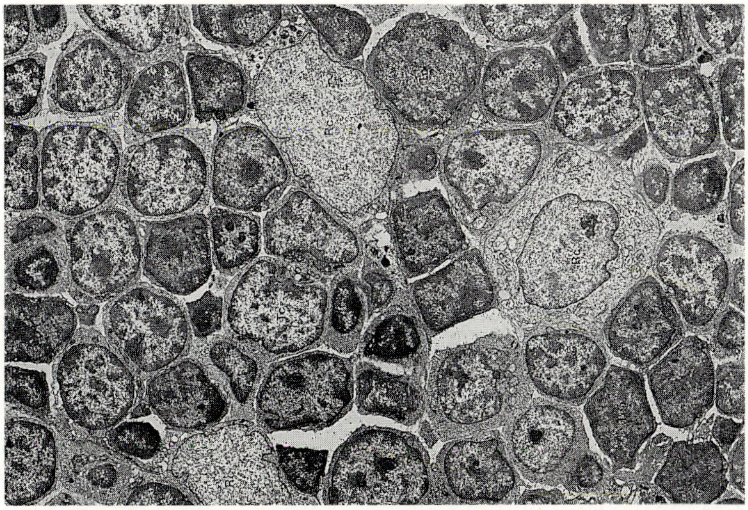

Fig. 11-27. MET de la corteza del timo; se aprecian una gran cantidad de linfocitos y la presencia de células epiteliales tímicas con núcleos vesiculados de gran tamaño. (× 1.500.)

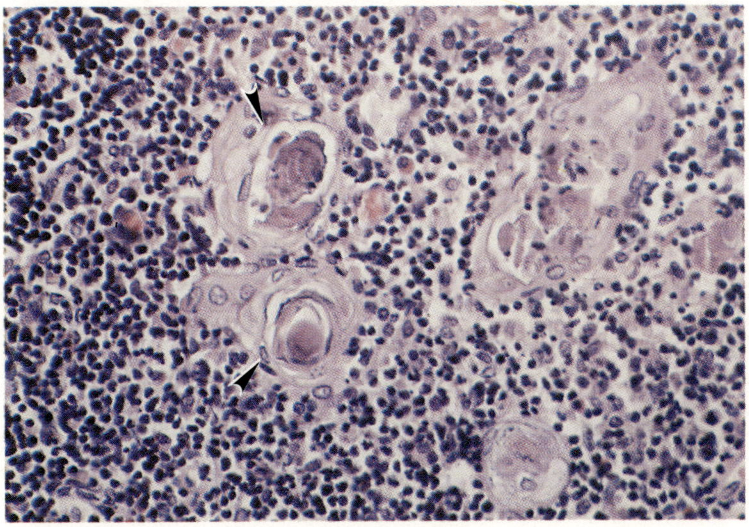

Fig. 11-28. MO a gran aumento de la médula tímica; se observa la naturaleza epitelial de los corpúsculos de Hassall *(flechas).* (× 350.)

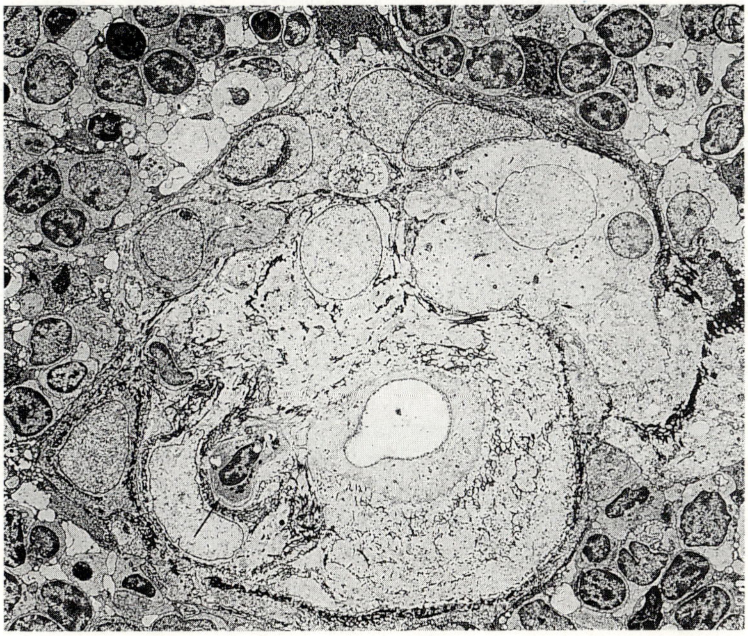

Fig. 11-29. MET de un corpúsculo de Hassall del timo. En el interior del corpúsculo se aprecian con habilidad unos tonofilamentos muy prominentes. La flecha señala un linfocito en proceso de degeneración. El corpúsculo tiene un centro quístico, y las células del recubrimiento epitelial poseen microvellosidades. Sin embargo, ninguna de las células epiteliales del corpúsculo presenta un aparato secretor diferenciable. (× 1.000.)

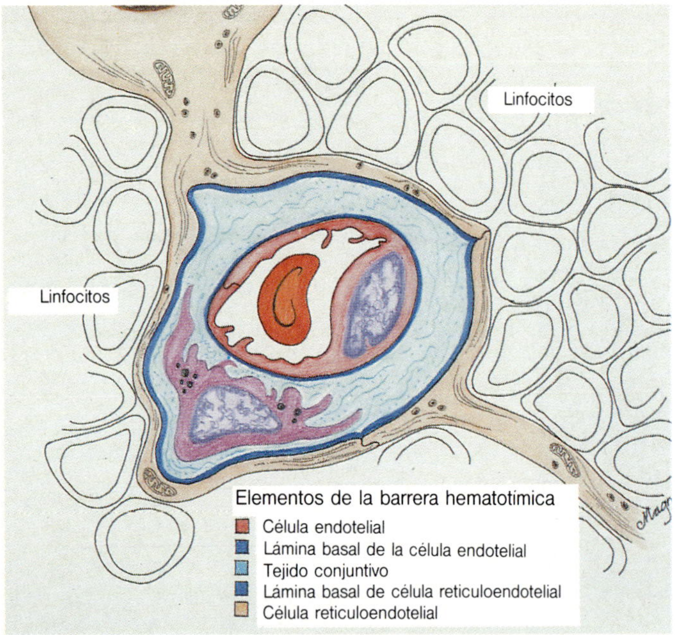

Fig. 11-30. Componentes de la barrera hematotímica. Los componentes celulares incluyen células reticulares epiteliales estrómicas y endoteliales, así como la lámina basal de cada tipo celular.

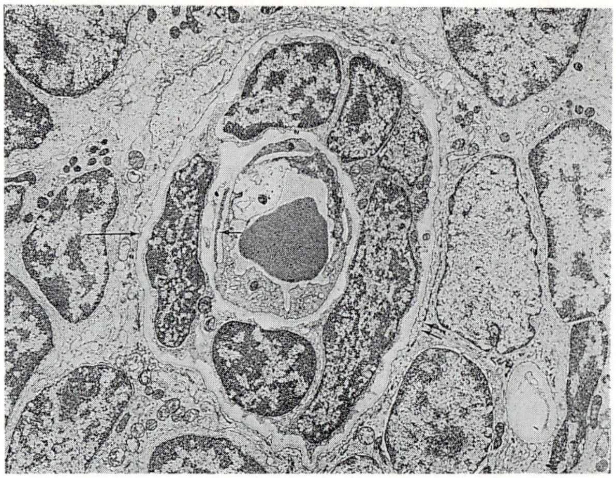

Fig. 11-31. MET de un capilar de la médula tímica rodeado por linfocitos. Las flechas cortas delimitan la lámina basal de la célula endotelial; las flechas largas señalan la lámina basal de la célula epitelial. No se observa la presencia de aberturas endoteliales. (× 1.900.)

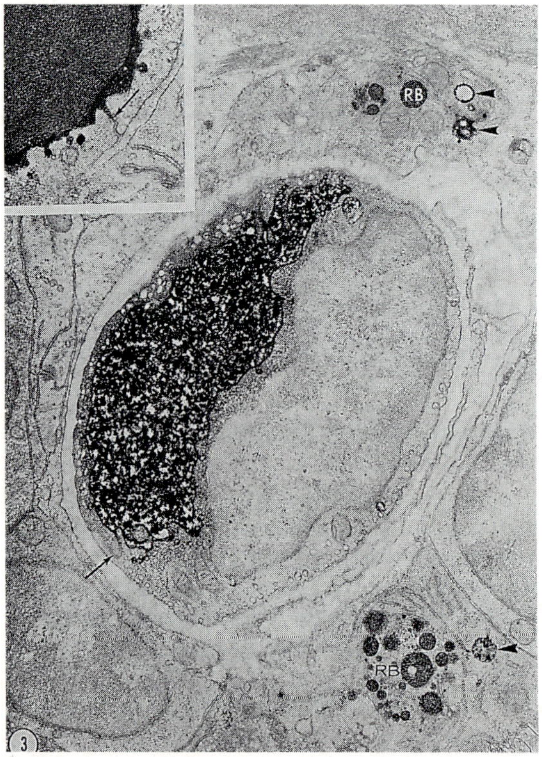

Fig. 11-32. MET de un capilar de la corteza tímica cinco minutos después de la inyección intravenosa de peroxidasa de rábano picante para demostrar la integridad de la barrera hematotímica. La luz del capilar está intensamente teñida por la peroxidasa. La lámina basal endotelial, la adventicia y los espacios intercelulares del parénquima cortical circundante no han teñido con la peroxidasa. También se aprecia la tinción inespecífica de las vacuolas fagocíticas de los macrófagos de la adventicia y de los cuerpos residuales. En el recuadro *(parte superior izquierda)* se observa parte de un capilar de la corteza tímica un minuto después de la inyección intravenosa de citocromo C, utilizado como trazador intravascular. Aparentemente, el producto de la reacción del citocromo C ha quedado detenido en el complejo de unión que existe entre dos células endoteliales. La tinción de los hematíes de la luz vascular se debe a la actividad de seudoperoxidasa de la hemoglobina. RB, cuerpo residual. Las puntas de flecha señalan las vacuolas fagocíticas; la flecha aislada, las uniones intercelulares entre células endoteliales. (× 10.500; recuadro × 15.000.)

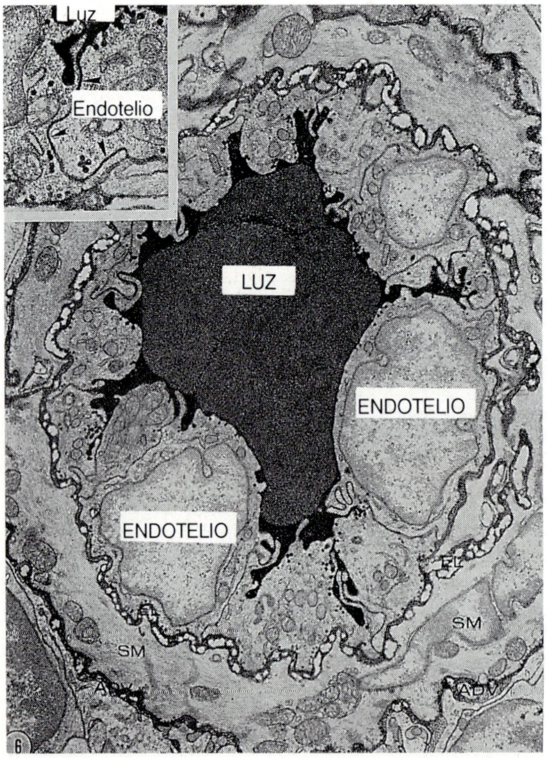

Fig. 11-33. MET de la pared de una arteriola situada en el límite corticomedular del timo cinco minutos después de la inyección intravenosa de peroxidasa de rábano picante para demostrar la ausencia de barrera hematotímica en esta zona. Se observa el producto de la reacción en las hendiduras endoteliales, en las aberturas de la íntima elástica y en la adventicia. En el recuadro *(parte superior izquierda)* se puede comprobar que la hendidura que existe entre células endoteliales adyacentes se ha teñido en toda su extensión con la misma intensidad que el plasma sanguíneo, lo que indica que la peroxidasa puede difundir por esa vía desde la luz hacia el espacio adventicio circundante. También se observa una tinción de intensidad similar en el interior de las vénulas poscapilares de la médula. (× 6.200; recuadro × 10.600.)

CAPÍTULO 12

LAS GLÁNDULAS EXOCRINAS

LAS GLÁNDULAS EXOCRINAS SON invaginaciones del tejido epitelial hacia el tejido conjuntivo subyacente. Este tipo de glándulas sintetiza productos para la secreción que salen a través de un sistema ductal a la superficie epitelial, donde quedan sobre el epitelio del que se deriva la glándula. Las glándulas exocrinas pueden clasificarse de la siguiente manera:

A. Por el número de células:

1. **Unicelulares.** Las glándulas exocrinas más simples están compuestas por células glandulares individuales dispersas por un epitelio. Son ejemplos típicos las células caliciformes del aparato respiratorio y el tubo digestivo.
2. **Multicelulares.** La mayoría de las glándulas exocrinas son multicelulares, y las células secretoras suelen organizarse en túbulos o en racimos de células (acinos), o en una combinación de ambos. Las glándulas multicelulares deben tener **conductos** para poder transportar la secreción desde la **unidad secretora** hasta la superficie.

B. Por la naturaleza del producto secretado. Esta clasificación se basa en la relativa abundancia de carbohidratos y proteínas en el producto secretado:

1. **Serosas.** Los productos secretados son fundamentalmente proteicos, y la secreción es acuosa o poco viscosa.
2. **Mucosas.** El producto secretado contiene una gran cantidad de carbohidratos en forma de sialomucinas o sulfomucinas. Tras su secreción, estos productos se hidratan y son bastante viscosos. La parte secretora de las glándulas mucosas puede estar rodeada por **células mioepiteliales**; se cree que la actividad contráctil de esas células ayuda a movilizar las secreciones viscosas hacia y a través del sistema ductal.
3. **Seromucosas (mixtas).** El producto secretado contiene cantidades variables de sustancias serosas y mucosas.

C. Por la forma de secreción:

1. **Secreción merocrina.** Ésta es la forma habitual de secreción exocrina de casi todas las glándulas. Los gránulos de secreción se fusionan con la membrana celular y el producto sale al espacio extracelular, por un proceso conocido como exocitosis.
2. **Secreción holocrina.** Toda la célula sale con la secreción. Un ejemplo de secreción holocrina puede encontrarse en las glándulas sebáceas de la piel.
3. **Secreción apocrina.** El producto secretado sale por desprendimiento de fragmentos de citoplasma que contienen dicho producto. Esta forma tan particular de secreción se puede observar en las glándulas mamarias y en las glándulas sudoríparas especializadas.

D. Por la disposición del conducto y las unidades secretoras:

1. **Sistema ductal.** Como se indica en la figura 12-1, los conductos se encargan del transporte del producto secretado hasta la superficie epitelial. No obstante, el producto se puede alterar durante este proceso debido a la actividad secretora adicional de las células ductales (como las células ductales granuladas de las glándulas salivares, que contienen calicreínas o lisozima) o por la modificación del contenido hidroelectrolítico de la secreción (p. ej., en los conductos estriados de las glándulas salivares).
   a. **Simple.** La glándula tiene un único conducto no ramificado, que puede ser recto o espiralado.
   b. **Compuesto o ramificado.** Los conductos de estas glándulas presentan diversas ramificaciones.
2. **Unidades secretoras:**
   a. **Tubulares.** Las células glandulares se organizan en tubos que pueden ser rectos, espiralados o ramificados.
   b. **Acinares.** Las células se organizan en grupos arracimados que desembocan en un canal secretor que se continúa con el sistema ductal.

Entre las principales glándulas exocrinas del organismo cabe citar las **glándulas salivares mayores (parótida, submandibular, sublingual)** y el **páncreas**. Cada una de estas glándulas posee una delicada cápsula colagenosa y un sistema ductal perfectamente definido que descarga sus secreciones en el tubo digestivo, y está inervada por el sistema nervioso autónomo. Estas glándulas tienen las siguientes características histológicas:

GLÁNDULA PARÓTIDA

Esta glándula acinar compuesta y ramificada produce una secreción serosa que representa aproximadamente un 25% del flujo salivar. Histológicamente, se caracteriza por las células acinares serosas, los numerosos conductos estriados y la infiltración adiposa.

GLÁNDULA SUBMAXILAR

Esta glándula tubuloacinar ramificada produce aproximadamente un 70% del flujo salivar. Aproximadamente, el 80% de la glándula está constituido por células serosas; un 5% de la misma está formado por túbulos mucosos rematados por grupos de células serosas conocidos como semilunas serosas. Dado que la secreción de esta glándula es fundamentalmente serosa, los conductos estriados están muy desarrollados y son abundantes en cada lóbulo.

GLÁNDULA SUBLINGUAL

La glándula sublingual es una glándula tubular ramificada cuya secreción mucosa constituye aproximadamente el 5% del flujo salivar. Las unidades secretoras están compuestas fundamentalmente por células mucosas organizadas en túbulos dotados de semilunas serosas. Dada la mayor viscosidad de su secreción (con menos agua libre), los conductos estriados implicados en el transporte iónico escasean en la glándula sublingual y son poco frecuentes en sus lóbulos.

PÁNCREAS

El páncreas tiene funciones endocrinas y exocrinas. El páncreas exocrino es una glándula acinar compuesta que produce diversas enzimas digestivas. Histológicamente tiene una estructura similar a la de la glándula parótida. No obstante, es difícil visualizar los conductos intralobulares en los lóbulos pancreáticos. En cada acino penetran los conductos intercalados; allí, las células ductales reciben el nombre de células centroacinares. El páncreas carece de conductos estriados, aunque el sistema ductular secreta cantidades importantes de bicarbonato.

En capítulos posteriores comentaremos las glándulas exocrinas asociadas a los principales órganos y sistemas del organismo, como la piel y el aparato reproductor.

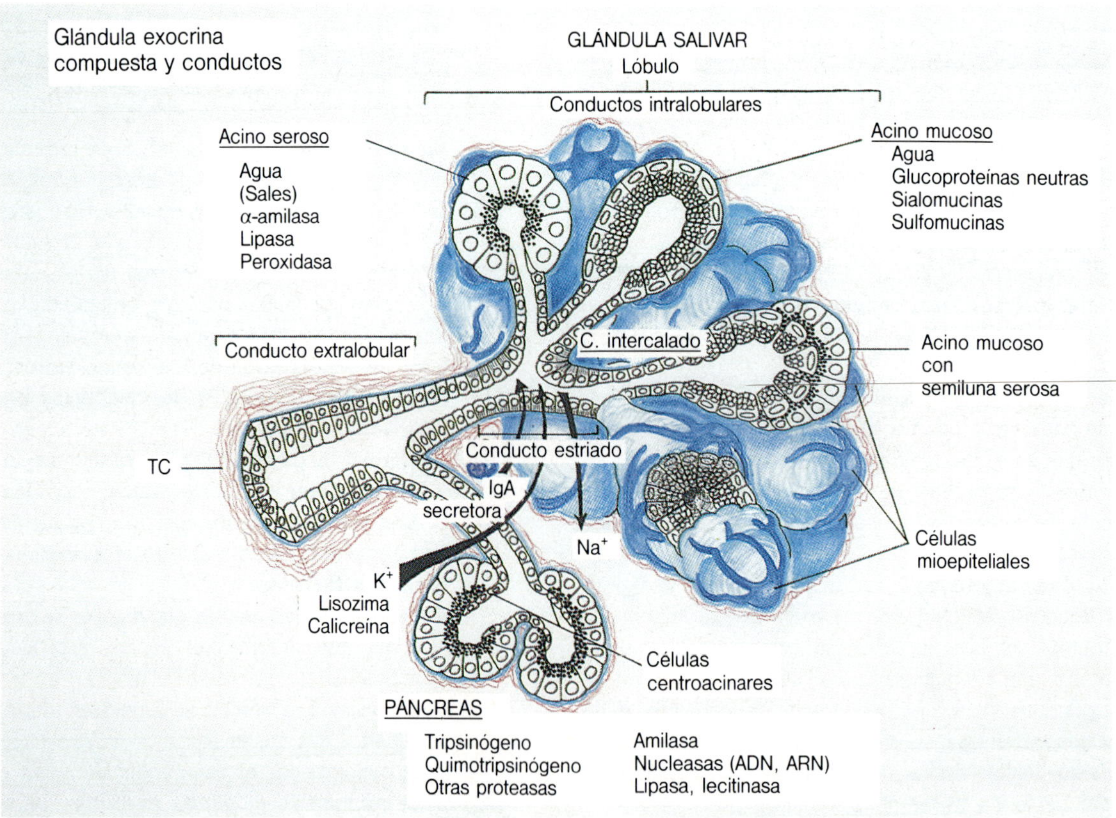

Fig. 12-1. Estructura y actividad de las glándulas exocrinas y de sus sistemas ductales de drenaje. Se dice que los conductos son intralobulares cuando se encuentran en el interior de los lóbulos (aquí se incluyen los conductos intercalados y los estriados), mientras que los interlobulares se encuentran en el seno del tejido conjuntivo que existe entre los lóbulos y que drenan las secreciones de varios lóbulos adyacentes. Las glándulas salivares pueden producir secreciones serosas (glándula parótida) o seromucosas mixtas (glándulas submandibular y sublingual). La producción serosa de los acinos puede sufrir modificaciones a causa del intercambio iónico (conductos estriados), la actividad secretora de las células ductales granuladas intralobulares, y el transporte de IgA secretora a la luz por unión a los receptores de las células acinares y/o ductales.

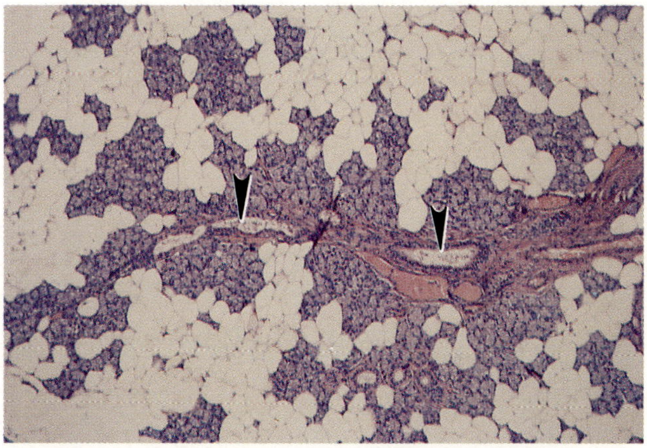

Fig. 12-2. MO a poco aumento de una preparación de glándula parótida; se distinguen los acinos serosos y sus conductos rodeados por un gran número de adipocitos. En el centro del lóbulo se aprecian los conductos intralobulares *(flechas)*. (H&E; × 100.)

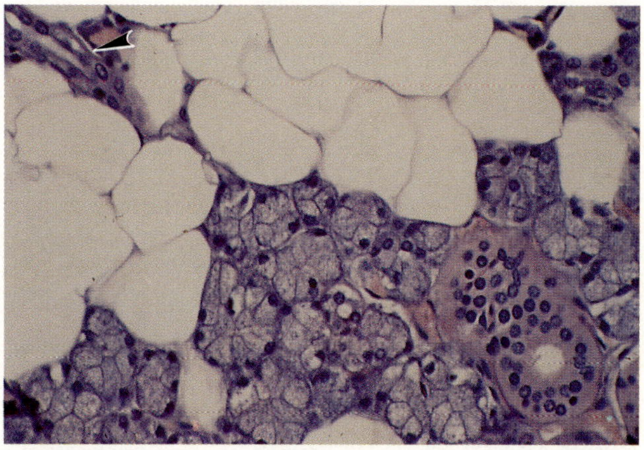

Fig. 12-3. MO de un lóbulo parotídeo; se observan un conducto intercalado *(flecha)* y otro estriado *(esquina inferior derecha)*. En la periferia acinar, se distinguen los núcleos de las células serosas basófilas. (H&E; × 400.)

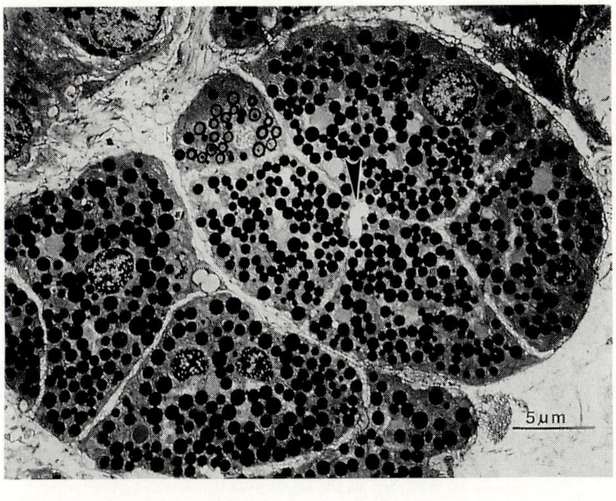

Fig. 12-4. MET de unos acinos parotídeos de una glándula sin estimular; pueden verse células serosas con numerosos gránulos de secreción en el citoplasma apical junto a la luz central del canal secretor *(flecha)*. (× 2.200.)

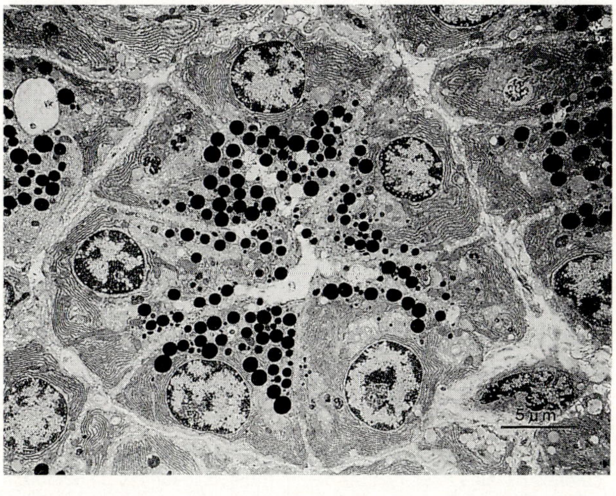

Fig. 12-5. MET de unos acinos parotídeos de una glándula que ha recibido estímulo secretor. En comparación con los acinos no estimulados de la figura 12-4, las células acinares estimuladas contienen menos gránulos de secreción debido a que se han descargado en el sistema ductal. (× 2.200.)

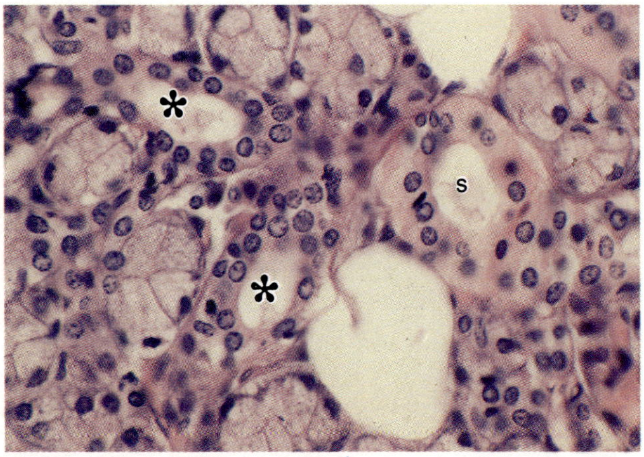

Fig. 12-6. MO de un lóbulo parotídeo; entre los acinos serosos se pueden distinguir conductos intercalados (*) y estriados (s). También se aprecian varios adipocitos. (H&E; × 500.)

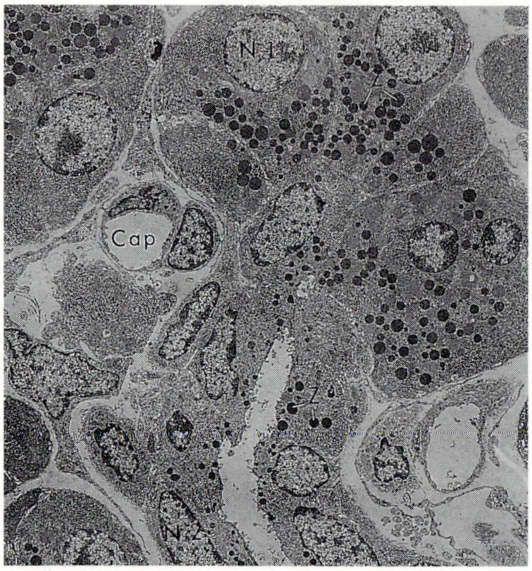

Fig. 12-7. MET de la unión entre un acino exocrino y un conducto intercalado. Obsérvese la conexión de las células del conducto intercalado con el acino. Compárese esta imagen con la MO de los conductos intercalados de la figura 12-6. Cap, capilar; N, núcleo. (× 1.500.)

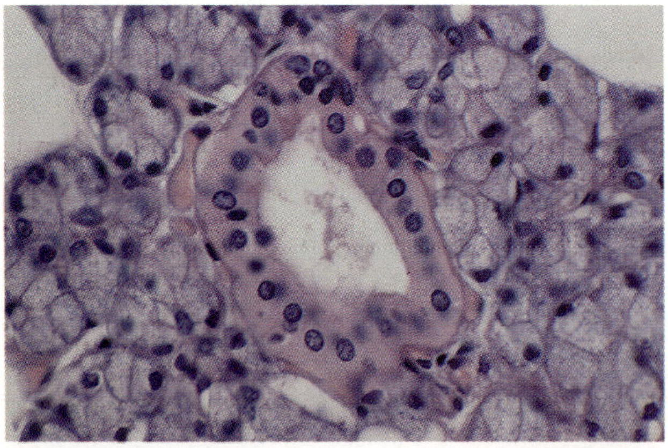

Fig. 12-8. MO de un conducto estriado. Está formado por células cilíndricas con un núcleo situado centralmente a causa de las invaginaciones basales relacionadas con el transporte iónico. La acidofilia de las células ductales se debe a las numerosas mitocondrias que poseen (v. fig. 12-9). (H&E; × 500.)

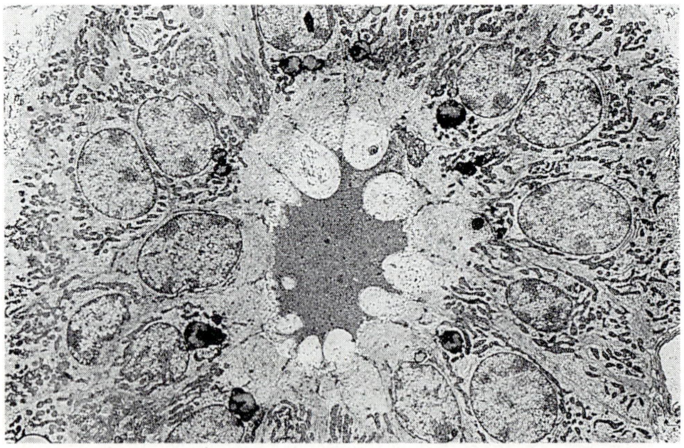

Fig. 12-9. MET de un conducto estriado de la glándula parótida. Las células ductales, cilíndricas y altas, poseen numerosas mitocondrias entre las invaginaciones de la plasmalema basal. (× 2.500.)

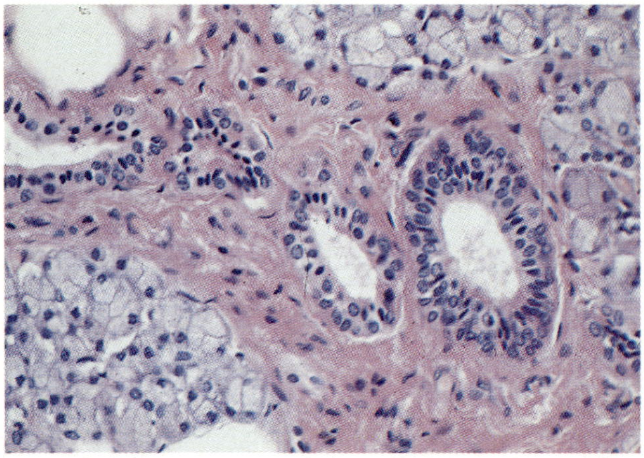

Fig. 12-10. MO de algunos conductos interlobulares. Dichos conductos están recubiertos por grandes cantidades de colágeno en su recorrido entre los lóbulos contiguos del tejido glandular. Suelen tener un epitelio cilíndrico o cúbico estratificado. (H&E; × 300.)

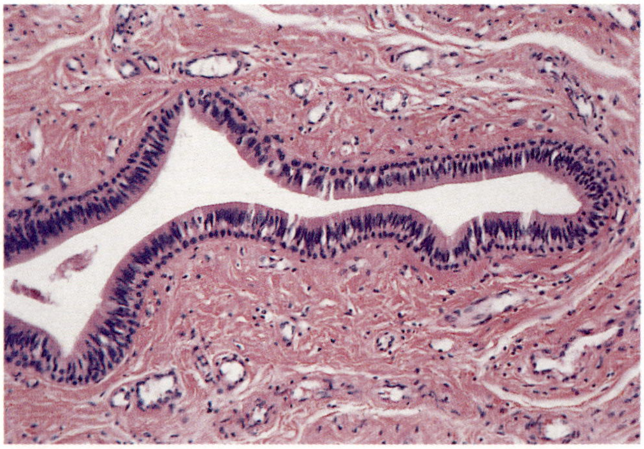

Fig. 12-11. MO del conducto excretor principal constituido por un epitelio cilíndrico estratificado, rodeado por grandes cantidades de tejido conjuntivo colagenoso. (H&E; × 150.)

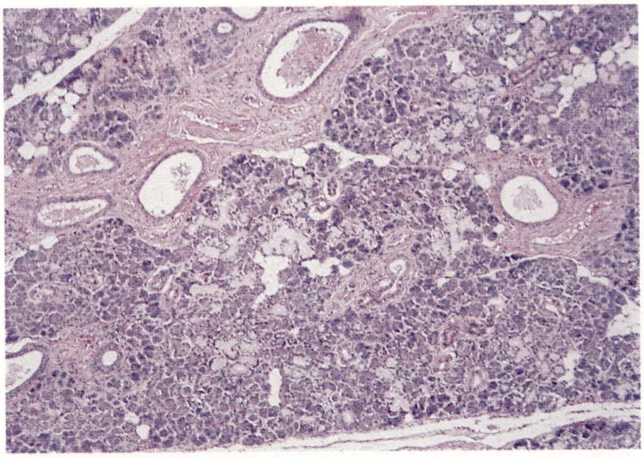

Fig. 12-12. MO a poco aumento de una preparación de glándula submandibular; se distinguen los conductos interlobulares y los lóbulos secretores. (H&E; × 75).

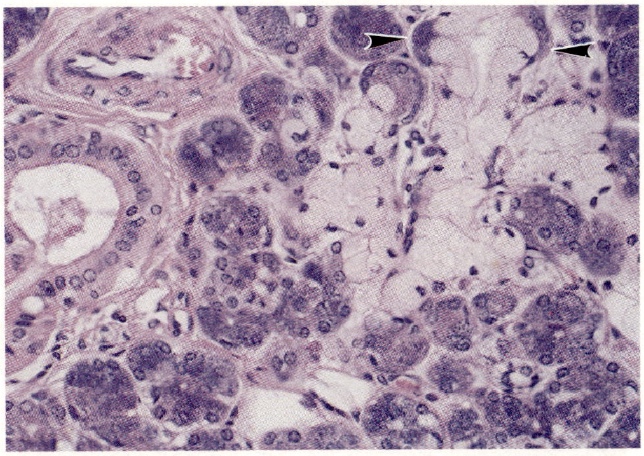

Fig. 12-13. MO a mayor aumento de un lóbulo de la glándula submandibular con unidades secretoras serosas y mucosas. A la izquierda se aprecia parte de un conducto estriado. Obsérvese también la presencia de semilunas serosas *(flechas)*. (H&E; × 300.)

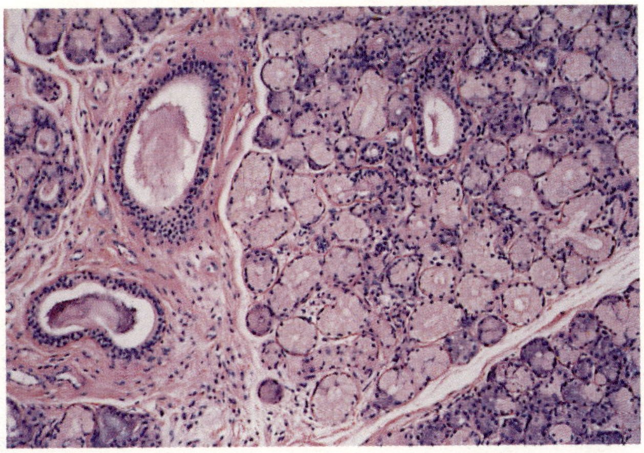

Fig. 12-14. MO a poco aumento de una preparación de glándula sublingual; se aprecian los conductos interlobulares y algunos conductos intralobulares en el interior del lóbulo glandular. (H&E; × 300.)

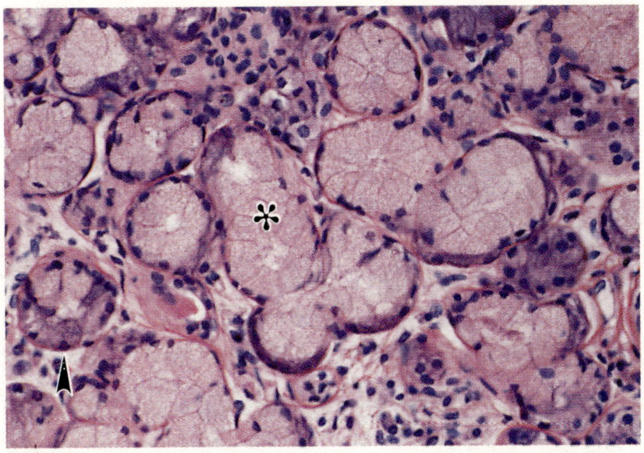

Fig. 12-15. MO de una preparación de glándula sublingual a mayor aumento; se distinguen algunos acinos mucosos (*) rodeados por células mioepiteliales. En algunos acinos hay células serosas *(flecha)*. (H&E; × 100.)

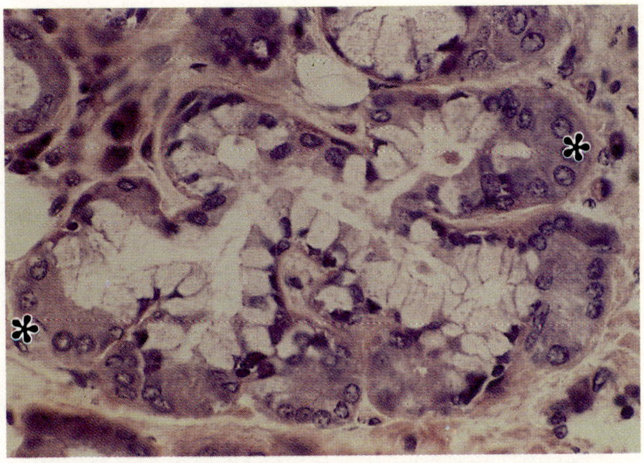

Fig. 12-16. MO de una glándula mixta seromucosa. Los grupos de células basófilas (*) que forman medias lunas en los extremos de los túbulos mucosos son semilunas serosas. (H&E; × 500.)

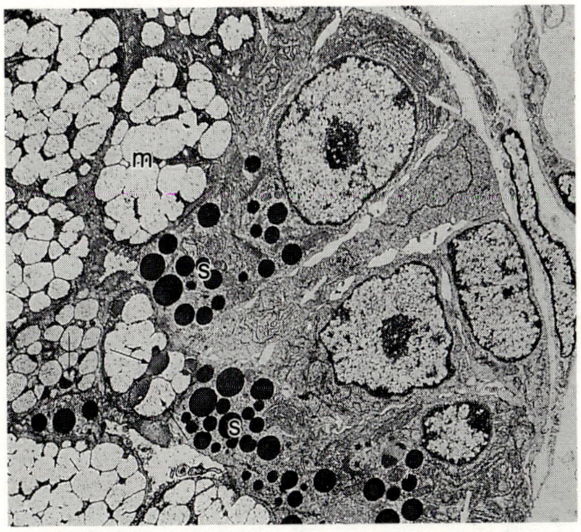

Fig. 12-17. MET de unos acinos de la glándula sublingual; poseen células mucosecretoras (m) y serosecretoras (s). Los gránulos mucosos contienen muchos carbohidratos y son electrolúcidos, mientras que los gránulos serosos contienen más proteínas, por lo que son más opacos a los electrones. En la periferia acinar puede verse una célula mioepitelial (*). (× 3.500.)

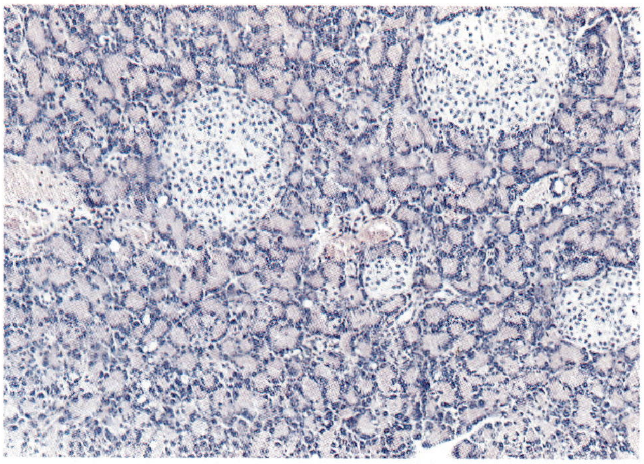

Fig. 12-18. MO a poco aumento de una preparación de páncreas. Intercalados entre los acinos serosos, pueden verse masas pálidas de células endocrinas que forman los islotes de Langerhans. (H&E; × 100.)

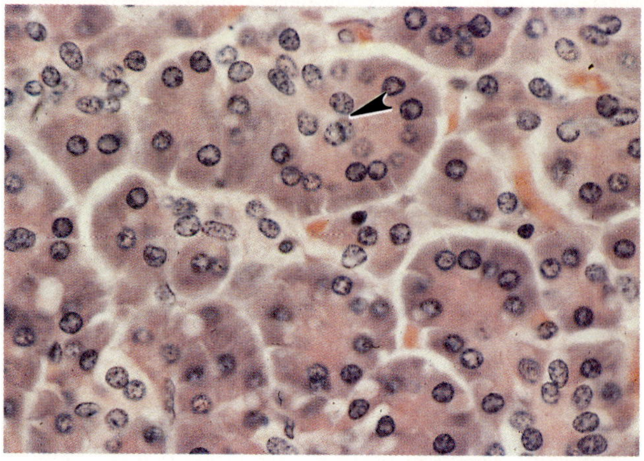

Fig. 12-19. MO a gran aumento que permite examinar la estructura de los acinos pancreáticos. En el acino de la parte superior, pueden verse agrupados *(flecha)* los núcleos de unas células que son el inicio de un conducto intercalado. Dichas células reciben el nombre de células centroacinares. (H&E; × 500.)

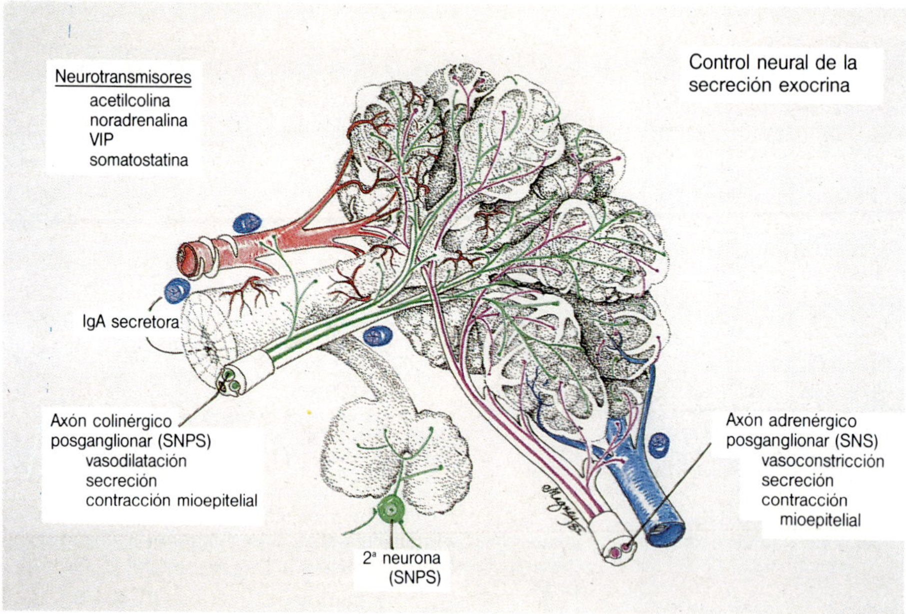

Fig. 12-20. Regulación neural de la secreción exocrina. El sistema nervioso autónomo inerva las glándulas exocrinas a través de sus divisiones simpáticas y parasimpáticas. Las fibras nerviosas acaban en pequeñas terminaciones dilatadas que se unen estrechamente con unas depresiones existentes en la superficie basal de las células acinares (v. fig. 12-21).

Fig. 12-21. Estas MET permiten estudiar la inervación vegetativa de una célula acinar parotídea. En la fotografía **A** se observa una terminal nerviosa amielínica por debajo de la lámina basal. En la fotografía **B** la terminal nerviosa amielínica ha penetrado también en la membrana basal y se encuentra en una invaginación de la célula acinar. Las flechas señalan unas cisternas subsuperficiales. LV, vesículas de gran tamaño. (A, × 19.500; B, × 25.600.)

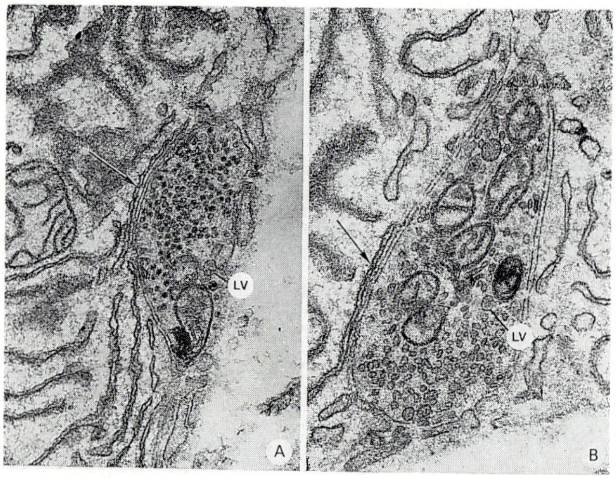

◆

CAPÍTULO 13

LAS GLÁNDULAS ENDOCRINAS

LAS GLÁNDULAS ENDOCRINAS suelen estar constituidas por células epiteliales que han crecido en el seno del tejido conjuntivo y después han perdido sus conductos de comunicación con el epitelio superficial del que proceden. Liberan sus secreciones, u **hormonas**, a la corriente circulatoria, que se encarga de distribuirlas a **órganos diana** más o menos lejanos. Debido a ello, las glándulas endocrinas están profusamente irrigadas por capilares fenestrados, que facilitan la difusión de sus hormonas a través de la sangre en respuesta a diferentes estímulos químicos o nerviosos.

Las hormonas son sustancias químicas con efectos muy concretos sobre diferentes partes del organismo; por lo general, **integran, coordinan** y **controlan** los procesos orgánicos por medios químicos. Las hormonas pueden ser moléculas modificadas de **aminoácidos, péptidos, proteínas** o **esteroides**. Las glándulas endocrinas tienen una cápsula de tejido conjuntivo y un estroma de fibras reticulares en cuyo seno se encuentran las células parenquimatosas. En este capítulo hablaremos de estas glándulas, que están muy distribuidas por el organismo. En capítulos posteriores comentaremos otras formaciones de tejido endocrino que se pueden encontrar en diferentes órganos, como los riñones, los ovarios, los testículos y el epitelio gastrointestinal.

LA HIPÓFISIS

La **hipófisis** tiene un origen doble. La hipófisis anterior **(adenohipófisis** o **parte distal)** se deriva del epitelio faríngeo (ectodermo), mientras que la hipófisis posterior **(neurohipófisis** o **parte nerviosa)** lo hace del neuroectodermo del hipotálamo en formación. Las neurosecreciones de las neuronas de los **núcleos paraventricular** y **supraóptico** del hipotálamo viajan por sus axones, que pasan por el infundíbulo (a través de la **vía hipotalamohipofisaria**) hasta la neurohipófisis, donde son almacenadas hasta su posterior liberación en dilataciones axónicas conocidas como **cuerpos de Herring**. Existe un **sistema porta hipofisario** de vénulas que transporta hormonas liberadoras o inhibidoras producidas por otras neuronas hipotalámicas hasta las células de la adenohipófisis, donde regulan la producción y secreción de hormonas que tienen efectos tróficos sobre otras glándulas endocrinas o tejidos del organismo. Se cree que la **parte intermedia**, situada entre la distal y la nerviosa, y la **parte tuberal**, que forma una funda alrededor del tallo infundibular por el que pasa el sistema porta hipofisario, son componentes (funcionales) de la adenohipófisis.

La hipófisis se encuentra en el interior de la silla turca del hueso esfenoides y está rodeada por una cápsula que se fusiona con la duramadre. Las células parenquimatosas de la glándula y los sinusoides circundantes están sustentados por un estroma de fibras reticulares. La glándula recibe su suministro sanguíneo de las ramas hipofisarias de la arteria carótida interna.

EL TIROIDES

La glándula tiroides consta de dos lóbulos unidos por un istmo y está recubierta por una cápsula de dos capas de tejido conjuntivo. El tiroides se encuentra junto a la parte inferior de la faringe y la parte superior de la tráquea y recibe abundante suministro de sangre a través de las arterias tiroideas del tronco tirocervical y de la carótida externa. Las células parenquimatosas del tiroides tienen su origen embrionario en el epitelio faríngeo y se organizan en agrupaciones celulares huecas o **folículos**. La pared está formada por células foliculares de morfología variable (desde cúbica baja hasta cilíndrica), dependiendo de su estado funcional. La luz folicular está llena de un **«coloide»** gelatinoso, que es la forma en que la glándula almacena el producto que sintetiza, una glucoproteína denominada **tiroglobulina**, que contiene tirosina, un aminoácido yodado. Bajo influencia de la **hormona estimulante del tiroides (TSH)** de la hipófisis anterior, las células foliculares sintetizan y almacenan la tiroglobulina en forma de coloide. Simultáneamente, los lamelipodios que poseen las membranas apicales de las células foliculares engloban y endocitan el coloide.

En el interior de las células foliculares, la tiroglobulina es degradada por el aparato lisosómico formando tirosinas yodadas, que salen por la membrana basal en forma de **hormona tiroidea (tiroxina o tetrayodotironina, y triyodotironina)**. La hormona tiroidea regula el ritmo metabólico, estimula el metabolismo celular, y junto con la hormona del crecimiento, garantiza la correcta formación de las células cerebrales y la mielinización axónica. Junto a la zona basal del epitelio folicular, se encuentran las **células C** o **parafoliculares**, que se encargan de producir la **tirocalcitonina**, una hormona que reduce la concentración sanguínea del calcio (un efecto opuesto al de la parathormona) y favorece la osteogénesis.

GLÁNDULAS PARATIROIDES

En la parte posterior del tiroides, englobadas por la cápsula tiroidea, se encuentran las cuatro glándulas paratiroides, de pequeño tamaño, que reciben un gran aporte sanguíneo de los vasos que atraviesan el tiroides. Las paratiroides secretan **parathormona (PTH)**, que regula la absorción/reabsorción del calcio, y, mediante un **factor estimulante de los osteoclastos**, eleva las concentraciones sanguíneas de dicho ion por medio de la osteólisis. Las **células principales**, dispuestas en masas compactas o cordones anastomosados, se encargan de producir la hormona paratiroidea, un polipéptido que se sintetiza y se libera inmediatamente que descienden los niveles de calcemia. También están presentes en las glándulas las **células oxífilas**, de mayor tamaño que las principales y que aparecen aisladas o formando pequeñas masas acidófilas, y las **células claras** o de **Wasserhelle**, que contienen grandes cantidades de glucógeno. Al preparar el tejido para el microscopio óptico se elimina el glucógeno, por lo que el citoplasma de las células de Wasserhelle presenta un aspecto muy claro. Aún no se ha conseguido establecer el papel funcional de las células oxífilas y de Wasserhelle.

GLÁNDULAS SUPRARRENALES

Las glándulas suprarrenales están unidas a los polos superiores de los riñones por una gruesa cápsula de tejido conjuntivo. Las propias glándulas se dividen en una **corteza** exterior muy sólida, que se deriva del **mesodermo embrionario**, y una **médula**, que procede de las **crestas neurales**. A través de la cápsula penetran ramas de las arterias suprarrenal, frénica inferior y renal, y forman plexos de capilares. La sangre llega a través de capilares sinusoidales, filtrándose entre cordones de células parenquimatosas corticales hasta llegar a la médula, pudiendo acceder también directamente a la misma a través de otros vasos (arteriolas). De la médula, la sangre drena hacia las venas suprarrenales.

El tejido cortical se subdivide en zonas con nombres que describen la organización de las células parenquimatosas. La **zona glomerulosa**, situada inmediatamente por debajo de la cápsula, sintetiza la **aldosterona**, un mineralocorticoide que actúa sobre el riñón, regulando los niveles de sodio y potasio del organismo. La secreción de la aldosterona está regulada por el propio riñón a través del **sistema de renina-angiotensina**. La **zona fasciculada** sintetiza **glucocorticoides** (como el **cortisol** y la **corticosterona**), que tienen una gran importancia en la respuesta inflamatoria. La **zona reticular** se encuentra junto al tejido medular y también produce glucocorticoides y pequeñas cantidades de **andrógenos**. La secreción de los glucocorticoides y los andrógenos está regulada por la **hormona adrenocorticotrópica (ACTH)**. La médula, que representa aproximadamente el 10% de la glándula, está constituida fundamentalmente por **células cromafines**, que reciben ese nombre por su forma de reaccionar con el dicromato potásico. Las células cromafines están reguladas por el sistema nervioso simpático y producen **noradrenalina**, **adrenalina** y **encefalinas**.

ISLOTES DE LANGERHANS

Los **islotes de Langerhans** son grupos de células endocrinas que están dispersos por todo el parénquima pancreático. Constituyen aproximadamente el 1-2% del volumen pancreático y tienen un diámetro aproximado de 100-200 μm.

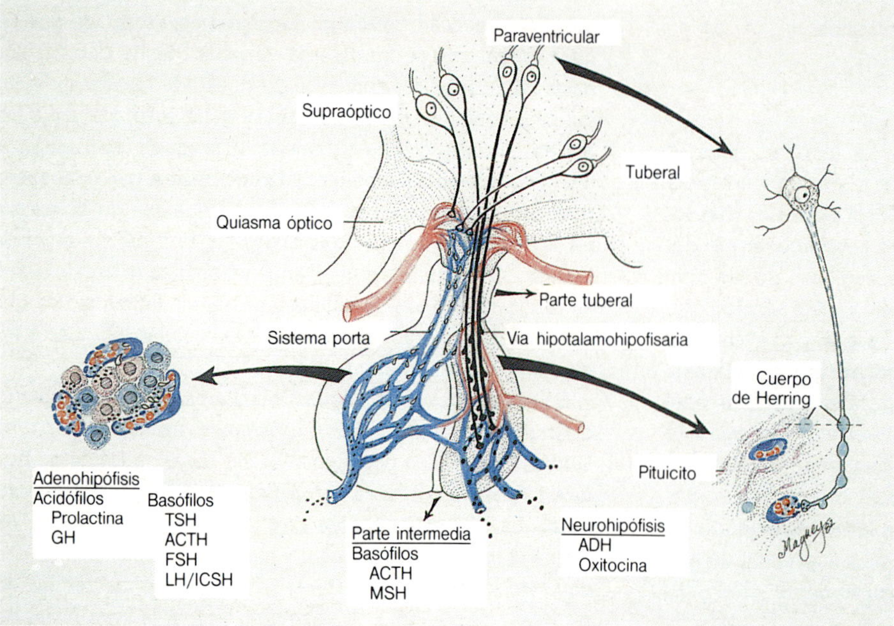

Fig. 13-1. Relaciones entre el hipotálamo y los lóbulos anterior y posterior de la hipófisis. Obsérvese el sistema porta hipotalamohipofisario, que transporta hormonas liberadoras de la eminencia media al lóbulo anterior, donde estimula las células acidófilas o basófilas. Obsérvese también el recorrido de las fibras neuronales desde los núcleos hipotalámicos al lóbulo posterior (vía hipotalamohipofisaria) para liberar las hormonas hipotalámicas en un sitio donde no existe barrera hematoencefálica.

Existen diversas poblaciones de células en los islotes que se encargan de la producción de **insulina (células beta: B), glucagon (células alfa: A), somatostatina (células delta: D), y polipéptido pancreático (células PP)**. Las células beta representan el 60-70% de la masa de los islotes y se organizan en grupos similares a cordones. Las células alfa representan el 15% de la masa y, junto con las células D y PP (menos del 5% del volumen de los islotes), se sitúan en la periferia de las agrupaciones de células beta. El aumento de los niveles de glucemia induce la **secreción de insulina** y el almacenamiento de la glucosa en forma de glucógeno tras las comidas; el descenso de la glucemia induce la **secreción de glucagon**, que estimula a su vez la degradación del glucógeno almacenado en el hígado para formar glucosa y obtener energía entre las comidas. La somatostatina inhibe la secreción de insulina, pero el papel del polipéptido pancreático no está demasiado claro.

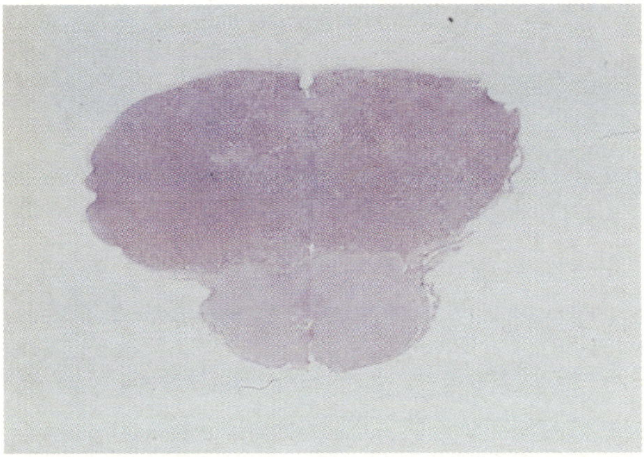

Fig. 13-2. Macrofotografía de la hipófisis. La adenohipófisis es de mayor tamaño y está constituida por células acidófilas y basófilas; es fácil distinguirla de la neurohipófisis, que toma la tinción con menor intensidad. (H&E; × 5.)

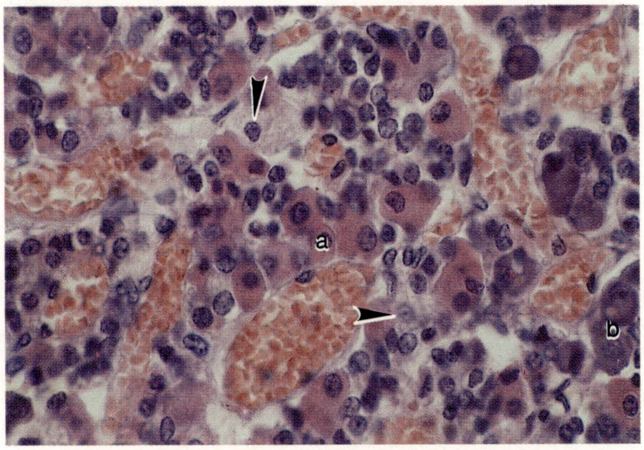

Fig. 13-3. MO de la adenohipófisis; se aprecia la organización en cordones de las células y los vasos sinusoidales. Se distinguen tres tipos de células: acidófilas (a), basófilas (b) y cromatófobas *(flechas)*. Los dos primeros tipos se diferencian por las propiedades tintoriales de sus gránulos de secreción y producen seis hormonas distintas. Las cromatófobas se caracterizan por no tomar la tinción; sabemos actualmente que se trata de acidófilos/basófilos degranulados. (H&E; × 400.)

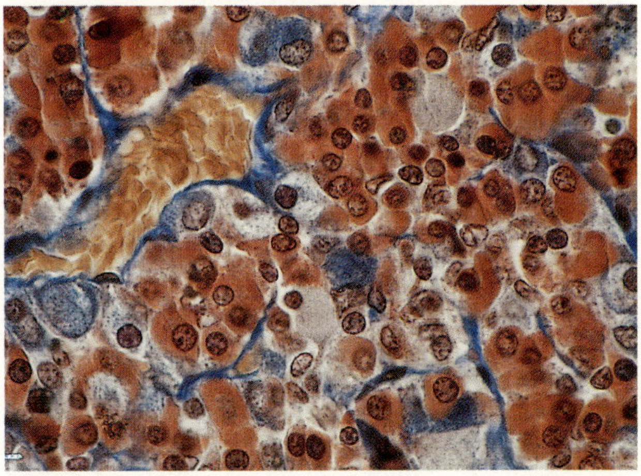

Fig. 13-4. MO de una preparación de adenohipófisis teñida con el método tricrómico de Masson. Se distinguen con claridad las células acidófilas de las basófilas. También se ven las células cromófobas, sin teñir. (× 400.)

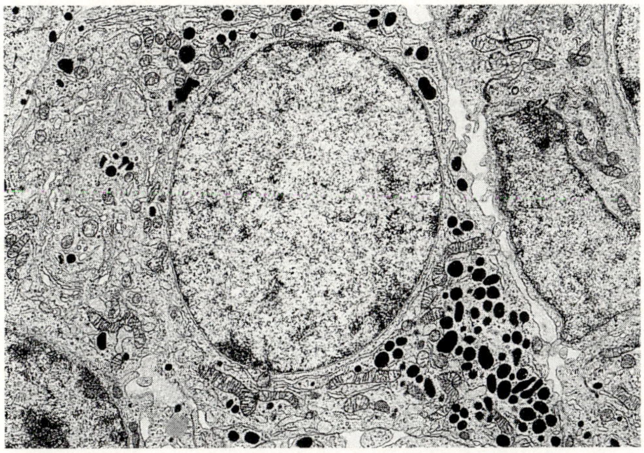

Fig. 13-5. MET de la adenohipófisis en la que se observan las somatotropas. Estas células se caracterizan por la presencia de grandes gránulos redondeados de secreción que contienen hormona del crecimiento. (× 5.100.)

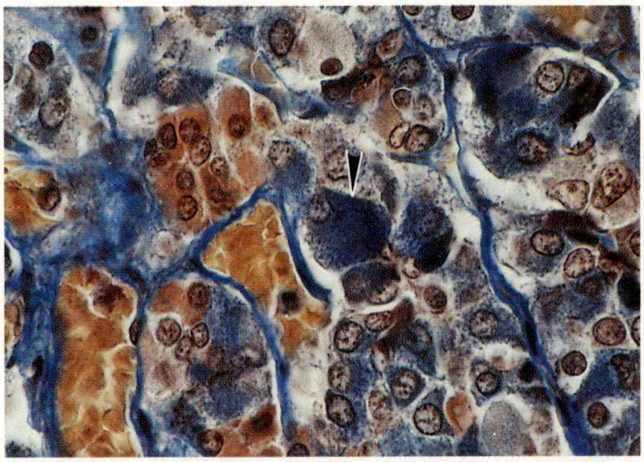

Fig. 13-6. MO de una preparación de adenohipófisis. Esta preparación procede de una mujer ovariectomizada y adrenalectomizada. Al haber eliminado los órganos diana de la ACTH y las gonadotropinas, las células basófilas productoras de esas hormonas se han hipertrofiado para tratar de estimular a las glándulas ausentes. Estas células hipertrofiadas constituyen lo que se ha dado en llamar, respectivamante, células de adrenalectomía o de castración *(flecha)*. (Tinción tricrómica de Masson; × 500.)

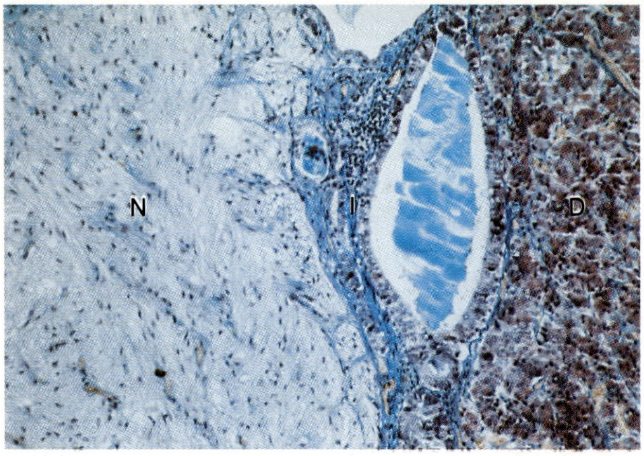

Fig. 13-7. En esta MO se aprecian la adenohipófisis (d), un quiste de Rathke, el lóbulo intermedio (i) y la neurohipófisis (n). El lóbulo intermedio está formado por la parte de la adenohipófisis posterior a la luz del quiste de Rathke. (Tinción tricrómica de Masson; × 100.)

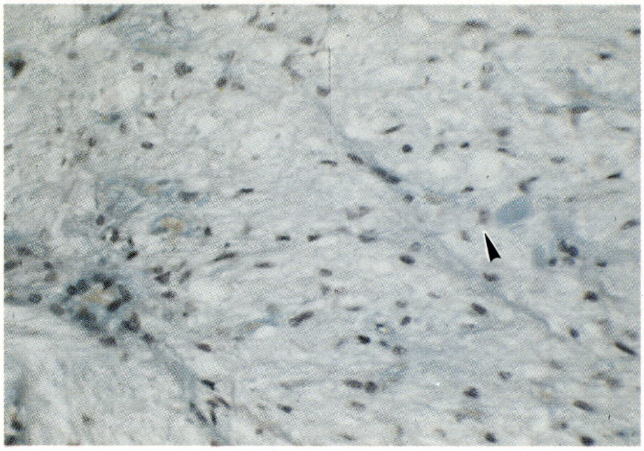

Fig. 13-8. MO a mayor aumento de la neurohipófisis, en la que pueden verse pituicitos (células gliales), células endoteliales y cuerpos de Herring *(flecha)*. Con la tinción tricrómica de Masson, los cuerpos de Herring se distinguen por su suave y homogénea tinción azulada. (× 400.)

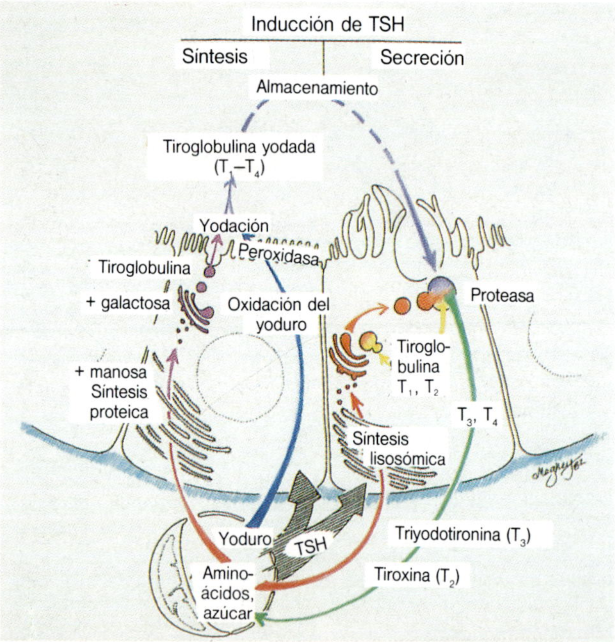

Fig. 13-9. Utilizando moléculas precursoras captadas de la circulación sanguínea, el tiroides sintetiza la tiroglobulina y la almacena en una reserva coloidal común en el interior de la luz formada por grupos esferoidales de células foliculares. Para conseguir la secreción hormonal, la TSH estimula la captación celular por endocitosis del coloide almacenado, su escisión en el sistema lisosómico de la célula, y la posterior liberación de la tiroxina a la circulación sanguínea.

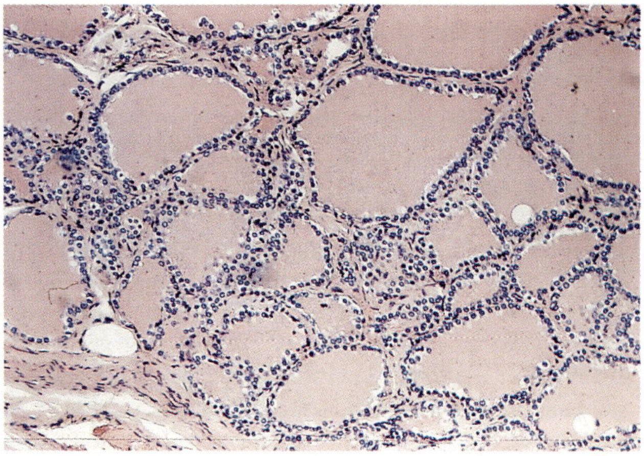

Fig. 13-10. MO de la glándula tiroides; se aprecia la organización esferoidal de las células foliculares y la acumulación del coloide en la luz central. (H&E; × 200.)

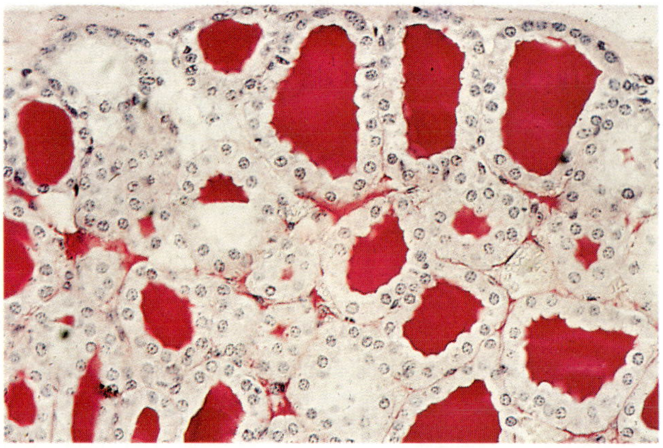

Fig. 13-11. MO de la glándula tiroides teñida con la técnica del PAS. La tiroglobulina es una glucoproteína que se acumula en la luz folicular; por consiguiente, se tiñe de rojo intenso con este método de tinción. (× 300.)

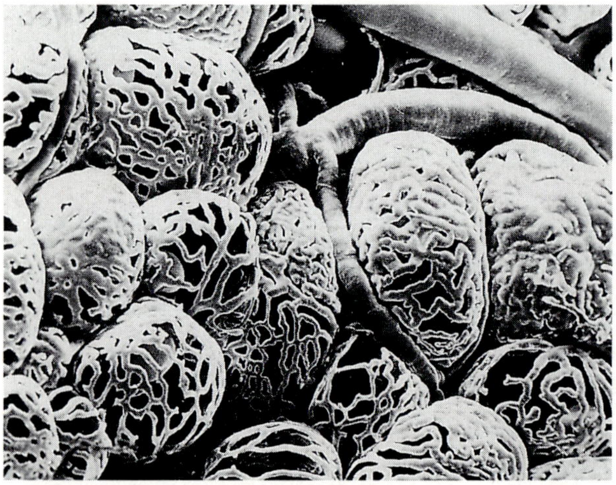

Fig. 13-12. MEB de un molde vascular del tiroides. Obsérvese la tortuosa organización de los capilares alrededor de los folículos, que demuestra la gran vascularización de esta glándula. (× 400.)

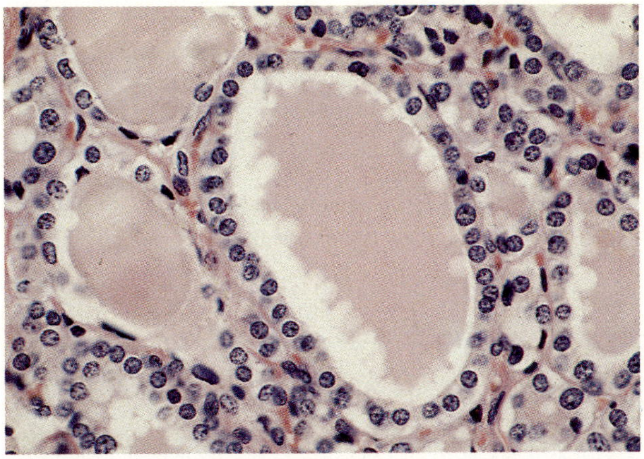

Fig. 13-13. MO de una preparación de tiroides. Se aprecia en el gran folículo central que los bordes del coloide aparecen festoneados. Este signo indica un aumento de la actividad endocítica de las células cilíndricas foliculares, que en última instancia se traduce en la liberación de tiroxina por degradación lisosómica del coloide. Por el contrario, las células del folículo inactivo situado justo a la izquierda son cúbicas bajas o escamosas y la periferia del coloide permanece intacta. (H&E; × 500.)

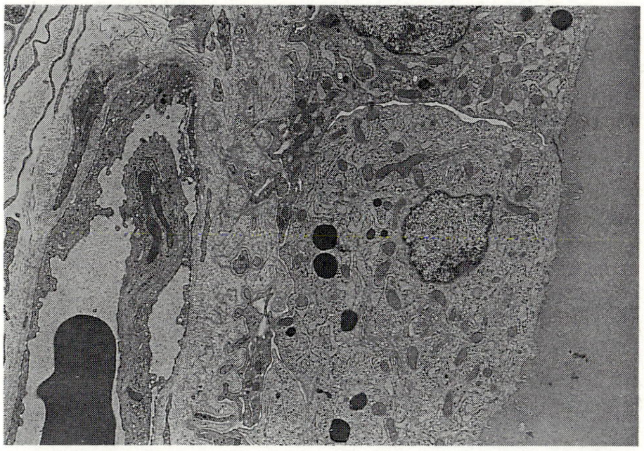

Fig. 13-14. MET de un folículo tiroideo. Puede distinguirse el coloide *(izquierda)* acumulado en la luz folicular. Las células foliculares que forman la pared son cúbicas y relativamente inactivas. También se aprecian varios cuerpos densos en las regiones basales de las células foliculares. Hay un capilar fenestrado en el tejido conjuntivo circundante. (× 3.500.)

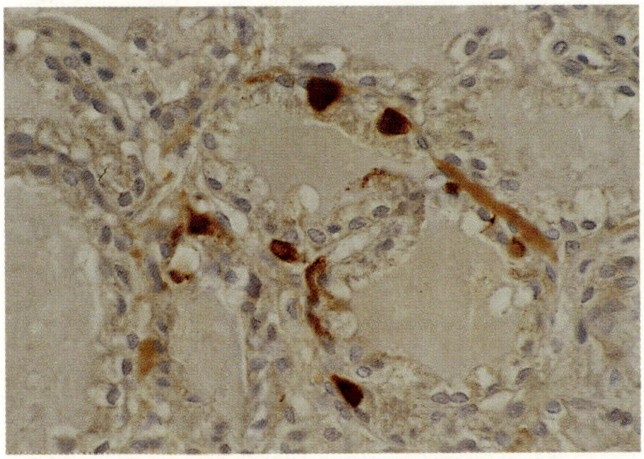

Fig. 13-15. MO de una preparación de tiroides teñida con métodos inmunocitoquímicos para visualizar la tirocalcitonina. Las células teñidas de marrón oscuro contienen tirocalcitonina y se encuentran en la pared de los folículos tiroideos, pero sin contactar con la luz folicular. (× 500.)

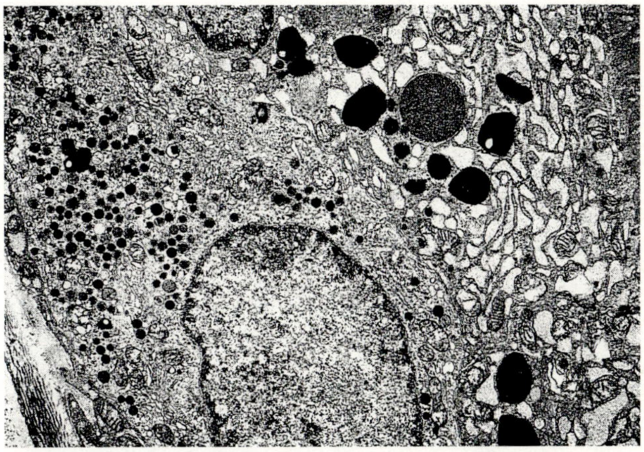

Fig. 13-16. MET de una célula productora de tirocalcitonina (parafolicular). Obsérvense los pequeños gránulos oscuros de secreción, polarizados hacia la zona de tejido conjuntivo del folículo. (× 5.500.)

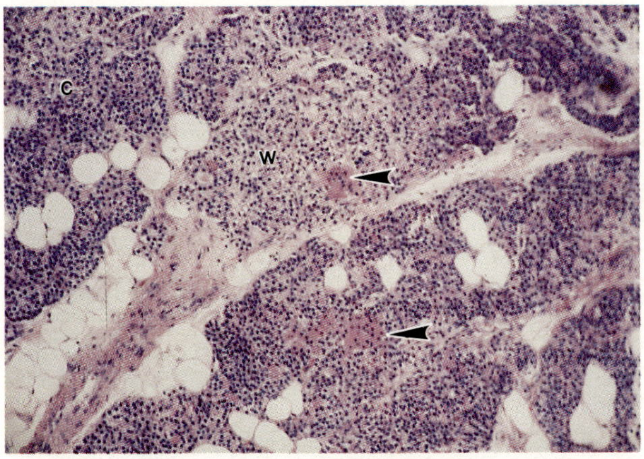

Fig. 13-17. MO de una preparación de glándula paratiroides. El parénquima está formado por tres tipos de células: células principales, pequeñas y que toman intensamente la tinción (c); células oxífilas, mayores y teñidas de rosa *(flechas)*; y células claras o de Wasserhelle (w). Esta glándula suele presentar una infiltración grasa. (H&E; × 100.)

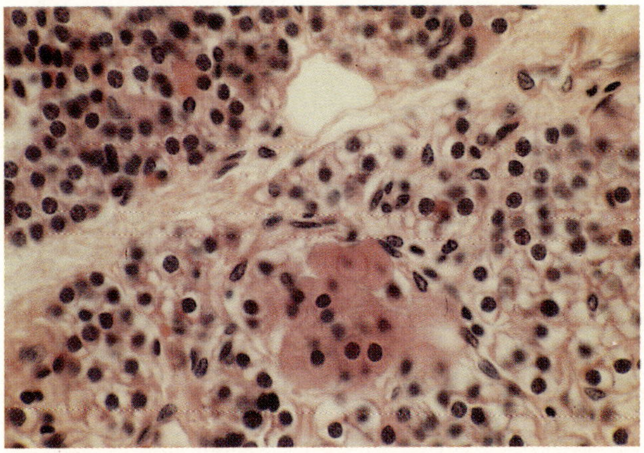

Fig. 13-18. MO a mayor aumento de una preparación de paratiroides; pueden verse células principales, oxífilas y de Wasserhelle (o claras). (H&E; × 500.)

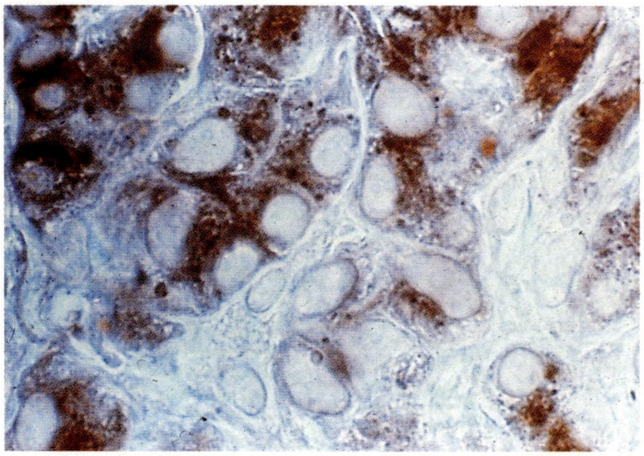

Fig. 13-19. MO de la localización inmunocitoquímica de la parathormona en las células principales paratiroideas. (× 1.200.)

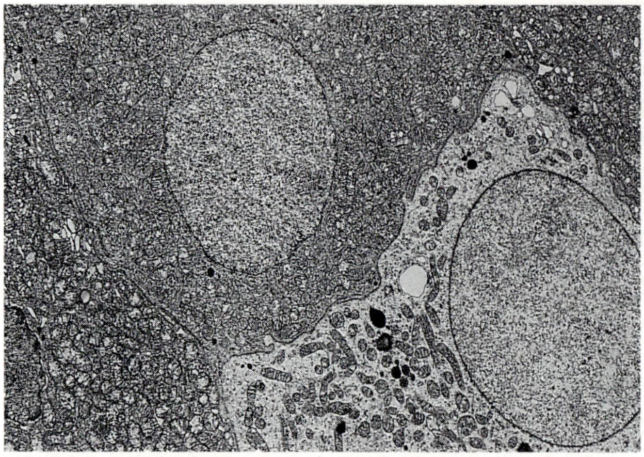

Fig. 13-20. MET de células oxífilas paratiroideas. Obsérvese la abundancia de mitocondrias, que llenan casi por completo el citoplasma de este tipo de células, y que son responsables de la acidofilia que se aprecia en el MO. (× 4.800.)

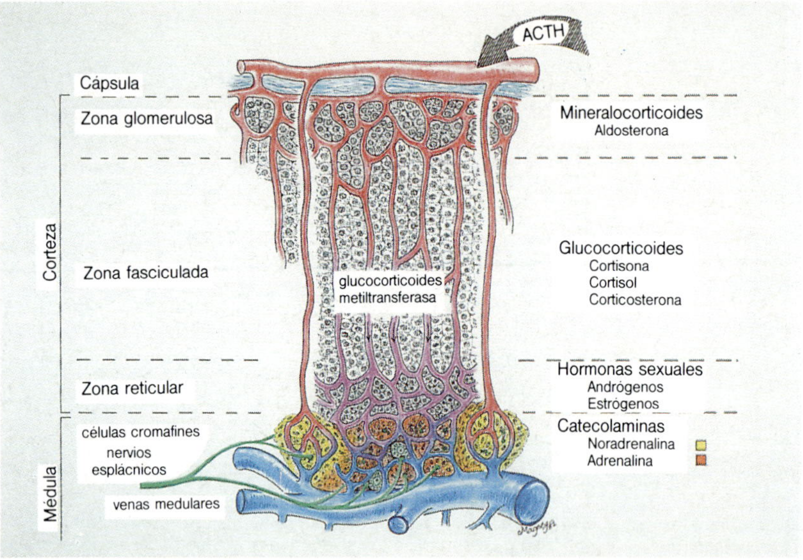

Fig. 13-21. Organización celular de la corteza suprarrenal y flujo sanguíneo a través de la misma hacia las venas colectoras de la médula. La corteza suprarrenal produce diversas hormonas esteroideas, como mineralocorticoides (aldosterona), glucocorticoides (cortisol, corticosterona) y andrógenos. La ACTH estimula la secreción de glucocorticoides y su liberación a los sinusoides que irrigan la médula suprarrenal, induciendo la actividad de la metiltransferasa en las células cromafines y la consiguiente síntesis de adrenalina. Las células cromafines que reciben un suministro de sangre directo de la cápsula suprarrenal (sin glucocorticoides) no producen metiltransferasa, por lo que secretan noradrenalina. Las células cromafines también sintetizan y secretan encefalinas. La secreción hormonal de la glándula suprarrenal está regulada por la ACTH de la adenohipófisis (zonas fasciculada y reticular), por la renina del riñón (zona glomerulosa) y por las neuronas simpáticas preganglionares (células cromafines medulares). Pueden apreciarse algunas neuronas posganglionares ocasionales en la médula suprarrenal; además, las células cromafines medulares son neuronas simpáticas posganglionares modificadas derivadas de las crestas neurales.

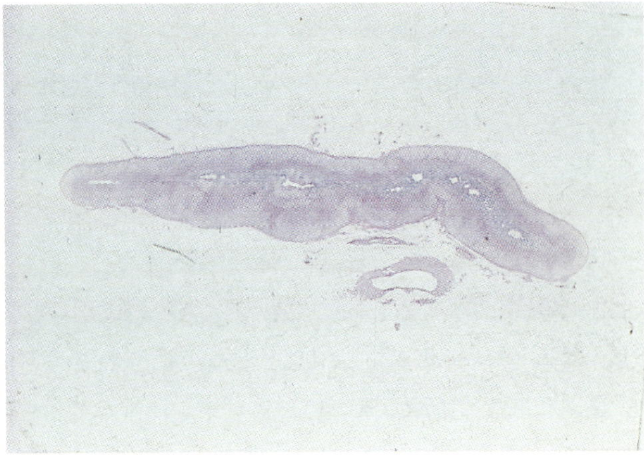

Fig. 13-22. Macrofotografía de la glándula suprarrenal. Se observa con claridad la división zonal de la corteza y la presencia de la médula. También se reconocen en la médula las venas colectoras de gran calibre. (H&E; × 5.)

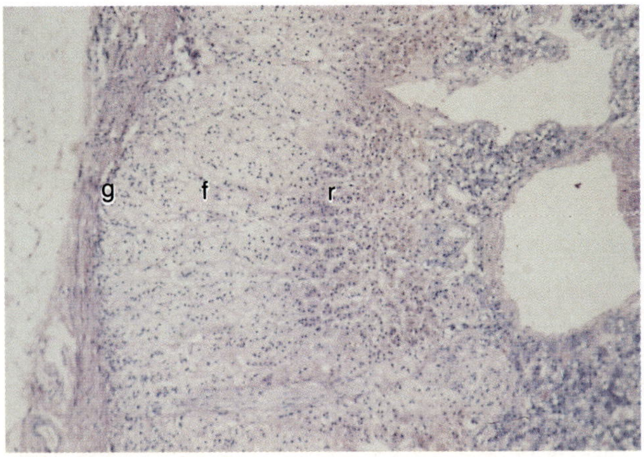

Fig. 13-23. MO a poco aumento de la glándula suprarrenal. A la izquierda, puede verse la cápsula, con una pequeña cantidad de grasa pericapsular. Inmediatamente por debajo de la cápsula se encuentra la zona glomerulosa (g) y a continuación la zona fasciculada (f) y la zona reticular acidófila (r). La médula basófila se encuentra a la derecha y se observa en ella varias venas colectoras de gran calibre. (H&E; × 75.)

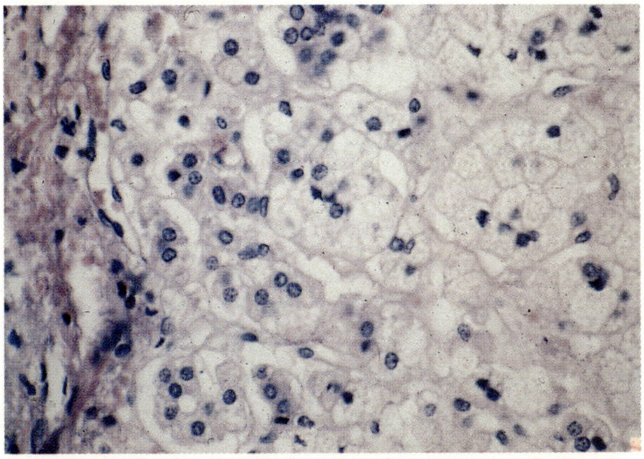

Fig. 13-24. Fotografía a mayor aumento de la zona glomerulosa de la glándula suprarrenal. A la izquierda puede verse la cápsula glandular. Las células parenquimatosas agrupadas en masas redondeadas en el centro de la imagen constituyen la zona glomerulosa, mientras que a la derecha unas placas paralelas de células forman la zona fasciculada. (H&E; × 400.)

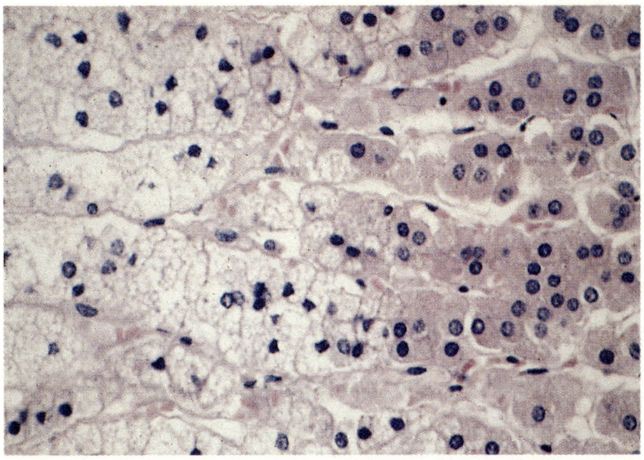

Fig. 13-25. MO de una preparación de corteza suprarrenal; se distingue la unión entre la zona fasciculada *(izquierda)* y la reticular *(derecha).* Obsérvese la vacuolización citoplásmica en la zona fasciculada, que indica la presencia de grandes cantidades de lípidos. (H&E; × 400.)

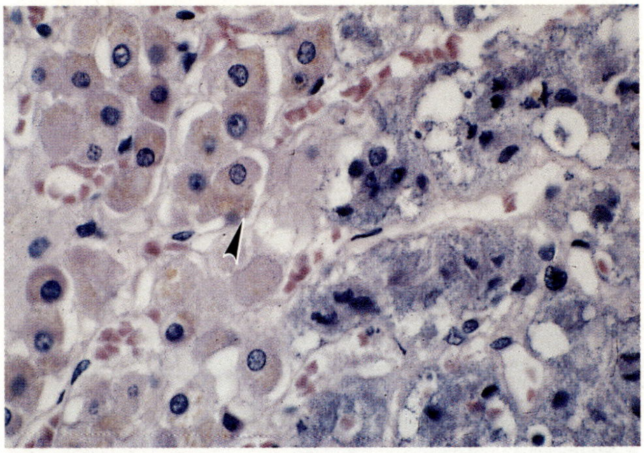

Fig. 13-26. MO de la unión entre la zona reticular y la médula suprarrenal. Las células de la zona reticular son compactas y toman la tinción con mayor intensidad que las de la zona fasciculada. Además contienen lipofucsina, un pigmento que puede verse en forma de gránulos de color pardusco dorado *(flecha)* cerca de los núcleos. (H&E; × 500.)

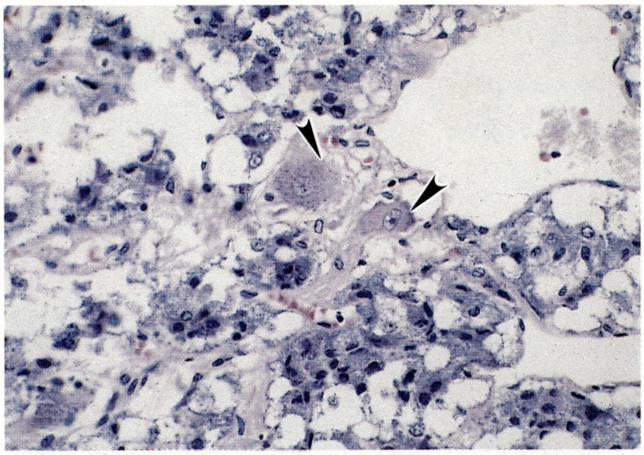

Fig. 13-27. MO de una preparación de médula suprarrenal; pueden verse células cromafines y dos neuronas simpáticas posganglionares *(flechas)* en el centro de la imagen. (H&E; × 400.)

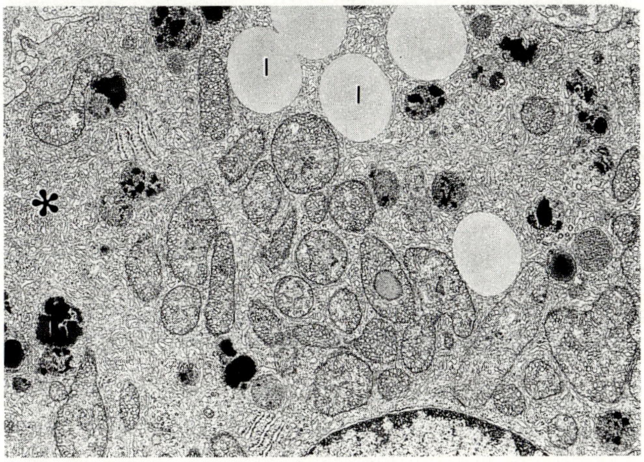

Fig. 13-28. MET de algunas células de la zona fasciculada a gran aumento. Estas células se caracterizan por la presencia de numerosas gotitas de grasa (1) y de mitocondrias muy típicas con crestas tubulares cortas. Su citoplasma contiene además un retículo endoplásmico liso muy desarrollado (*), lisosomas opacos a los electrones y formaciones ocasionales de retículo endoplásmico rugoso. (× 12.000.)

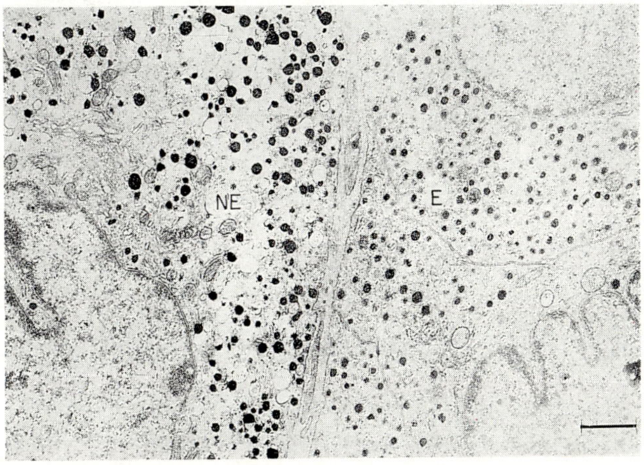

Fig. 13-29. MET de médula suprarrenal; se distinguen diferentes tipos de gránulos en células adyacentes. Debido a los efectos de la fijación sobre la médula suprarrenal, las células secretoras de adrenalina contienen gránulos con una densidad electrónica leve o moderada, mientras que las secretoras de noradrenalina contienen gránulos de secreción de gran densidad electrónica. NE, noradrenalina; E, adrenalina. (× 5.300.)

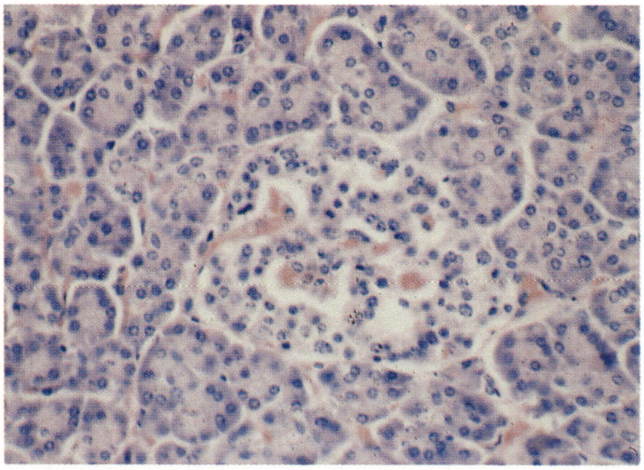

Fig. 13-30. MO a gran aumento de una preparación de páncreas; se aprecia un islote de Langerhans muy vascularizado *(centro)* rodeado por acinos serosos. (H&E; × 250.)

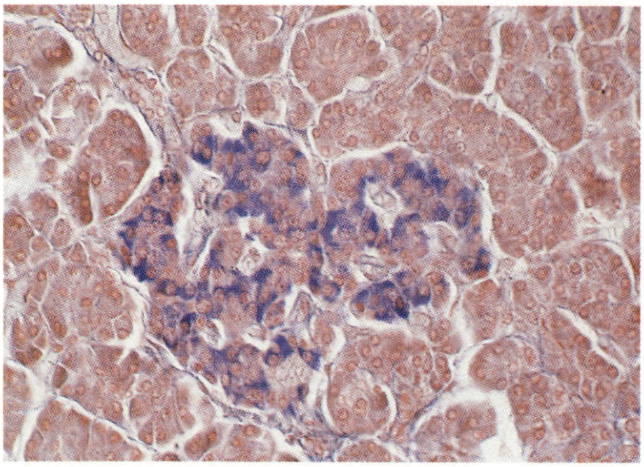

Fig. 13-31. MO de una preparación de páncreas teñida con fucsina aldehído para demostrar la tinción selectiva de la insulina de las células beta de los islotes de Langerhans. Las células de los islotes que no se tiñen con este método es muy probable que sean células alfa (responsables de la secreción del glucagon) o delta (productoras de la somatostatina). (× 250.)

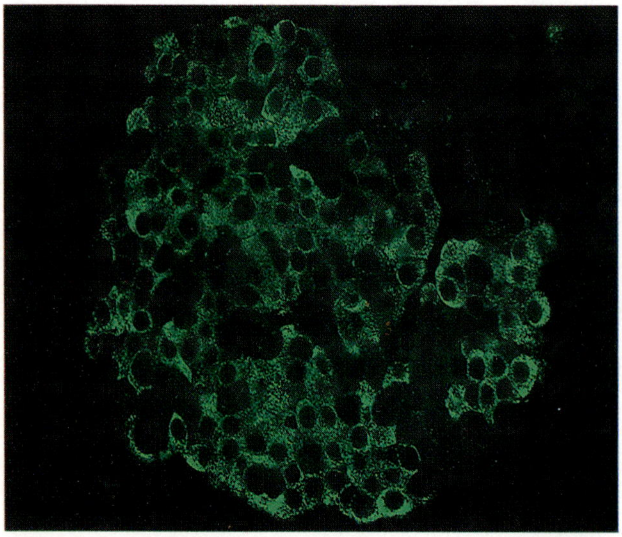

Fig. 13-32. Localización por inmunofluorescencia de la insulina en las células beta *(verde)* de un islote de Langerhans, visto a través del microscopio confocal de barrido de láser. Las células beta representan aproximadamente el 60-70% de las células de los islotes y están unidas mediante uniones de intersticio. (× 400.)

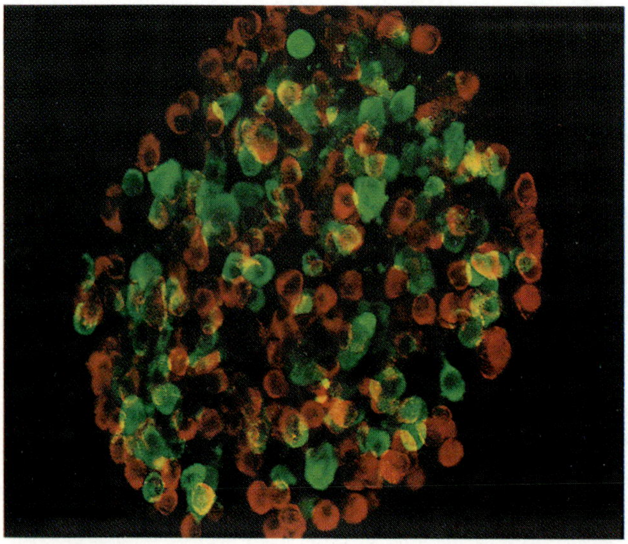

Fig. 13-33. Localización por inmunofluorescencia de las células alfa productoras de glucagon *(verde)* y las células delta productoras de somatostatina *(rojo)* de un islote de Langerhans, vistas en reconstrucción tridimensional con el microscopio confocal. Las células alfa y delta se localizan en la periferia de las agrupaciones de células beta (que no se ven aquí). (× 400.)

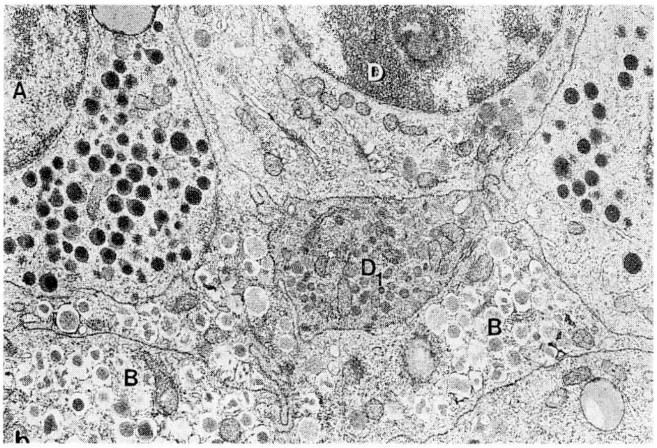

Fig. 13-34. MET de células adyacentes de un islote de Langerhans pancreático. Cada tipo celular de los islotes pancreáticos presenta una morfología granular diferente. Los gránulos de las células beta (B) tienen un núcleo de densidad electrónica moderada y un halo transparente. Los gránulos de las células alfa (A) tienen un núcleo opaco a los electrones y un halo excéntrico. Las células productoras de somatostatina (D_1) contienen gránulos de densidad moderada y carecen de halo. La célula marcada como D (y que actualmente se conocen como células PP) (parte superior) produce polipéptido pancreático. (× 9.000.)

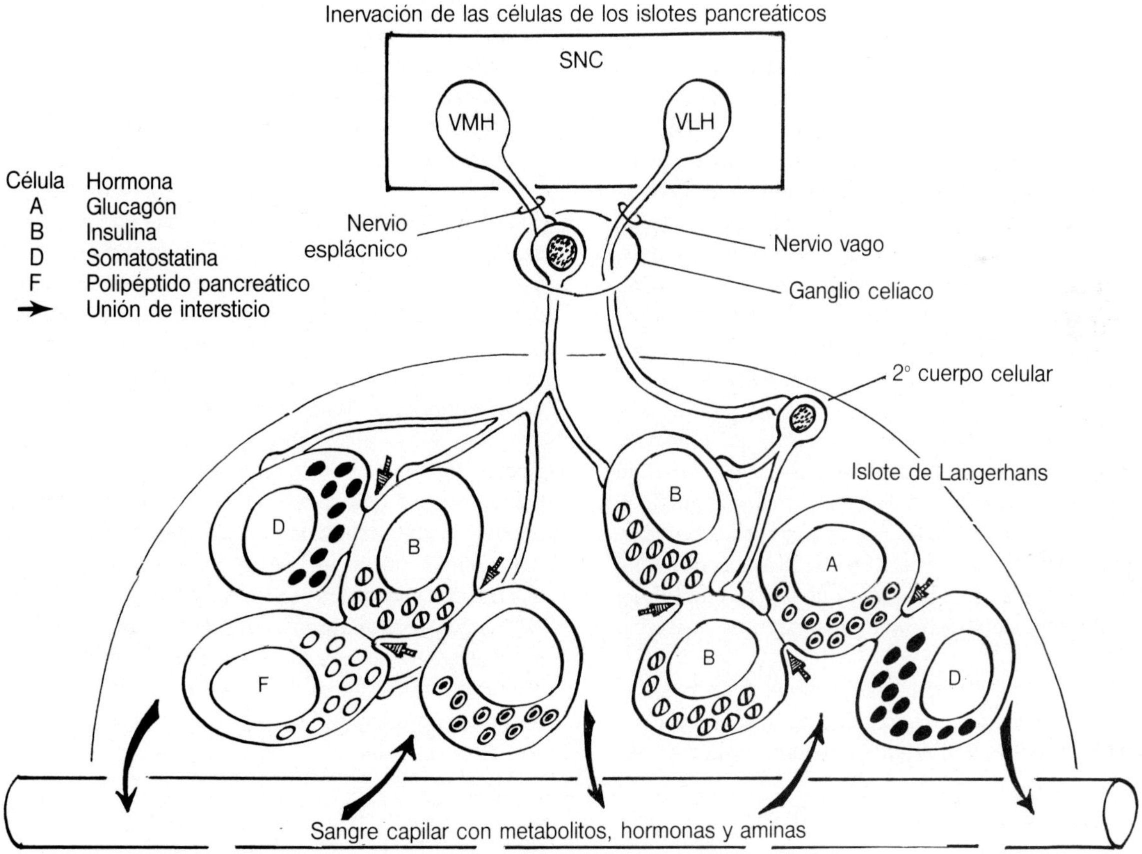

Fig. 13-35. Relación entre las uniones de intersticio y la inervación de las células de los islotes pancreáticos. Las células beta adyacentes están acopladas mediante uniones de intersticio y funcionan como unidades multicelulares liberando insulina cuando aumentan los niveles de glucosa. El desacoplamiento de las células beta produce un descenso anómalo de la secreción insulínica.

CAPÍTULO 14

LA PIEL

LA PIEL ES EL MAYOR órgano del cuerpo y tiene numerosas funciones:

1. Regula la temperatura corporal por medio del intercambio de calor y la pérdida de líquido.
2. Previene la deshidratación.
3. Previene la invasión de sustancias químicas o microorganismos.
4. Protege al cuerpo de la luz ultravioleta.
5. Produce vitamina D.
6. Participa en la respuesta inmunitaria.
7. Colabora en la regulación de la presión arterial.
8. Proporciona contacto sensorial con el entorno.

La piel se divide en **epidermis**, un epitelio escamoso estratificado queratinizado, y **dermis**, una capa de tejido conjuntivo subyacente que contiene estructuras especializadas, como las **glándulas** y los **folículos pilosos**, derivados del epitelio, y los **receptores sensoriales** del sistema nervioso. La piel se une a una fascia profunda mediante la **hipodermis**, una capa areolar suelta (también denominada tejido conjuntivo subcutáneo) que almacena grasa, da forma al cuerpo, proporciona aislamiento y permite el movimiento de la piel sobre las estructuras subyacentes. La hipodermis no es una subdivisión de la piel.

La mayor parte del cuerpo está recubierta por **piel fina**, con la excepción de las superficies palmares y plantares de manos y pies que, debido a su frecuente contacto abrasivo con el entorno, están recubiertas por **piel gruesa**. La epidermis de la piel fina tiene un espesor de 70-150 μm y posee una capa de queratina muy fina, mientras que la de la piel gruesa tiene un espesor de 400-600 μm y una capa de queratina muy gruesa.

La epidermis consta de varios estratos que difieren en su estructura y su función. Las principales células del epitelio, los **queratinocitos**, se multiplican en la zona basal del mismo **(estrato basal o germinal)**, pierden el contacto con la membrana basal y emigran hacia la superficie. En su camino, estas células incrementan el número de contactos desmosómicos **(estrato espinoso)** y acumulan en su citoplasma queratina (una proteína). La secreción de unos gránulos llenos de lípidos **(estrato granuloso)** forma una barrera impermeable que impide la pérdida de líquidos del organismo. En última instancia, los restos queratinizados de los queratinocitos forman una capa externa protectora muy resistente **(estrato córneo)**, de la que continuamente se desprenden células superficiales según el epitelio va renovándose desde su base. El epitelio posee algunas células especializadas **(melanocitos, células de Langerhans, células de Merkle)** que participan en la pigmentación, la función inmunitaria y la sensibilidad.

La dermis subyacente se divide en una **capa papilar** de tejido conjuntivo suelto que se interdigita con las invaginaciones epidérmicas para incrementar la superficie de unión. La capa papilar dispone de lechos capilares que nutren a la epidermis avascular y permiten conservar o perder calor mediante la regulación del flujo sanguíneo de la piel. También posee receptores táctiles. La capa papilar se fusiona con la **capa reticular** subyacente, formada por tejido conjuntivo irregular, denso y con fibras elásticas. Las **glándulas sudoríparas** intervienen en la regulación térmica, secretando un líquido acuoso que se evapora al llegar a la piel. También pueden encontrarse en la piel **glándulas sebáceas** y **apocrinas**, aunque su función no se conoce muy bien. En la piel fina pueden encontrarse **folículos pilosos**, formados por la invaginación de la epidermis hacia la dermis. En la dermis existen diferentes receptores sensoriales (de presión, de temperatura, de vibraciones); en la epidermis hay terminaciones desnudas para captar las sensaciones dolorosas.

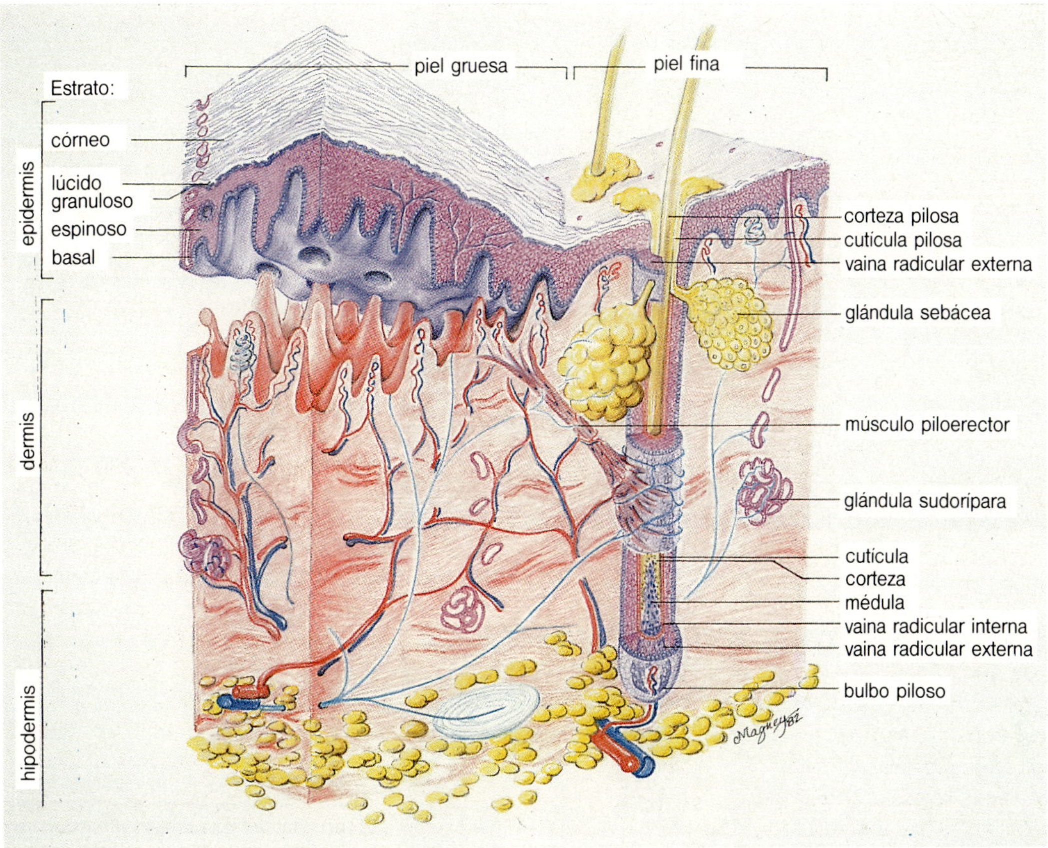

Fig. 14-1. Piel fina *(izquierda)* y piel gruesa *(derecha)*. La piel está constituida por la epidermis y la dermis. Los folículos pilosos sólo aparecen en la piel fina, pero las glándulas sudoríparas existen en ambos tipos de piel. La piel es un tejido avascular; los nutrientes llegan a la epidermis por difusión. Sólo existen receptores sensoriales en la dermis o la hipodermis, con la excepción de las terminaciones nerviosas desnudas, que penetran hasta la epidermis.

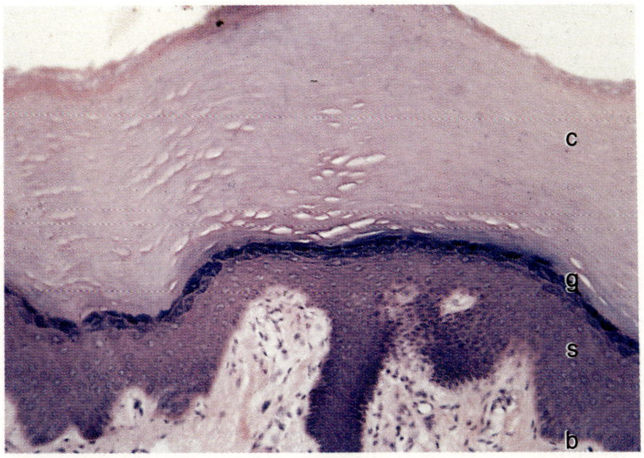

Fig. 14-2. MO a poco aumento de una preparación de piel gruesa. Obsérvese el grosor de cada una de sus capas: estrato basal (b), espinoso (s), granuloso (g) y córneo (c). (H&E; × 100.)

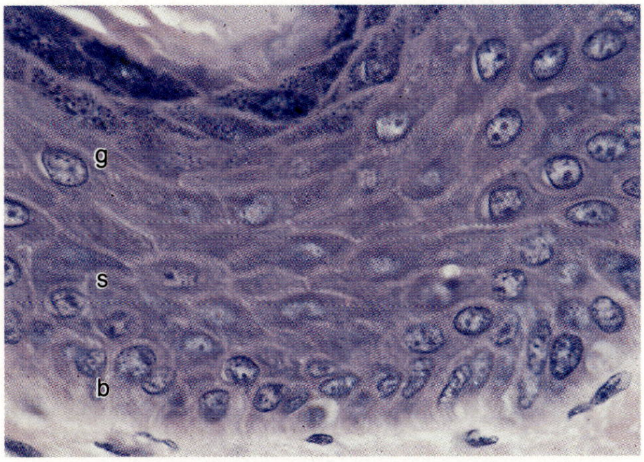

Fig. 14-3. MO a gran aumento de una preparación de piel gruesa; pueden verse los estratos basal (b), espinoso (s) y granuloso (g). (H&E; × 800.)

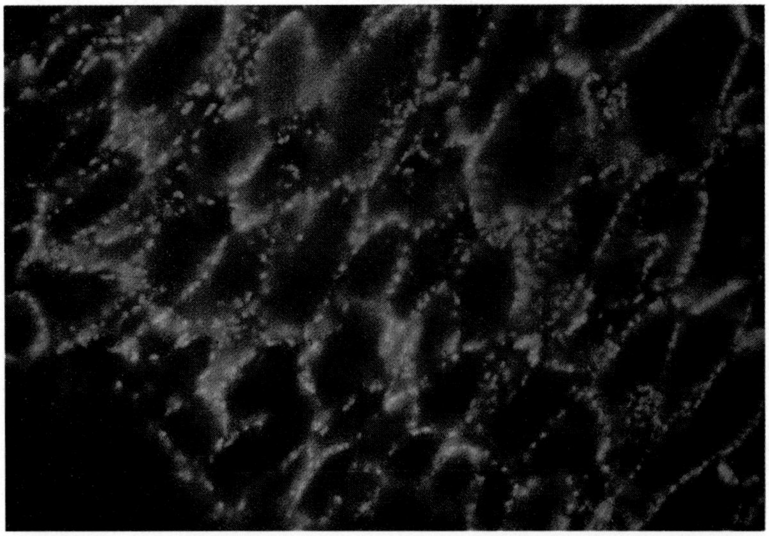

Fig. 14-4. Tinción mediante inmunofluorescencia indirecta de cortes congelados de epitelio escamoso estratificado con antisuero de ratón activo frente a glucoproteínas desmosómicas bovinas. Obsérvese que los bordes de las células epiteliales se tiñen con un patrón puntiforme muy denso, característico de la distribución de los desmosomas (v. fig. 14-8). (× 1.200.)

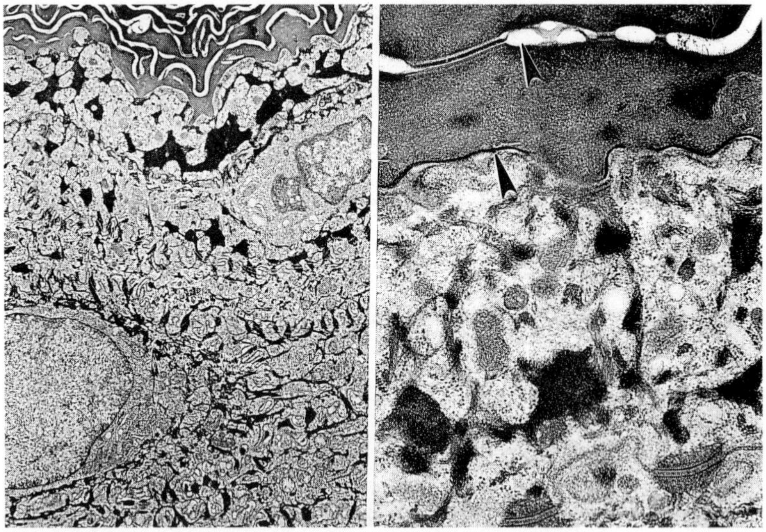

Fig. 14-5. MET a poco aumento en la que se observan células de los estratos espinoso, granuloso y córneo *(izquierda)*. Entre los filamentos de queratina se ha depositado un material queratohialino opaco a los electrones. La MET a mayor aumento de partes de las células granulares y queratinizadas *(derecha)* muestra la membrana celular queratinizada *(flechas)*. Los gránulos laminares presentes en las células granulosas pasan al espacio extracelular por exocitosis *(margen izquierdo)*. (Izquierda, × 4.800; derecha, × 11.000.)

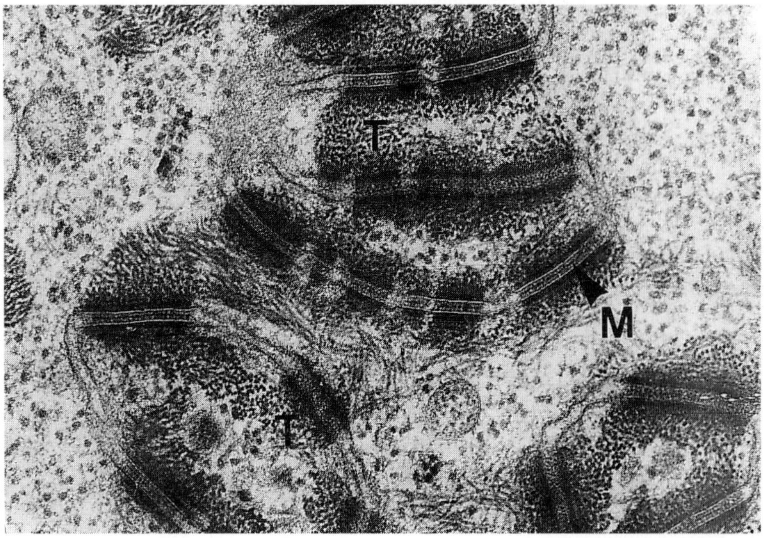

Fig. 14-6. MET a gran aumento de unos complejos desmosómicos del estrato espinoso de la epidermis. Los tonofilamentos, vistos en sección transversal, se dirigen hacia las densas placas desmosómicas. M, línea media; T, tonofilamentos. (× 80.000.)

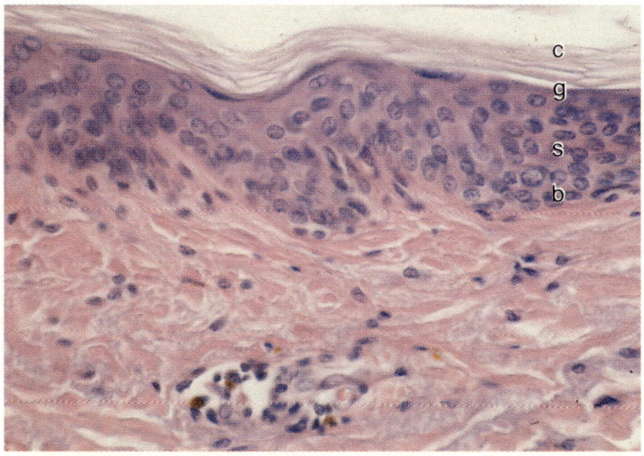

Fig. 14-7. MO de una preparación de piel fina. Compárese el grosor de los estratos basal (b), espinoso (s), granuloso (g) y córneo (c) con el equivalente de la piel gruesa (fig. 14-2). (H&E; × 350.)

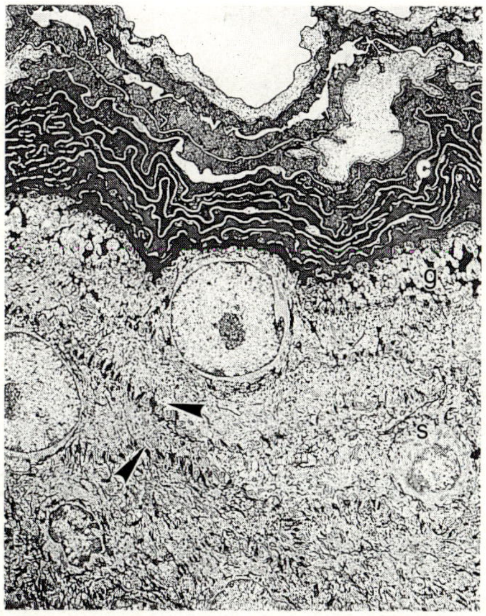

Fig. 14-8. MET de los estratos espinoso (s), granuloso (g) y córneo (c). Las células del estrato espinoso están unidas por numerosos desmosomas. En los estratos granuloso y córneo pueden verse depósitos opacos a los electrones que representan gránulos de queratohialina. En el estrato córneo se produce una degradación de las organelas celulares. Los desmosomas del estrato queratinizado *(flechas)* han sufrido modificaciones y son menos numerosos que los del estrato espinoso. (× 3.000.)

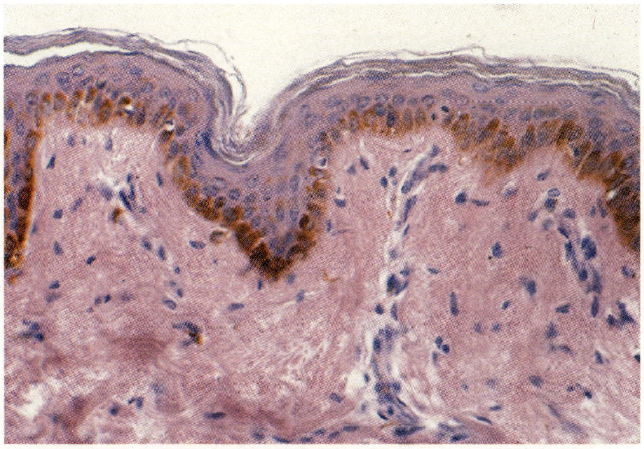

Fig. 14-9. MO de una preparación de piel fina de un individuo negro. Se distingue claramente la melanina en los queratinocitos del estrato germinal. (H&E; × 350.)

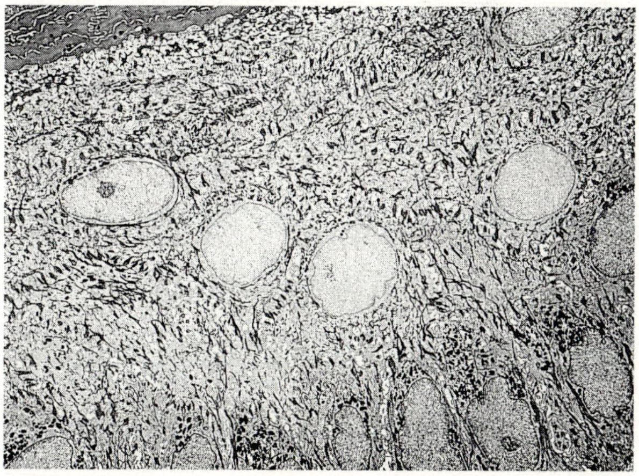

Fig. 14-10. MET de la epidermis de un individuo negro en todo su espesor. Obsérvese la cantidad de pigmentación de los queratinocitos basales y la menor cantidad de melanina que presentan las células suprabasales. El pigmento se degrada en complejos melanosómicos en el transcurso del proceso de diferenciación, aunque siempre se retiene algo de pigmento. (× 2.200.)

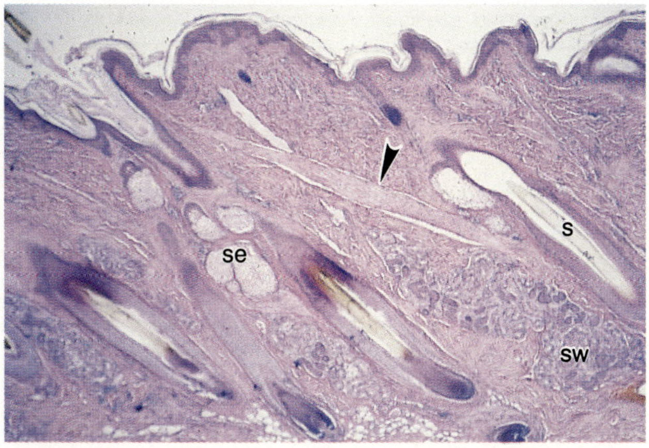

Fig. 14-11. MO a poco aumento de una preparación de piel vellosa; pueden verse algunos ejemplos de glándulas sebáceas (se), glándulas sudoríparas (sw) y músculo piloerector *(flecha)*, así como de tallos de pelo (s). (H&E; × 50.)

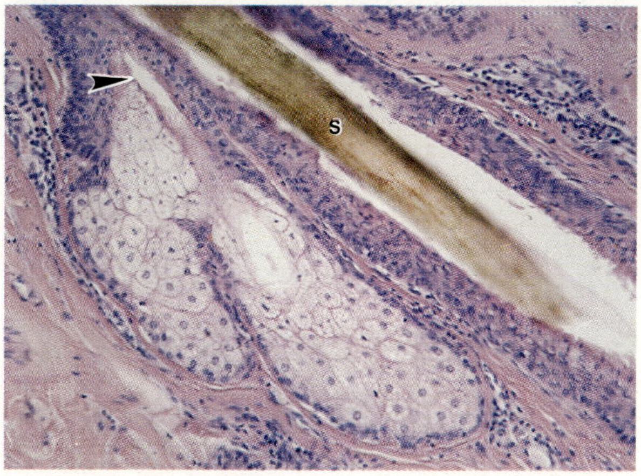

Fig. 14-12. MO de un tallo piloso en sección longitudinal y desembocadura de una glándula sebácea *(flecha)* en dicho tallo (s). (H&E; × 200.)

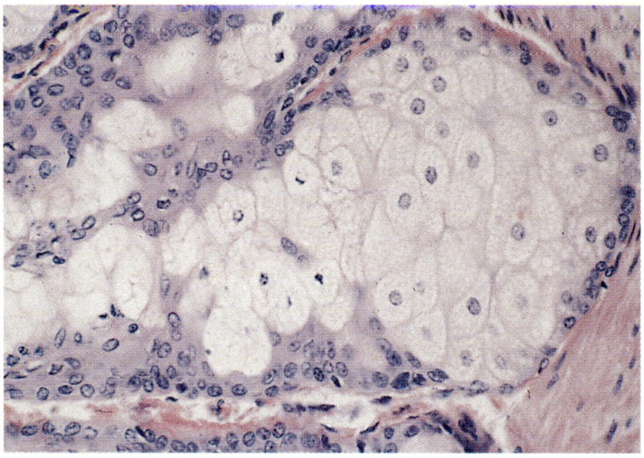

Fig. 14-13. MO a gran aumento de una glándula sebácea. Las células más periféricas de la glándula descansan sobre una lámina basal comparable a la epidérmica. Las células basales son las células germinales de la glándula. Al ir emigrando hacia el centro de la misma, las células van acumulando progresivamente líquidos en su citoplasma. Las células siguen creciendo, sus núcleos sufren un proceso de distorsión y desintegración, y acaban lisándose y formando sebo, que es el producto lipídico de la glándula. (H&E; × 300.)

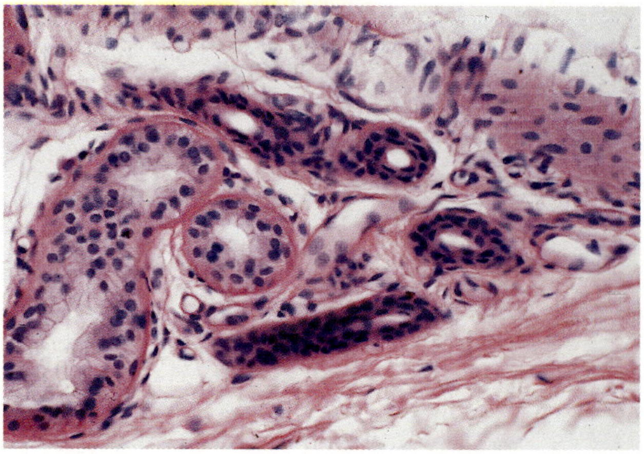

Fig. 14-14. MO de una glándula sudorípara; se aprecian los conductos retorcidos para el sudor y la parte secretora de la glándula. La parte secretora tiene un diámetro mayor que los conductos, que son más pequeños y se tiñen con mayor intensidad. (H&E; × 300.)

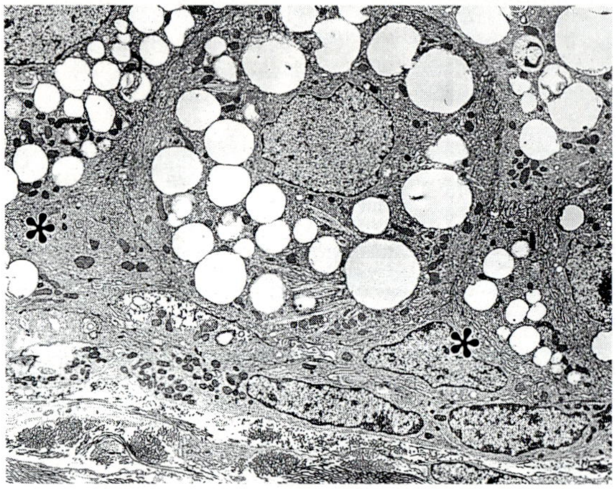

Fig. 14-15. MET de la periferia de una glándula sebácea. En la zona periférica de la misma se encuentran las células germinales menos diferenciadas (*), mientras que la lipogénesis es evidente en las zonas más próximas al centro. (× 2.000.)

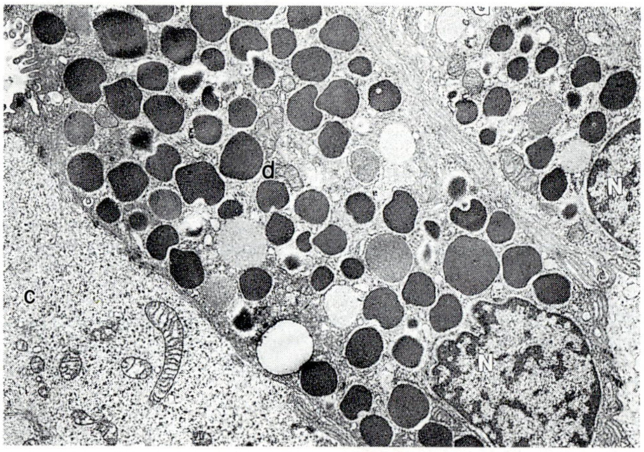

Fig. 14-16. MET de una glándula sudorípara ecrina. El túbulo secretor *(luz de la parte superior izquierda)* está formado por tres tipos de células diferentes: células mioepiteliales *(no se ven)*, células serosas claras (c) y células serosas oscuras (d). Se afirma que las células granuladas oscuras secretan la sustancia mucosa. Las células claras contienen abundantes partículas de glucógeno; se cree que producen la mayor parte de la secreción acuosa. (× 6.000.)

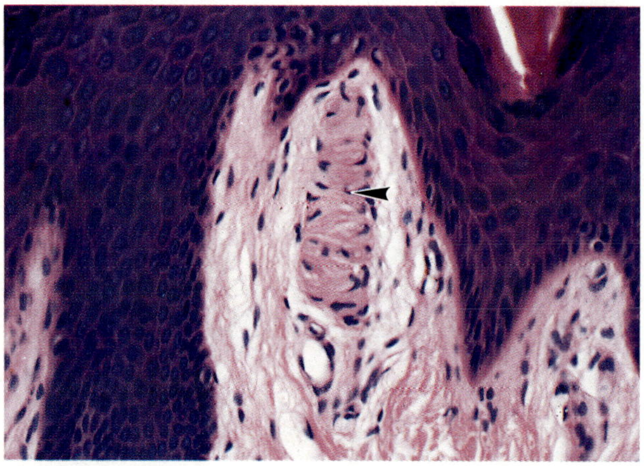

Fig. 14-17. MO de una preparación de piel gruesa; se aprecia un corpúsculo de Meissner *(flecha)* en la papila dérmica. Este corpúsculo participa en la percepción de las sensaciones táctiles. (H&E; × 300.)

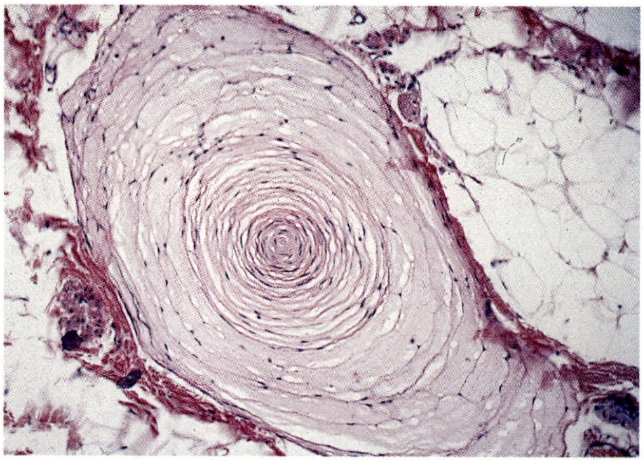

Fig. 14-18. MO de una preparación de hipodermis; se observa en su seno un corpúsculo de Pacini, que participa en la percepción profunda de la presión. (H&E; × 50.)

CAPÍTULO 15

EL APARATO DIGESTIVO

EL APARATO DIGESTIVO está constituido por un grupo de órganos que ingieren los alimentos, los reducen a partículas de pequeño tamaño, los lubrican, los mezclan con los jugos digestivos, absorben las moléculas utilizables y eliminan el material residual.

En la cavidad oral, los dientes y la lengua reducen mecánicamante la comida y forman con ella un bolo que se pueda deglutir. Las glándulas salivares añaden su secreción mucosa, que lubrica el bolo, y enzimas, que inician su digestión.

El bolo pasa de la cavidad oral a la faringe y a la primera parte del tubo digestivo, una estructura tubular que continúa, con modificaciones estructurales, hasta el ano. A pesar de esas variaciones regionales, el tubo digestivo presenta una arquitectura común. Dado que el conducto se comunica con el medio externo por la boca y el ano, está tapizado en todo su recorrido por una **mucosa** que presenta tres subdivisiones. El **epitelio**, que tapiza la luz del conducto, se apoya sobre un tejido conjuntivo areolar suelto, la **lámina propia**, que lo fija a una capa de músculo liso de espesor variable conocida como **muscularis mucosa**. Existen diferentes glándulas, formadas por invaginaciones epiteliales hacia la lámina propia, que secretan moco, jugos digestivos y anticuerpos a la luz. La muscularis mucosa se encarga de movilizar la mucosa digestiva. La **submucosa** está formada por tejido conjuntivo denso e irregular, sirve de apoyo a la mucosa y la suministra nervios, vasos sanguíneos y linfáticos. Al contraerse, la **muscularis externa** (dos o más capas concéntricas de músculo liso) mezcla el contenido luminal y lo impulsa a lo largo del tubo digestivo. Este proceso se conoce como **peristaltismo**. La **adventicia**, una capa periférica de tejido conjuntivo, fija algunos órganos (como el esófago y el recto) a las estructuras contiguas. Por otra parte, los órganos de la cavidad abdominal están parcial o totalmente rodeados por la **serosa**, una capa única de células mesoteliales (peritoneo) unida a la muscularis externa por tejido conjuntivo muy delicado. La serosa secreta a la cavidad peritoneal un líquido acuoso que lubrica el roce de los órganos digestivos durante los movimientos peristálticos.

EL ESÓFAGO

El **esófago** es el primer segmento del tubo digestivo; se trata de un tubo corto y muscular que se encarga fundamentalmente de transportar el bolo de alimentos desde la cavidad bucal y la faringe hasta el estómago. La mucosa de la cavidad bucal, la faringe y el esófago, expuesta a productos que están casi intactos, está recubierta por un **epitelio escamoso estratificado no queratinizado** para poder resistir la abrasión. En la pared esofágica existen **glándulas submucosas y cardíacas** productoras de moco y que ayudan a lubricar el bolo en su desplazamiento hacia el estómago, gracias a la contracción alternativa de las gruesas capas musculares circular interna y longitudinal externa de la **muscularis externa**. El esófago presenta una característica muy especial: el tercio superior de la muscularis externa contiene una gran cantidad de fibras de **músculo esquelético**, el tercio medio está formado por cantidades aproximadamente iguales de músculo esquelético y liso, y el tercio inferior es en su mayor parte de músculo liso. Aunque el esófago está recubierto por la adventicia a su paso por el tórax, un corto segmento distal (2,5 cm) penetra en la cavidad abdominal y está recubierto por la serosa.

EL ESTÓMAGO

Las variaciones que presenta el estómago en su estructura son un reflejo de su actividad funcional: produce jugos digestivos, los mezcla con los alimentos para degradarlos hasta formar una masa líquida denominada **quimo** y los transporta hasta el intestino delgado. Basándose en las características histológicas de la mucosa, el estómago se subdivide en **cardias** (junto a la entrada del esófago), **cuerpo** o **fundus** y **píloro**, un segmento distal que posee un grueso **esfínter pilórico** muscular que controla el paso del quimo al intestino delgado. La mucosa presenta unos pliegues o **arrugas** que dirigen la comida hacia el duodeno y está tapizada por una capa única de **células mucosas superficiales** cilíndricas, cuyas secreciones protegen al órgano de la autodigestión. Las células epiteliales se invaginan formando las **fosas gástricas**, en cuya base existen invaginaciones adicionales que forman las **glándulas gástricas**. Fosas y glándulas se encuentran en el seno de la lámina propia, donde están separadas por pequeñas cantidades de tejido conjuntivo suelto. Las glándulas gástricas poseen diferentes tipos de células secretoras que producen **enzimas (células principales), moco (células mucosas del cuello), ácido clorhídrico y factor intrínseco (células parietales) y hormonas (células enteroendocrinas)**, esenciales para el proceso digestivo. La muscularis mucosa presenta tres capas irregulares de músculo liso que se encargan de mezclar los alimentos con los jugos gástricos. El estómago está recubierto por la serosa.

EL INTESTINO DELGADO

El estómago vacía el quimo en el **duodeno**, la primera parte del intestino delgado, que está unido a la pared posterior del cuerpo por la adventicia y recubierto en su parte anterior por la serosa. El duodeno se continúa con el **yeyuno** y el **íleon**, los segmentos medio y distal del intestino delgado, que están completamente envueltos por la serosa y sujetos por una capa doble de serosa que recibe el nombre de **mesenterio**. El duodeno se diferencia de los segmentos distales por tener **glándulas submucosas (de Brunner)**, que producen una secreción mucosa alcalina que interviene en la neutralización del quimo ácido que llega al intestino delgado. Además, el conducto biliar hepático y el conducto pancreático vacían en el duodeno sus jugos biliar y pancreático, participando en la digestión y neutralización del quimo.

La pared circular intestinal presenta pliegues a lo largo del intestino delgado **(pliegues circulares)**, formados por capas de mucosa y submucosa que aumentan la superficie del tubo, y también evaginaciones digitiformes (del epitelio y la lámina propia) denominadas **vellosidades**, e invaginaciones (del epitelio hacia la lámina propia) denominadas **glándulas intestinales** o **criptas de Lieberkühn**. Las **células absorbentes** (las principales células epiteliales del intestino delgado) presentan numerosas microvellosidades **(borde estriado o en cepillo)** que incrementan aún más la superficie disponible para la absorción. Sobre las microvellosidades se encuentra el **glucocáliz**, que contiene enzimas que intervienen en la digestión de disacáridos y péptidos pequeños.

El eje de las vellosidades contiene vasos sanguíneos que captan y transportan hasta el hígado los aminoácidos y carbohidratos absorbidos a través de la **circulación portal**. Los linfáticos (lácteos) transportan los lípidos absorbidos hasta el sistema cardiovascular a través del conducto torácico, para su distribución. El epitelio cilíndrico simple posee también **células caliciformes** productoras de moco, diversas **células enteroendocrinas** que ayudan a regular la digestión, y **células de Paneth** (en la profundidad de las criptas) que producen lisozima, una enzima antibacteriana. En las criptas existen también células madre que renuevan por mitosis todos los tipos de células epiteliales, renovando la superficie intestinal cada 2-4 días. En la lámina propia situada entre las criptas existen **células plasmáticas** que producen fundamentalmente **IgA secretora**, una inmunoglobulina que es transportada a través de la mucosa hasta la luz por receptores (componente secretor) situados en las células epiteliales.

El número de nódulos linfáticos va aumentando progresivamente a lo largo del intestino delgado, formando protuberancias multinodulares en el borde antimesentérico que reciben el nombre de **placas de Peyer** y que deforman la superficie de la mucosa. El epitelio que recubre estas placas contiene **células M**, que pueden participar en el transporte de determinados antígenos hasta el tejido linfoide subyacente. La submucosa y la muscularis externa contienen plexos y ganglios nerviosos intramurales (ganglios de Meissner y Auerbach, respectivamante) pertenecientes al sistema parasimpático y que, junto con el sistema enteroendocrino, regulan el peristaltismo, el tono vascular y la secreción.

EL COLON (INTESTINO GRUESO)

El íleon termina uniéndose al intestino grueso por la válvula ileocecal, un pliegue doble de mucosa y submucosa. El **ciego** es el corto segmento inicial del colon situado por debajo de la válvula ileocecal, y que da origen a un delgado divertículo conocido como **apéndice**. Completan el colon los segmentos **ascendente, transverso, descendente y sigmoide** que, junto con el ciego, presentan características histológicas similares. El órgano está dividido por pliegues circulares en **haustras**, similares a bolsillos. La capa interior de muscularis externa está completa, pero la capa longitudinal externa está dividida en tres bandas equidistantes denominadas **tenias cólicas** que, al contraerse, acentúan la segmentación del colon en haustras.

La mucosa carece de vellosidades en su interior, pero posee numerosas criptas de Lieberkühn. El epitelio del colon absorbe agua, comprimiendo la materia residual en masas fecales. Las **células caliciformes** lubrican las heces con sus secreciones mucosas, y los nódulos linfáticos son muy abundantes en la mucosa. Los segmentos transverso y sigmoide están recubiertos por la serosa y sujetos por una capa doble de serosa que recibe el nombre de **mesocolon**, similar al mesenterio del intestino delgado. Los segmentos ascendente y descendente están recubiertos anteriormente por la serosa y unidos posteriormente a la pared dorsal del cuerpo por la adventicia.

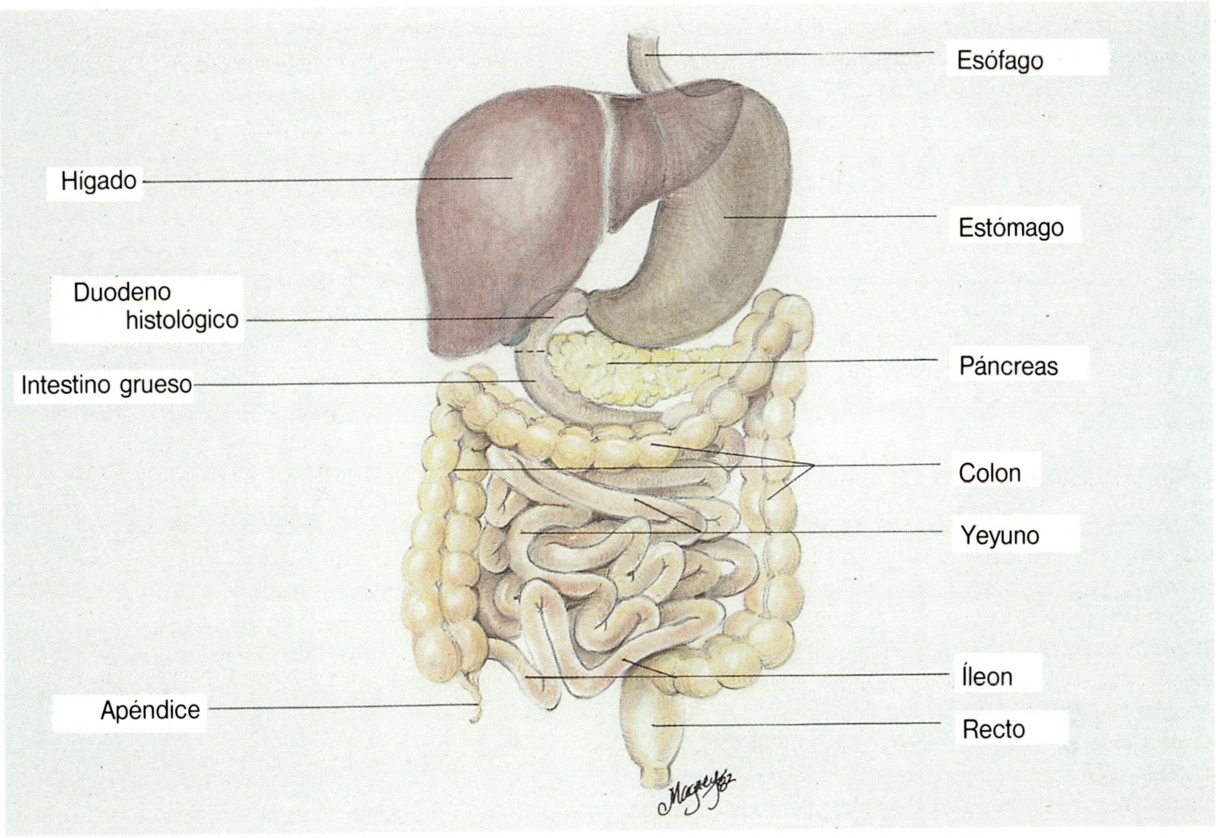

Fig. 15-1. Sistema gastrointestinal, desde el esófago hasta el recto, y órganos digestivos accesorios. Histológicamente, el duodeno es más corto que anatómicamamente, ya que sólo los 8-12 cm iniciales del mismo (hasta el esfínter de Oddi) contienen glándulas de Brunner en la submucosa.

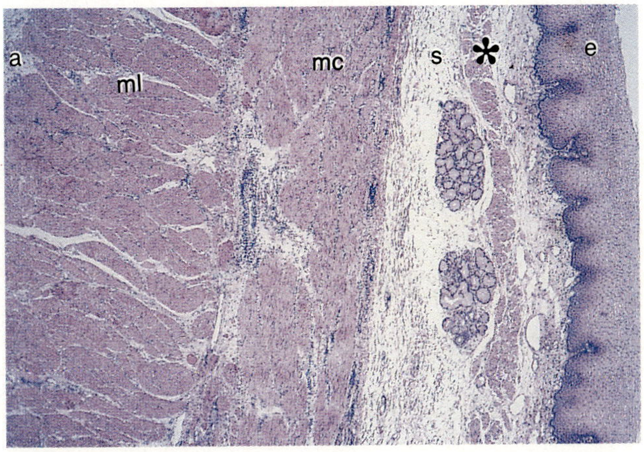

Fig. 15-2. MO a poco aumento de las cuatro capas del esófago. Son, de derecha a izquierda, 1) la mucosa, formada por el epitelio (e), la lámina propia subyacente, y la muscularis mucosa (*); 2) la submucosa (s), con dos glándulas mucosas; 3) la muscular, formada por una capa circular interna (mc) y otra longitudinal externa (ml) de músculo liso, y 4) una parte de la adventicia (a). (H&E; × 50.)

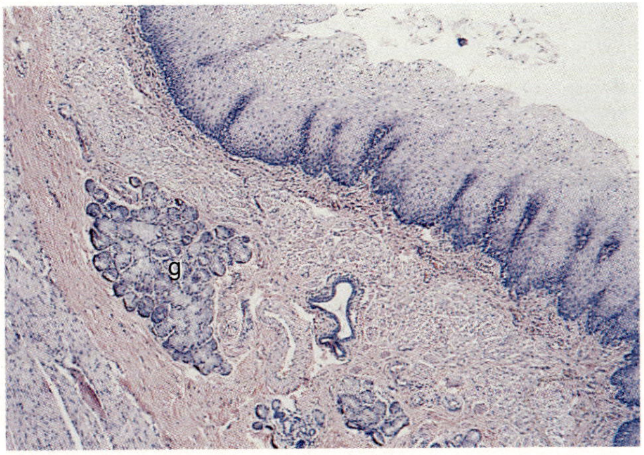

Fig. 15-3. MO a mayor aumento de la mucosa y la submucosa esofágicas. En la submucosa existen glándulas esofágicas (g) que participan en la produción de moco para lubricar los alimentos durante la deglución. (H&E; × 100.)

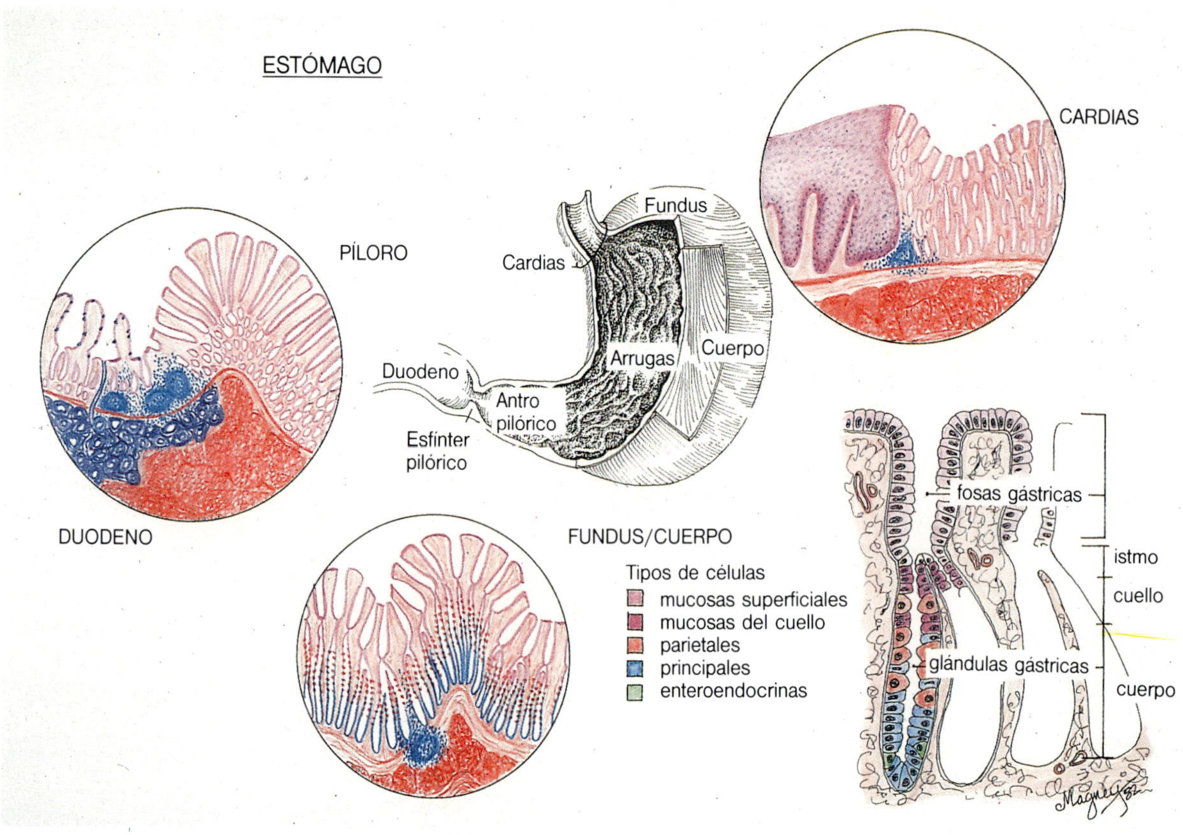

Fig. 15-4. Subdivisiones de la pared del estómago (cardias, cuerpo y fundus, y píloro) y detalles citológicos de las glándulas gástricas del cuerpo o fundus gástrico.

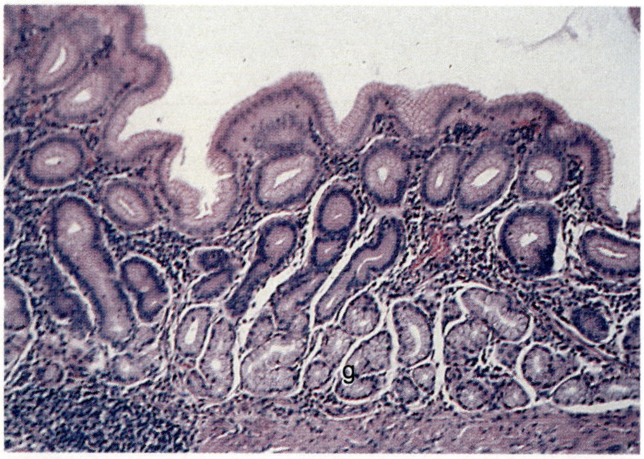

Fig. 15-5. MO de la región del cardias gástrico. Obsérvense las fosas gástricas, poco profundas, y las glándulas del cardias (g), muy cortas. (H&E; × 100.)

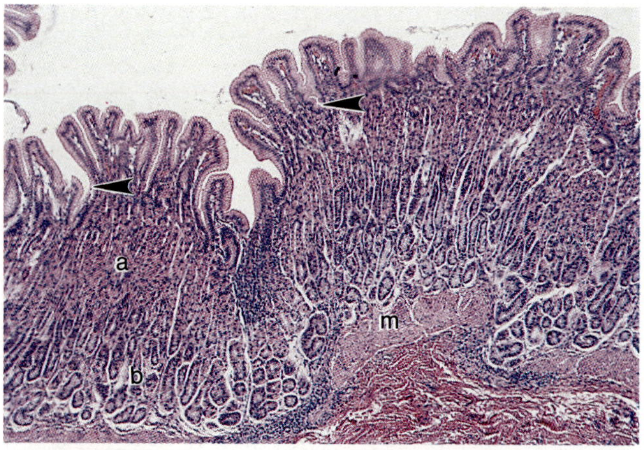

Fig. 15-6. MO a bajo aumento del cuerpo del estómago, con imagen de las glándulas gástricas. Obsérvense las fosas gástricas, de gran tamaño *(flechas)*, y la presencia de regiones acidófilas *(a)* y basófilas *(b)* dentro de las propias glándulas. La mucosa muscularis *(m)* separa las glándulas gástricas de la submucosa subyacente (H&E; × 75.)

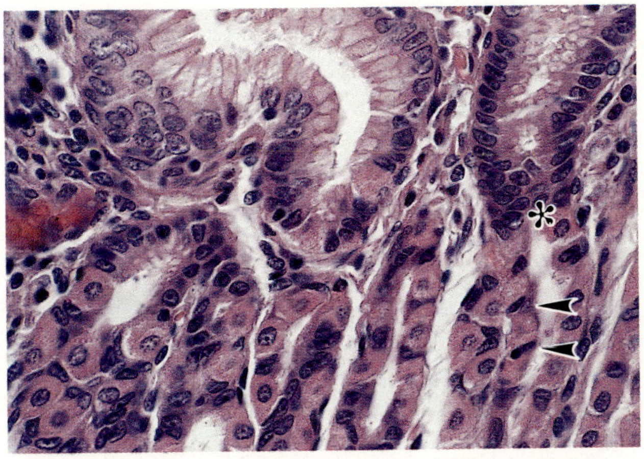

Fig. 15-7. MO a gran aumento de la base de las fosas gástricas y sus uniones (*) con el cuello de las glándulas gástricas. Se observa cómo las fosas gástricas están recubiertas por células mucosas superficiales, mientras que los cuellos de las glándulas gástricas están formados por células parietales acidófilas y células mucosas del cuello entre medias *(flechas).* (H&E; × 350.)

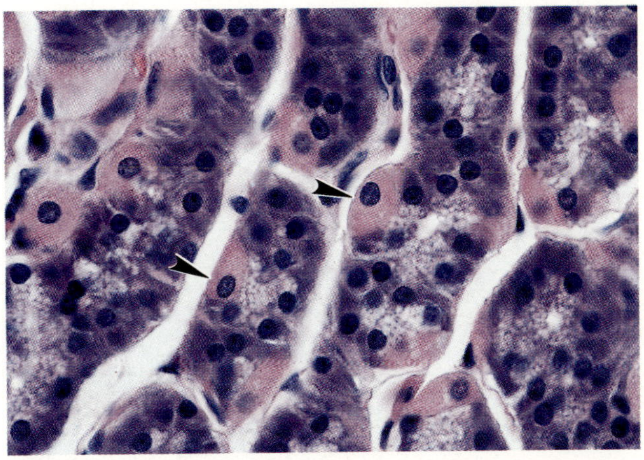

Fig. 15-8. MO a gran aumento del cuerpo de una glándula gástrica. Se aprecian células parietales acidófilas *(flechas)* que abomban la superficie basal de la glándula gástrica. Estas células se abren a la luz glandular por su estrecho extremo apical. Las células principales, basófilas y de pequeño tamaño, que se encuentran entre las parietales también vierten su secreción a la luz glandular. (H&E; × 250.)

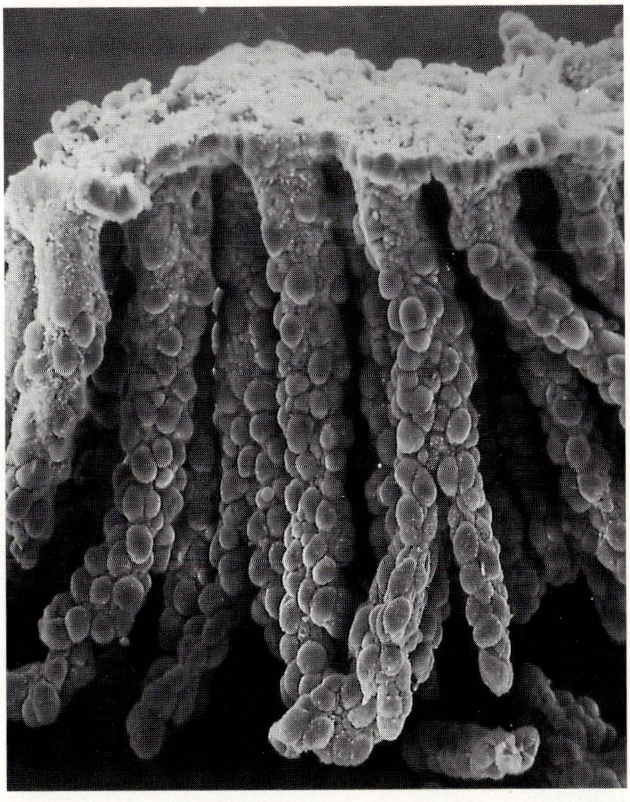

Fig. 15-9. MEB de una preparación aislada de epitelio del fundus gástrico con glándulas gástricas invaginadas. Las superficies basales de las células parietales glandulares son muy prominentes. (× 500.)

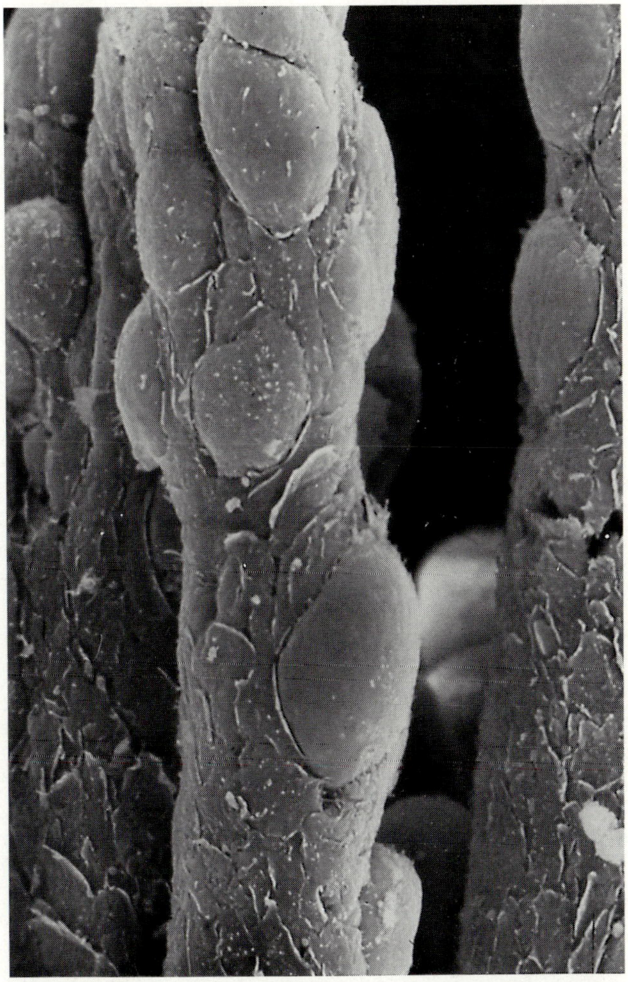

Fig. 15-10. MEB a mayor aumento de la superficie basal de las células epiteliales glandulares del fundus gástrico. Se observa que las células parietales forman protrusiones abombadas muy prominentes en la superficie basal. (× 1.400.)

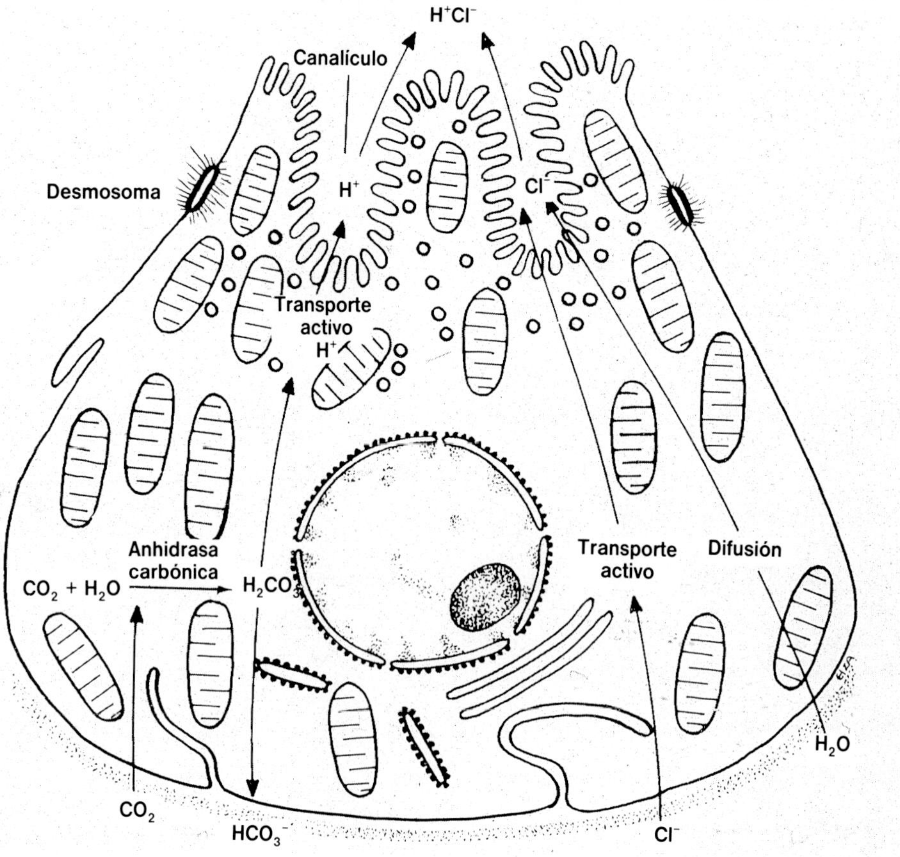

Fig. 15-11. Estructura de una célula parietal y mecanismos implicados en la formación del ácido clorhídrico.

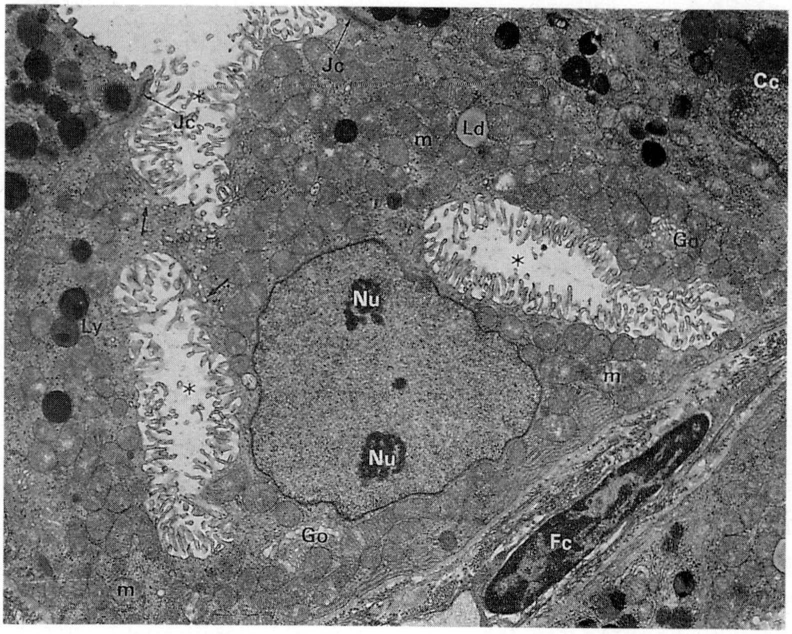

Fig. 15-12. MET de una célula parietal de una glándula gástrica. Obsérvese lo desarrollados que están los canalículos intracelulares. Ld, gotita de lípidos; Nu, nucleolo; Go, aparato de Golgi; Fc, fibroblasto; Cc, célula principal; *flechas*, canalículos. (× 7.400.)

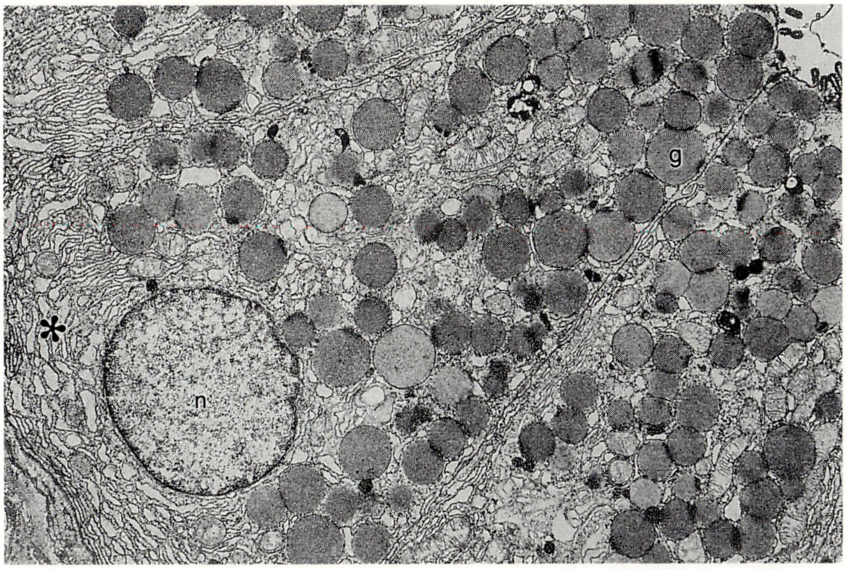

Fig. 15-13. MET de una célula principal en la que puede apreciarse su organización exocrina. Las células principales del estómago participan en la síntesis de la renina, el pepsinógeno y la lipasa gástrica. g, gránulo de secreción; *, RER; n, núcleo. (× 7.300.)

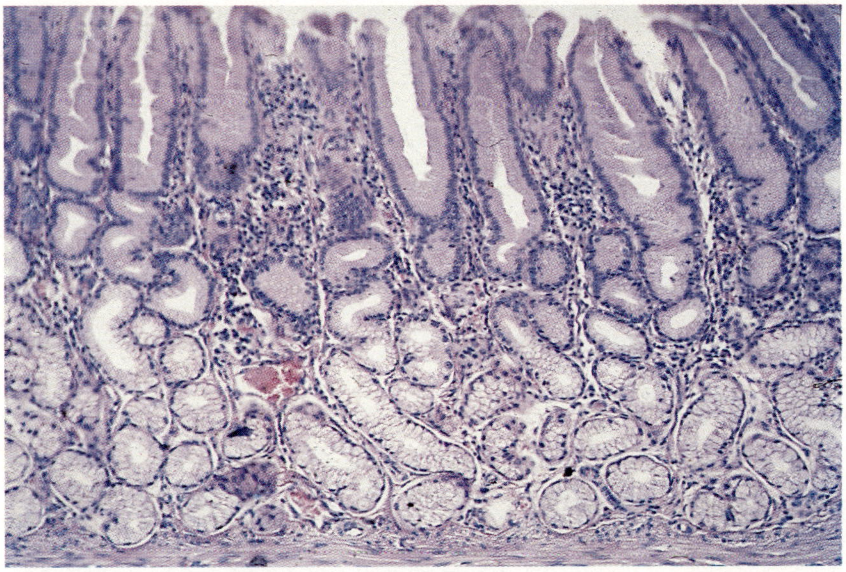

Fig. 15-14. MO a poco aumento de una preparación de mucosa pilórica. Obsérvense la profundidad de las fosas gástricas y la gran tortuosidad de las glándulas pilóricas. (H&E; × 200.)

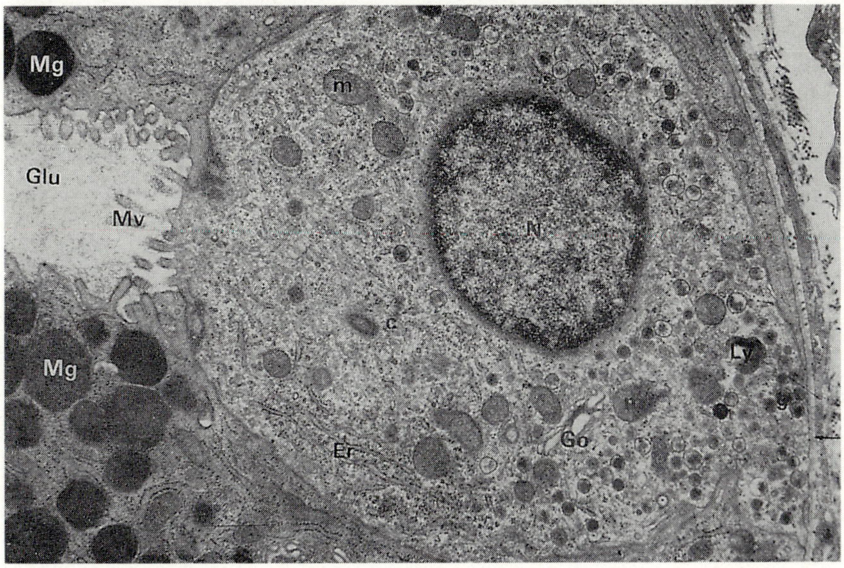

Fig. 15-15. MET de una glándula pilórica en la que puede apreciarse la ultraestructura de una célula G, productora de gastrina. Obsérvese la polarización basal de los gránulos de secreción hacia la superficie conjuntiva de la célula. Mg, gránulo mucoso; Glu, luz glandular; Mv, microvellosidades; Go, aparato de Golgi; m, mitocondria; N, núcleo; Er, retículo endoplásmico. (× 5.800.)

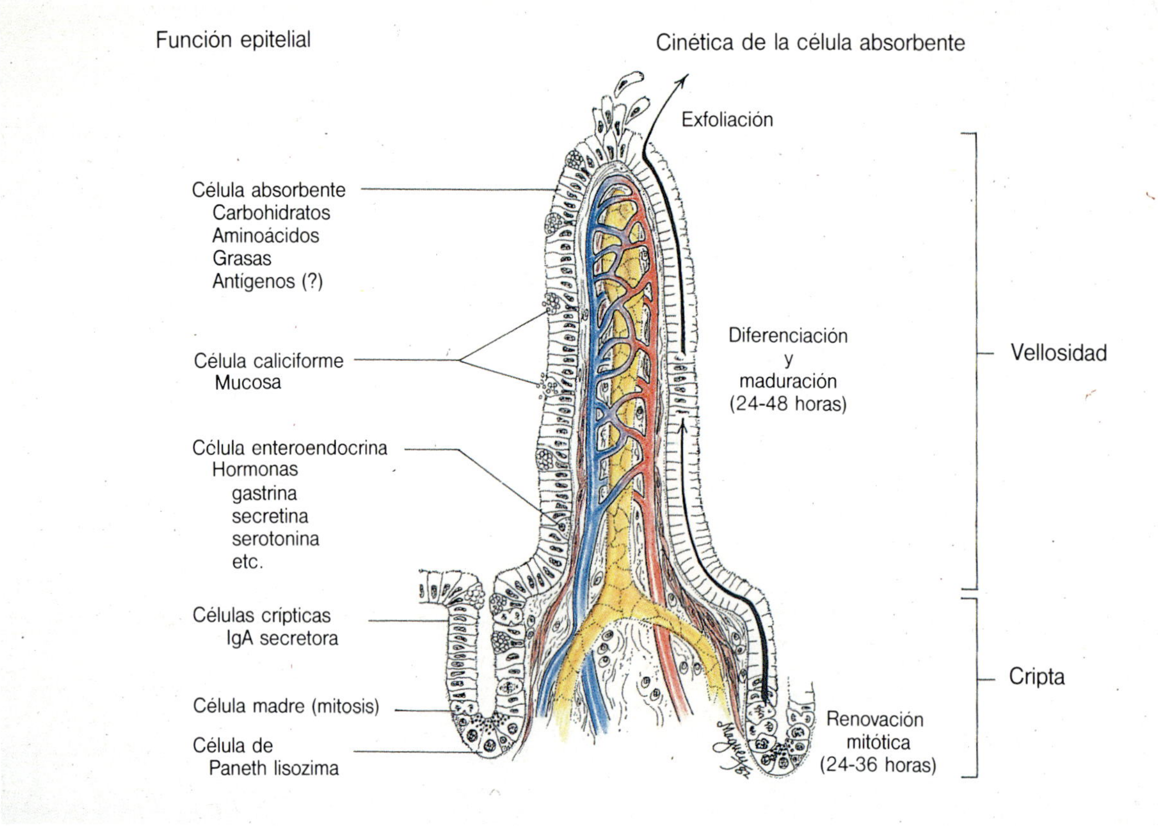

Fig. 15-16. Epitelio de las vellosidades y criptas intestinales, con diversos tipos de células que tienen diferentes funciones, como la absorción de nutrientes, la liberación de hormonas, el transporte de inmunoglobulinas y la secreción de moco y enzimas. Obsérvense también los lácteos tan prominentes del eje de la vellosidad, los vasos sanguíneos y la musculatura lisa. Las vellosidades y las criptas están inervadas por nervios que no aparecen en la ilustración.

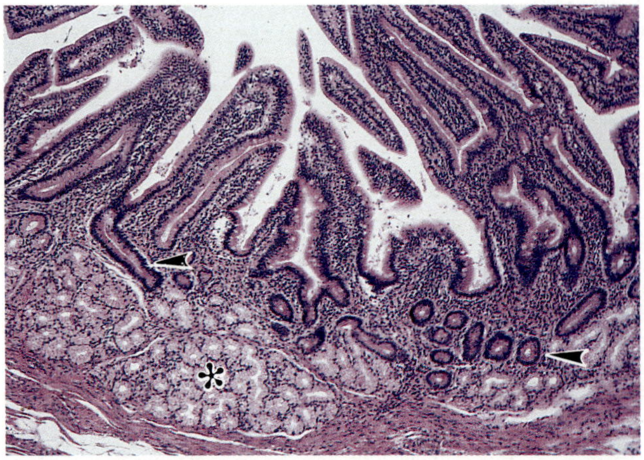

Fig. 15-17. MO a poco aumento de una preparación de mucosa duodenal. Se aprecia con claridad numerosas vellosidades digitiformes, invaginaciones glandulares, que reciben el nombre de criptas intestinales de Lieberkühn *(flechas)*, y glándulas mucosecretoras de Brunner (*) en la muscularis mucosa. (H&E; × 75.)

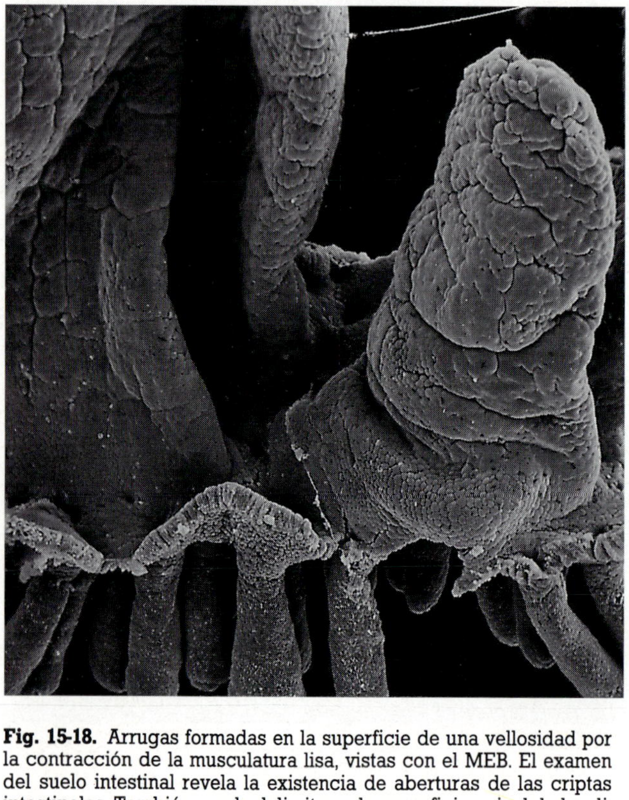

Fig. 15-18. Arrugas formadas en la superficie de una vellosidad por la contracción de la musculatura lisa, vistas con el MEB. El examen del suelo intestinal revela la existencia de aberturas de las criptas intestinales. También puede delimitarse la superficie apical de las diferentes células epiteliales de la vellosidad. (× 150.)

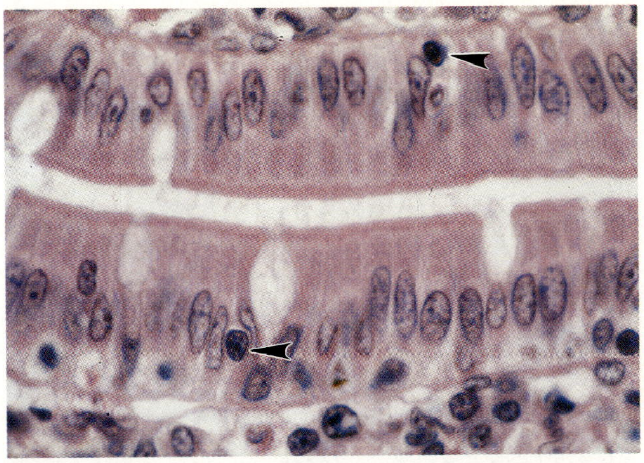

Fig 15-19. MO a gran aumento del epitelio de dos vellosidades adyacentes. Obsérvese la presencia de una célula caliciforme, apenas teñida *(centro)*. También aparecen varios linfocitos *(flechas)* atravesando el epitelio. (H&E; × 1.000.)

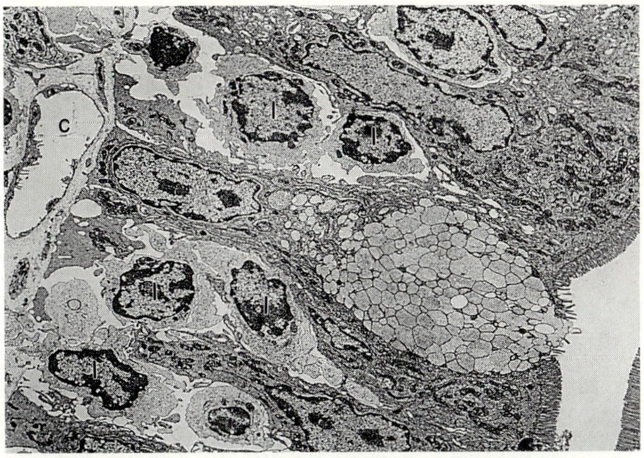

Fig. 15-20. MET del epitelio de una vellosidad. Pueden distinguirse una célula caliciforme *(centro)* y numerosos linfocitos (l) en el seno del epitelio. En la lámina propia, en la zona basal de la célula caliciforme, se aprecia un capilar fenestrado (c). (× 2.400.)

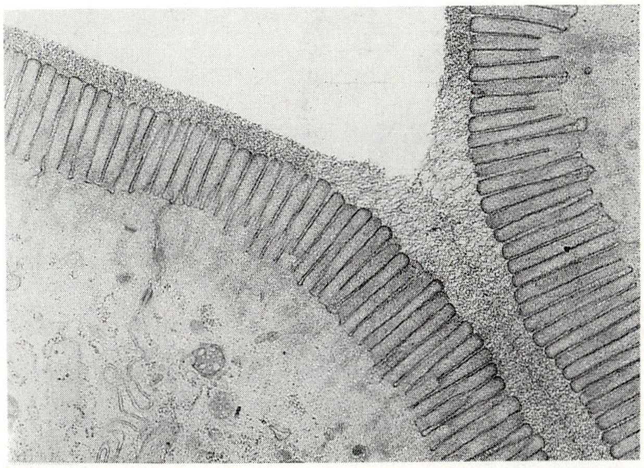

Fig. 15-21. En esta MET a gran aumento de las células del epitelio absorbente, se aprecia la gran cantidad de microvellosidades que existen en la superficie apical y la presencia del glucocáliz, que contiene enzimas que participan en la digestión de disacáridos y péptidos de pequeño tamaño. (× 13.600.)

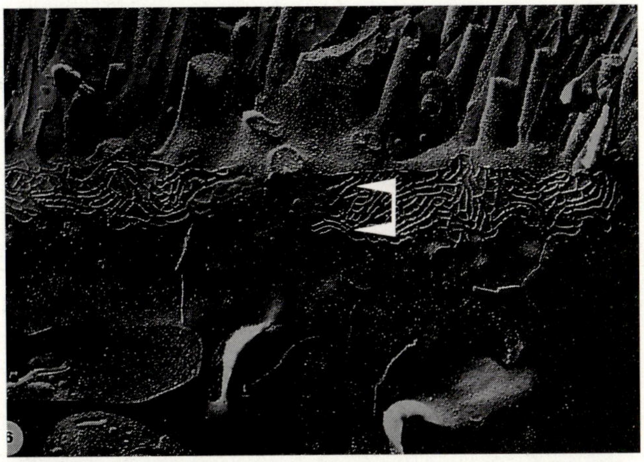

Fig. 15-22. Fractura por congelación de un complejo de unión situado cerca de la superficie apical de las células del epitelio absorbente. La micrografía muestra la extensión de la zónula de oclusión *(corchete)*, ejemplo de la barrera de permeabilidad que existe entre la luz intestinal y el espacio intercelular situado por debajo del complejo de unión. (× 28.000.)

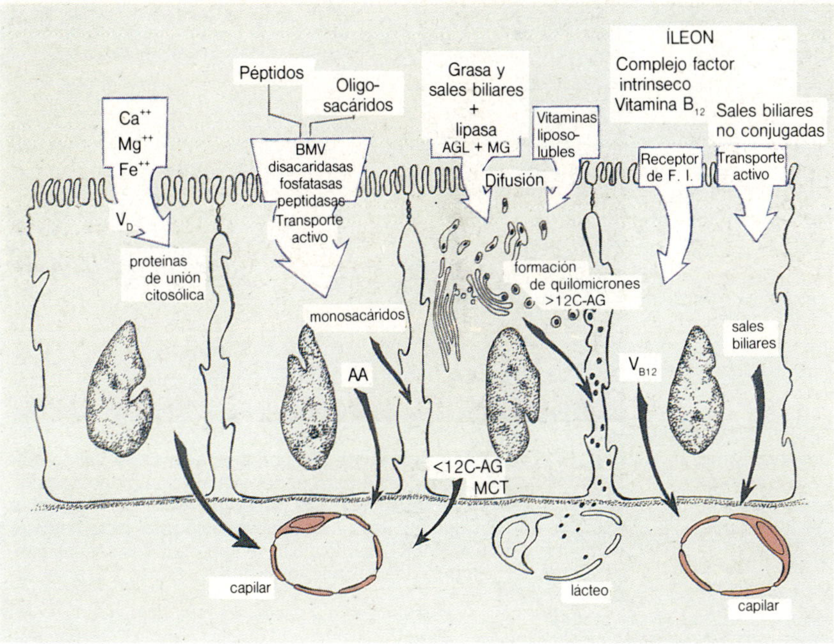

Fig. 15-23. Absorción de los nutrientes a través del borde en cepillo de las células del epitelio intestinal. En el glucocáliz del borde en cepillo existen enzimas (disacaridasas y peptidasas) que participan en el transporte de aminoácidos y monosacáridos. La absorción de la mayor parte de los nutrientes se completa en los primeros segmentos del intestino delgado; sin embargo, la absorción del complejo formado por el factor intrínseco y la vitamina B_{12} corre a cargo de receptores específicos de las células absorbentes del íleon, al igual que la reabsorción de las sales biliares como parte de la circulación enterohepática. La absorción de las grasas se ve favorecida por su escisión en ácidos grasos libres y monoglicéridos, que difunden pasivamente al interior de las células absorbentes. Los ácidos grasos libres (>12 átomos de carbono) y los monoglicéridos sufren un proceso de reesterificación en el retículo endoplásmico liso y pasan seguidamente al aparato de Golgi, donde se forman los quilomicrones. Éstos son liberados al espacio extracelular y pasan a los quilíferos de la lámina propia. Los ácidos grasos de cadena corta (<12 átomos de carbono) pueden difundir a través del epitelio y entran directamente en los capilares.

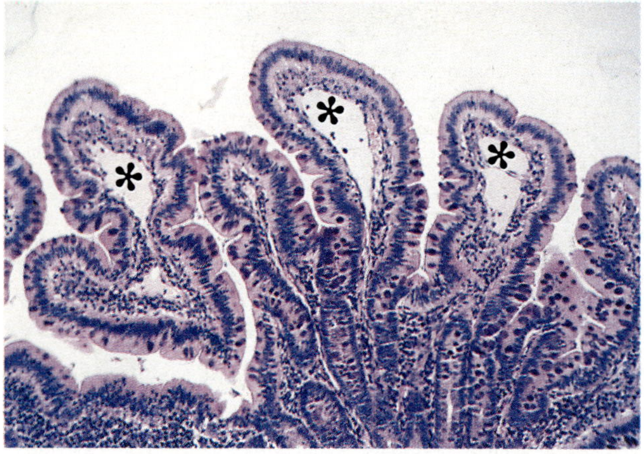

Fig. 15-24. MO de una preparación de mucosa ileal; se aprecia la presencia de vasos quilíferos (*) en el interior de las vellosidades intestinales. (H&E; × 100.)

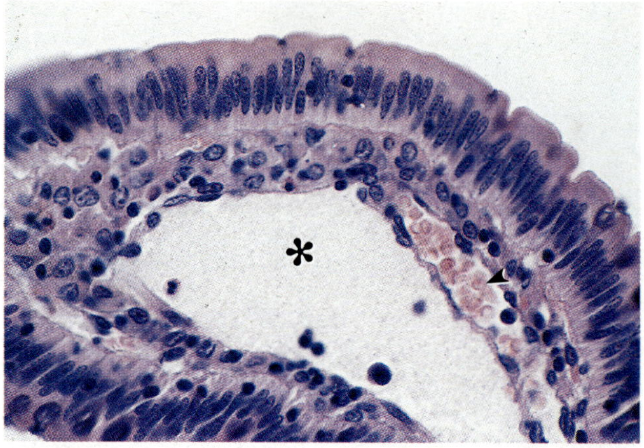

Fig. 15-25. MO a gran aumento de una vellosidad intestinal que muestra un vaso quilífero (*) en el interior de la lámina propia. Compárese dicho quilífero con la pequeña vénula *(flecha)*. (H&E; × 350.)

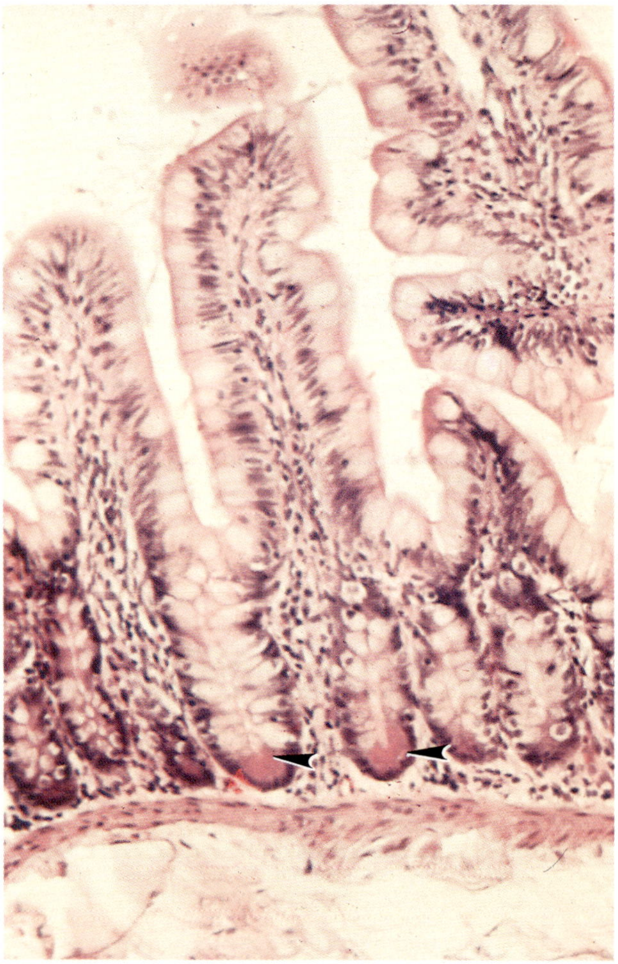

Fig. 15-26. MO de una preparación de mucosa ileal. Obsérvense las numerosas células caliciformes que hay en el epitelio y la presencia de células acidófilas de Paneth *(flechas)* en la base de las criptas intestinales. Inmediatamente por debajo de las criptas intestinales, puede verse la muscularis mucosa. (H&E; × 200.)

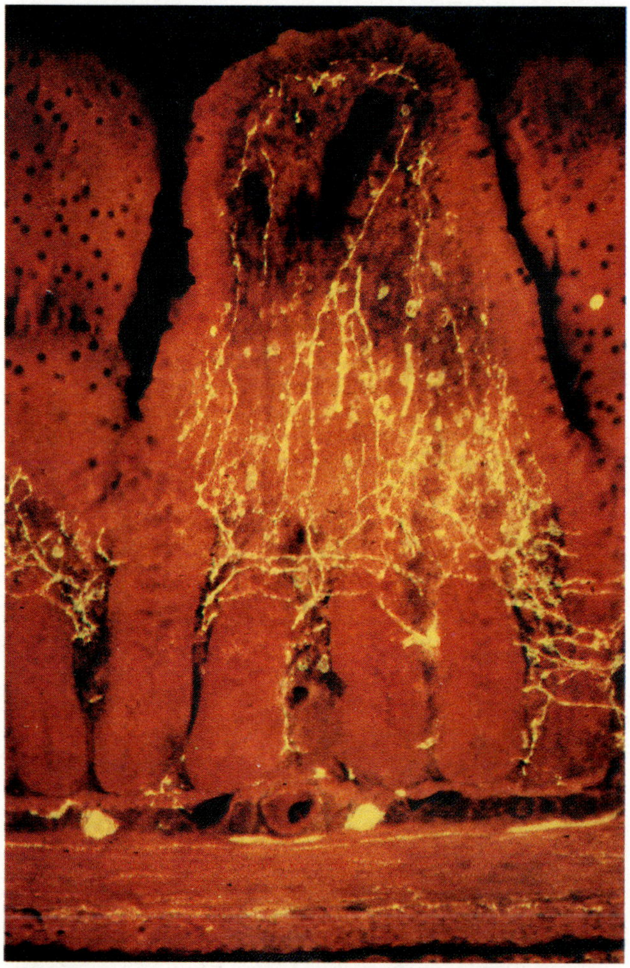

Fig. 15-27. MO de una preparación congelada de íleon teñida con métodos inmunocitoquímicos para poder visualizar el neurotransmisor VIP. Un plexo de fibras nerviosas *(amarillo)* rodea los segmentos apicales de las criptas y llega hasta las vellosidades, justo hasta el comienzo del epitelio; en la submucosa se aprecian dos células ganglionares del sistema nervioso autónomo que contienen VIP en su interior. (× 200.)

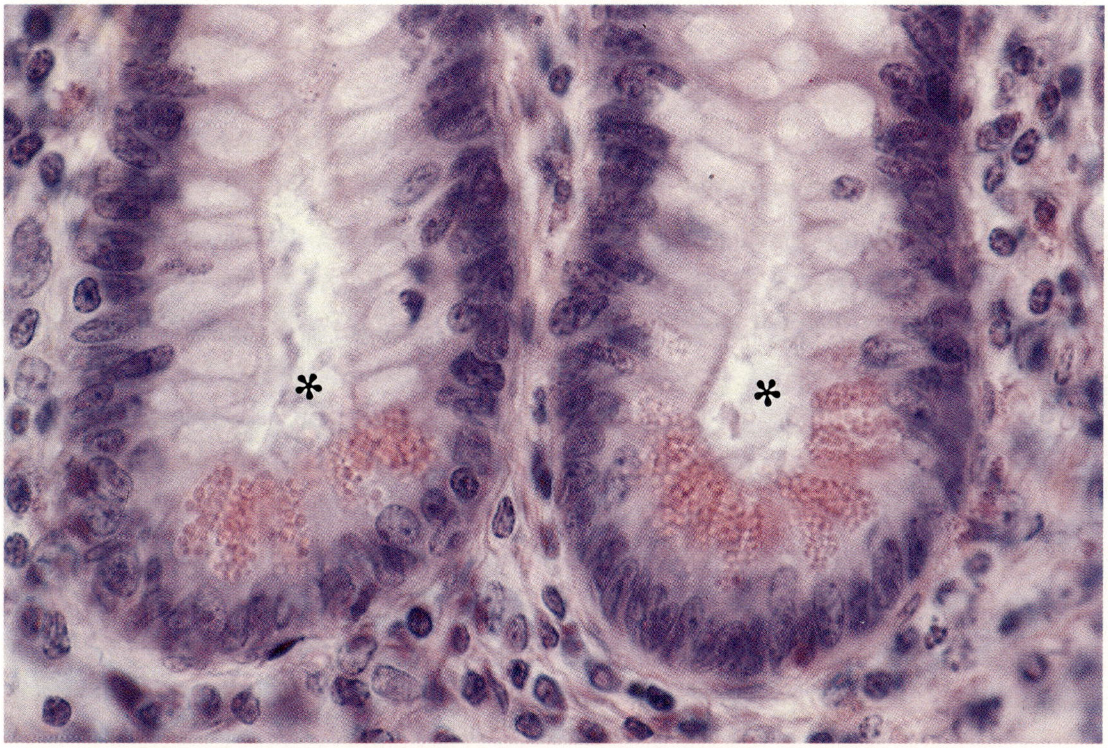

Fig. 15-28. MO a gran aumento de las bases de unas criptas intestinales (*) en las que se observa la presencia de numerosas células de Paneth. En los segmentos apicales de dichas células, pueden distinguirse gránulos acidófilos de secreción lindando con la luz de las criptas, a la que liberan sus secreciones (lisozima). (H&E; × 900.)

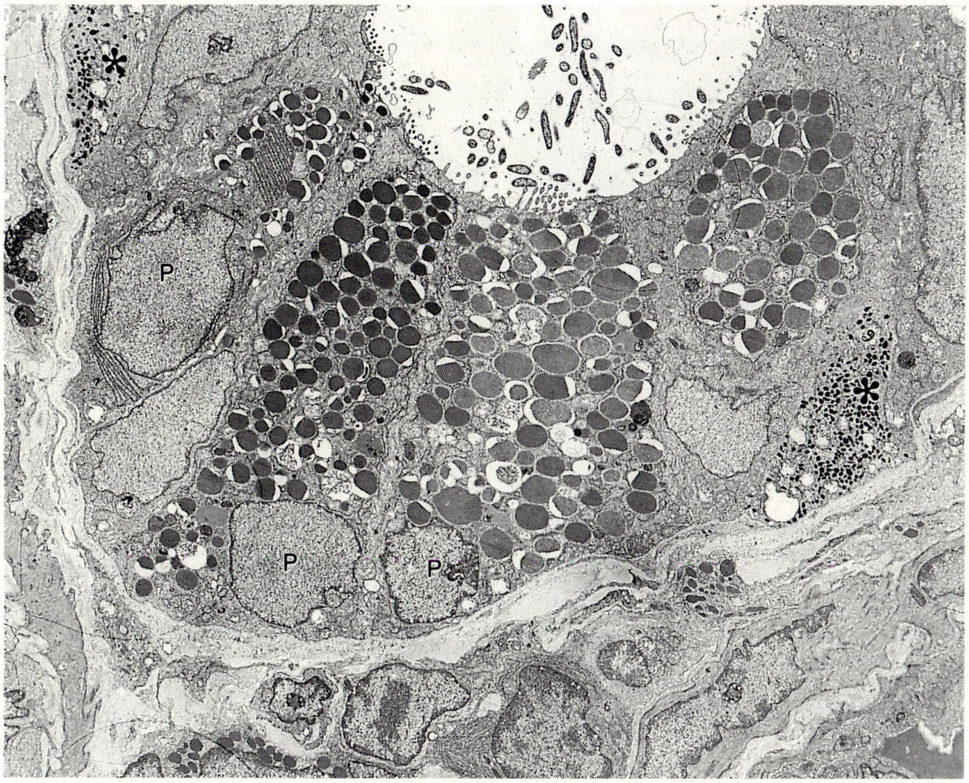

Fig. 15-29. MET de la base de una cripta intestinal (íleon de rata) que contiene numerosas células de Paneth (P). Estas células serosas secretan lisozima, una enzima bactericida. Las células de Paneth contienen además un extenso aparato lisosómico y pueden endocitar los microorganismos que existen en la luz de las criptas. También pueden verse dos ejemplos de células enteroendocrinas (*). (× 1.900.)

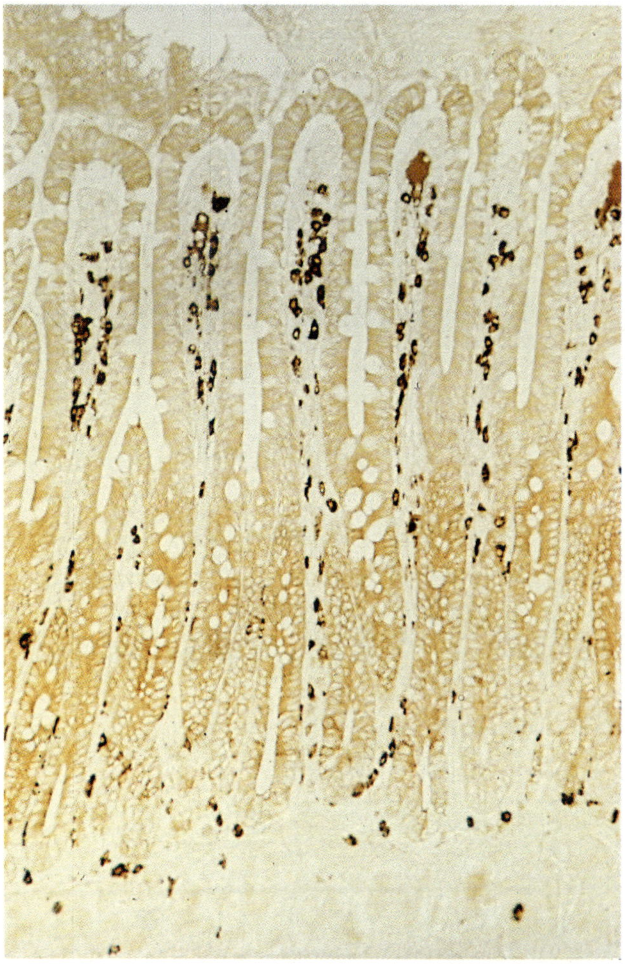

Fig. 15-30. MO de una preparación de intestino teñida con métodos inmunocitoquímicos para poder localizar la IgA secretora. Pueden verse grandes cantidades de células plasmáticas (teñidas de oscuro) en la lámina propia de las vellosidades intestinales y también en la submucosa. Los segmentos apicales de las células de las criptas de Lieberkühn también se han teñido por la presencia de IgA secretora, ya que dichas células participan en el transporte de esa inmunoglobulina desde la lámina propia a la luz intestinal. (× 150.)

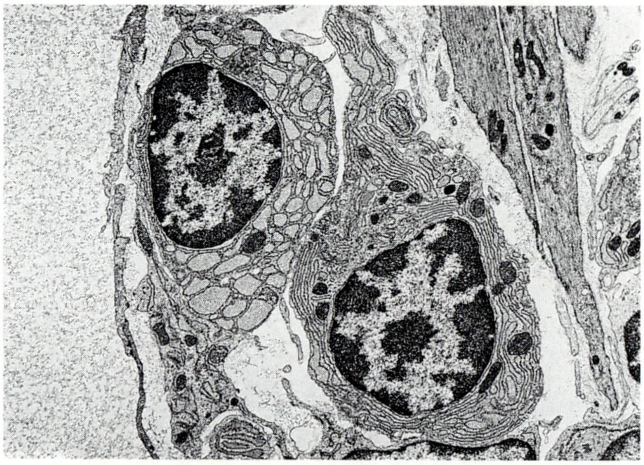

Fig. 15-31. MET de unas células plasmáticas de la lámina propia. También puede verse un quilífero *(extremo izquierda)*. Las células plasmáticas del intestino producen IgA secretora en su RER, la liberan a la lámina propia y, después de unirse con su componente secretor, la transportan a través del epitelio hasta la luz intestinal. (× 2.800.)

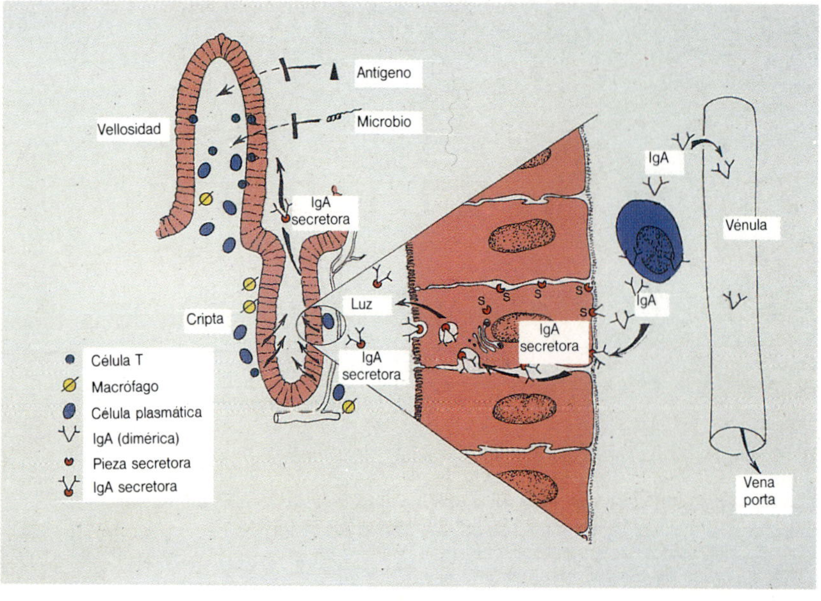

Fig. 15-32. Síntesis, transporte y secreción de la IgA secretora en la mucosa intestinal.

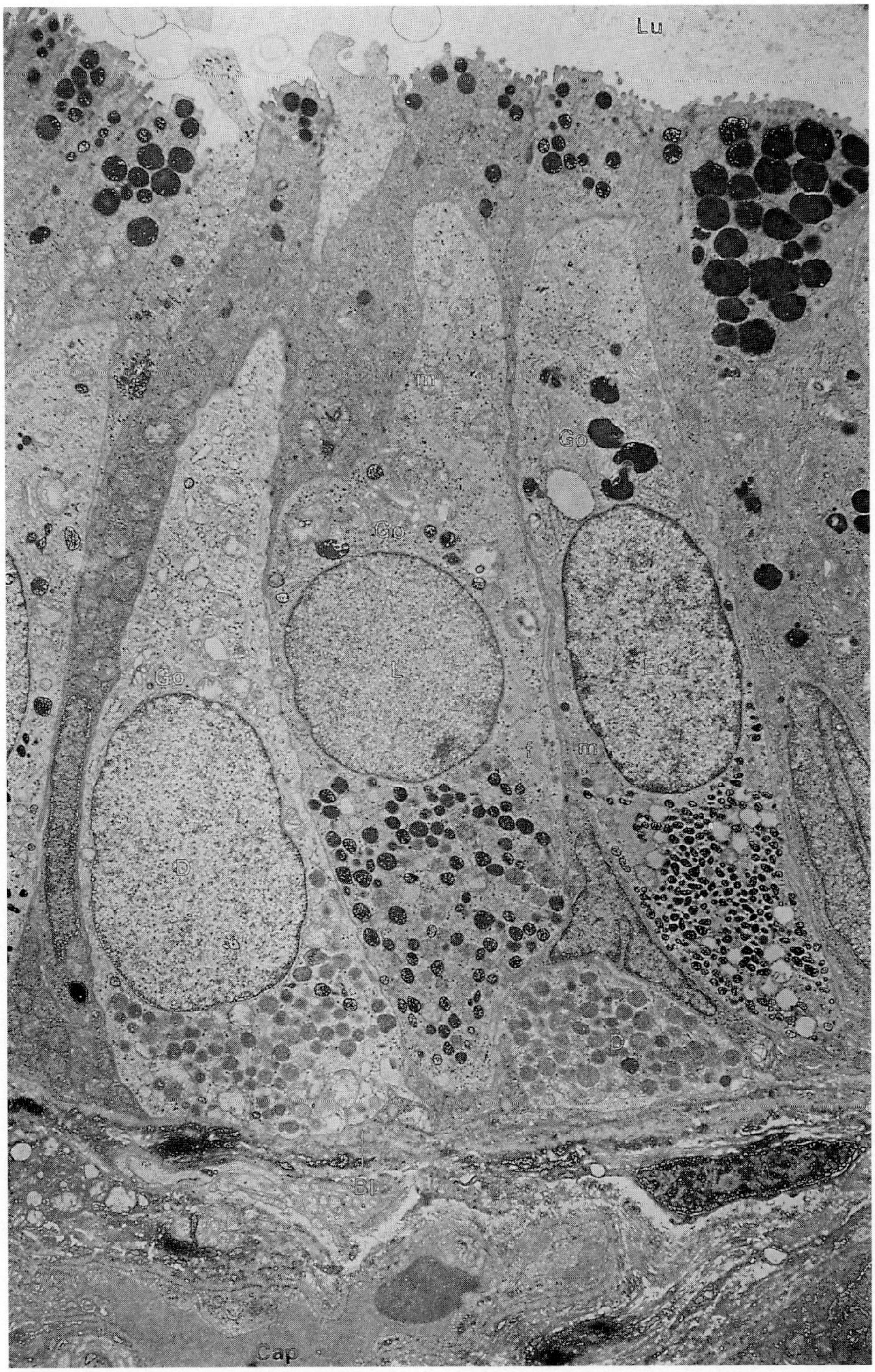

Fig. 15-33. MET de una cripta de Lieberkühn duodenal. En el epitelio se observan diversas células endocrinas. Cada una de esas células interviene en la síntesis de una hormona intestinal determinada. Los gránulos se acumulan en la base de las células y liberan su secreción a la lámina propia. Las células indiferenciadas de las criptas intestinales contienen gránulos de gran tamaño cerca de la luz glandular y pueden participar en el transporte epitelial de la IgA secretora. Lu, luz; Go, complejo de Golgi; m, mitocondrias; R, retículo endoplásmico rugoso; f, filamentos citoplásmicos; Bl, lámina basal; Ec, célula enterocromafín; D, tipo de célula enteroendocrina; L, tipo de célula enteroendocrina. (× 4.100.)

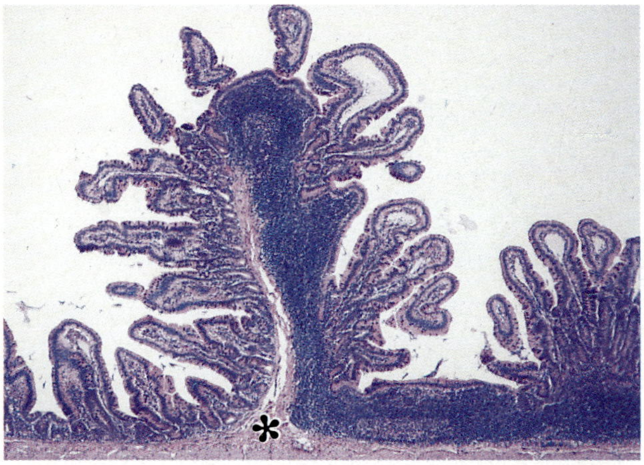

Fig. 15-34. MO de pliegues individuales (pliegues circulares) en sección transversal. La submucosa (*) penetra en los pliegues y se pueden ver grandes cantidades de tejido linfoide tanto en la submucosa y también en la lámina propia. (H&E; × 50.)

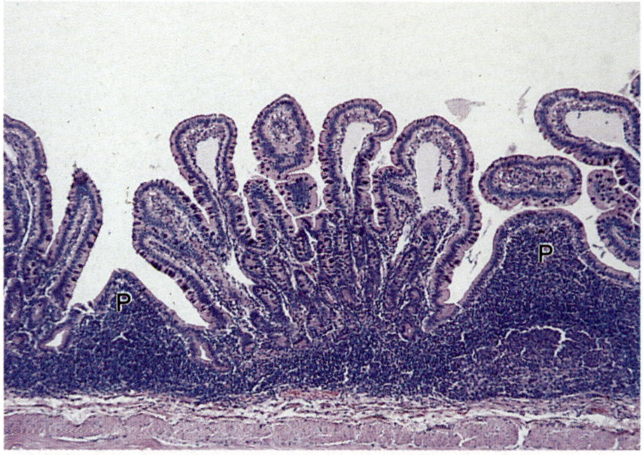

Fig. 15-35. MO de una preparación de íleon de rata en la que se observa la presencia de algunas placas de Peyer (P). Debido a la acumulación del tejido linfoide bajo el epitelio, no existen vellosidades intestinales en la zona de las placas de Peyer. En el interior de las vellosidades se observan algunos quilíferos. (H&E; × 50.)

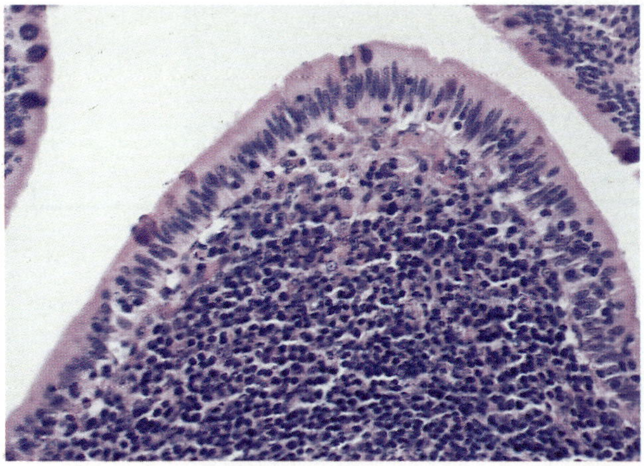

Fig. 15-36. MO a gran aumento de una placa de Peyer recubierta por epitelio intestinal. En el epitelio existen unas células especializadas conocidas como células M, que no se visualizan fácilmente con el microscopio óptico. (H&E; × 350.)

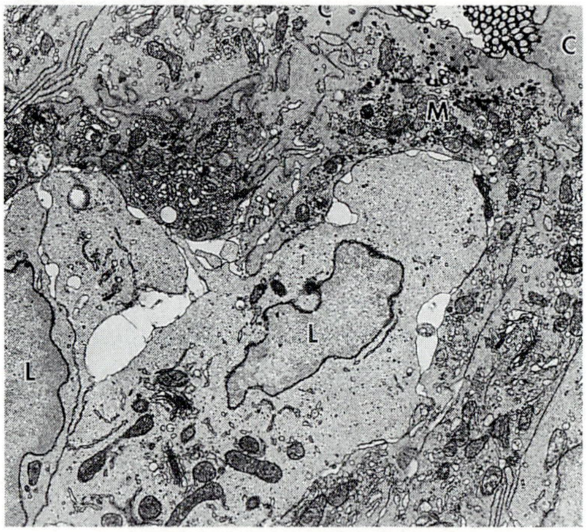

Fig. 15-37. MET a gran aumento del epitelio intestinal que recubre una placa de Peyer 30 min después de haber introducido peroxidasa de rábano picante (PRP) en la luz intestinal. Puede verse el producto de la reacción con la PRP *(parte superior derecha)* alrededor de la microvellosidad y en el interior de las vesículas y los túbulos de una célula M, lo que parece indicar que podría intervenir en el transporte de material antigénico de la luz intestinal hasta los linfocitos subyacentes. M, célula M; C, células cilíndricas; L, linfocitos; G, aparato de Golgi. (× 4.500.)

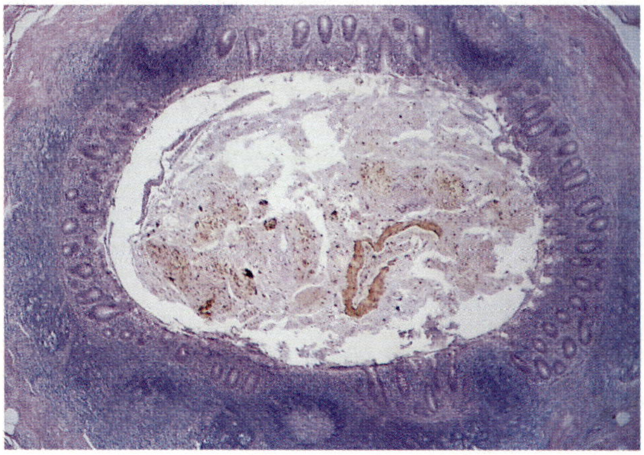

Fig. 15-38. MO de un corte transversal del apéndice. Obsérvese el material de detrito en la luz y la presencia de folículos linfoides en la lámina propia y la submucosa. (H&E; × 20.)

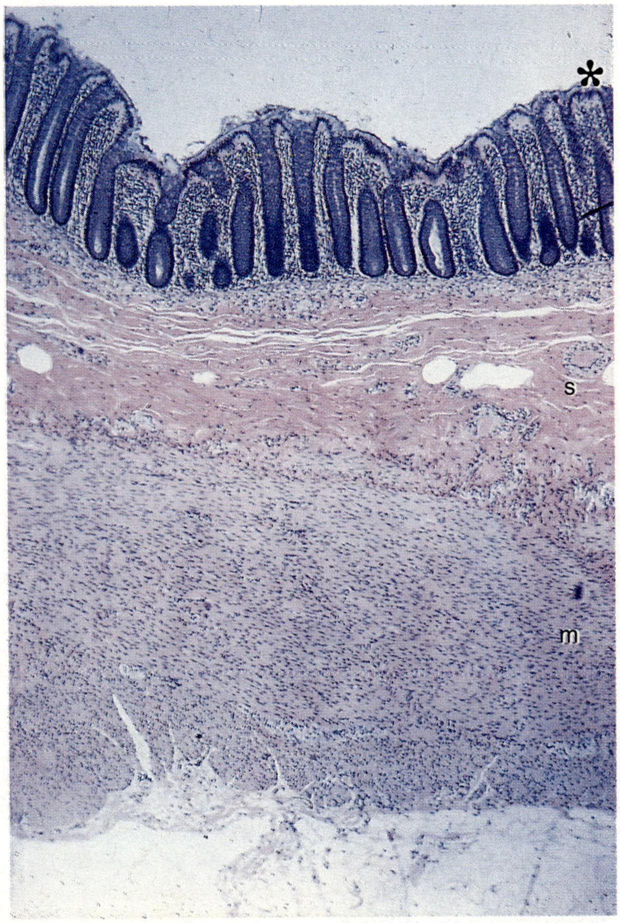

Fig. 15-39. MO a poco aumento de una preparación de intestino grueso. Obsérvese la ausencia de proyecciones vellosas en la mucosa superficial (*), el relativo grosor de la submucosa (s) y la gruesa muscularis (m) de la pared exterior. (H&E; × 40.)

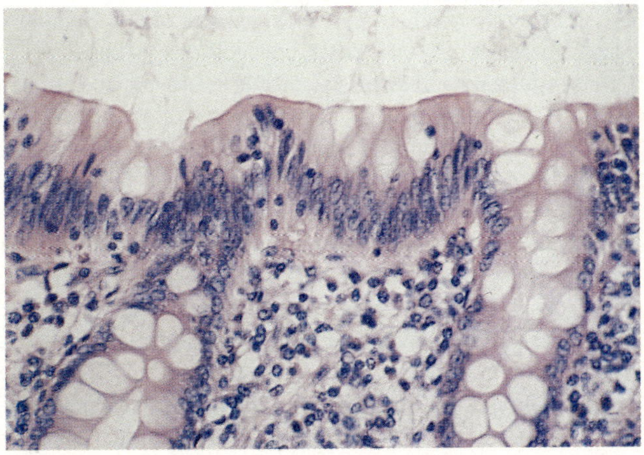

Fig. 15-40. MO a mayor aumento de una preparación de epitelio cólico. Debido al gran número de linfocitos y de otros leucocitos en la lámina propia y el epitelio, se considera que el tubo digestivo es un foco inflamatorio crónico. (H&E; × 350.)

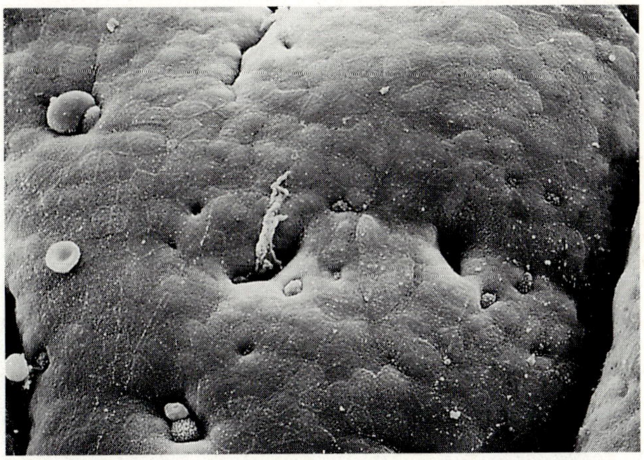

Fig. 15-41. MEB de la superficie de la mucosa del colon. Obsérvense las aberturas de las criptas de Lieberkühn en la superficie y la presencia de secreción mucosa *(centro)* procedente de una cripta. Se distinguen fácilmente los límites laterales de las células epiteliales superficiales, así como las aberturas de varias células caliciformes en la mucosa. (× 500.)

CAPÍTULO 16

EL HÍGADO Y LA VESÍCULA BILIAR

EL HÍGADO Y la vesícula biliar se forman en el embrión, al igual que el páncreas, a partir de una evaginación epitelial de la primera mitad del intestino. El hígado y la vesícula funcionan como una unidad, produciendo, concentrando, almacenando y regulando el flujo de la bilis, cuyo papel es muy importante en los procesos de emulsión y absorción de los ácidos grasos.

EL HÍGADO

El hígado actúa como una glándula exocrina al producir la bilis, pero funciona como glándula endocrina cuando sintetiza y secreta a la sangre proteínas plasmáticas y glucosa para ser utilizadas por otros tejidos. El hígado puede servir como almacén para los nutrientes que llegan directamente del intestino a través de la vena porta. Además, esta glándula tan compleja, 1) produce colesterol, triglicéridos y fosfolípidos, 2) destoxifica y metaboliza productos farmacológicos, complejos inmunoglobínicos y materias extrañas ingeridas con los alimentos, 3) sintetiza somatomedina y 4) convierte la T4 en T3.

El hígado está rodeado por una cápsula de tejido conjuntivo denso (cápsula de Glisson). Los **hepatocitos** o células parenquimatosas se sustentan sobre un estroma de fibras reticulares y se organizan en cordones alrededor de una **vena central**, formando el **lóbulo hepático clásico**, de forma aproximadamente hexagonal. Entre los lóbulos adyacentes se encuentran los **conductos portales**, de tejido conjuntivo, que contienen las **arterias hepáticas**, las **vénulas portales** y los **conductillos biliares** (lo que se conoce como **tríada portal**), junto con nervios y vasos linfáticos. En cada lóbulo la sangre fluye de los vasos del conducto portal, pasando por los **sinusoides** situados entre los cordones de hepatocitos, hasta una **vena central**. La sangre de las vénulas portales lleva carbohidratos, aminoácidos y vitaminas a las células hepáticas para su procesado, mientras que la sangre arterial hepática suministra oxígeno y lípidos que han penetrado en el sistema circulatorio por el conducto torácico. La **bilis** es sintetizada por los hepatocitos y fluye a través de los **canalículos biliares** en sentido opuesto al del flujo sanguíneo, hasta llegar a las ramificaciones de los conductillos biliares del conducto portal.

Los sinusoides fenestrados hepáticos permiten la entrada y salida de moléculas de gran tamaño de los hepatocitos cubiertos por microvellosidades, que están separados del endotelio de los sinusoides por el estrecho **espacio de Disse** (1-2 µm). Los sinusoides son atravesados por macrófagos fijos (las llamadas **células de Kupffer)**, que fagocitan complejos inmunes, bacterias opsonizadas y diferentes partículas de otra índole.

La estructura de los lóbulos puede basarse en la función endocrina **(lóbulos clásicos)**, la función exocrina **(lóbulos portales)** o la función metabólica **(acinos hepáticos o lóbulos de Rappaport)**. En los **lóbulos clásicos**, descritos anteriormente, los hepatocitos secretan proteínas plasmáticas y glucosa a la sangre sinusoidal, que abandona el hígado a través de la vena central, las venas colectoras y las venas hepáticas, que drenan en la vena cava inferior. Los **lóbulos portales** tienen forma triangular, están surcados por un conductillo biliar, en el que drenan la bilis los canalículos de los lóbulos adyacentes, y su periferia está delimitada por tres venas centrales que forman los vértices del lóbulo. Los **acinos hepáticos** tienen forma ovalada, con un eje central constituido por vasos terminales procedentes de tríadas portales adyacentes. Los metabolitos y el oxígeno se distribuyen entre los hepatocitos en tres zonas concéntricas (basadas en la concentración decreciente relativa de nutrientes que reciben las células de cada zona), situadas entre el eje central acinar y dos venas centrales periféricas en las que drena la sangre que presenta un contenido en nutrientes proporcionalmente escaso.

Los hepatocitos son células multifacetadas que se organizan en cordones entre los sinusoides. Al yuxtaponerse las superficies de los hepatocitos, las membranas de las células adyacentes forman **canalículos biliares** (pequeños espacios extracelulares tubulares), quedando unidas a ambos lados de dichos canalículos por uniones apretadas. Las células contienen numerosas **mitocondrias** y **lisosomas**, en consonancia con su compleja actividad metabólica. El **RER** y el **aparato de Golgi** participan en la síntesis de proteínas plasmáticas y bilis, mientras que el **REL** interviene en la síntesis tanto de colesterol como de fosfolípidos y en la destoxificación de fármacos.

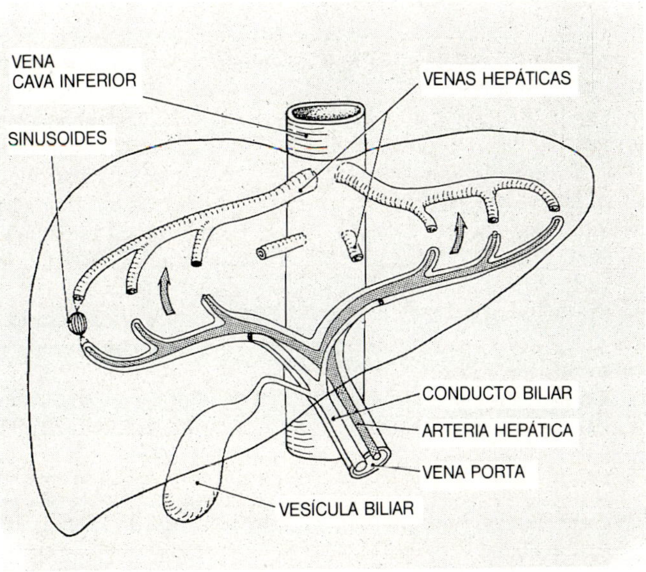

Fig. 16-1. Principales vasos que entran y salen del hígado (arteria hepática, vena porta y venas hepáticas). A la izquierda se ha representado la relación que existe entre estos vasos y los sinusoides.

LA VESÍCULA BILIAR

El conducto cístico es un divertículo del sistema ductal hepático que desemboca en la **vesícula biliar**, un pequeño órgano hueco situado por debajo de la superficie inferior del lóbulo hepático derecho. Su función consiste en concentrar la bilis absorbiendo el agua de la misma, y almacenarla hasta que sea necesaria para digerir las grasas. La mucosa vesicular está constituida por un epitelio cilíndrico simple (cuyas células poseen microvellosidades y numerosas mitocondrias) que descansa sobre una lámina propia y puede formar pliegues o arrugas muy profundas cuando se vacía la vesícula. Bajo la mucosa se encuentra la muscularis externa, que se contrae por el estímulo de la colecistocinina cuando llegan alimentos al intestino delgado. Al contraerse, la vesícula expulsa la bilis hacia el sistema ductal y después al intestino delgado. El órgano está rodeado por una adventicia conjuntiva relativamente gruesa que le une al hígado. Su superficie libre está recubierta por serosa (peritoneo).

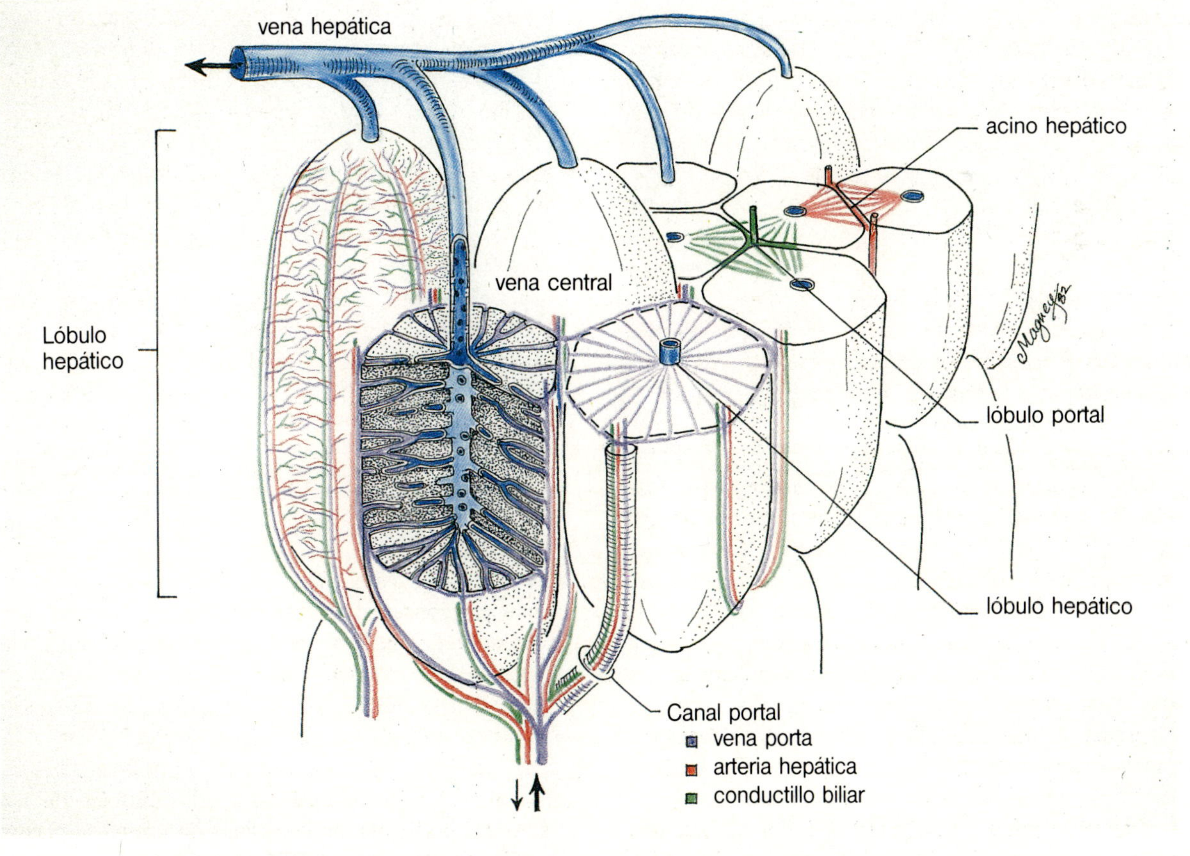

Fig. 16-2. Relaciones de los lóbulos hepáticos con los conductos portales marginales (que contienen vasos, linfáticos, nervios y un conducto biliar) y las tributarias centrales (venas centrales) de la vena hepática.

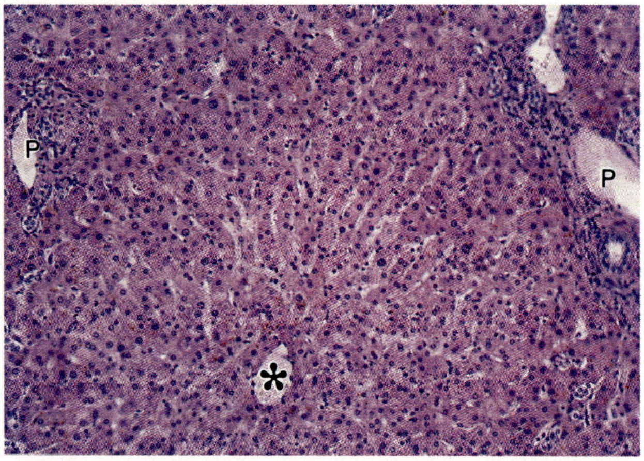

Fig. 16-3. MO de una preparación de hígado en la que se puede apreciar la relación que existe entre la vena central (*) y el conducto portal (p). Obsérvese la disposición radial de las células alrededor de la vena central. Compárese esta micrografía con la figura 16-2. (H&E; × 100.)

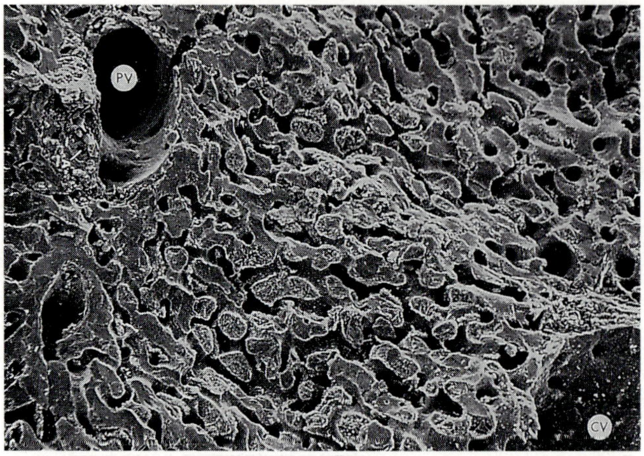

Fig. 16-4. MEB de una preparación de hígado en la que se aprecia la disposición radial de las células desde la vena central hacia el conducto portal. Compárese con las figuras 16-2 y 16-3. (× 150.)

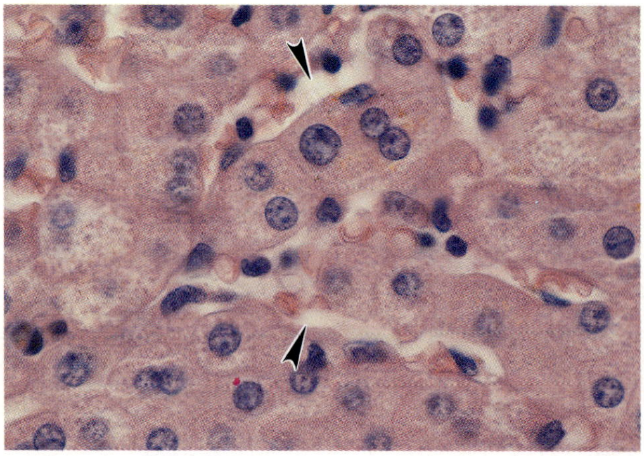

Fig. 16-5. MO a gran aumento de una preparación de parénquima hepático. Obsérvese la organización de los hepatocitos (células hepáticas) en cordones separados por sinusoides hepáticos *(flechas)*. (H&E; × 600.)

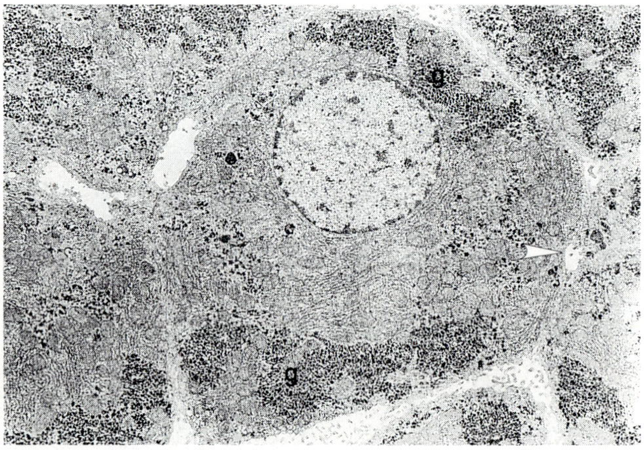

Fig. 16-6. MET de los hepatocitos de una rata cebada; se aprecia la acumulación de partículas de glucógeno (g) en su citoplasma. También se distinguen los canalículos biliares *(flecha)* entre hepatocitos contiguos. (× 2.800.)

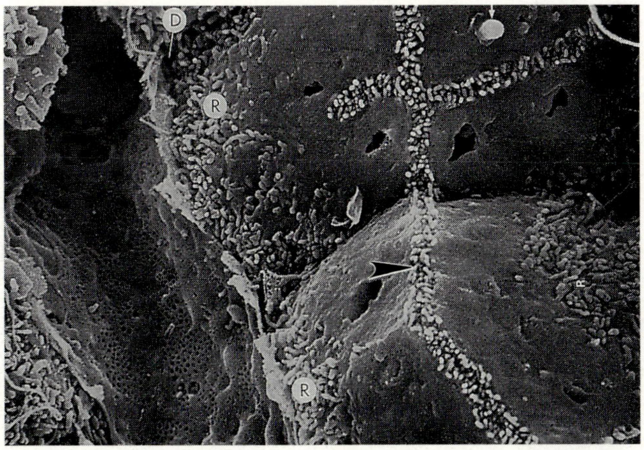

Fig. 16-7. MEB de hígado en la que muestra un sinusoide *(izquierda)* y fracturas que permiten ver la superficie de algunos hepatocitos *(derecha)*. Los canalículos biliares *(flecha)* que se observan en la superficie de los hepatocitos contienen pequeñas microvellosidades. La superficie luminal del sinusoide presenta fenestraciones y perforaciones de gran tamaño. En el espacio de Disse (D), la superficie del hepatocito que da a la luz sinusoidal está cubierta por microvellosidades (R). (× 2.500.)

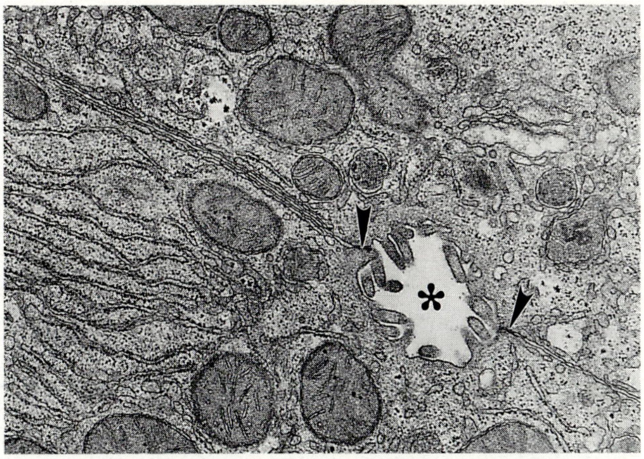

Fig. 16-8. MET de la superficie de contacto entre dos hepatocitos, en la que puede verse un canalículo biliar (*). La superficie luminal del mismo presenta numerosas microvellosidades y está aislada de los espacios intercelulares laterales por zónulas de oclusión *(flechas)* entre células contiguas. Obsérvense el aparato de Golgi y los cuerpos densos pericanaliculares que hay en el interior de los hepatocitos. (× 15.000.)

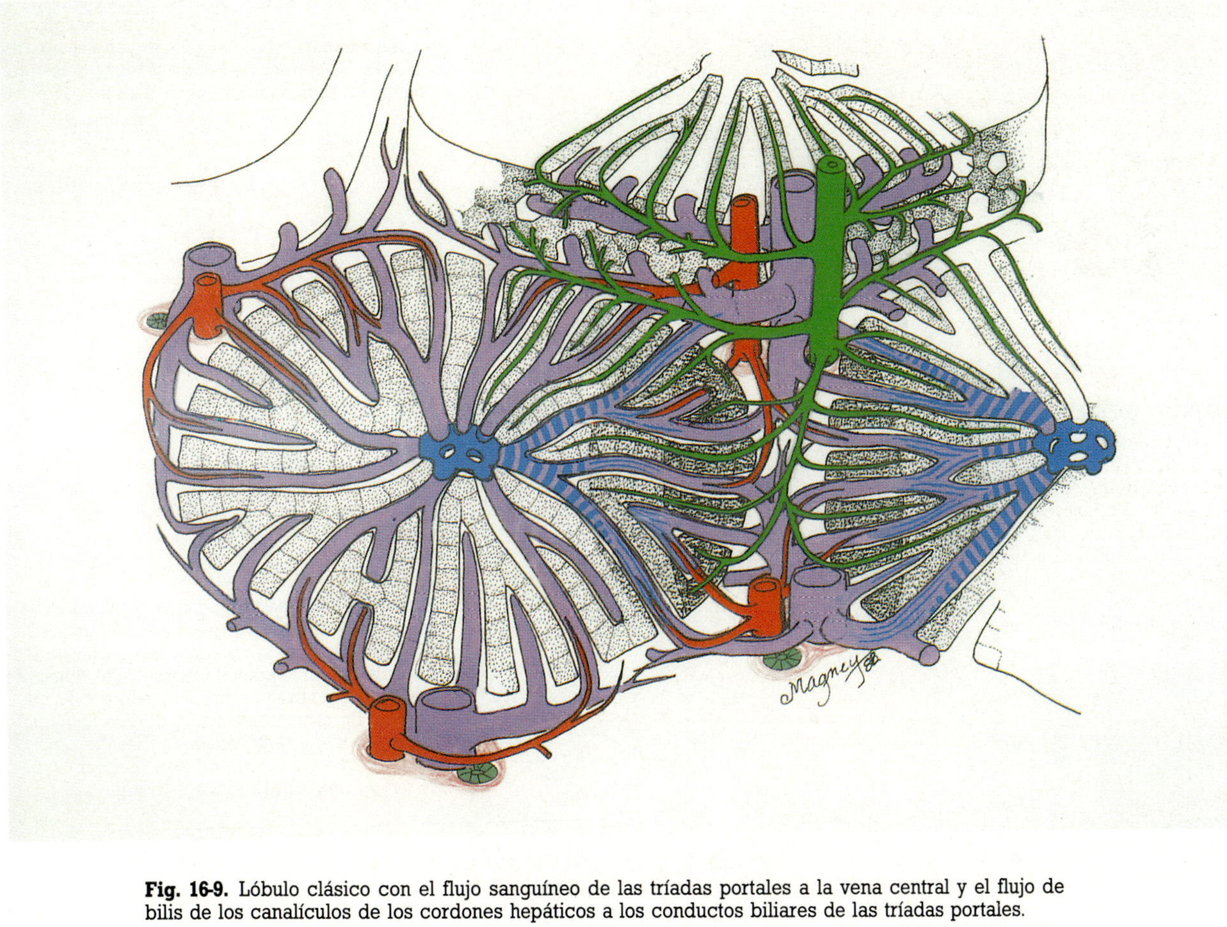

Fig. 16-9. Lóbulo clásico con el flujo sanguíneo de las tríadas portales a la vena central y el flujo de bilis de los canalículos de los cordones hepáticos a los conductos biliares de las tríadas portales.

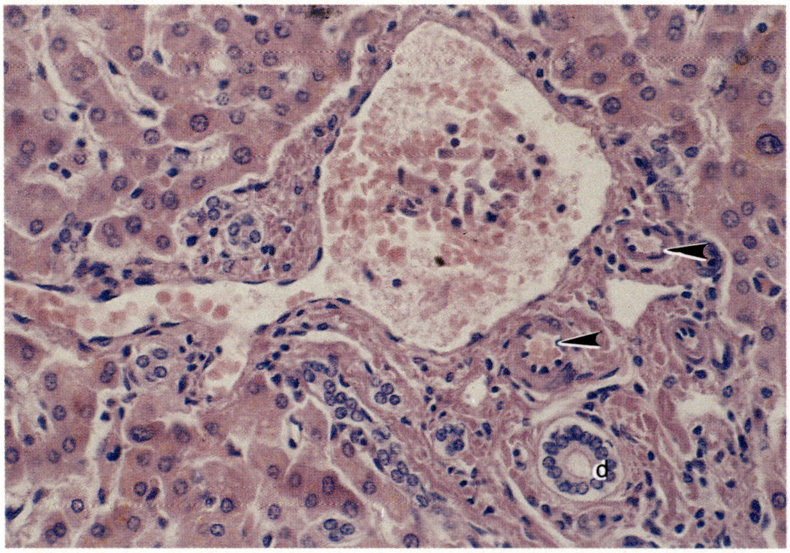

Fig. 16-10. MO de una tríada portal. La vena porta *(centro)* presenta una rama de gran tamaño *(izquierda)*, de la que salen varias ramas menores para irrigar los sinusoides que se encuentran entre los cordones o placas de hepatocitos. Otros componentes de la tríada son el conductillo biliar (d) y sus ramas de la arteria hepática *(flechas)*. (H&E; × 450.)

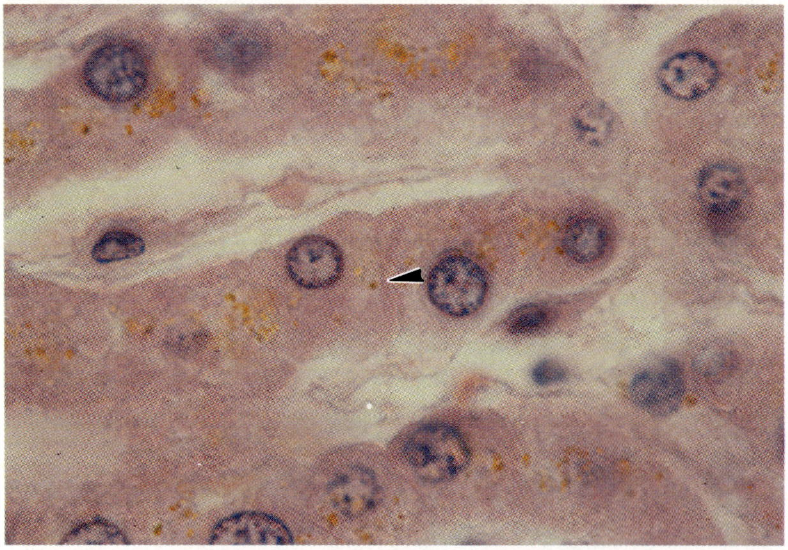

Fig. 16-11. MO a gran aumento de una preparación de cordones hepáticos y sus sinusoides adyacentes. Se aprecian dos hepatocitos colindantes *(centro)*, con un pequeño canalículo biliar *(flecha)* en su superficie de contacto. En la mayoría de las células puede verse lipofucsina, un pigmento pardusco dorado. (H&E; × 900.)

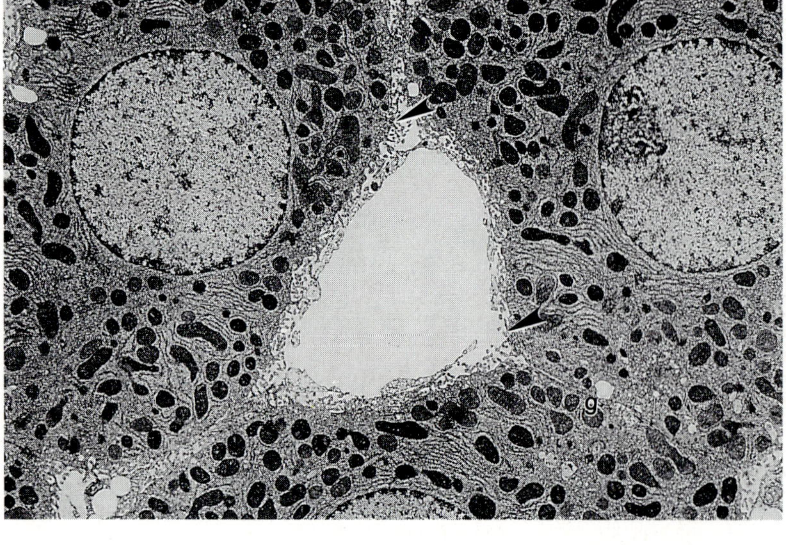

Fig. 16-12. MET de parénquima hepático en la que se observan las relaciones que existen entre los hepatocitos y los sinusoides hepáticos. La parte luminal de la plasmalema del hepatocito, expuesta al sinusoide, tiene especializaciones superficiales en forma de microvellosidades. En el punto de unión de dos hepatocitos contiguos, las membranas pueden presentar uniones de intersticio (g) y microvellosidades *(flechas)*. Obsérvense las numerosas mitocondrias. (× 3.100.)

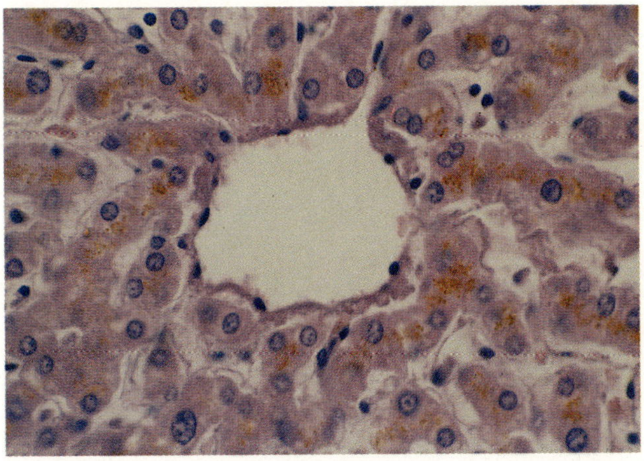

Fig. 16-13. MO de la vena central de un lóbulo hepático. Los hepatocitos contiguos a la vena central contienen grandes cantidades de lipofucsina. Pueden verse algunos sinusoides *(parte superior)* drenando en la vena central. (H&E; × 500.)

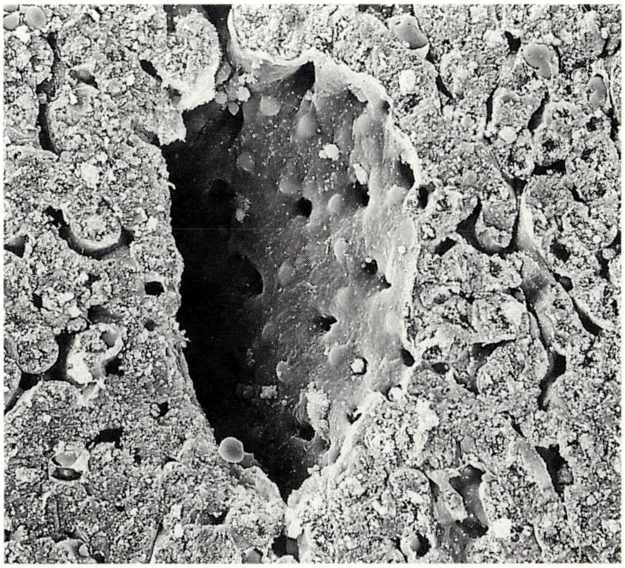

Fig. 16-14. MEB de un lóbulo hepático clásico; se aprecian la vena central y la desembocadura de los sinusoides en la luz. (× 500.)

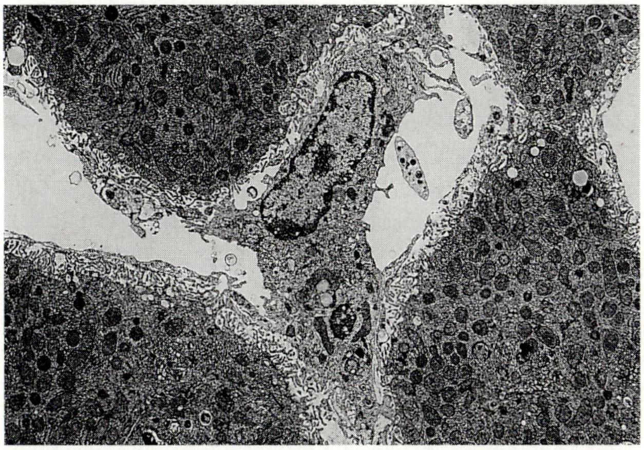

Fig. 16-15. MET de una preparación de hígado de rata, en la que se distingue una célula de Kupffer con prolongaciones citoplásmicas cortas que atraviesan la luz sinusoidal. Esta célula tiene numerosas funciones endocíticas, proviene de precursores monocíticos de la médula ósea y forma parte del sistema fagocítico mononuclear. (× 2.500.)

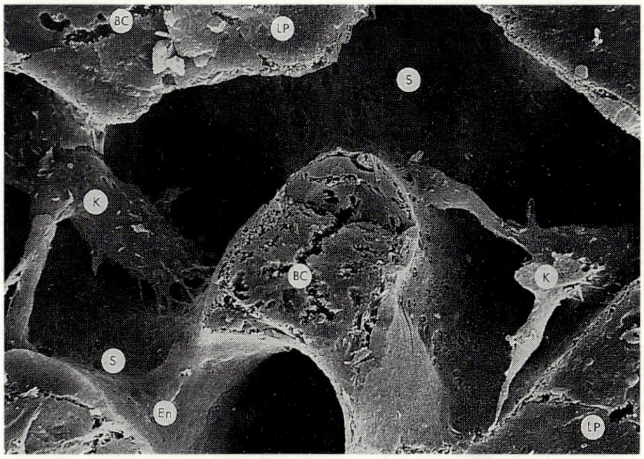

Fig. 16-16. MEB de una superficie de fractura que deja al descubierto algunos sinusoides hepáticos. Pueden verse algunas células de Kupffer atravesando la luz sinusoidal a la derecha y a la izquierda. K, células de Kupffer; S, luz sinusoidal; En, célula endotelial; BC, canalículo biliar; LP, placa hepática. (× 1.000.)

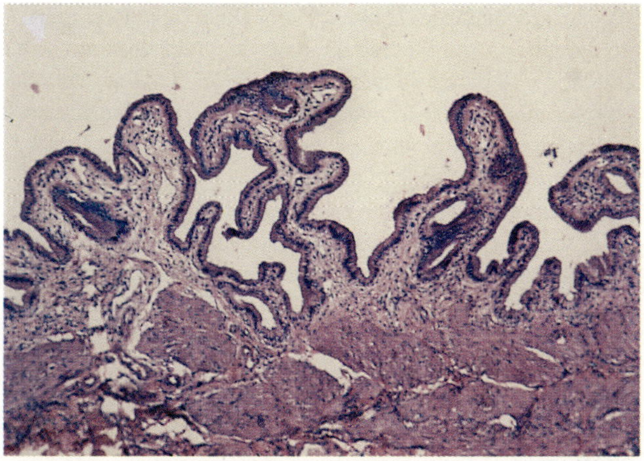

Fig. 16-17. MO a poco aumento de una preparación de mucosa vesicular en la que se aprecian sus profundos pliegues. (H&E; × 25.)

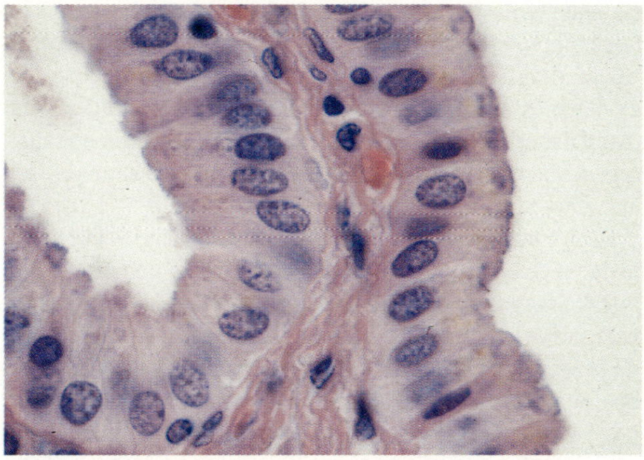

Fig. 16-18. MO a gran aumento de una preparación de mucosa vesicular. El epitelio está formado por una sola capa de células cilíndricas, con un borde muy desarrollado de microvellosidades. La lámina propia posee numerosos vasos sanguíneos y también contiene fibras de tejido conjuntivo. (H&E; × 800.)

◆

CAPÍTULO 17

EL APARATO RESPIRATORIO

EL APARATO RESPIRATORIO puede dividirse en un sistema de **conducción** y en una parte **respiratoria**. El sistema de conducción se encarga de calentar y humidificar el aire y de eliminar las partículas que pueda llevar al entrar en la parte respiratoria, donde se produce el intercambio gaseoso entre el aire y la sangre **(respiración externa)**. La **respiración interna** consiste en el intercambio gaseoso entre la sangre y las células de los tejidos corporales. El tejido pulmonar recibe sangre oxigenada a través de las **arterias bronquiales**, ramas de la aorta torácica. Las **arterias pulmonares**, procedentes del ventrículo derecho, llevan sangre desoxigenada a los lechos capilares alveolares, donde intercambian el anhídrido carbónico por oxígeno. La sangre venosa de ambos sistemas arteriales retorna a la aurícula izquierda a través de las **venas pulmonares**.

SISTEMA DE CONDUCCIÓN

Los órganos que constituyen el sistema de conducción del aparato respiratorio son la **cavidad nasal**, la **nasofaringe**, la **laringe**, la **tráquea**, los diferentes **bronquios** de tamaño decreciente, muchas generaciones de **bronquiolos** y los **bronquiolos terminales**. Todos estos órganos tienen en común el **epitelio respiratorio** (cilíndrico seudoestratificado con células caliciformes y cilios), las **glándulas seromucosas** de la lámina propia, el **músculo liso**, las **fibras elásticas** y el **cartílago**. A lo largo de las vías respiratorias, van produciéndose cambios, como la desaparición gradual del cartílago, las glándulas y los cilios; la reducción de la altura del epitelio, que acaba convirtiéndose en un epitelio cúbico simple; y un aumento de la musculatura lisa.

El aire que pasa por la cavidad nasal se calienta por efecto de un plexo venoso situado inmediatamente por debajo del epitelio respiratorio que tapiza dicha cavidad. El moco secretado por las células caliciformes del epitelio y las glándulas de la lámina propia humedece el aire y atrapa las partículas que pueda llevar; posteriormente, es transportado por los cilios hasta la faringe, donde es expectorado o deglutido. Bajo el epitelio respiratorio de la faringe existen numerosos nódulos linfáticos (amígdalas faríngeas) que forman una primera línea de defensa frente a los microorganismos patógenos. El aire pasa de la nasofaringe a través de la orofaringe y llega a la **laringe**, el segmento inicial de las «vías respiratorias» tubulares que conducen hasta los pulmones.

Las paredes de la laringe se apoyan en unos cartílagos hialinos de forma irregular que mantienen abiertas las vías respiratorias. Dichos cartílagos constituyen un punto de fijación para las **cuerdas vocales** y la musculatura esquelética, cuyos movimientos regulan el volumen y el tono de la voz. La laringe está recubierta por epitelio respiratorio salvo en la zona de las cuerdas vocales verdaderas (epitelio escamoso estratificado no queratinizado), sujetas a la abrasión que produce su vibración al pasar por ellas el aire expelido por los pulmones. La abertura que existe entre la faringe y la laringe está protegida por la **epiglotis**, uno de los cartílagos laríngeos, que impide que los alimentos penetren en las vías respiratorias.

La laringe se continúa por su extremo inferior con la **tráquea**, un tubo hueco y rígido sustentado por unos 16 cartílagos con forma de herradura, cerrados en su parte posterior por el músculo traqueal (liso). La tráquea termina dividiéndose en los **bronquios principales** izquierdo y derecho.

El cartílago que sustenta las paredes de los bronquios forma placas irregulares en cuyo interior se encuentra la luz, rodeada por músculo liso. Los bronquios principales penetran en el tejido pulmonar a través del hilio y se ramifican numerosas veces por división dicotómica en el interior de subdivisiones denominadas lóbulos y lobulillos. Cuando el diámetro del tubo se ha reducido a menos de 1 mm, desaparece el cartílago y la pared de las vías respiratorias queda formada por músculo liso y tejido conjuntivo; a ese nivel, las vías respiratorias reciben el nombre de **bronquiolos**.

Los bronquiolos siguen ramificándose; en sus ramificaciones el epitelio se convierte en cilíndrico simple, predominando el músculo liso y las fibras elásticas. Los segmentos terminales del sistema de conducción del aparato respiratorio reciben el nombre de **bronquiolos terminales**.

PARTE RESPIRATORIA

Los bronquiolos terminales dan origen a los **bronquiolos respiratorios**, donde se produce un primer intercambio gaseoso en pequeñas dilataciones esféricas de la pared bronquiolar denominadas **alvéolos**. La principal célula epitelial

(tipo I) de los alvéolos es una célula escamosa simple. La célula de **tipo II**, **septal** o «alveolar grande», es cúbica y secreta el **surfactante** o sustancia tensioactiva. Las células de tipo I descansan sobre una membrana basal, que está fusionada con la de las células endoteliales de los capilares que rodean a cada alvéolo. Esta estructura trilaminar recibe el nombre de **membrana respiratoria** o **barrera hematoaérea**; por esta membrana difunden los gases entre el aire y la sangre.

A su vez, los bronquiolos respiratorios se ramifican y forman los **conductos alveolares**, tubos tachonados de alvéolos que terminan en espacios con forma de bolsas denominados **sacos alveolares**, de los que nacen grupos de alvéolos individuales. Los alvéolos contiguos están conectados entre sí por aberturas denominadas **poros alveolares**, que sirven para igualar la presión aérea intraalveolar. Es frecuente observar en los alvéolos **macrófagos alveolares**, también conocidos como **células del polvo**. Estos macrófagos, junto con el surfactante, el moco y los cilios que barren hacia la faringe, conforman el sistema de defensa de los tejidos pulmonares.

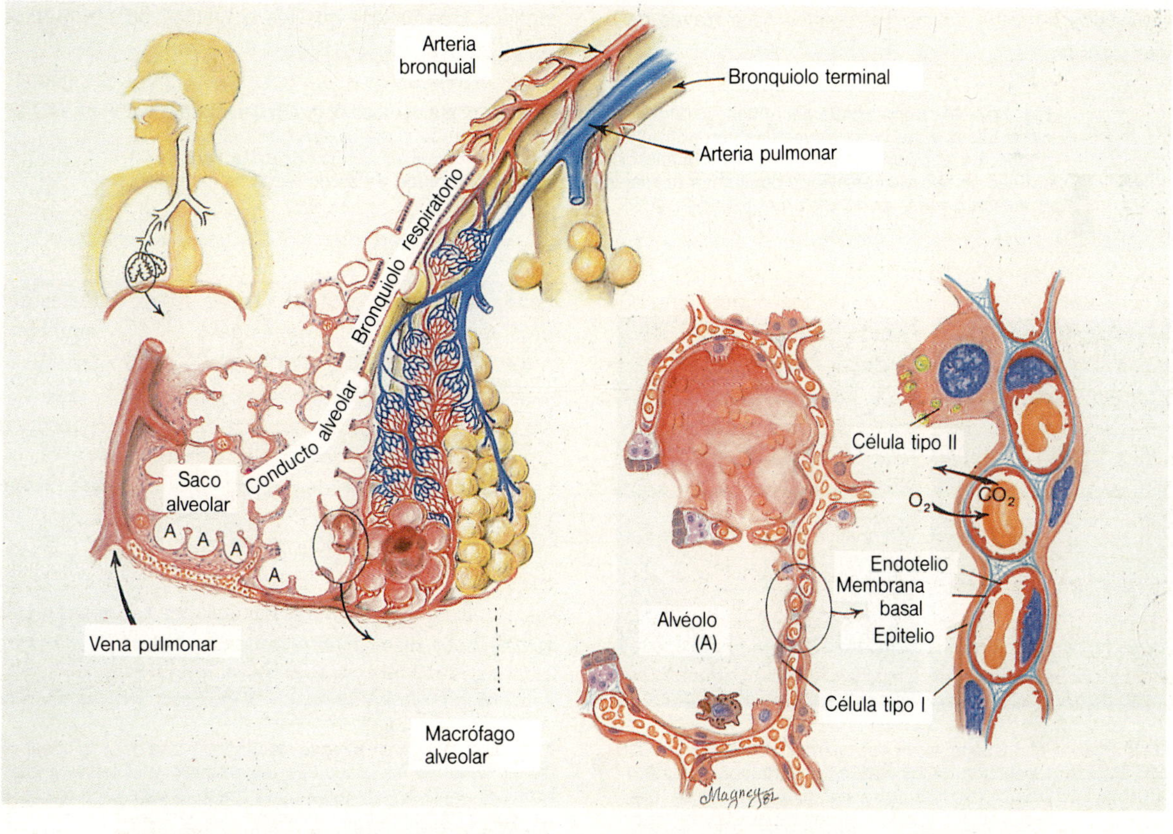

Fig. 17-1. Sistemas de conducción y respiratorio del aparato respiratorio. Se han representado a escalas crecientes la parte respiratoria del pulmón, dos alvéolos con la topografía de su superficie y un corte de la estructura de la pared alveolar, así como la microanatomía de las células que forman la barrera hematoaérea.

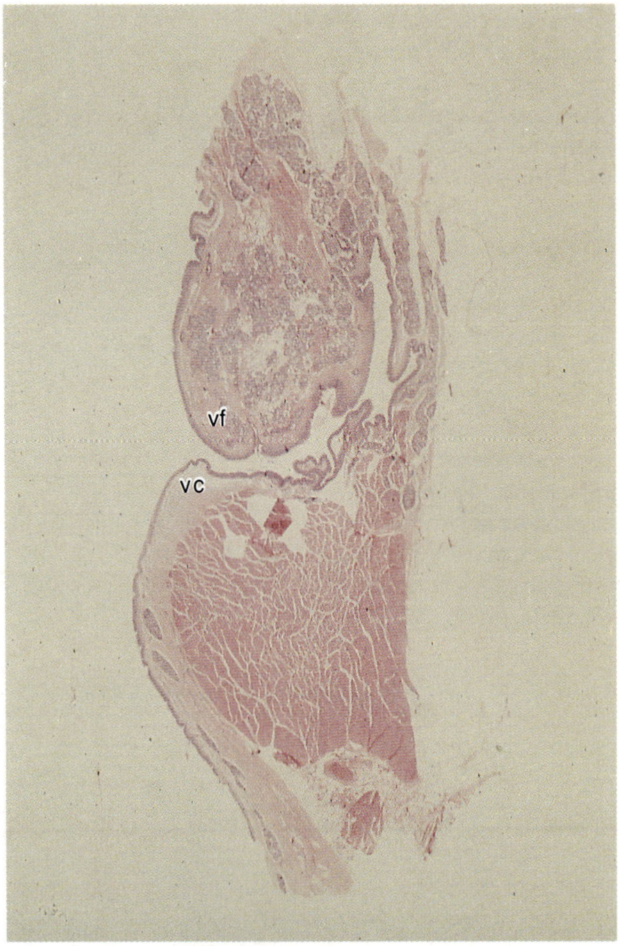

Fig. 17-2. Macrofotografía del epitelio laríngeo que muestra los pliegues vestibulares (vf) o cuerdas vocales falsas y las cuerdas vocales verdaderas (vc). Entre ellas puede verse la abertura del sáculo laríngeo. En el pliegue vestibular existen numerosas glándulas seromucosas; en las cuerdas vocales, el epitelio se apoya sobre tejido conjuntivo fibroelástico. En la profundidad de dicho tejido se encuentra el músculo vocal, parte del tiroaritenoideo. (H&E; × 6.)

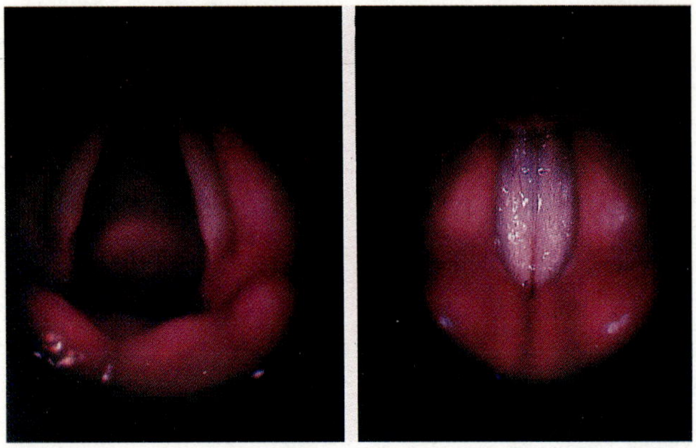

Fig. 17-3. Imágenes endoscópicas de las cuerdas vocales de la laringe. Modificando la posición de los cartílagos laríngeos, se puede regular la rima glottidis o abertura entre las cuerdas vocales. Las cuerdas vocales relajadas *(izquierda)* están muy separadas en reposo, es decir, cuando respiramos sin hablar. A la derecha, las cuerdas vocales están cerradas y tienen un color blanquecino. Al hablar, las cuerdas vocales se tensan y forman una estrecha abertura por la que se fuerza el paso del aire, que las hace vibrar.

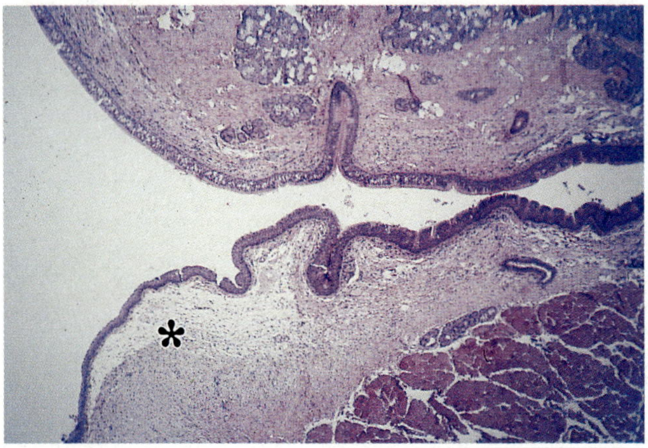

Fig. 17-4. MO de un pliegue vestibular y una cuerda vocal verdadera. Obsérvense las glándulas del primero y el tejido conjuntivo fibroelástico (*) de esta última. Las cuerdas vocales verdaderas están tapizadas por un epitelio escamoso estratificado y los pliegues vestibulares por un epitelio cilíndrico seudoestratificado. (H&E; × 125.)

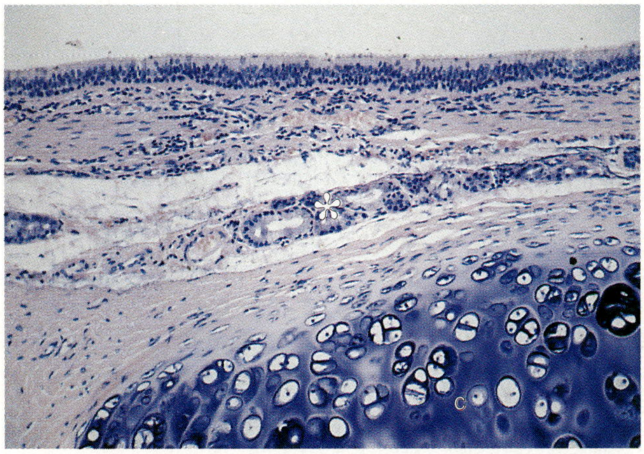

Fig. 17-5. MO de la pared traqueal. Obsérvese el epitelio cilíndrico seudoestratificado característico de las vías respiratorias, el tejido fibroelástico subyacente, las pequeñas glándulas seromucosas (*) y parte del anillo cartilaginoso (c). (H&E; × 200.)

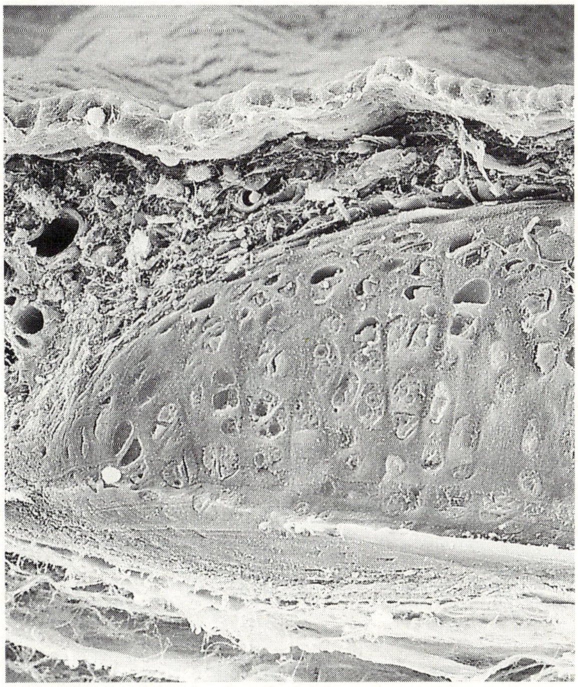

Fig. 17-7. MEB de una preparación de pared traqueal fracturada. Compárese con la figura 17-5, comprobando la situación del epitelio cilíndrico seudoestratificado, del tejido fibroelástico subyacente y de parte del anillo cartilaginoso. (× 300.)

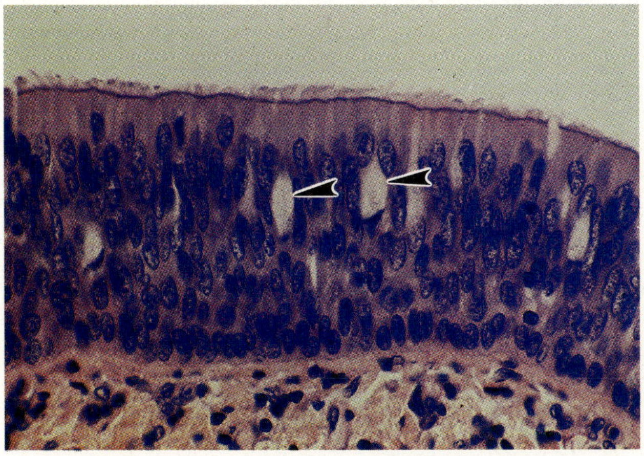

Fig. 17-6. MO a gran aumento del epitelio cilíndrico seudoestratificado de la tráquea. El epitelio posee diferentes tipos de células: células mucosas *(flechas)*, células ciliadas, células basales encargadas de la renovación del epitelio por mitosis, células endocrinas y células aciliadas con un amplio reborde de microvellosidades. El epitelio está separado de la lámina propia subyacente por la membrana basal. (H&E; × 500.)

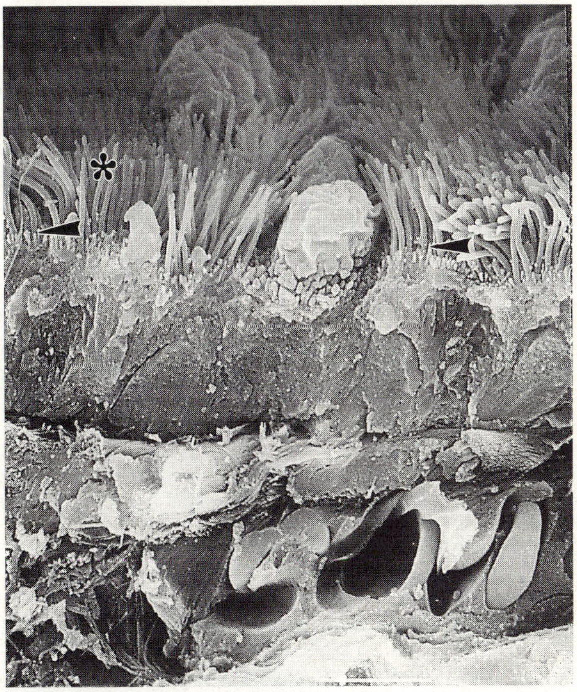

Fig. 17-8. MEB del epitelio traqueal. Las células con forma abovedada son sitios de actividad secretora. Obsérvese el aspecto de los cilios (*) y las microvellosidades *(flechas)* de las células adyacentes, así como la presencia de capilares en la lámina propia. (× 3.000.)

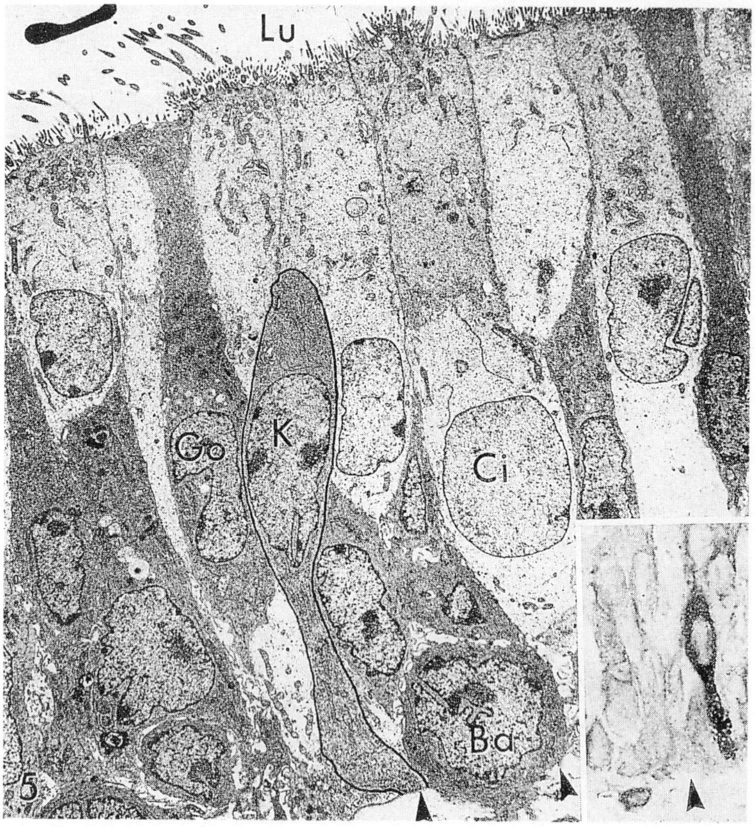

Fig. 17-9. MET del epitelio traqueal. Se distinguen células ciliadas (Ci), células basales (Ba), células endocrinas (K) y células con un borde de microvellosidades. En la MO del recuadro *(esquina inferior derecha)* se aprecia una célula endocrina cuyas hormonas han captado la tinción (en negro, en el centro del campo). Lu, luz; Go, célula caliciforme. (× 1.800.)

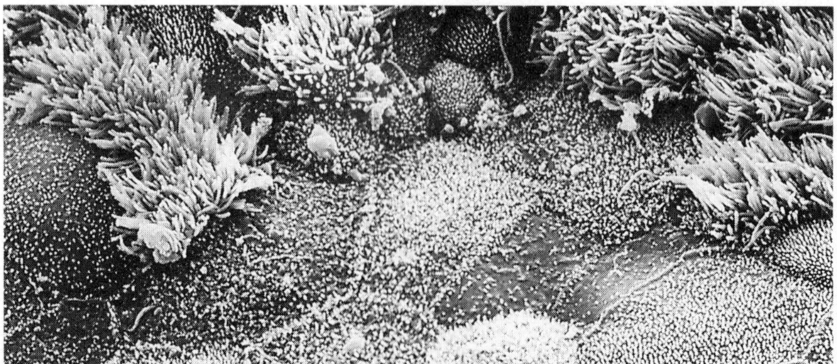

Fig. 17-10. MEB a mayor aumento de la superficie epitelial de la tráquea. Obsérvese la presencia de células ciliadas y células con microvellosidades. Las formaciones similares a cráteres en la superficie de algunas de las células sugiere una posible actividad secretora. La densidad de microvellosidades aumenta en los límites laterales de las células, lo que permite delimitar sus bordes. (× 2.000.)

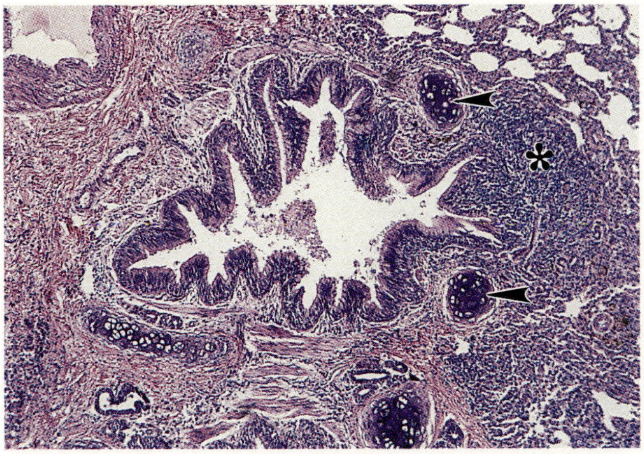

Fig. 17-11. MO de un bronquio cartilaginoso rodeado de tejido pulmonar. Pueden verse pequeñas zonas de cartílago hialino *(flechas)* bajo la mucosa superficial. También hay importantes cantidades de tejido linfoide (*). (H&E; × 20.)

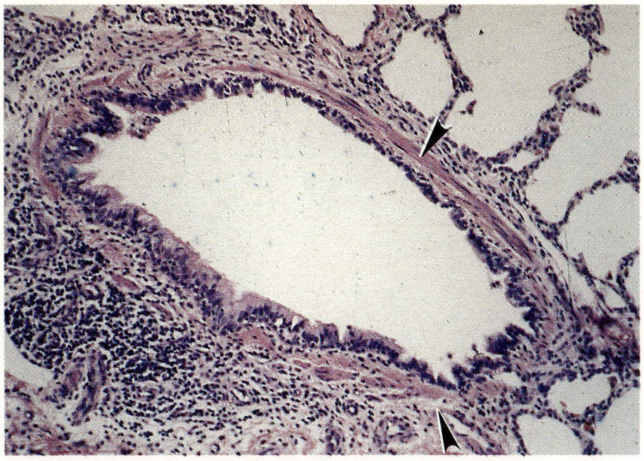

Fig. 17-12. MO de un bronquiolo pulmonar. El músculo liso *(flechas)* de las paredes desempeña un importante papel en la regulación del diámetro bronquiolar. (H&E; × 100.)

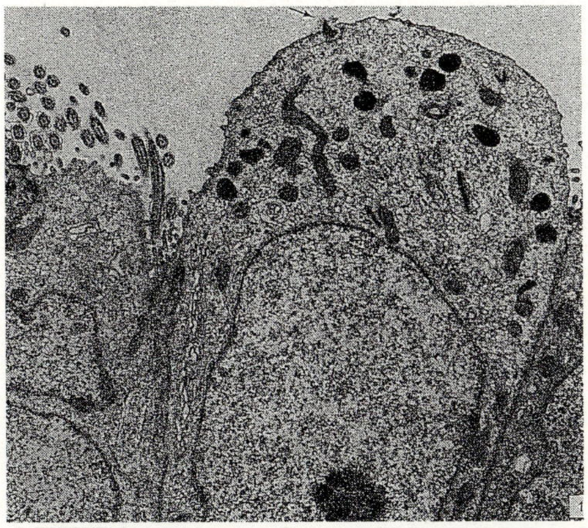

Fig. 17-13. MET del epitelio bronquiolar; se aprecia una célula de Clara haciendo prominencia en la luz bronquiolar. También se observa una célula ciliada a la izquierda. (× 12.000.)

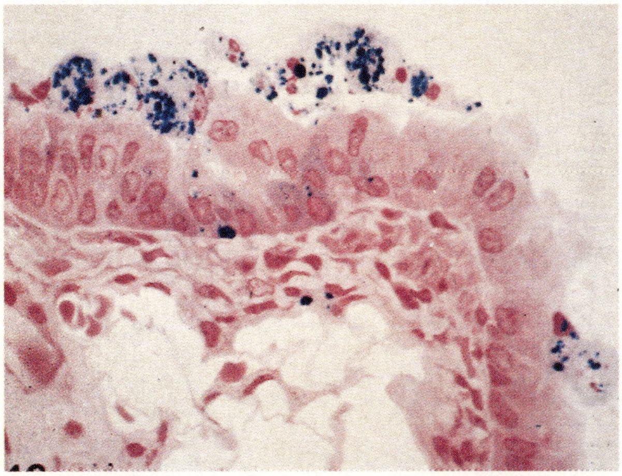

Fig. 17-14. MO de una preparación de epitelio bronquiolar; pueden verse grupos de macrófagos en la superficie luminal del epitelio. (Hierro coloidal y contracoloración de Ponceau; × 500.)

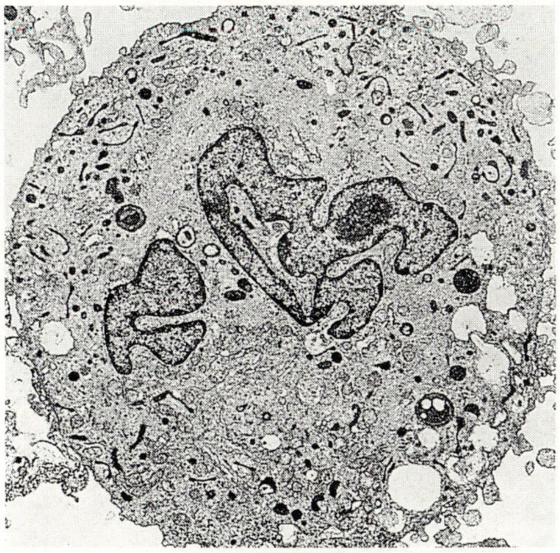

Fig. 17-15. MET de un macrófago alveolar obtenido por lavado de los pulmones de un individuo normal no fumador. (× 4.500.)

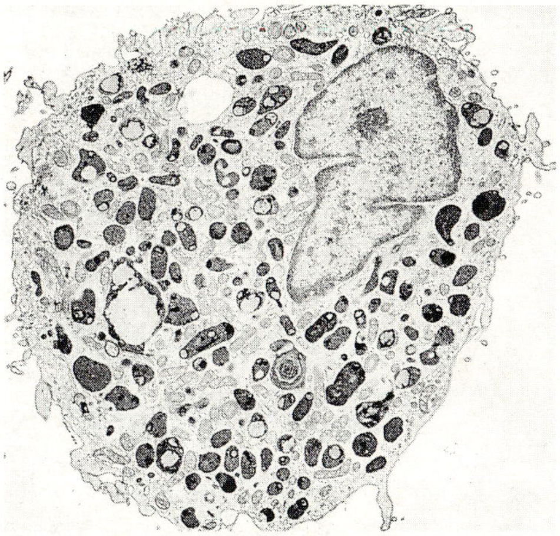

Fig. 17-16. MET de un macrófago alveolar procedente de los pulmones de un individuo normal fumador. Obsérvese el gran número de cuerpos residuales con figuras de mielina. (× 4.500.)

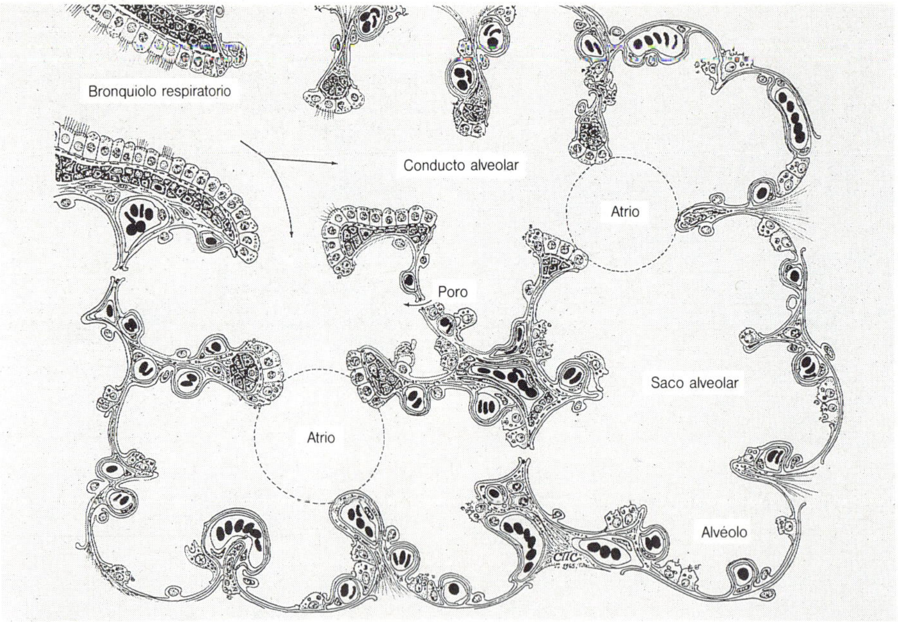

Fig. 17-17. Subdivisiones respiratorias del pulmón; se observa la continuidad de las vías respiratorias desde el bronquiolo respiratorio hasta el saco alveolar y los alvéolos pasando por el conducto alveolar. El intercambio gaseoso puede producirse en los alvéolos de los bronquiolos respiratorios *(parte superior derecha)*. El conducto alveolar presenta numerosas aberturas a alvéolos y sacos alveolares, y termina en un espacio denominado atrio, que sirve de entrada común a numerosas sacos alveolares *(zonas circulares)*. Se aprecian capilares con hematíes inmediatamente por debajo del epitelio alveolar y células musculares lisas en el grueso reborde que rodea la abertura a cada alvéolo.

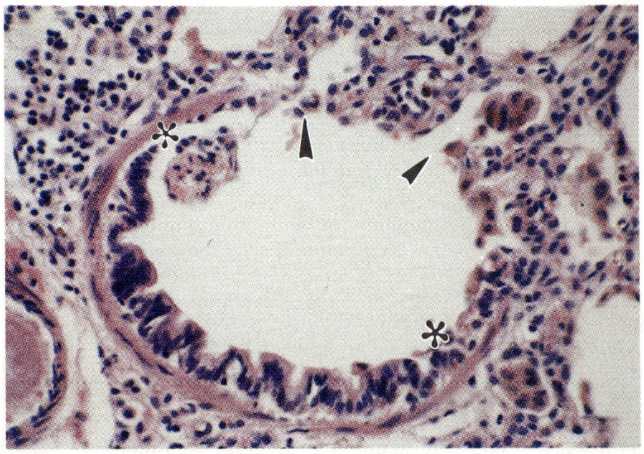

Fig. 17-18. MO de un bronquiolo respiratorio rodeado de tejido pulmonar. Obsérvense los cambios del epitelio en transición entre el bronquiolo terminal y el bronquiolo respiratorio. Se aprecian las aberturas *(flechas)* de los alvéolos. (H&E; × 200.)

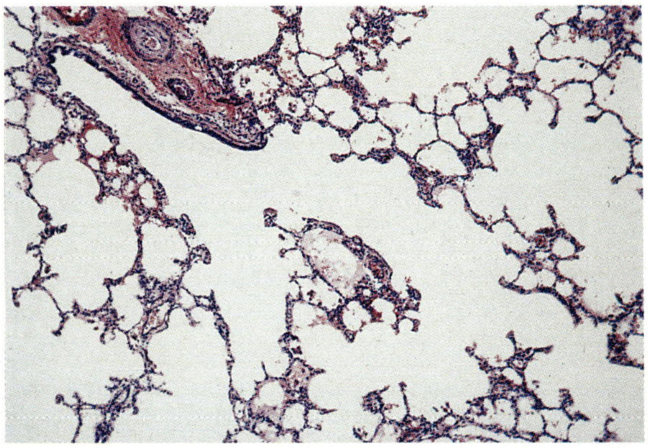

Fig. 17-19. MO a poco aumento de una preparación de pulmón. Compárese con la figura 17-17 y trate de encontrar ejemplos de bronquiolo respiratorio, conducto alveolar, atrio, saco alveolar y alvéolos. (H&E; × 20.)

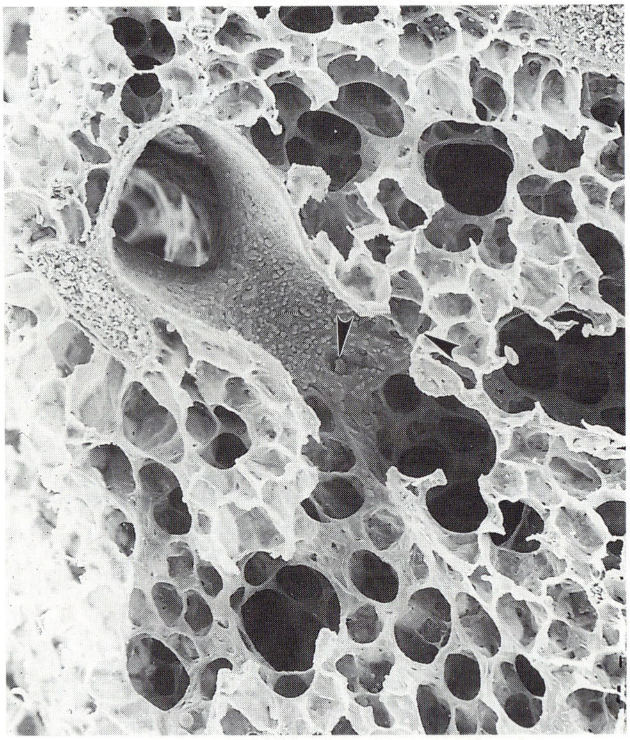

Fig. 17-20. MEB de bronquiolos terminales y respiratorios de pulmón de rata. Pueden diferenciarse porque en los bronquiolos respiratorios se observan las aberturas de algunos alvéolos *(flechas)*. (× 140.)

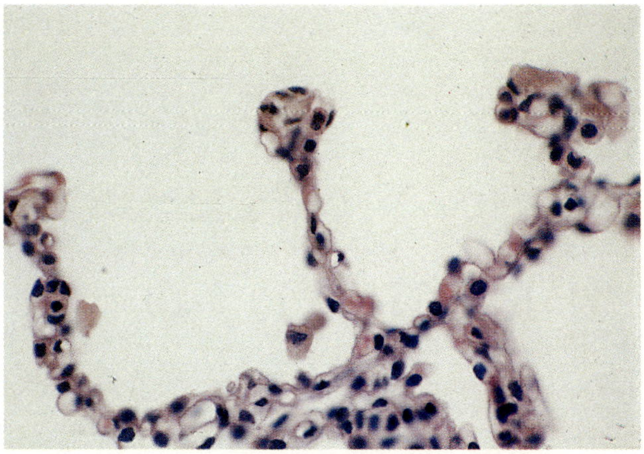

Fig. 17-21. MO de dos alvéolos pulmonares adyacentes. Tratar de localizar algún capilar, identificando los hematíes que hay en su interior. La barrera hematoaérea está constituida por el epitelio alveolar, el endotelio capilar y la fusión de ambas membranas basales. (H&E; × 300.)

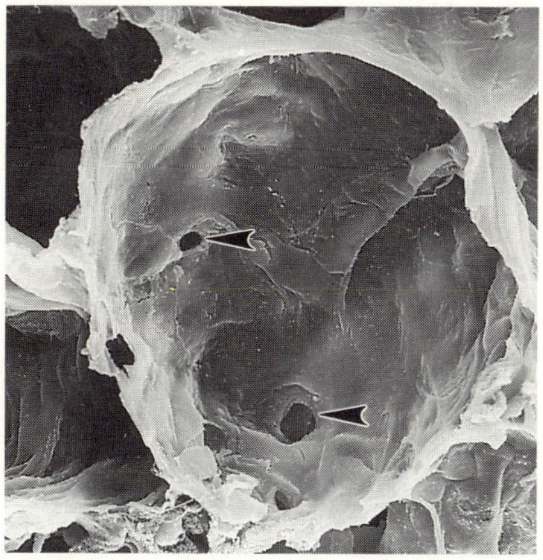

Fig. 17-22. MEB de un alvéolo de pulmón de rata. Se observan algunas asas capilares haciendo relieve bajo el epitelio que tapiza el alvéolo. También se distinguen las aberturas de los poros alveolares *(flechas).* (× 500.)

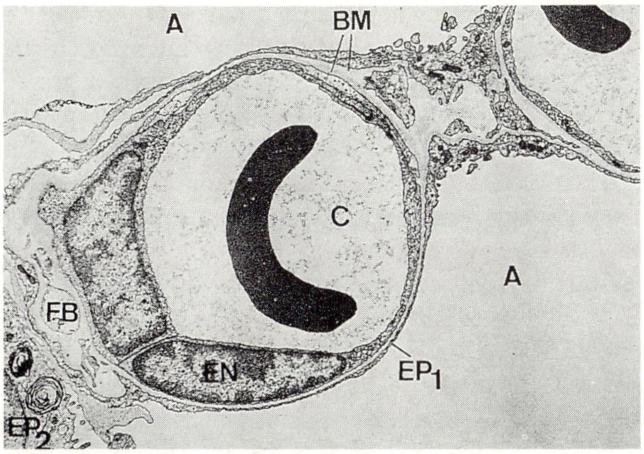

Fig. 17-23. MET de la pared interalveolar. Obsérvese el grosor de la misma y el camino que deben atravesar las moléculas gaseosas para ir de los hematíes al espacio alveolar y viceversa. A, espacio alveolar; BM, membrana basal; C, luz capilar; EP1, célula epitelial de tipo I; EP2, célula epitelial de tipo II; FB, fibroblasto. (× 4.000.)

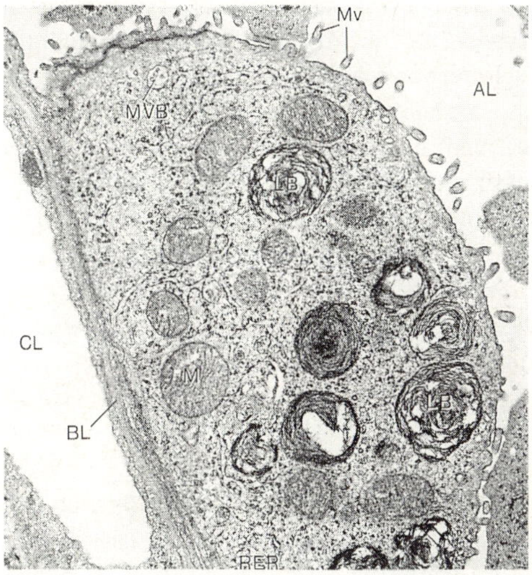

Fig. 17-24. MET de una célula epitelial alveolar grande, o de tipo II, de pulmón de rata. La célula de tipo II es mayor que las células adyacentes de tipo I y posee numerosos cuerpos laminares que contienen surfactante. AL, luz alveolar; Mv, microvellosidades; MVB, cuerpo multivesicular; LB, cuerpo laminar; CL, luz capilar; BL, membranas basales fusionadas de una célula endotelial y una célula de tipo II; M, mitocondrias. (× 8.100.)

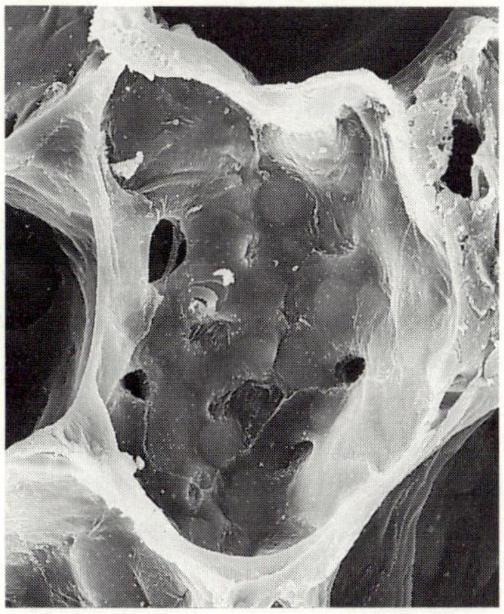

Fig. 17-25. MEB de un alvéolo de pulmón de rata. Obsérvese la presencia de poros alveolares en la pared del alvéolo, que sirven para equilibrar la presión del aire entre alvéolos contiguos. (× 500.)

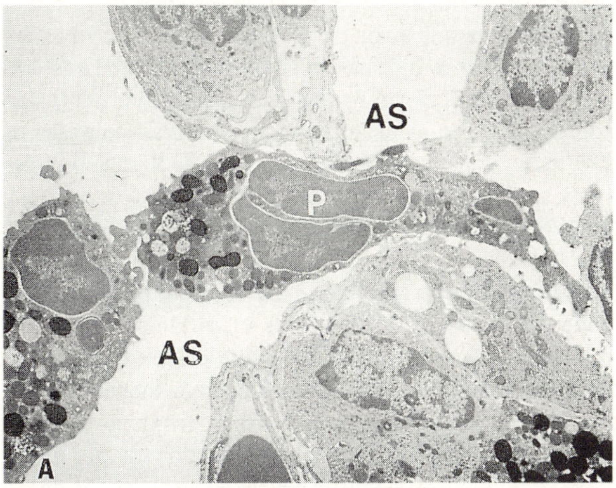

Fig. 17-26. MET de un poro alveolar que comunica alvéolos contiguos. Pueden verse algunos leucocitos (P) pasando de un espacio alveolar (AS) a otro contiguo. (× 2.500.)

CAPÍTULO 18

EL APARATO URINARIO

EL **RIÑÓN** ES un órgano con forma de judía, con un borde lateral convexo y otro medial cóncavo que recibe el nombre de hilio y por el que entran o salen del órgano vasos sanguíneos, nervios, linfáticos y los uréteres. El riñón regula el volumen y la composición de los líquidos orgánicos y secreta a la sangre sustancias que influyen en la presión arterial y en la eritropoyesis. El producto terminal de la función renal es la **orina**, que abandona el riñón y pasa por una serie de órganos tubulares que constituyen las **vías urinarias**: la **pelvis renal**, los **uréteres**, la **vejiga urinaria** y la **uretra**. Cada uno de los riñones recibe sangre por la **arteria renal**, una rama directa de la aorta abdominal, drenándola hacia la vena cava inferior a través de una **vena renal**.

EL RIÑÓN

Una delgada capa de fibras de colágeno y un estroma de fibras reticulares intersticiales dispersas sirven de sostén a los **túbulos uriníferos**, formados por células epiteliales, que constituyen el parénquima del riñón. Debido a la distribución de los túbulos, el riñón presenta al corte una estructura característica, dividida en **corteza** y **médula**. Alrededor de una cavidad o **seno renal** se organizan de 6 a 17 **pirámides medulares** de forma cónica. El vértice o **papila** de cada pirámide se introduce en un **cáliz menor**, un segmento inicial de las vías urinarias con forma de copa y que se encuentra en el seno renal. Varios cálices menores se unen para formar un **cáliz mayor**, y la unión de dos o tres cálices mayores forma la **pelvis renal**. La base de las pirámides medulares está orientada hacia la cápsula y separada de la misma por la **corteza**, que también se extiende hacia el interior entre las pirámides, formando las **columnas renales de Bertin**. Un lóbulo está constituido por una pirámide medular y la corteza que la cubre y la rodea.

En la corteza y en la médula existen gran densidad de túbulos uriníferos, que sólo están separados por pequeñas cantidades de estroma. Cada túbulo se subdivide en la **nefrona**, donde se forma la orina, y el **conducto colector**, que drena la orina a través de la papila hacia un cáliz menor. Una nefrona está constituida por un **corpúsculo renal** que confluye con un **túbulo renal**. El corpúsculo está formado por un extremo ciego del túbulo que se refleja sobre un ovillo de capilares o **glomérulo**. El **epitelio visceral** es epitelio tubular modificado que está en contacto con el endotelio capilar. Está separado por el **espacio urinario** del **epitelio parietal**, que forma la **cápsula de Bowman**.

En el **polo urinario** del corpúsculo renal, la cápsula de Bowman se estrecha y forma la primera parte (proximal) del túbulo renal. El glomérulo está irrigado por una **arteriola aferente**, y drena a través de una **arteriola eferente**. Estos vasos entran y salen del corpúsculo renal por su **polo vascular**, opuesto al polo urinario. Los capilares glomerulares se organizan en **lóbulos** con una región central (axial) en la que se producen las anastomosis y una región periférica que bordea el espacio urinario.

La arteria renal se divide en **arterias segmentarias** a nivel del hilio, cada una de las cuales irriga una determinada parte del riñón. Dichas arterias se subdividen a su vez en **arterias interlobares** que discurren entre las pirámides medulares hasta llegar a la unión corticomedular, donde se arquean siguiendo la base de las pirámides y forman las **arterias arciformes**. Cada arteria arciforme da origen a una serie de **arterias interlobulares**, que en su trayecto hacia la cápsula renal, definen la periferia de unidades de parénquima denominadas **lóbulos**. De cada arteria interlobular nacen las **arteriolas aferentes**, cada una de las cuales va a irrigar un lecho capilar glomerular, donde se filtra la sangre, pasando el filtrado al espacio urinario y al túbulo renal.

Las arteriolas eferentes por las que drenan los glomérulos forman parte de un sistema porta arterial. Se ramifican inmediatamente formando un segundo plexo capilar que rodea los túbulos contorneados renales. Si el corpúsculo renal está próximo a la cápsula renal (superficial), la arteriola eferente forma un plexo capilar **peritubular** alrededor de los túbulos corticales; si el corpúsculo se encuentra en la profundidad de la corteza (yuxtamedular), el segundo lecho penetra en la médula paralelo al túbulo renal y recibe el nombre de **vasos rectos**. Posteriormente, ambos lechos capilares drenan a las venas arciformes, las venas interlobares y la vena renal.

En el corpúsculo renal existen **células endoteliales** fenestradas de los capilares, **células mesangiales** contráctiles y **matriz** de sostén para las regiones axiales de los glomérulos, **podocitos** (células epiteliales viscerales modificadas), así como células epiteliales parietales escamosas simples que forman la cápsula de Bowman. La presión hidrostática obliga al agua y a los iones a atravesar una **barrera de filtración** formada por endotelio fenestrado, una **membrana basal glomerular (MBG)** fusionada, y **rendijas de filtración** entre los pedicelos de los **podocitos** hacia el espacio urinario. El filtrado pasa seguidamente al túbulo renal, donde sufre algunos cambios por reabsorción y secreción hasta convertirse en la orina.

Como sucede en los corpúsculos renales, el epitelio de los túbulos renales varía dependiendo de su función. El **túbulo contorneado proximal** (TCP), primer segmento tubular, posee células cúbicas o cilíndricas con un grueso **borde en cepillo** y abundantes mitocondrias en las interdigitaciones basolaterales. El TCP reabsorbe aproximadamente el 80% del agua y el cloruro sódico, y normalmente todo el azúcar y las proteínas del filtrado glomerular. El túbulo proximal se endereza y desciende hacia la médula, donde se estrecha bruscamente y se convierte en la **rama delgada descendente** del **asa de Henle**, se dobla sobre sí misma, y forma la **rama delgada ascendente** del asa de Henle. Las ramas delgadas poseen una luz estrecha y un epitelio escamoso simple. La rama delgada ascendente se ensancha y forma la **rama gruesa ascendente medular**, que entra en la corteza con el nombre de **rama gruesa ascendente cortical** o **túbulo distal (TD)**, para volver al corpúsculo renal del que procedía. El **asa de Henle** crea un intersticio medular hipertónico mediante el transporte activo y pasivo de cloruro sódico y urea desde el túbulo hacia el intersticio medular.

A nivel del corpúsculo renal, existen unas células del TD que reciben el nombre de **mácula densa** y que, junto con las células musculares lisas secretoras modificadas de la arteriola aferente **(células yuxtaglomerulares)** y las células mesangiales extraglomerulares, forman el **aparato yuxtaglomerular (AYG)**, que interviene en la regulación de la presión arterial. A partir del AYG el túbulo pasa a denominarse **túbulo contorneado distal (TCD)**, con un epitelio cúbico simple y pliegues basales con numerosas mitocondrias. En presencia de la **aldosterona**, la parte distal del TCD reabsorbe sal del filtrado. Existe un segmento de conexión que une el TCD a un **conducto colector**, que transporta el filtrado a través de la corteza y la médula hasta la papila. El segmento medular del conducto colector, en respuesta a la **hormona antidiurética**, concentra el filtrado, haciendo que el intersticio medular hipertónico reabsorba agua. El **conducto colector** tiene un epitelio cúbico en la corteza, que va convirtiéndose en cilíndrico alto al ir penetrando en la médula.

Los conductos colectores desembocan en la papila a nivel del **área cribosa** y vacían su contenido en el cáliz menor. Los conductos colectores rodeados por los tramos rectos de los túbulos proximales y distales forman **rayos medulares** en la corteza. Un **lóbulo cortical** tiene en su centro un rayo medular rodeado por el **laberinto cortical**, formado por los túbulos contorneados proximales y distales, los corpúsculos renales y, en su periferia, las arterias interlobulares.

LAS VÍAS URINARIAS

Las **vías urinarias** están constituidas por los cálices mayores y menores intrarrenales y la pelvis renal, que se encuentra en el seno renal sustentada por tejido adiposo. Aunque la pelvis renal puede estar completamente dentro del seno renal, suele aparecer una parte extrarrenal más estrecha en el polo inferior del riñón, que pasa a convertirse en el **uréter**. Los uréteres de ambos riñones descienden extraperitonealmente por la pared dorsal del cuerpo hasta llegar a la **vejiga urinaria**, donde se almacena la orina. Todos estos órganos están tapizados por un **epitelio de transición** capaz de expandirse cuando la orina llena la luz vesical. Las membranas apicales de las células de dicho epitelio están formadas por placas semejantes a un mosaico, que pueden ser endocitadas en vesículas discoidales plegándose por sus bordes para reducir la superficie celular cuando la vejiga se relaja. La exocitosis de las vesículas discoidales incrementa la superficie de las membranas celulares cuando aumenta la tensión para poder adaptarse al acúmulo de orina en la vejiga. Las paredes de los cálices, las pelvis renales, los uréteres y la vejiga contienen cantidades crecientes de músculo liso, que se contrae (peristaltismo) para impulsar la orina desde los riñones hasta la vejiga para su almacenamiento. Cuando se alcanza un volumen crítico, la contracción de los grandes fascículos de músculo liso de las paredes vesicales expulsa la orina a través de la **uretra**.

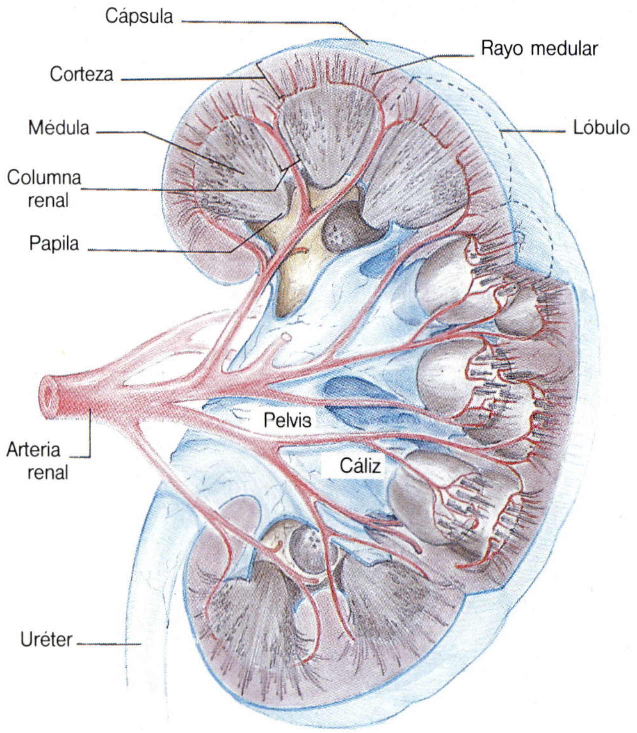

Fig. 18-1. Hemisección del riñón en la que pueden verse las relaciones de la pelvis y los cálices renales con la red arterial de la médula y la corteza renales.

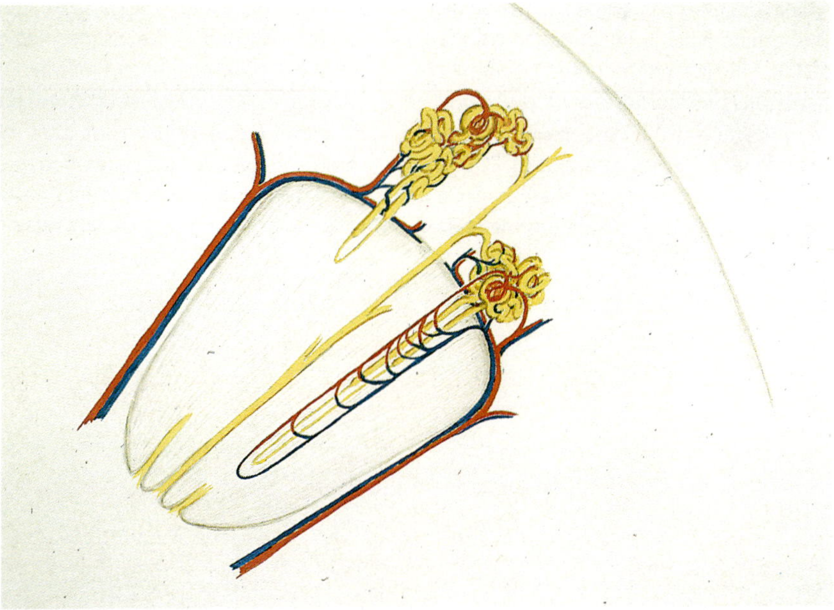

Fig. 18-2. Arterias y venas de la corteza y la médula renales. Las nefronas corticales y yuxtamedulares están irrigadas por arteriolas aferentes (AA) derivadas de las arterias interlobulares. Obsérvese el plexo capilar peritubular que rodea los túbulos contorneados y el origen de los vasos rectos. LH, asa de Henle; CCD, conducto colector de la corteza; MCD, conducto colector de la médula.

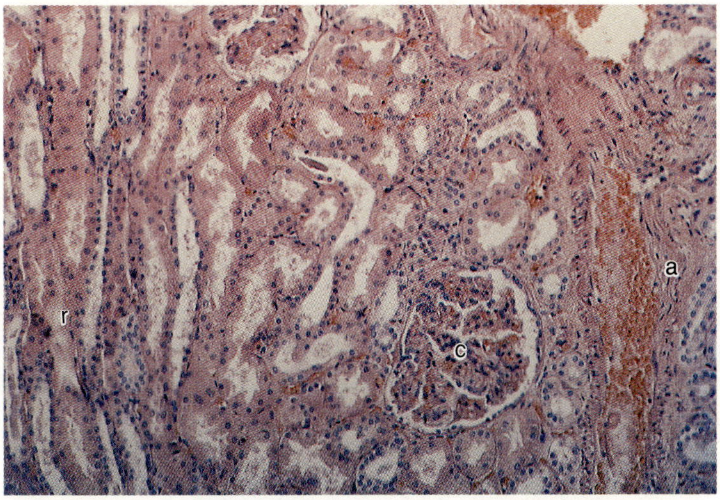

Fig. 18-3. MO de una preparación de corteza renal en la que se aprecian una arteria interlobular (a), un corpúsculo renal (c) rodeado por túbulos contorneados y un rayo medular (r). (H&E; × 200.)

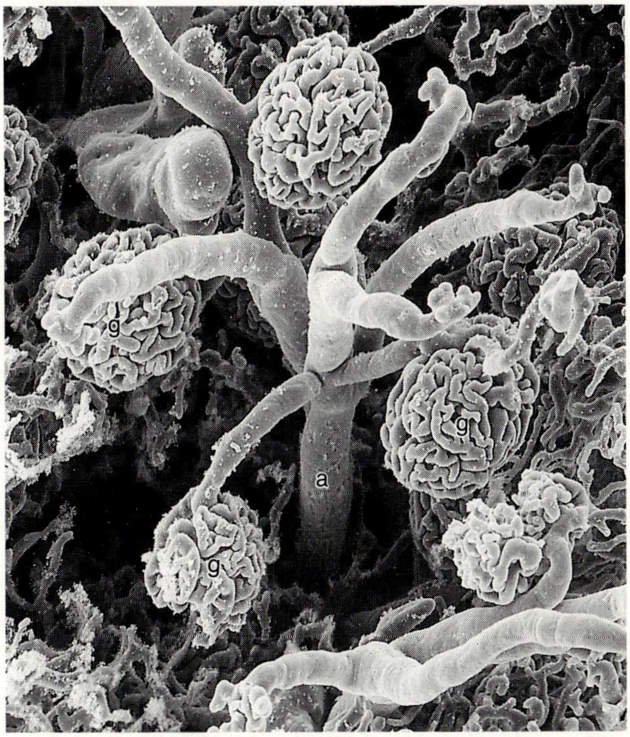

Fig. 18-4. MEB de vasos de corteza renal de rata inyectados con látex. Los glomérulos (g) están irrigados por una arteria interlobular (a) y por sus ramas, que son las arteriolas aferentes. (× 50.)

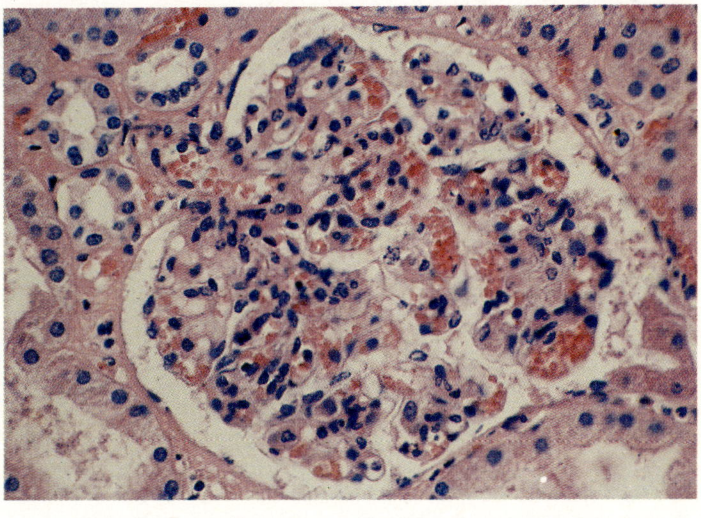

Fig. 18-5. MO de un corpúsculo renal; se distinguen los poros vascular y urinario. La pared exterior de la cápsula de Bowman está formada por una capa parietal de epitelio escamoso simple, y una capa visceral (formada por podocitos) rodea el glomérulo (ovillo capilar). (H&E; × 350.)

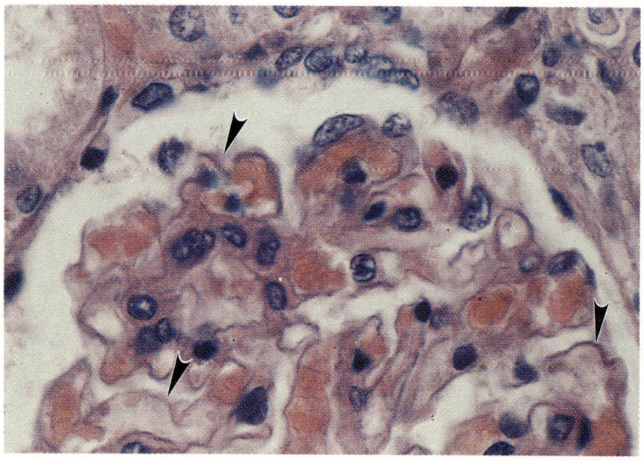

Fig. 18-6. MO de un corpúsculo renal rodeado de tejido renal. La capa parietal de la cápsula de Bowman está separada del epitelio visceral (o podocitos) por el espacio urinario. Las flechas del ovillo glomerular señalan la situación de la membrana basal entre los podocitos y las células endoteliales y los hematíes del interior de los capilares. (H&E; × 1.000.)

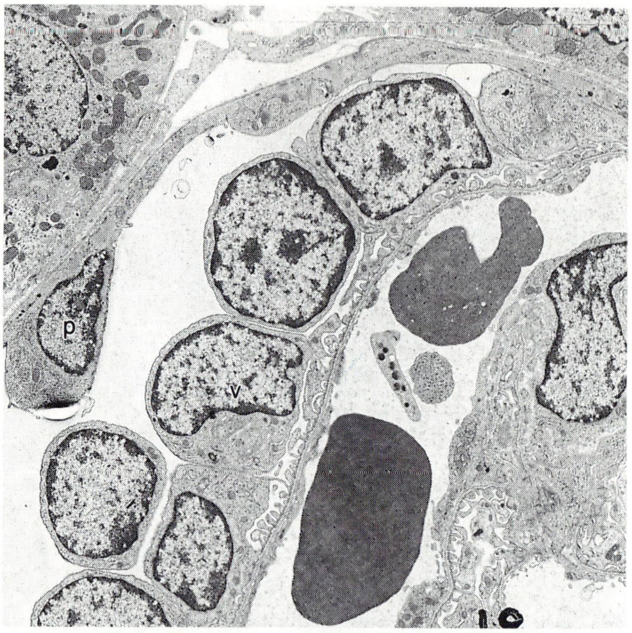

Fig. 18-7. MET de un corpúsculo renal inmaduro; pueden verse las capas epiteliales parietal (p) y visceral (v). Compárese la morfología de estos dos tipos de células epiteliales; se observa que los podocitos se asientan sobre la membrana basal glomerular. Se observan varias células sanguíneas y una plaqueta en la luz del capilar. (× 5.000.)

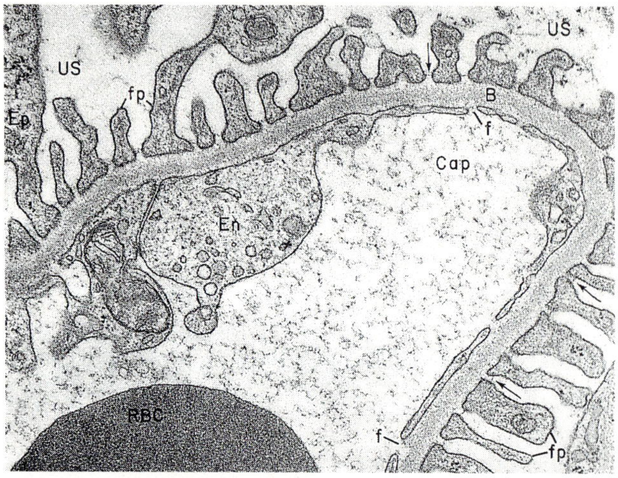

Fig. 18-8. MET de un capilar glomerular y las células epiteliales viscerales circundantes, o podocitos. A diferencia de otros capilares fenestrados, los orificios de los capilares glomerulares carecen de diafragmas. Las láminas basales de la célula endotelial y el podocito están fusionadas. Los pedicelos de podocitos adyacentes asientan sobre la lámina basal y están interconectados por diafragmas de hendidura, como el que señala la flecha. US, espacio urinario; Ep, célula epitelial o podocito; fp, pedicelo; B, membranas basales fusionadas de la célula endotelial y el podocito; f, orificios fenestrados; En, célula endotelial; Cap, luz del capilar; RBC, eritrocito. (× 20.800.)

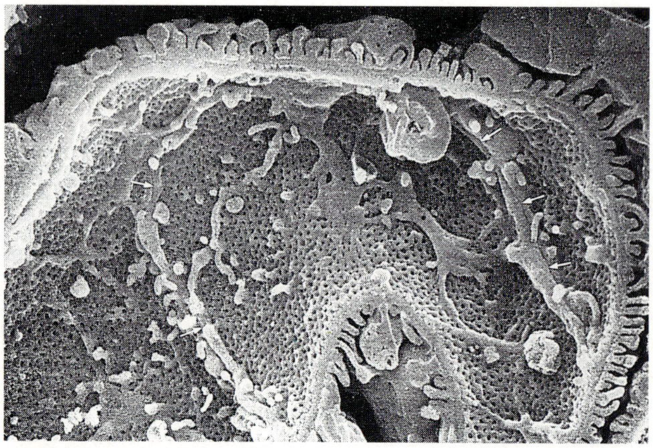

Fig. 18-9. MEB de la superficie luminal de un capilar glomerular. Compárese la morfología que se observa con el MEB con la que se ve con el MET. Obsérvese el aspecto de los orificios fenestrados de la célula endotelial y los pedicelos del podocito. (× 6.000.) Las flechas señalan salientes citoplásmicos de la superficie luminal de la célula endotelial.

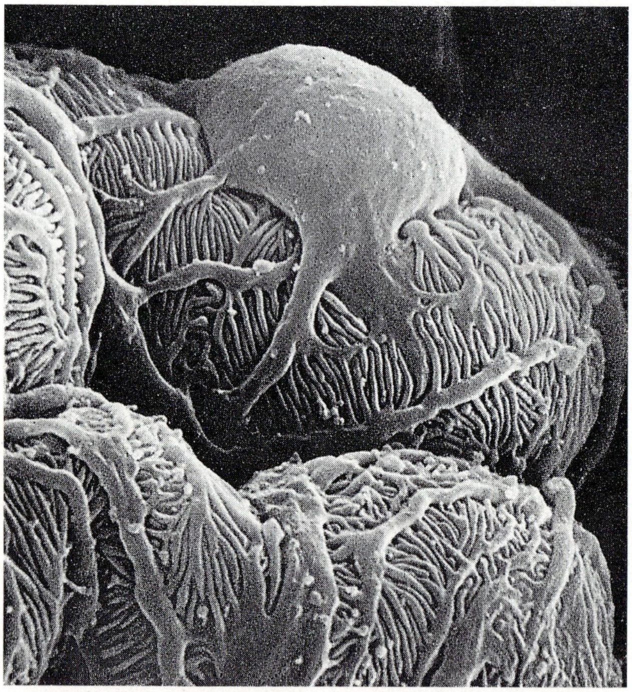

Fig. 18-10. MEB de asa de capilares glomerulares del riñón. El podocito da ramificaciones primarias y secundarias que envuelven en forma de pedicelos la superficie externa de los capilares. (× 6.200.)

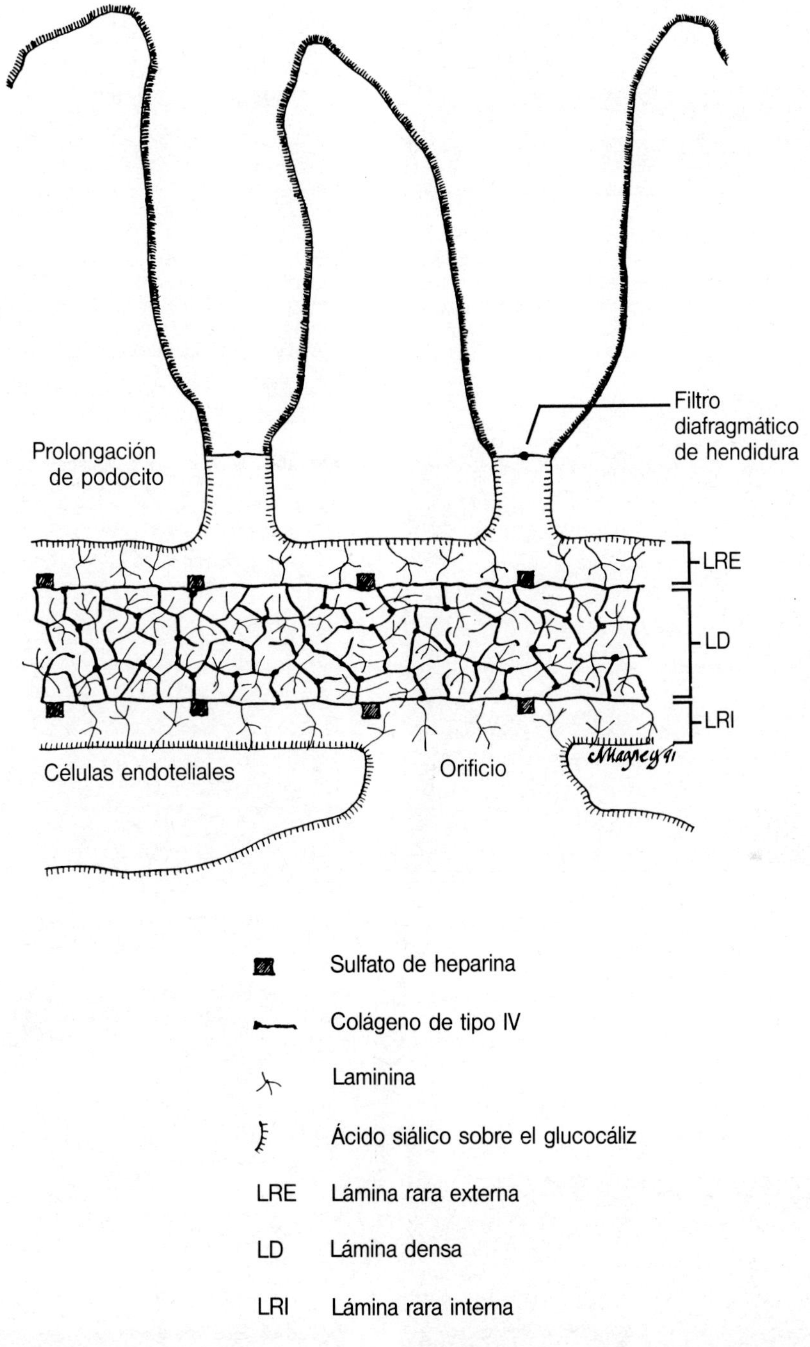

Fig. 18-11. Estructura y composición de la barrera de filtración glomerular. Esta barrera realiza una selección, tanto por el tamaño como por la carga de las partículas. En la barrera por tamaños, intervienen los orificios fenestrados de las células endoteliales, el entramado de la lámina basal y los diafragmas de hendidura de los pedicelos. En la selección por la carga interviene sobre todo el proteoglucano de sulfato heparínico de la lámina basal, así como el ácido siálico del glucocáliz de las células endoteliales y los podocitos.

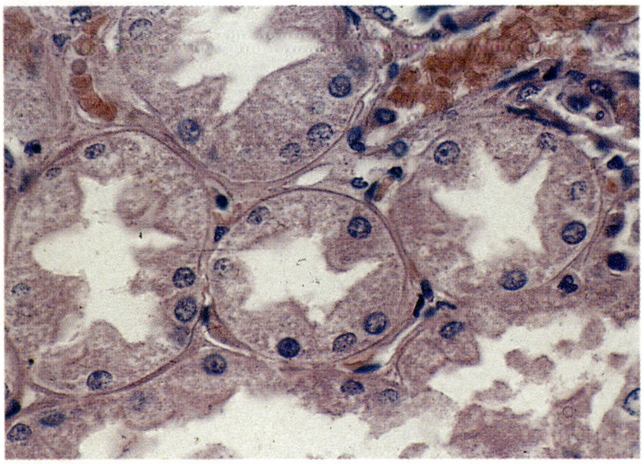

Fig. 18-12. MO a gran aumento de una preparación de corteza renal; pueden verse algunos túbulos contorneados proximales en corte transversal y parte de un túbulo recto proximal en corte longitudinal. (H&E; × 1.000.)

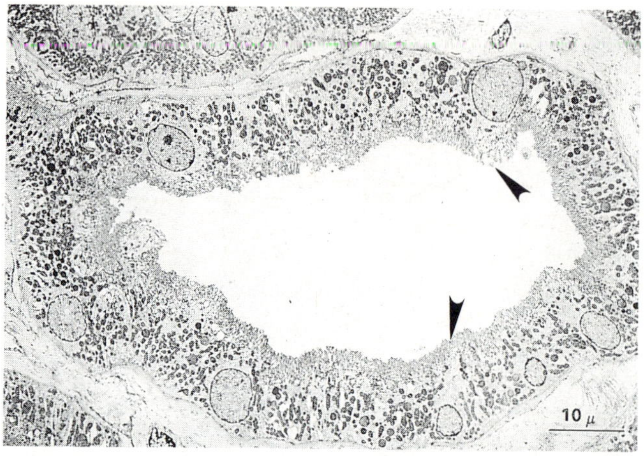

Fig. 18-13. MET de un corte transversal de un túbulo contorneado proximal perteneciente a un riñón fijado por perfusión. A diferencia de lo que sucede con la fijación utilizada para la MO, la luz tubular presenta forma redondeada y no está colapsada. El extenso reborde de microvellosidades *(flechas)* recibe también el nombre de «borde en cepillo» al MO. (× 1.100.)

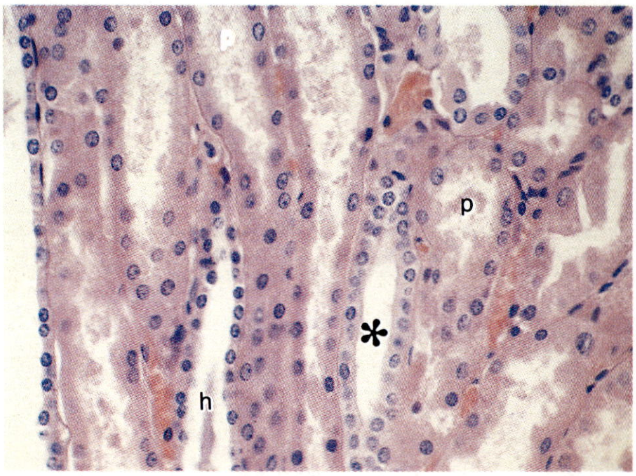

Fig. 18-14. MO de algunos rayos medulares, con ejemplos de un conducto colector (*), tramos rectos de túbulos proximales (p) y un segmento ascendente grueso de un asa de Henle (h). (H&E; × 350.)

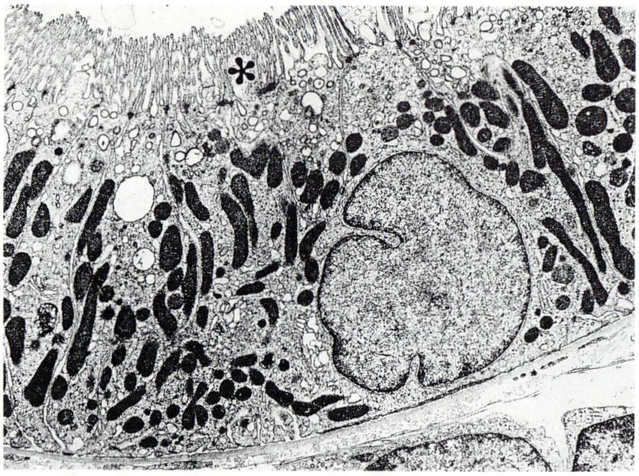

Fig. 18-15. MET a gran aumento de una célula de túbulo contorneado proximal. Este tipo de célula se caracteriza por sus microvellosidades prominentes (*), el gran número de mitocondrias densas, los cuerpos lisosómicos y las grandes invaginaciones de las membranas basal y lateral de la célula. (× 4.200.)

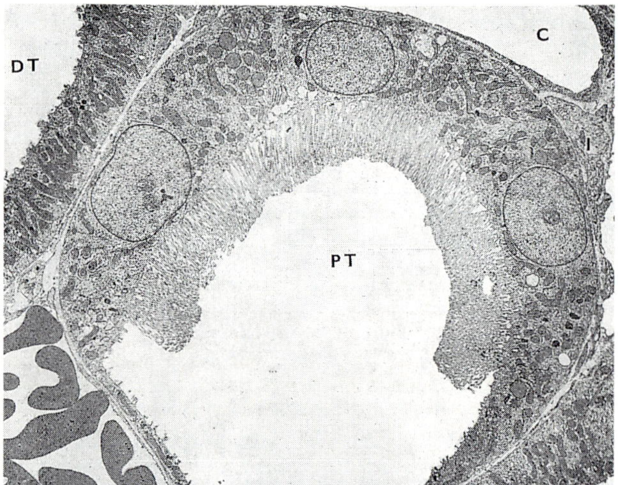

Fig. 18-16. MET de un túbulo recto proximal a nivel de su unión con el segmento delgado (o rama descendente) del asa de Henle. Obsérvese el espectacular cambio de la morfología epitelial. C, capilar; DH, rama descendente del asa de Henle; DT, túbulo distal. (× 2.100.)

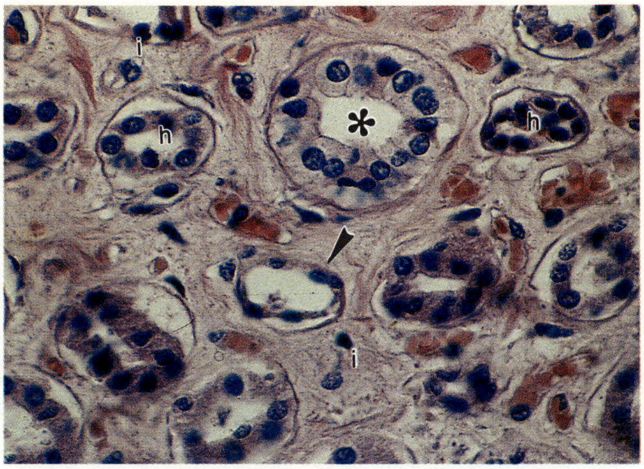

Fig. 18-17. MO de una preparación de médula renal. Se distinguen con claridad un conducto colector (*), ramas delgadas *(flechas)* del asa de Henle, algunos capilares y ramas ascendentes gruesas del asa de Henle (h). También se observa la presencia de células intersticiales (i) en el tejido conjuntivo que hay entre túbulos y capilares adyacentes. (H&E; × 1.000.)

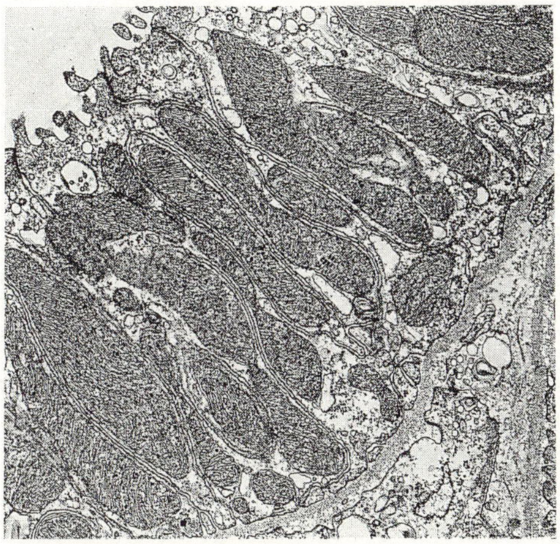

Fig. 18-19. MET de la rama ascendente gruesa de un asa de Henle de riñón de rata. Compárense las microvellosidades, cortas y escasas, con el prominente borde en cepillo de los túbulos proximales (fig. 18-13). Numerosas mitocondrias suministran energía para el transporte activo de iones del filtrado tubular al intersticio medular. (× 8.500.)

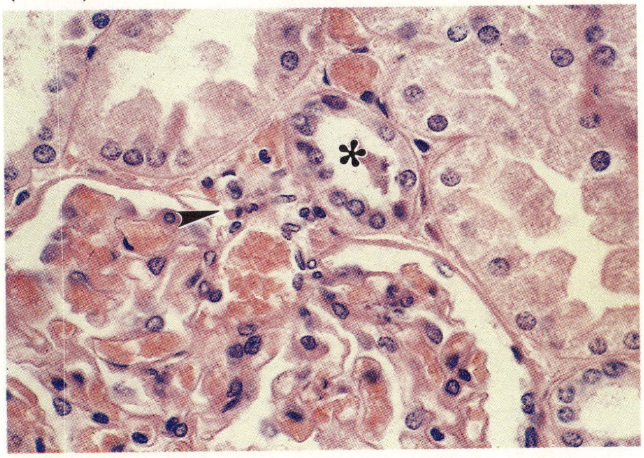

Fig. 18-21. MO del polo vascular de un corpúsculo renal a mayor aumento. El túbulo distal contiguo al corpúsculo renal está formado por numerosas células nucleadas y polarizadas hacia el corpúsculo, que en conjunto reciben el nombre de mácula densa (*). Dichas células, junto con el músculo liso modificado de la arteriola aferente (también conocidas como células yuxtaglomerulares) y las células mesangiales extraglomerulares *(flecha)*, forman el aparato yuxtaglomerular. (H&E; × 350.)

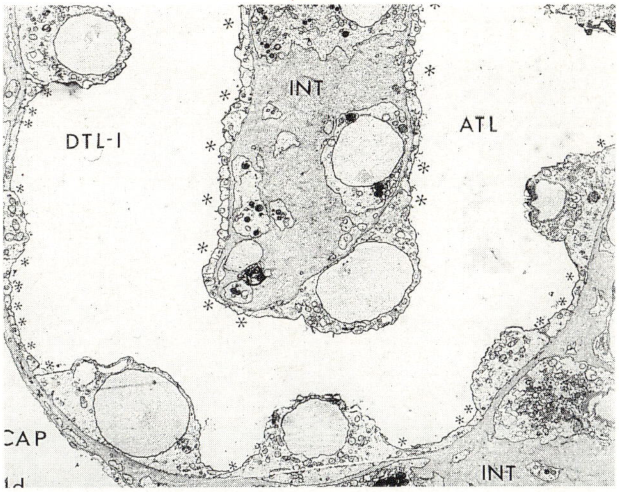

Fig. 18-18. MET de un asa de Henle; se aprecia la transición entre las ramas descendente delgada y ascendente delgada del asa de Henle. Entre dichas ramas hay células intersticiales. CAP, capilar; INT, intersticio; DTL-1, rama descendente delgada; ATL, rama ascendente delgada. (× 1.600.)

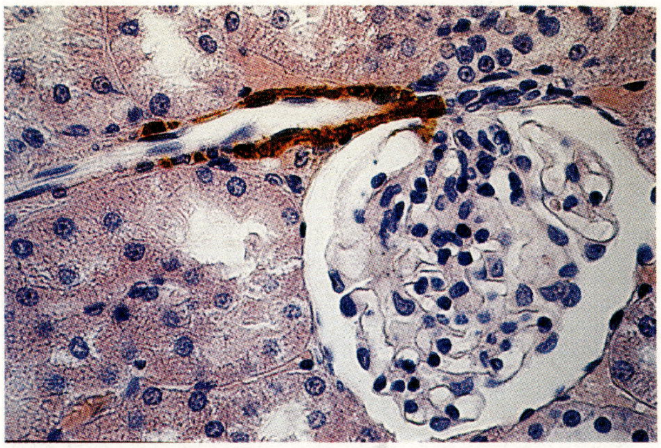

Fig. 18-20. MO realizada tras la localización inmunocitoquímica de la renina en el interior de las células musculares lisas de la arteriola aferente del polo vascular de un corpúsculo renal. (H&E; × 300.)

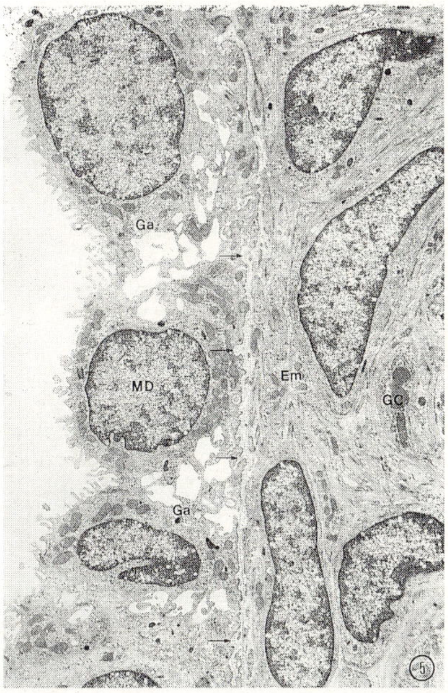

Fig. 18-22. MET de una mácula densa y las células yuxtaglomerulares de una arteriola aferente adyacente. Los gránulos densos, irregulares y de gran tamaño que hay dentro de las células musculares lisas arteriolares *(derecha)* contienen renina. A la izquierda se ven la luz del túbulo distal y la mácula densa, que forma parte de la pared tubular. EM, mesangio extraglomerular; Ga, aparato de Golgi; GC, complejo granular; MD, mácula densa. (× 2.400.)

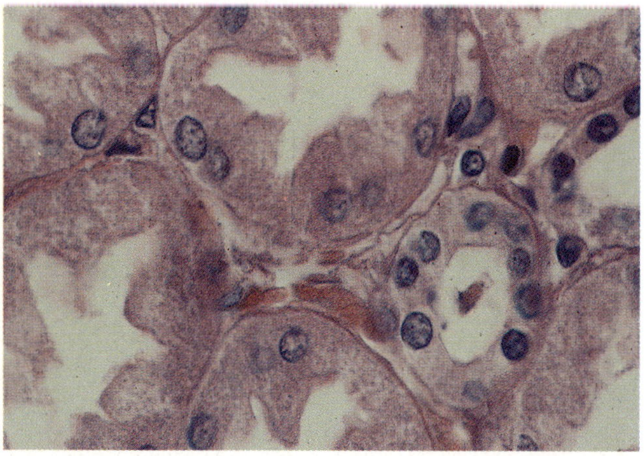

Fig. 18-23. MO de varios túbulos contorneados proximales y un túbulo contorneado distal *(derecha)*. Obsérvese la diferencia de altura en los epitelios, en el borde microvelloso y en la forma de la luz de ambos tipos de túbulos. (H&E; × 1.200.)

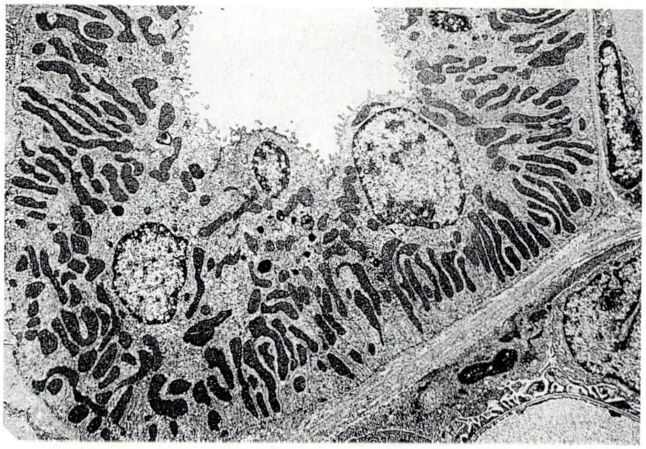

Fig. 18-24. MET de un túbulo contorneado distal. Obsérvese la ausencia de un borde en cepillo bien desarrollado y la presencia de numerosas mitocondrias en los pliegues del citoplasma basal. (× 3.200.)

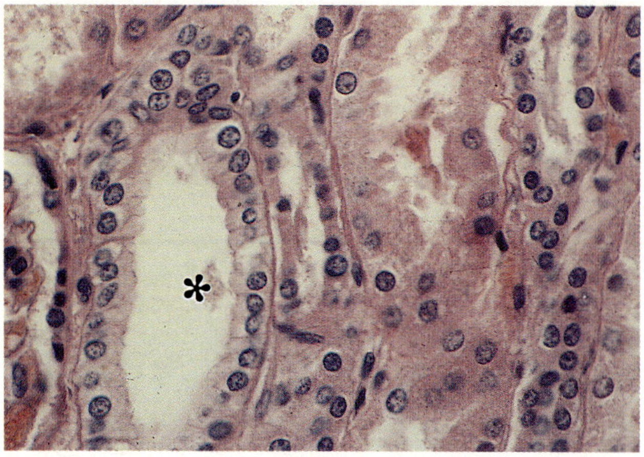

Fig. 18-25. MO de un túbulo colector (*) localizado en un rayo medular de la corteza renal. Obsérvese la forma cilíndrica de las células y el gran diámetro de la luz ductal. (H&E; × 800.)

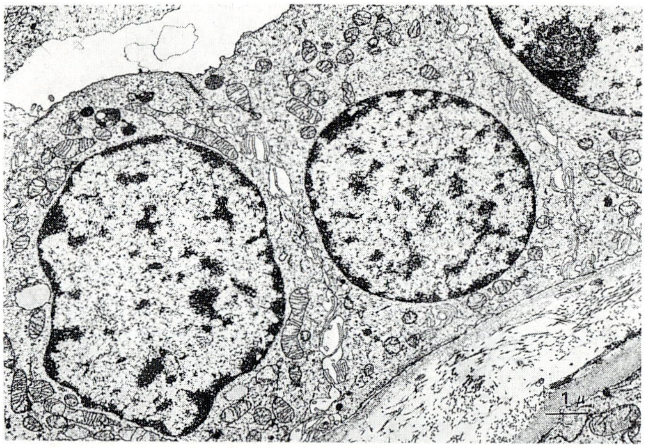

Fig. 18-26. MET de células de un conducto colector. Dichas células carecen de un borde en cepillo bien desarrollado y contienen pocas mitocondrias, en comparación con las células del túbulo distal, de la rama ascendente gruesa del asa de Henle o del túbulo contorneado proximal. (× 6.100.)

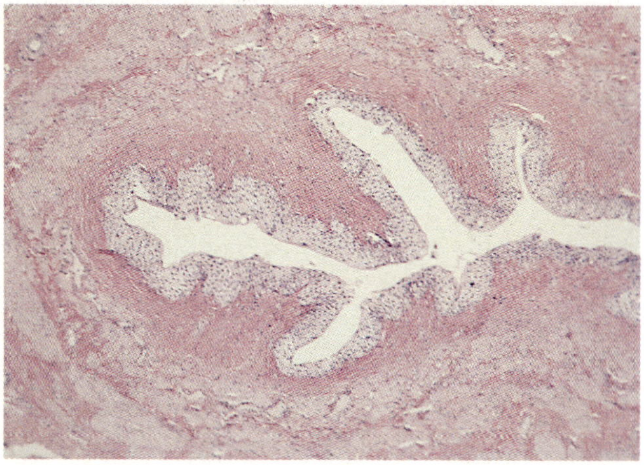

Fig. 18-27. MO de la pared ureteral en corte transversal. La luz, replegada y con forma estrellada, está recubierta por un epitelio de transición que descansa sobre una lámina propia muy delgada. La parte muscular de la pared ureteral está formada por células musculares lisas dispuestas en capas longitudinales y circulares alternativas. (H&E; × 50.)

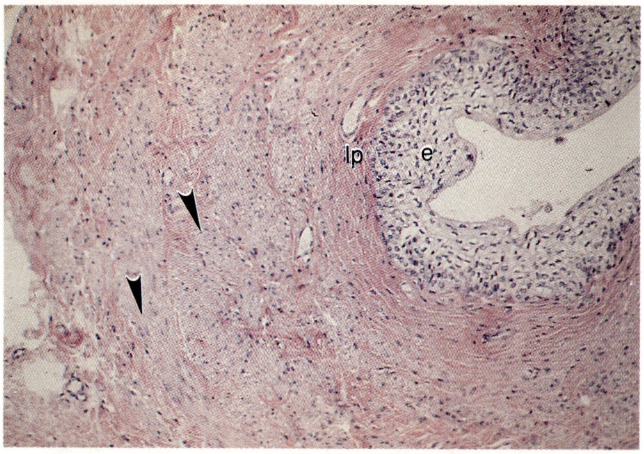

Fig. 18-28. MO a mayor aumento del uréter. Desde la luz hacia el exterior, se distinguen el epitelio de transición (e), una delicada capa de tejido conjuntivo que incluye la lámina propia (lp) y formaciones alternativas *(flechas)* de células musculares lisas en la capa muscular. (H&E; × 150.)

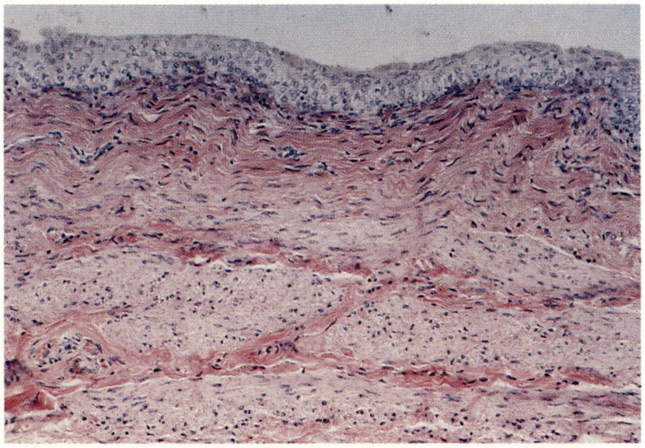

Fig. 18-29. MO a poco aumento de una preparación de vejiga urinaria. Se observa la presencia de grandes haces de músculo liso en la gruesa pared vesical, que suelen estar dispuestos en ángulos oblicuos, lo que contrasta notablemente con la organización en capas circulares y longitudinales alternativas de la musculatura del tubo digestivo. (H&E; × 150.)

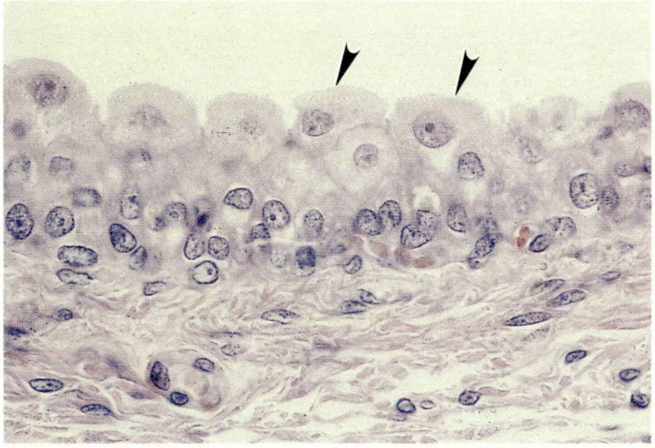

Fig. 18-30. MO a mayor aumento del epitelio de transición que tapiza la vejiga urinaria. El tejido fue fijado en estado de relajación, de manera que las células en forma de paraguas *(flechas)* contiguas a la luz quedan por encima de las células basales del epitelio. (H&E; × 1.200.)

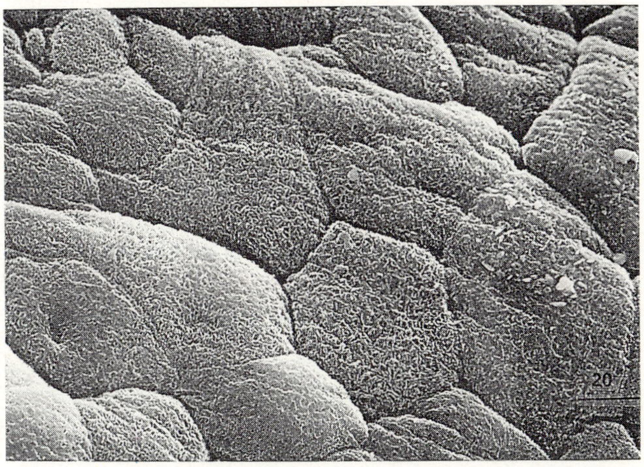

Fig. 18-31. MEB de la vejiga urinaria; se observa la superficie luminal de las células en forma de paraguas (× 2.500.)

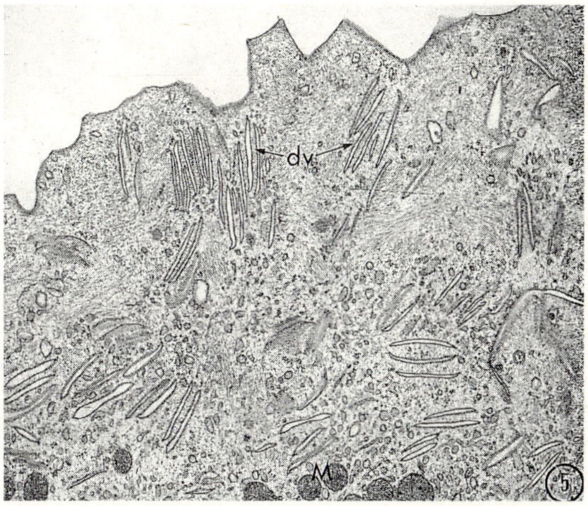

Fig. 18-32. MET del citoplasma apical de una célula en forma de paraguas del epitelio de transición. La zona apical del citoplasma presenta numerosas vesículas discoidales, lo que constituye una forma de almacenamiento de la membrana. Al recibir un estímulo, estas vesículas se fusionan con la membrana plasmática, aumentando así la superficie de la célula. dv, vesículas discoidales; M, mitocondrias. (× 12.000.)

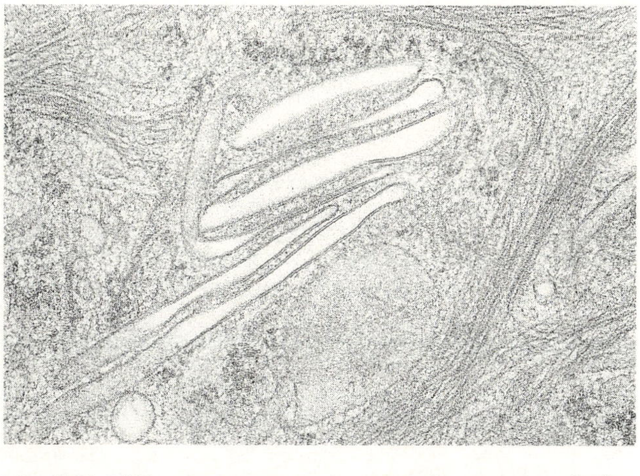

Fig. 18-33. MET a gran aumento en la que pueden verse una pila de vesículas discoidales y la proximidad de algunos filamentos de actina a la superficie citoplásmica de la membrana de dichas vesículas. La superficie luminal del epitelio vesical está regulada por la retirada (endocitosis) o inclusión (exocitosis) de dichas vesículas discoidales por medio de un sistema contráctil mediado por la actina. (× 64.000.)

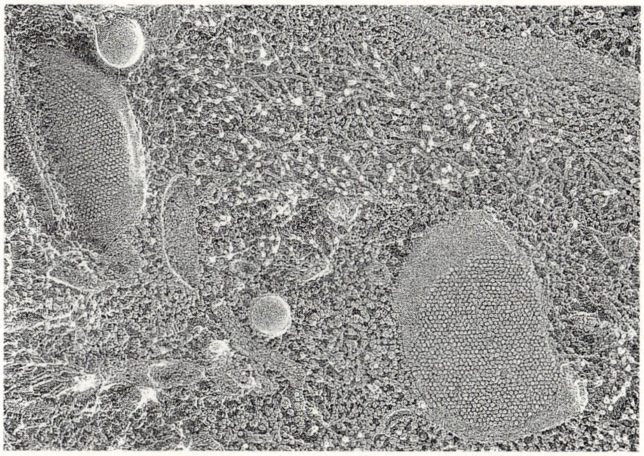

Fig. 18-34. MET de una célula en forma de paraguas preparada mediante técnicas de aguafuerte. Se aprecia con facilidad algunas vesículas discoidales entre los filamentos citoplásmicos. La parte central de la superficie citoplásmica de la membrana de las vesículas está constituida por partículas firmemente unidas y dispuestas hexagonalmente. (× 48.000.)

CAPÍTULO 19

EL APARATO REPRODUCTOR MASCULINO

EL APARATO REPRODUCTOR MASCULINO está formado por cuatro partes, cada una de las cuales contribuye al funcionamiento de todo el sistema.

1. Los **testículos** son unas glándulas dobles: su producto exocrino son los **espermatozoides** o células germinales, que llegan al aparato femenino a través de un sistema de conducción. El producto endocrino de los testículos es la **testosterona**, que mantiene la espermatogénesis y potencia y mantiene las características sexuales secundarias de los varones.
2. Los **túbulos y conductos del sistema de conducción** se encargan de la maduración de los espermatozoides, del almacenamiento de los mismos en el propio sistema, y de su transporte desde los testículos, a través del sistema de conducción, hasta su salida del cuerpo.
3. Las **glándulas accesorias** producen y almacenan unas secreciones que forman un medio de transporte denominado semen.
4. El **pene**, u órgano copulatorio, se encarga de depositar los espermatozoides en el interior del aparato reproductor femenino.

LOS TESTÍCULOS

Los testículos se desarrollan en la cavidad abdominal y descienden normalmente al **escroto** al nacer. Las arterias y venas testiculares son ramas y tributarias directas de la aorta abdominal y la vena cava inferior, respectivamente, lo que refleja el origen abdominal de los testículos. Estas glándulas se encuentran suspendidas en el escroto, fuera del cuerpo, ya que los espermatozoides no se desarrollan a la temperatura corporal. La sangre arterial que llega a los testículos es refrigerada mediante un sistema de contracorriente en el que interviene el **plexo pampaniforme**, formado por venas. El **cordón espermático** es una estructura fibromuscular que lleva estos vasos sanguíneos y los **conductos deferentes** (parte del sistema de conducción masculino) entre la cavidad pélvica y el escroto.

Cada testículo está rodeado por la **túnica albugínea**, una gruesa cápsula fibroelástica. Los **tabiquillos testiculares** son separaciones de tejido conjuntivo que irradian desde el mediastino a la cápsula y dividen de forma incompleta los testículos en unos 250 compartimentos piramidales, cada uno de los cuales contiene **túbulos seminíferos**, espiralados y rodeados por tejido conjuntivo laxo. En el espacio intersticial que existe entre los túbulos, hay elementos neurales y vasculares y **células intersticiales de Leydig**, que secretan testosterona. El **epitelio seminífero** contiene células germinales (espermatogonias, espermatocitos y espermatozoides) y **células de Sertoli**, que se unen a la membrana basal. Las células de Sertoli contiguas están unidas por uniones apretadas que forman la **barrera hematotesticular** y dividen el epitelio en un **compartimento basal**, que alberga las células germinales primitivas o espermatogonias, y un **compartimento adluminal**, donde se desarrollan las espermatogonias que maduran bajo el estímulo hormonal antes de pasar a la luz de los túbulos seminíferos. Las células germinales en desarrollo sufren una división reductora durante el proceso de **espermatogénesis** y pasan por diversas etapas de desarrollo hasta convertirse en **espermatogonias**.

LOS TÚBULOS Y CONDUCTOS DEL SISTEMA DE CONDUCCIÓN

Los **túbulos rectos** conectan los túbulos seminíferos de cada lóbulo con la **rete testis**, una red anastomosante de canales situada en el mediastino. Dichos túbulos transportan las espermatogonias a los **conductillos eferentes**, a través de los cuales salen de los testículos y llegan al **epidídimo**, un conducto largo y retorcido que se continúa distalmente con el **conducto deferente**. El epidídimo está tapizado por un epitelio secretor seudoestratificado con largas microvellosidades inmóviles o **estereocilios**. Las espermatogonias completan su maduración en el epidídimo, y permanecen allí hasta la eyaculación. El conducto deferente es un tubo muscular de paredes gruesas que pasa por el cordón espermático hasta llegar a la pelvis, donde acaba en la **ampolla**, una dilatación distal que se encuentra en la parte posterior de la vejiga urinaria. En ese punto, la ampolla se une a la **vesícula seminal** y forma el **conducto eyaculador**, que drena en la uretra prostática. Las secreciones de la vesícula seminal y la próstata, junto con los espermatozoides, forman el semen, que sale del cuerpo a través de la uretra peneana.

LAS GLÁNDULAS ACCESORIAS

La **vesícula seminal** está formada por un divertículo del conducto deferente, plegado y retorcido, que da al órgano un aspecto de panal en los cortes transversales. La vesícula seminal está bajo el control de la testosterona y produce un líquido rico en fructosa para nutrir a los espermatozoides.

La **glándula prostática** se sitúa justo por debajo de la vejiga urinaria y contiene un cúmulo de glándulas tubuloalveolares rodeadas de un estroma fibroso. La próstata depende también de la testosterona y produce un líquido lechoso y ligeramente ácido que constituye la mayor parte del semen y sirve para reducir la acidez de la uretra y la vagina, el órgano copulador femenino.

EL PENE

El pene es el órgano copulador masculino y alberga la uretra, a través de la cual se depositan las espermatogonias en el seno de la mujer. Está formado por tres cuerpos eréctiles cilíndricos unidos por tejido conjuntivo denso (la túnica albugínea) y recubiertos por piel fina. Existen dos **cuerpos cavernosos** dorsales y un **cuerpo esponjoso** que se dilata en su extremo distal y forma el glande del pene, por el que pasa la uretra. Los cuerpos contienen una red esponjosa de espacios recubiertos de endotelio (sinusoides) que, cuando se ingurgitan, comprimen las vénulas contra la túnica albugínea, impidiendo que drene la sangre y provocando la erección del pene. Tras la eyaculación, se produce su detumescencia; disminuye el suministro de sangre arterial al pene y los sinusoides drenan lentamente en las vénulas.

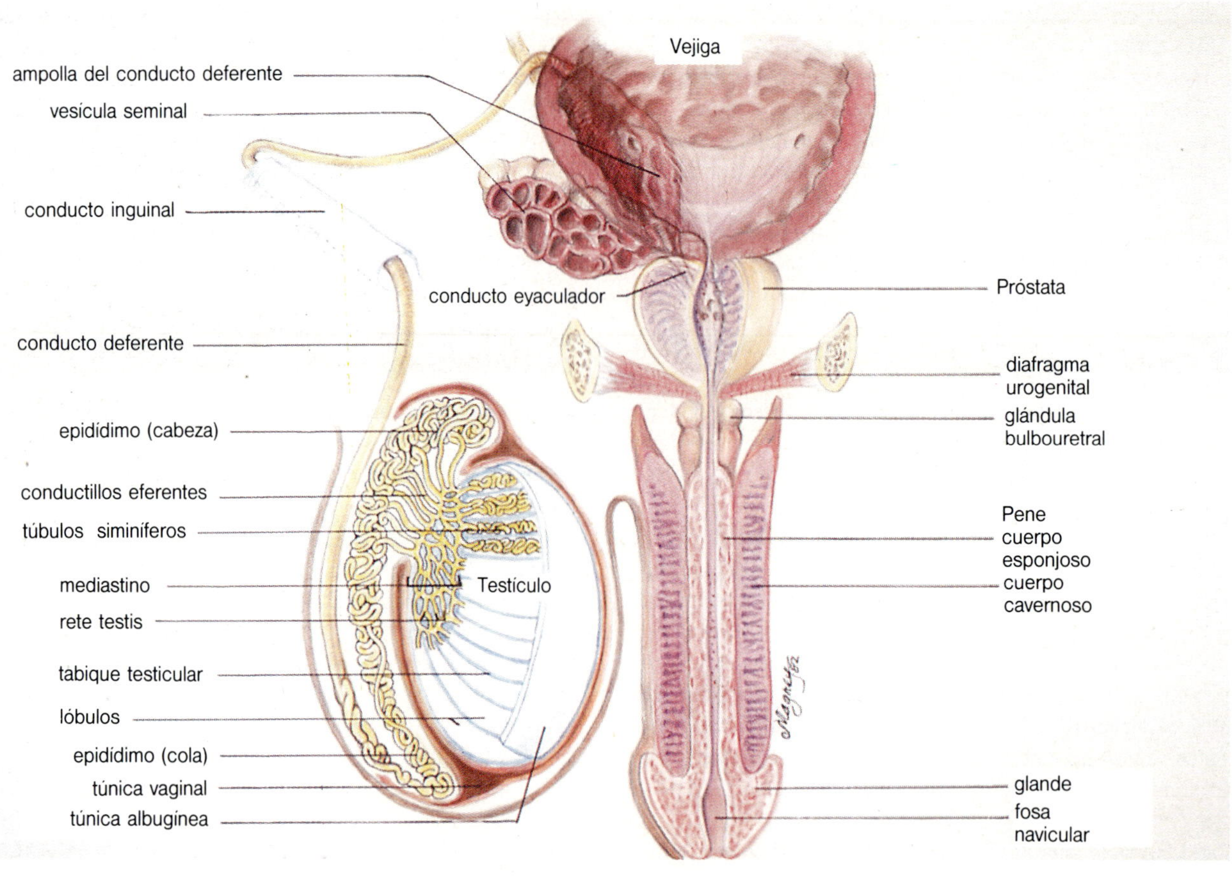

Fig. 19-1. Aparato reproductor masculino. Se representan la organización y relaciones de los testículos, los órganos reproductores accesorios masculinos y el pene.

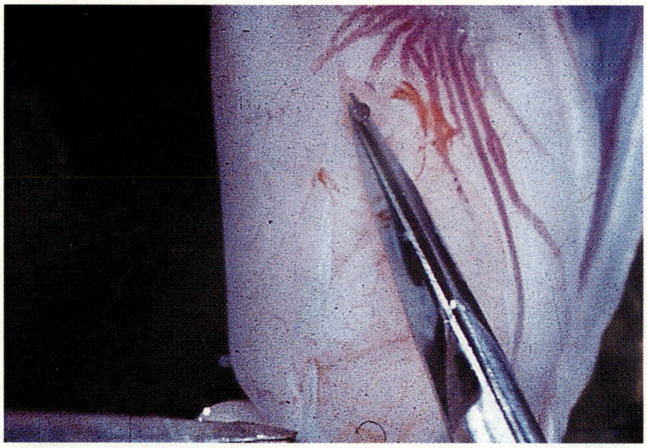

Fig. 19-2. Macrofotografía de un testículo con un corte en la túnica albugínea que permite ver los túbulos seminíferos subyacentes.

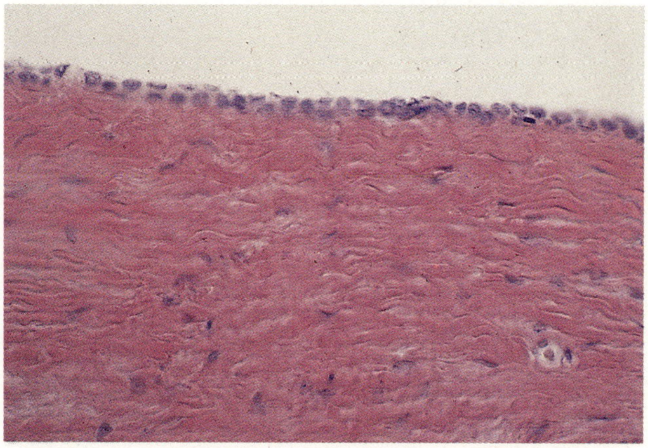

Fig. 19-3. MO de la túnica albugínea testicular y el epitelio que la recubre. Obsérvese el grosor y la naturaleza colagenosa de este estroma similar a una cápsula. (H&E; × 300).

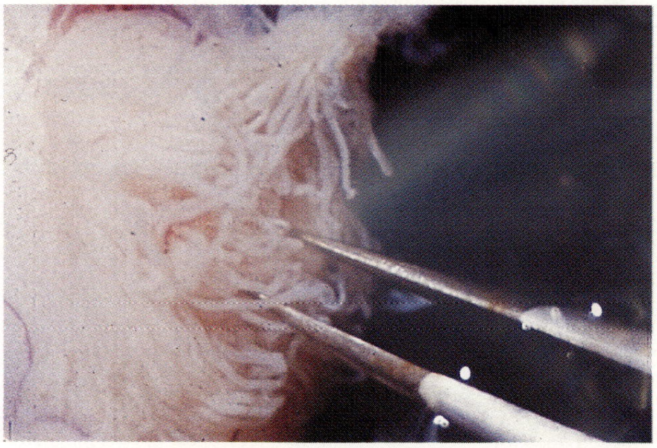

Fig. 19-4. Macrofotografía que permite observar la disposición de los túbulos seminíferos en el interior del testículo. Se ha retirado la túnica albugínea para dejar al descubierto dichos túbulos. Compárese esta imagen con las figuras 19-2 y 19-5.

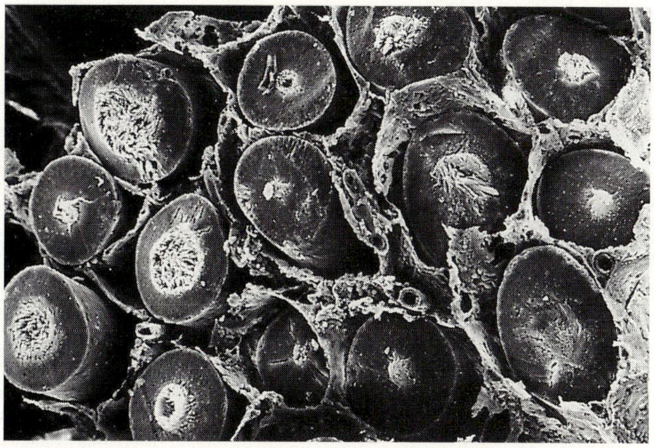

Fig. 19-5. Túbulos seminíferos vistos con el MEB. Se ha fracturado el testículo para poder verlos. Se distinguen pequeñas cantidades de tejido conjuntivo alrededor de cada túbulo. Túbulos contiguos se encuentran en etapas diferentes de desarrollo espermático, como refleja la presencia de flagelos. (× 70).

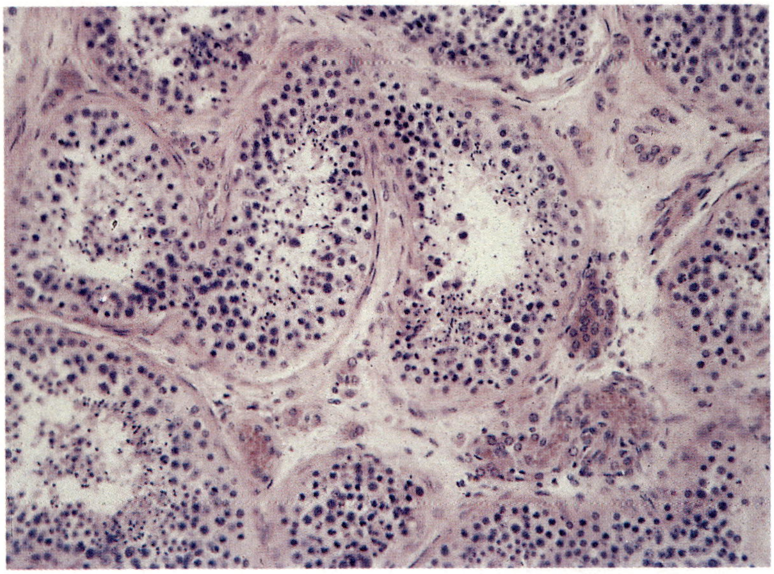

Fig. 19-6. MO de algunos túbulos seminíferos, alrededor de los cuales puede verse una capa de células mioides. El epitelio está constituido por células de Sertoli y células germinales en diferentes etapas de desarrollo (v. fig. 19-9). Tratar de encontrar entre los túbulos vasos sanguíneos, linfáticos y grupos de células intersticiales acidófilas de Leydig. (H&E; × 125).

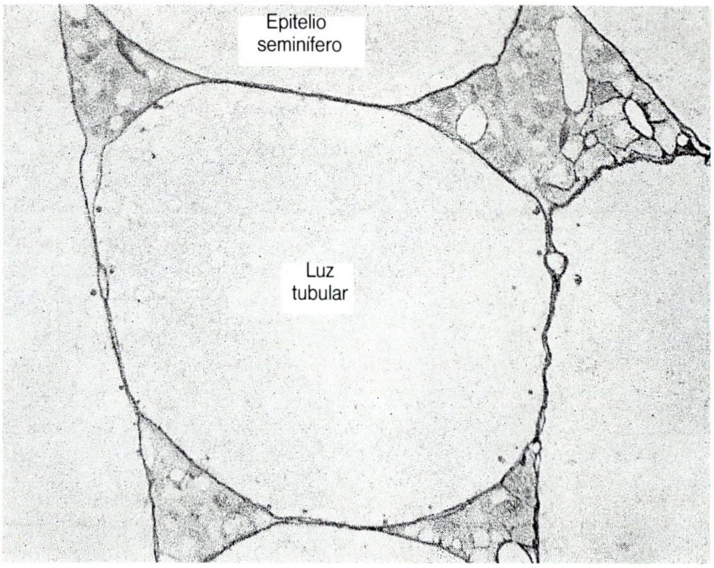

Fig. 19-7. MO de algunos túbulos seminíferos tras la inyección intravascular de peroxidasa de rábano picante. En la zona intersticial que rodea los túbulos, puede verse el denso producto de la reacción de la peroxidasa. En la luz tubular no se observa la presencia de peroxidasa, lo que parece sugerir la existencia de una barrera hematotesticular. (× 250.)

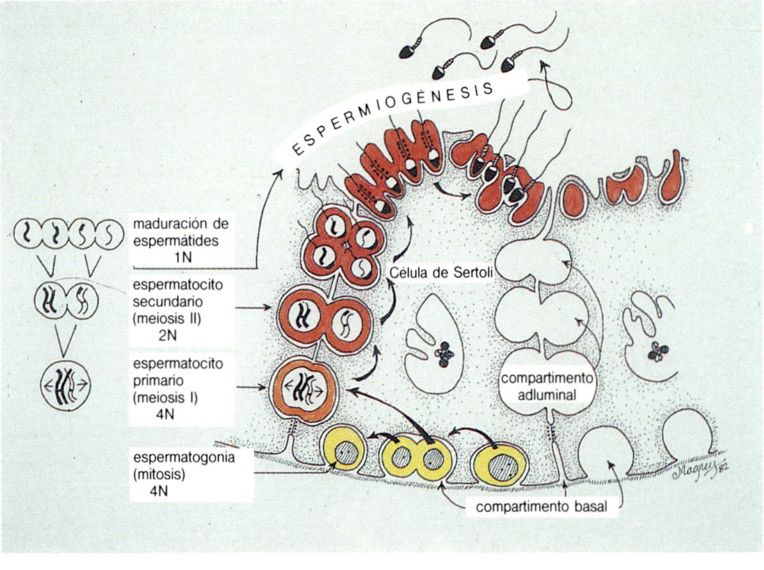

Fig. 19-8. Etapas de la espermatogénesis y la espermiogénesis. Analícese la división de los cromosomas y la segregación del ADN durante la meiosis *(izquierda).*

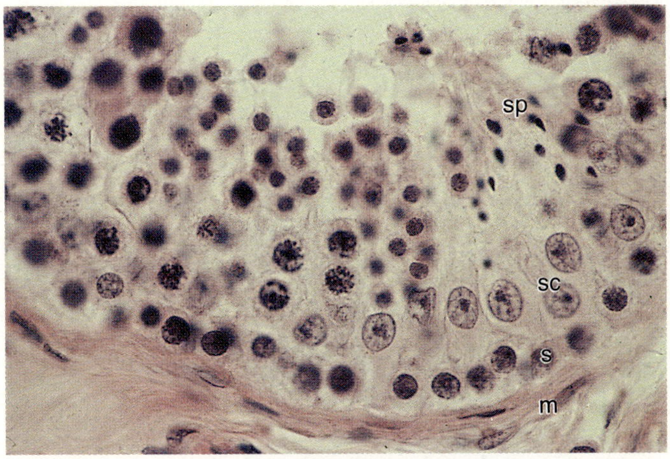

Fig. 19-9. MO de un túbulo seminífero. Compárese esta imagen con la figura 19-8. Tratar de localizar células mioides (m), espermatogonias (s), células de Sertoli con nucléolos muy prominentes (sc), espermatocitos en diferentes etapas de desarrollo y espermátides (sp). (H&E; × 800.)

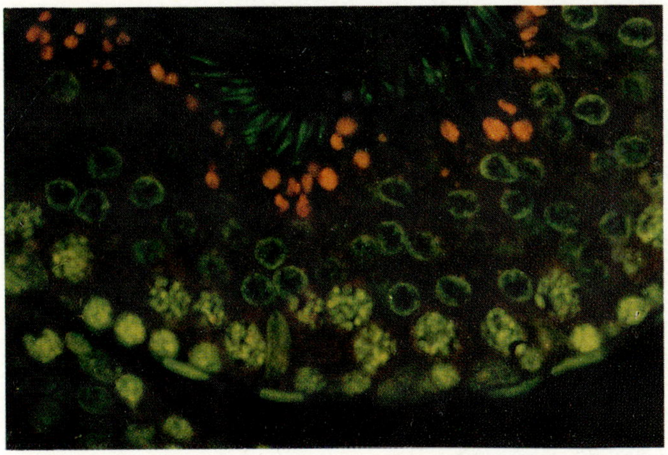

Fig. 19-10. MO de fluorescencia de un túbulo seminífero teñido con naranja de acridina. Las variaciones en la tinción de la cromatina nuclear definen las etapas de la espermatogénesis. Comparar esta imagen con las figuras 19-8 y 19-9 y tratar de localizar las siguientes células: células mioides (núcleos alargados por debajo del epitelio y paralelos a la base del mismo); espermatocitos primarios (núcleos grandes con cromatina verde apelmazada situados justo por encima de la hilera basal de espermatogonias); espermatocitos secundarios (núcleos redondeados más pequeños con heterocromatina verde situada periféricamente, más cerca de la luz que los anteriores); espermátides (núcleos pequeños, verdes, alargados y con forma de bastón, en situación luminal). La fluorescencia anaranjada se debe a la captación fagocítica de gotitas citoplásmicas espermáticas por las células de Sertoli. (× 800.)

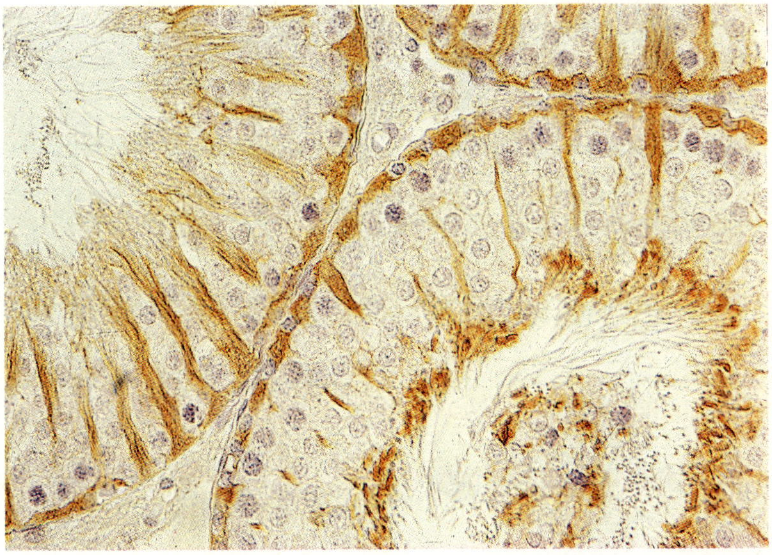

Fig. 19-11. Células de Sertoli del epitelio seminífero visualizadas mediante localización inmunocitoquímica de la aldosa reductasa citoplásmica. Obsérvese la forma cilíndrica alargada de las células de Sertoli (en el túbulo de la izquierda), que se extienden desde la membrana basal hasta la luz tubular. Las espermátides están empotradas en las invaginaciones apicales de las células de Sertoli (en el túbulo de la parte inferior derecha). (× 400.)

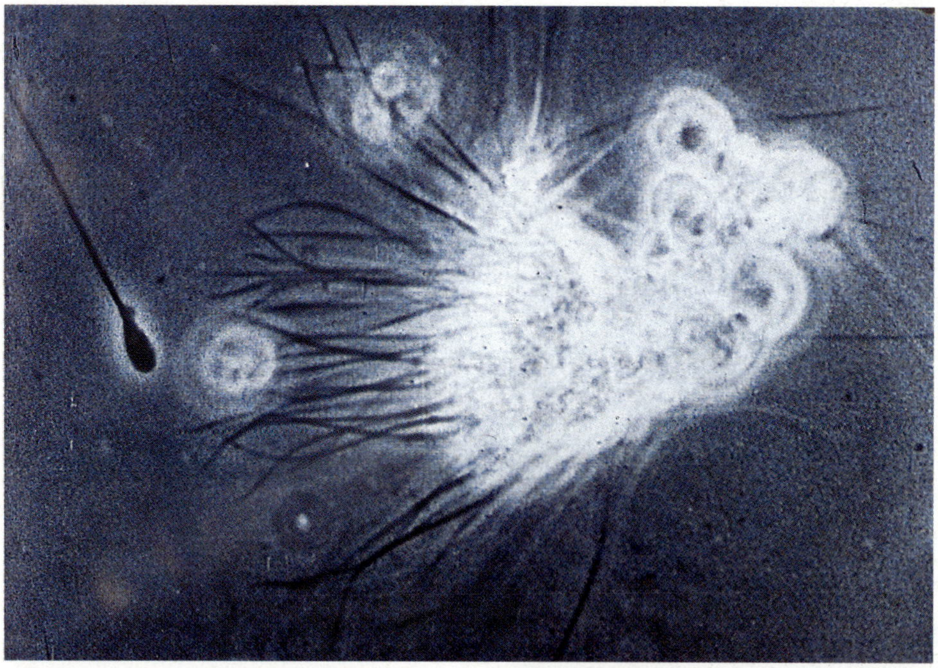

Fig. 19-12. MO de una célula de Sertoli aislada. Obsérvese la superficie luminal *(izquierda)* y las espermátides en desarrollo, situadas en invaginaciones del citoplasma apical. (× 800.)

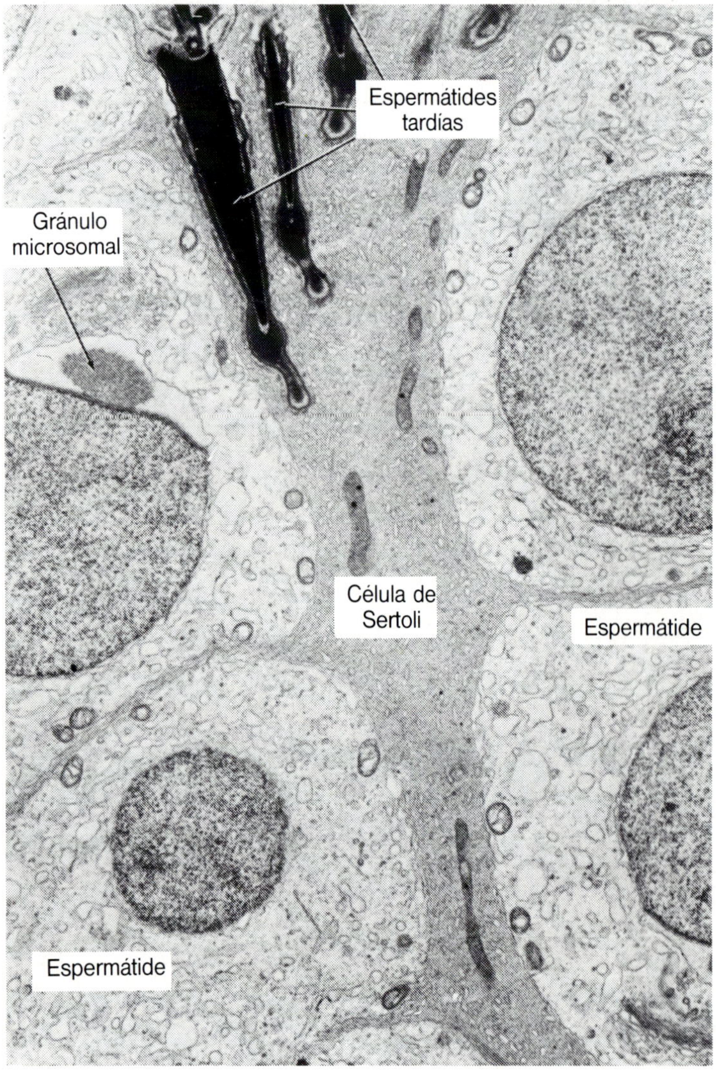

Fig. 19-13. MET de una célula de Sertoli en la que se observan las relaciones de las espermátides en desarrollo con el citoplasma de dicha célula. Las espermátides más maduras aparecen empotradas en la superficie apical. (× 5.500.)

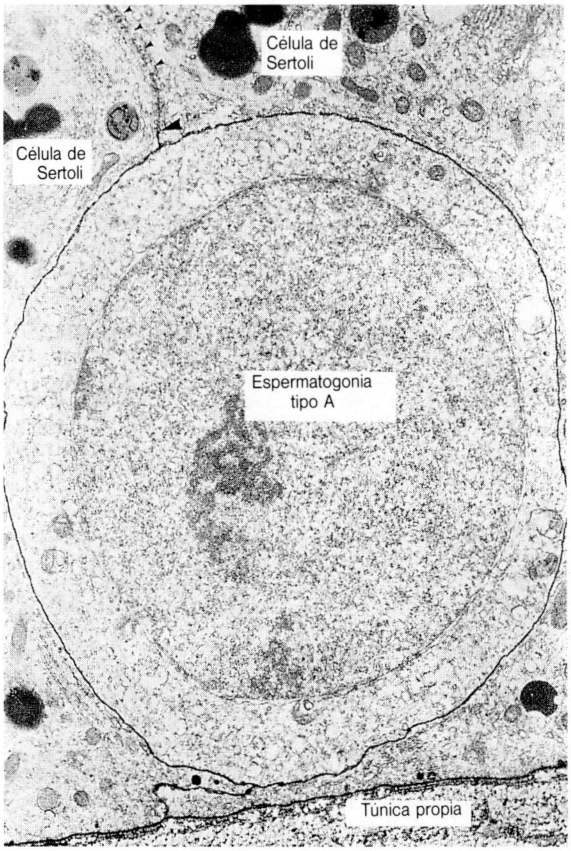

Fig. 19-14. MET de una espermatogonia en un túbulo seminífero de un primate. Se ha delimitado la silueta de la célula con nitrato de lantano, un trazador opaco a los electrones. La presencia de complejos de unión entre las células de Sertoli adyacentes *(flechas)* situadas encima de la espermatogonia impide una mayor penetración del trazador electroopaco en el epitelio seminífero. Por consiguiente, las proteínas plasmáticas circulantes quedan fuera del compartimento adluminal de los túbulos seminíferos, y es probable que los complejos de unión entre células de Sertoli sean la expresión morfológica de esa barrera (hematotesticular). (× 8.200.)

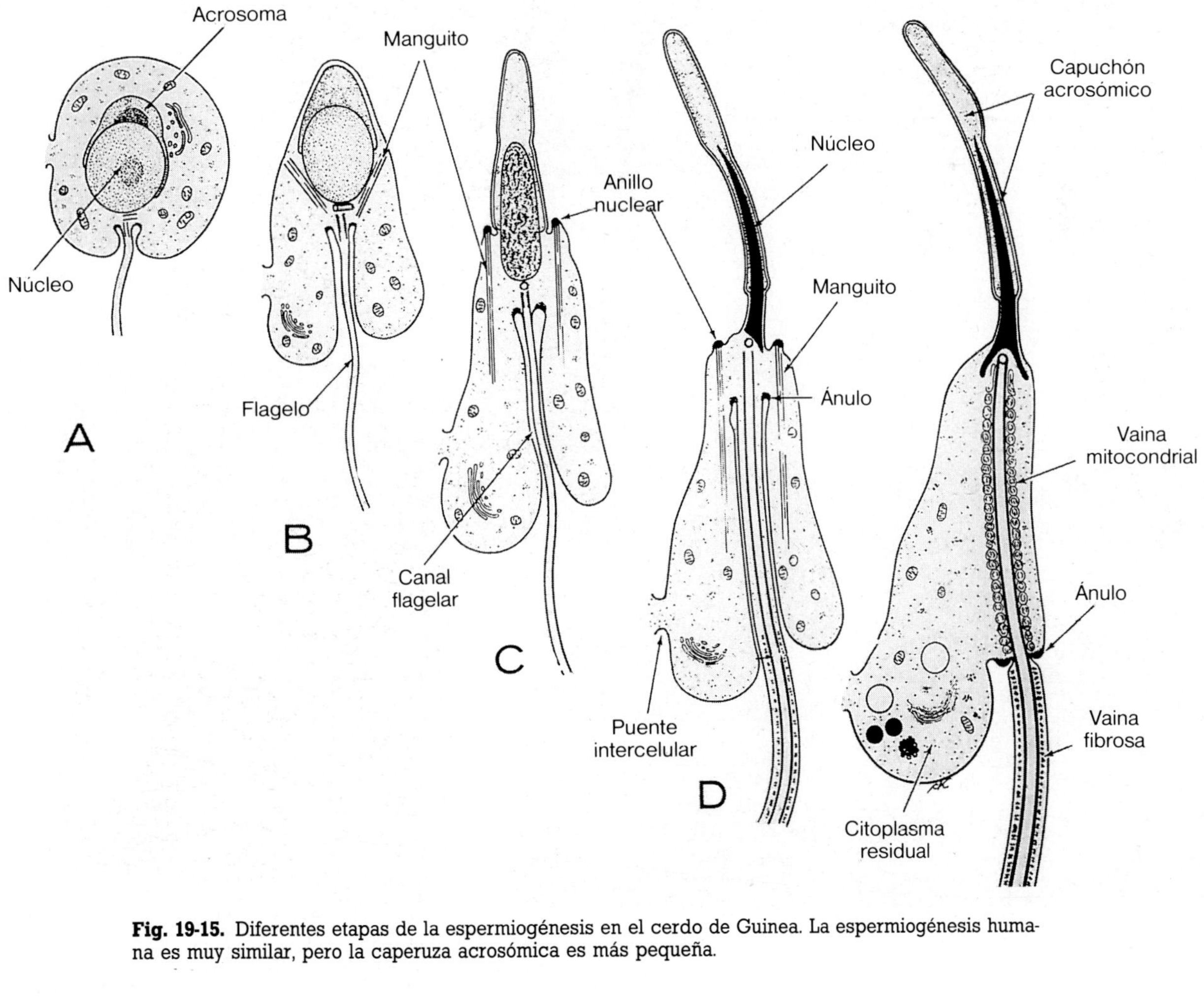

Fig. 19-15. Diferentes etapas de la espermiogénesis en el cerdo de Guinea. La espermiogénesis humana es muy similar, pero la caperuza acrosómica es más pequeña.

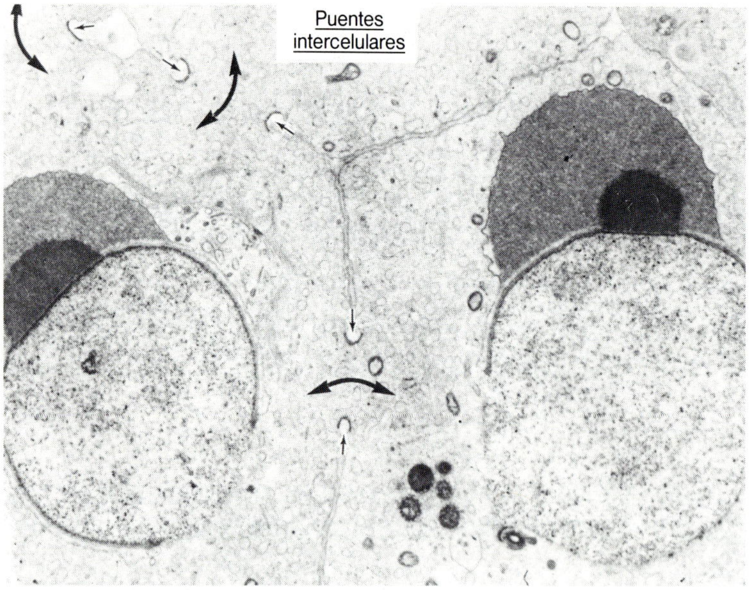

Fig. 19-16. MET de dos espermátides en desarrollo en el seno del epitelio seminífero. Obsérvese la acumulación de material opaco a los electrones en la caperuza acrosómica de las espermátides y la presencia de puentes intercelulares. (× 3.800.)

Fig. 19-17. MET de espermátides de testículo de primate; pueden verse los cambios en la condensación nuclear y la formación del acrosoma. A la izquierda se ve a la espermátide durante la fase de formación de la caperuza; las flechas señalan la caperuza acrosómica. En el centro se ve a la espermátide en la fase acrosómica; obsérvese la estrecha asociación entre el retículo endoplásmico liso *(flechas)* y la cola de la espermátide. A la derecha se puede ver la espermátide en fase de maduración. Compárese la condensación de la cromatina nuclear y la forma del acrosoma en las tres etapas. Durante las mismas, las espermátides se encuentran en el seno de unas profundas invaginaciones apicales de las células de Sertoli. G, gránulo acrosómico; SER, retículo endoplásmico liso. (× 3.500.)

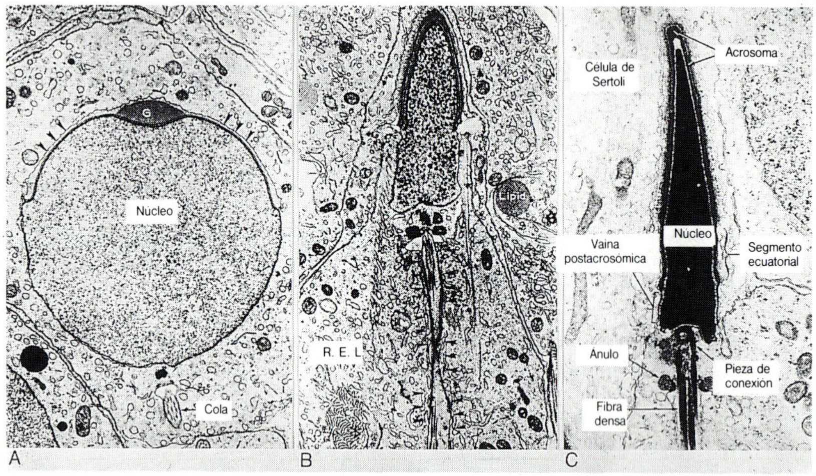

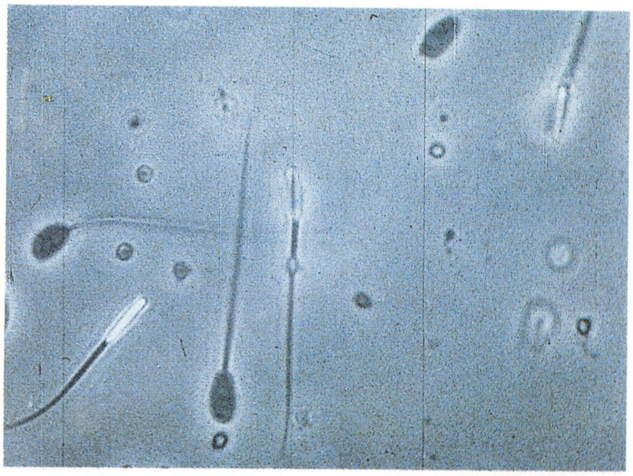

Fig. 19-18. MO realizada con el microscopio de contraste de fase, en la que se pueden ver las cabezas aplastadas de algunos espermatozoides en diferentes planos. Obsérvese la escasez de citoplasma residual en la región central de uno de los espermatozoides *(centro)*. (× 600.)

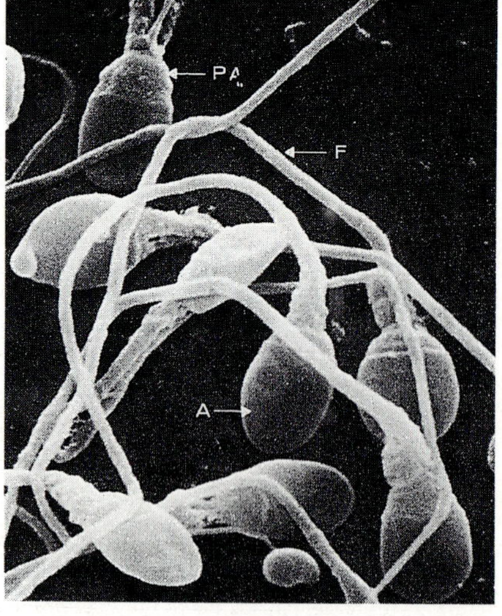

Fig. 19-19. MEB de un grupo de espermatozoides. Se aprecian las dimensiones del acrosoma y del segmento postacrosómico de la cabeza de los espermatozoides. Dichas cabezas tienen una forma ovoide típica, mientras que los flagelos presentan escaso relieve superficial. A, caperuza acrosómica; PA, segmento postacrosómico; F, flagelo. (× 1.800.)

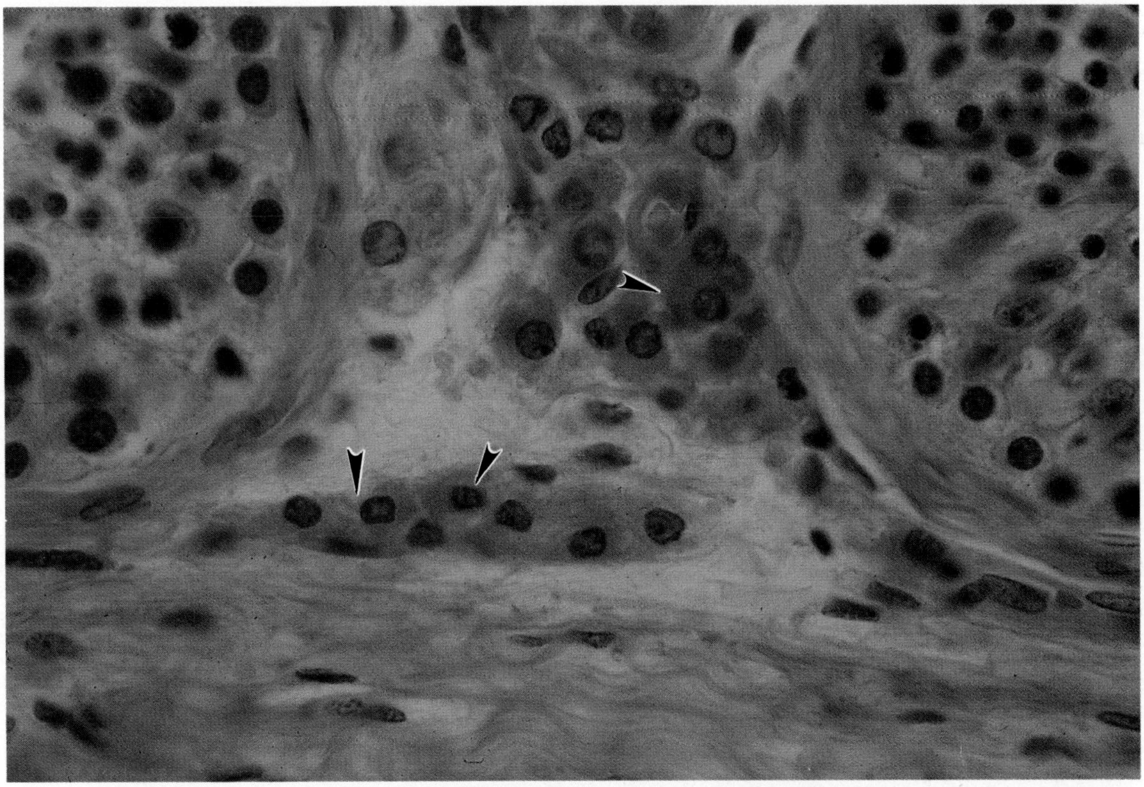

Fig. 19-20. MO del espacio intersticial que existe entre los túbulos seminíferos testiculares. Pueden verse en dicho espacio células acidófilas de Leydig *(flechas)* junto con algunos vasos y linfáticos. (H&E; × 800.)

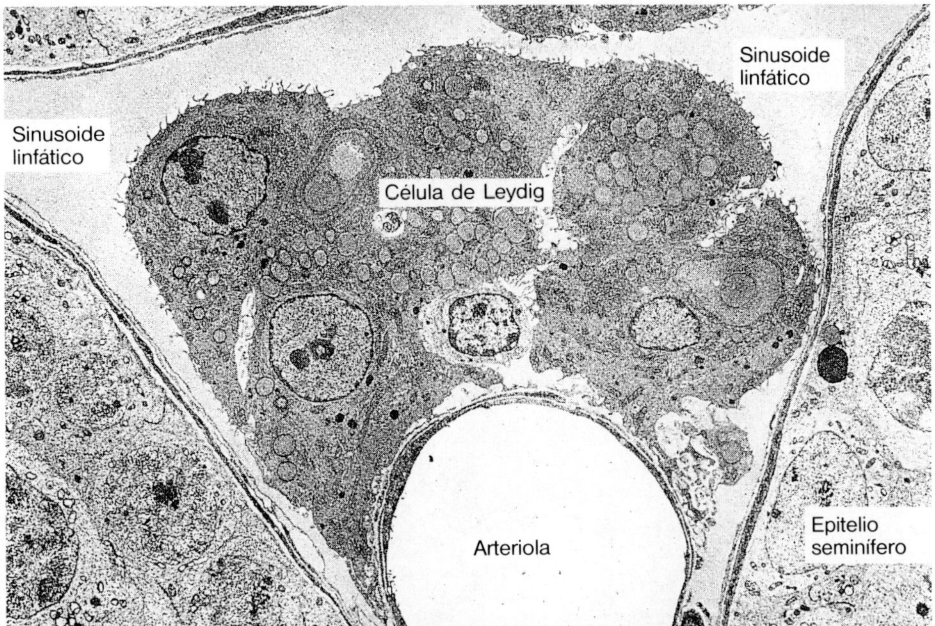

Fig. 19-21. MET del espacio intersticial que existe entre los túbulos seminíferos; se puede apreciar la estrecha asociación entre las células de Leydig y los vasos sanguíneos. Parece igualmente que las células de Leydig están en contacto directo con la linfa de los sinusoides linfáticos. (× 2.400.)

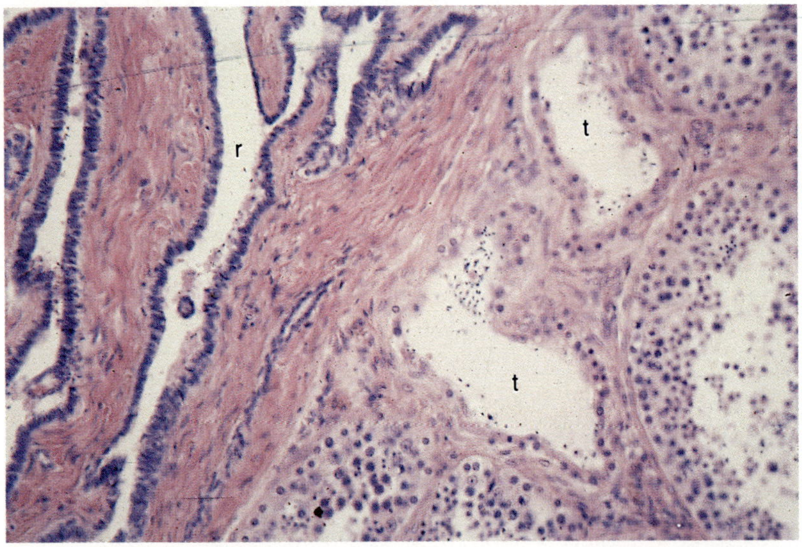

Fig. 19-22. MO de una preparación de testículo en la que se observa la transición de los túbulos seminíferos a túbulos rectos y cortos (t). Estos últimos desembocan en una red de canales recubiertos por epitelio que reciben el nombre de rete testis (r), que se encuentra en el mediastino testicular. Compárese con la figura 19-1. (H&E; × 125.)

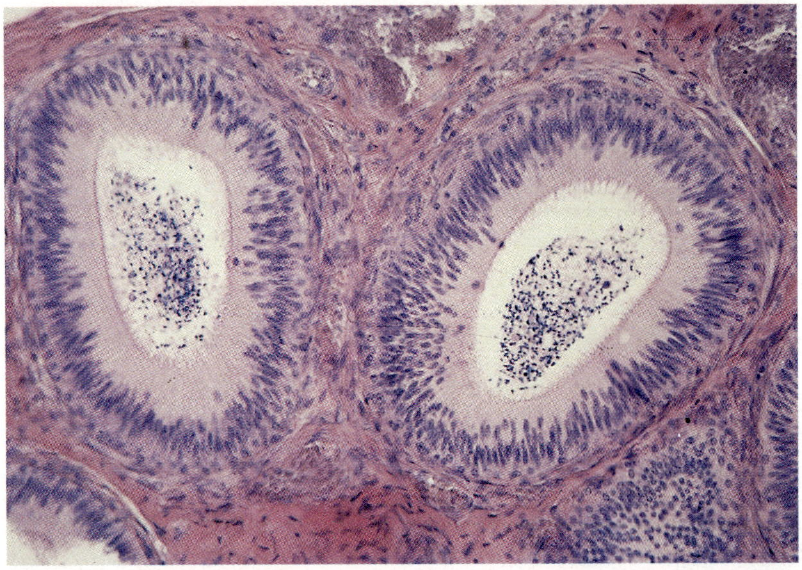

Fig. 19-23. MO de unos túbulos epididimarios. Poseen un epitelio cilíndrico seudoestratificado que descansa sobre una lámina basal y está rodeado por fibras musculares lisas dispuestas en círculos. En la luz de los túbulos pueden verse los espermatozoides. (H&E; × 125.)

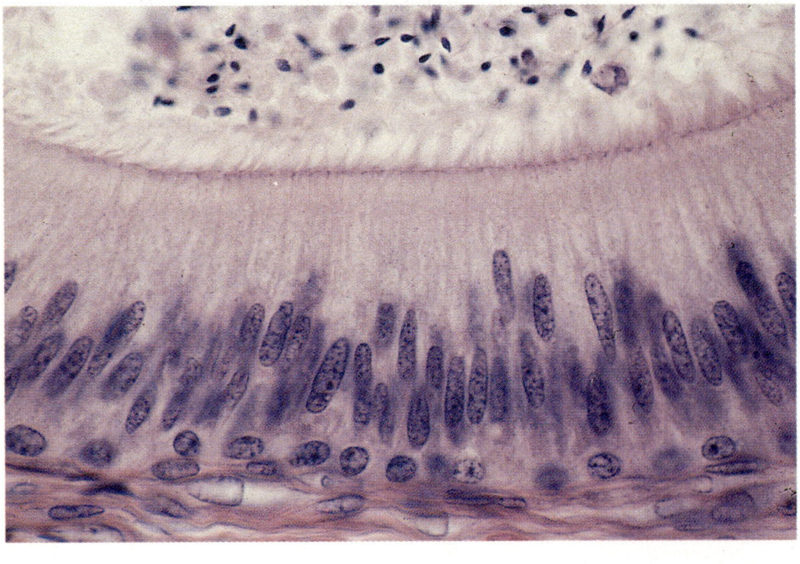

Fig. 19-24. MO a mayor aumento del epitelio cilíndrico seudoestratificado del epidídimo. La superficie luminal del mismo presenta unas microvellosidades largas e inmóviles conocidas como estereocilios. En la zona basal del epitelio epididimario se observan pequeñas células redondeadas con núcleos esféricos. (H&E; × 800.)

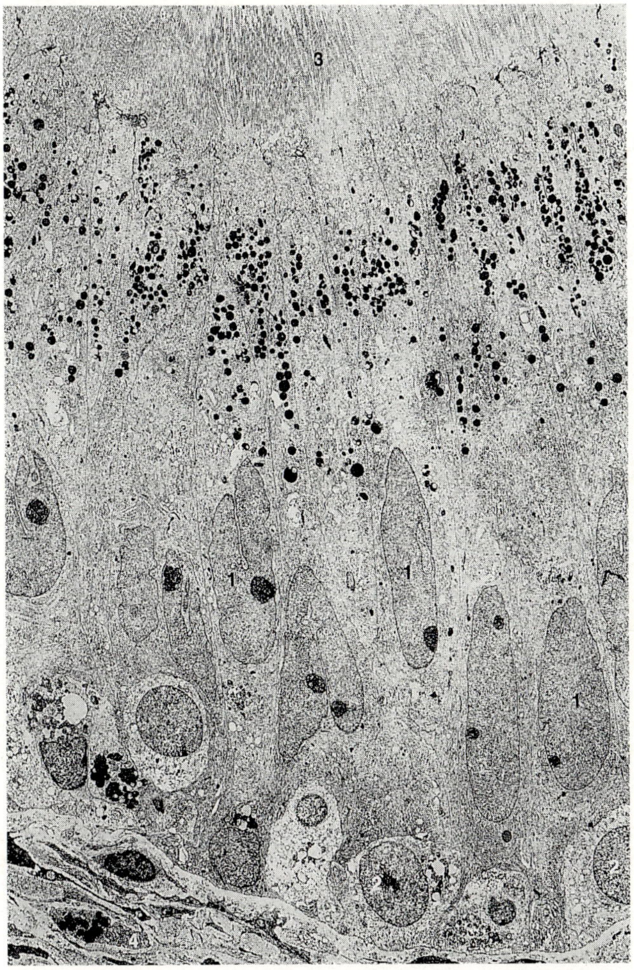

Fig. 19-25. MET del epitelio cilíndrico seudoestratificado del conducto epididimario. Pueden verse células basales redondeadas y células principales cilíndricas. El citoplasma supranuclear presenta numerosas vesículas opacas a los electrones, cuerpos multivesiculares y lisosomas. Los estereocilios surgen de la superficie apical de las células. (× 1.800.)

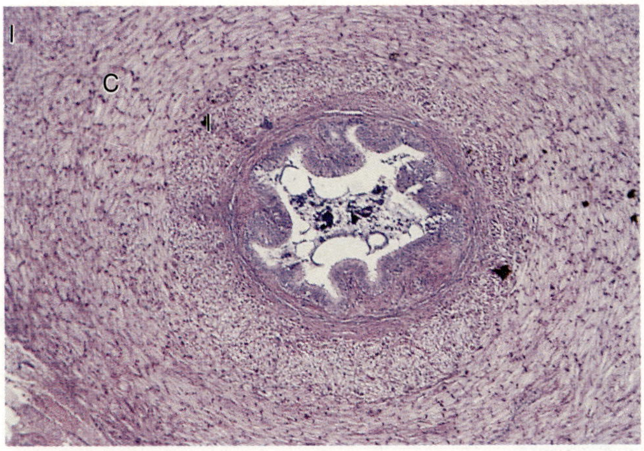

Fig. 19-26. MO de un conducto deferente en sección transversal. La mucosa hace prominencia en la luz, formando varios pliegues poco elevados. El epitelio tiene una estructura similar al epididimario, aunque las células epiteliales no son tan altas. La mucosa que rodea el conducto deferente tiene tres capas de células musculares lisas. Las fibras de las capas interna y externa están dispuestas longitudinalmente (l); las de la capa media son circulares (c). (H&E; × 150.)

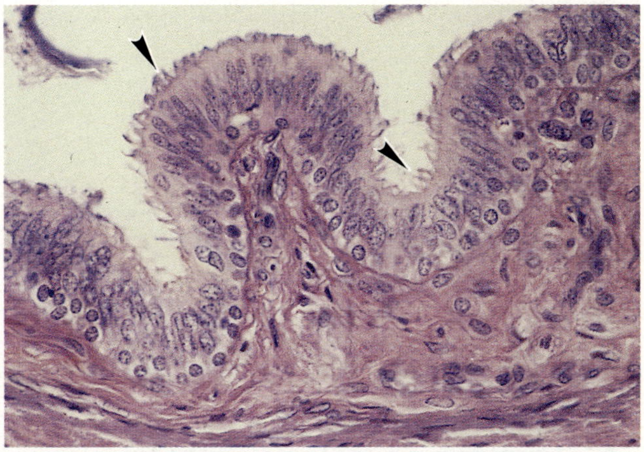

Fig. 19-27. MO a mayor aumento de la mucosa superficial del conducto deferente. El epitelio es cilíndrico seudoestratificado y posee estereocilios que nacen del citoplasma apical. Los estereocilios *(flechas)* suelen enredarse entre sí y formar estructuras parecidas a conos. (H&E; × 350.)

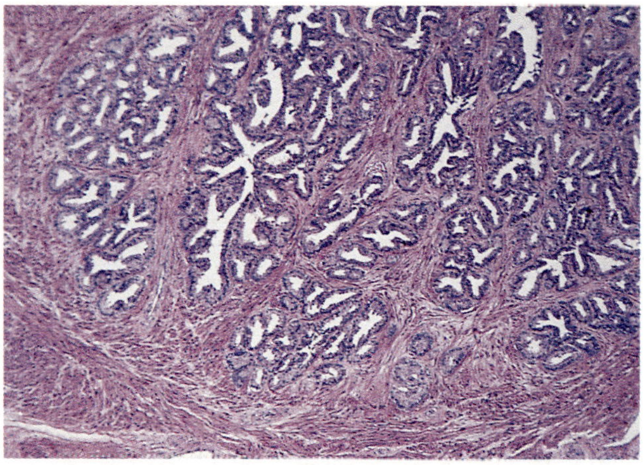

Fig. 19-28. MO de una preparación de vesícula seminal en la que se puede apreciar la ramificación y anastomosis de los pliegues secundarios y terciarios de la mucosa, que se unen y forman numerosos canales irregulares en la luz glandular. La lámina propia contiene muchas fibras elásticas, y el tejido conjuntivo está atravesado por células musculares lisas. (H&E; × 50.)

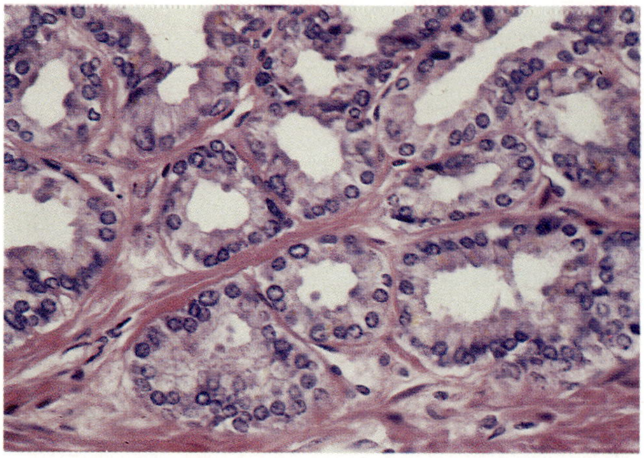

Fig. 19-29. MO del epitelio secretor de la vesícula seminal. Suele tratarse de un epitelio cilíndrico seudoestratificado, aunque a veces aparece como un epitelio cilíndrico simple. (H&E; × 350.)

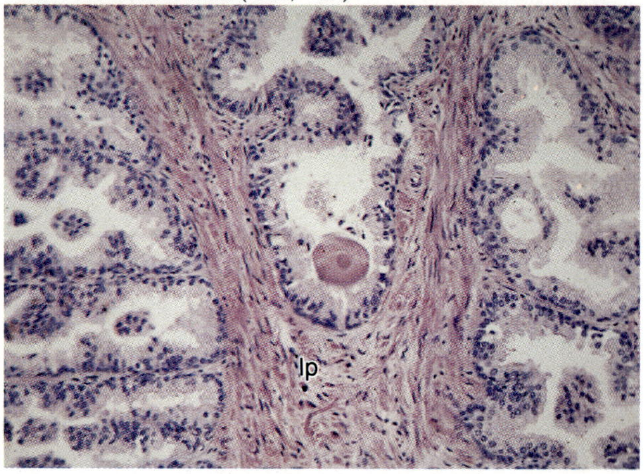

Fig. 19-30. MO de una preparación de próstata. La mucosa glandular forma numerosos pliegues, y la luz está llena de gránulos de concreción. La lámina propia (lp) está formada por estroma fibromuscular. (H&E; × 150.)

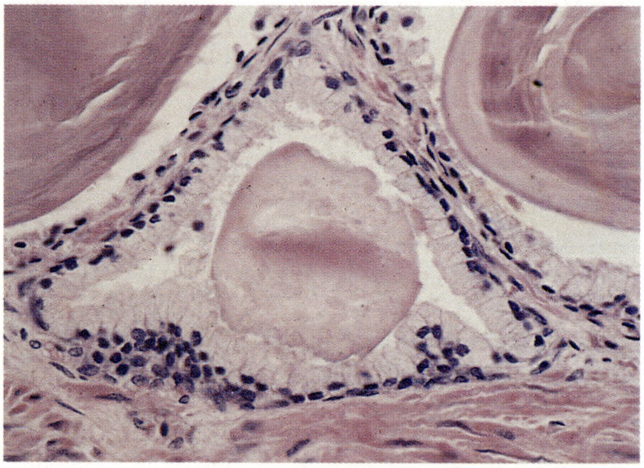

Fig. 19-31. MO a mayor aumento de los alvéolos prostáticos, en cuya luz pueden verse gránulos de concreción de gran tamaño. Normalmente, el epitelio es cilíndrico simple o seudoestratificado. (H&E; × 350.)

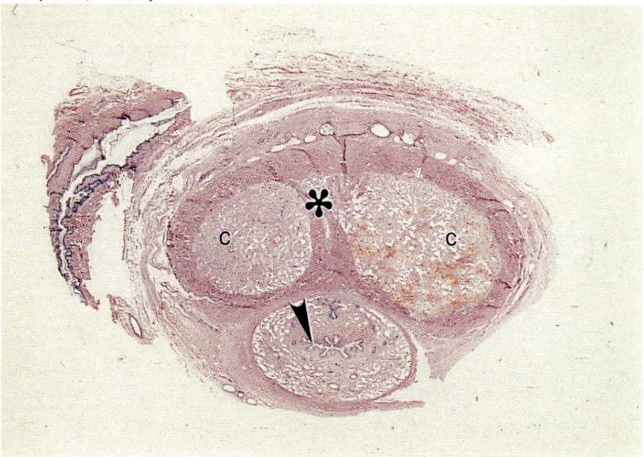

Fig. 19-32. Macrofotografía del pene en sección transversal. Puede verse el septo incompleto (*) que separa los cuerpos cavernosos (c), así como la uretra *(flecha)* en el interior del cuerpo esponjoso. Los tres cuerpos cavernosos están unidos por la túnica albugínea, una capa de tejido conjuntivo fibroelástico denso, que actúa además como fijación a la piel que recubre el tallo del pene. (H&E; × 4.)

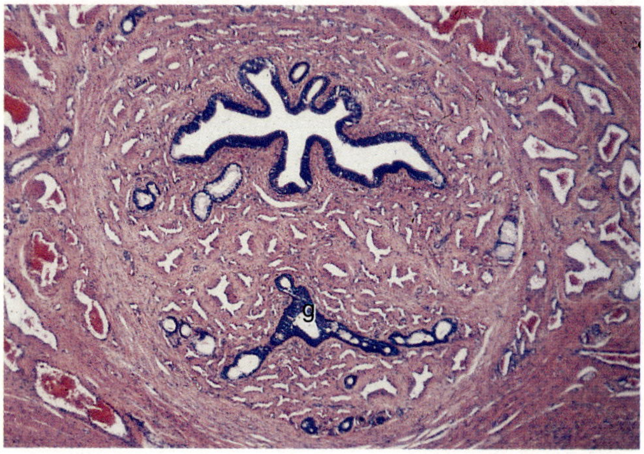

Fig. 19-33. MO a mayor aumento del cuerpo esponjoso; se aprecia con facilidad la situación de la uretra peneana. En la parte inferior del campo pueden verse partes de glándulas seromucosas (g) y pequeños conductos. (H&E; × 25.)

◆

CAPÍTULO 20

EL APARATO REPRODUCTOR FEMENINO

LOS ÓRGANOS DEL aparato reproductor femenino que participan directamente en la reproducción son los ovarios, las trompas uterinas, el útero y la vagina. Es habitual incluir las glándulas mamarias al comentar el aparato reproductor femenino, dada su importancia en la nutrición del neonato.

1. Los **ovarios** funcionan como glándulas exocrinas produciendo los ovocitos o células germinales femeninas, y como glándulas endocrinas, secretando estrógenos y progesterona que intervienen en el desarrollo de las células germinales y en la preparación del útero para recibir el fruto de la concepción.
2. Los **oviductos (trompas uterinas o de Falopio)** reciben el ovocito ovulado y lo transportan hasta el útero. Durante el trayecto, dicho ovocito puede ser fecundado, en cuyo caso, recibe el nombre de huevo.
3. El **útero** sufre un proceso cíclico en su recubrimiento epitelial para que el huevo fecundado pueda implantarse y recibir aporte nutricional.
4. Al término de la gestación, el feto sale del útero a través de una estructura fibromuscular, la **vagina** o conducto del parto. La vagina funciona además como órgano femenino para la copulación.

LOS OVARIOS

Al igual que los testículos, los ovarios se desarrollan en la cavidad abdominal. Sólo descienden hasta el final de las paredes laterales de la pelvis menor, a las que están unidos por un pliegue del ligamento ancho conocido como **mesoovario** y por el **ligamento suspensorio** del ovario, que lleva además los vasos sanguíneos ováricos. Como sucede con los testículos, las arterias ováricas proceden de la aorta abdominal y las venas ováricas son tributarias de la vena cava inferior.

El ovario está cubierto por un mesotelio cúbico simple que recibe el nombre de **epitelio germinal**, aunque no es una denominación apropiada, ya que esas células sólo son un recubrimiento epitelial y no tienen carácter germinal. Bajo esta capa mesotelial, se encuentra la **túnica albugínea**, una cápsula de tejido conjuntivo denso que rodea la **corteza** y la **médula**. Los vasos sanguíneos entran por el hilio y penetran en la médula. Al nacimiento, existen en la corteza unos 400.000 **folículos primordiales**. Cada uno está formado por un **ovocito primario** rodeado por una capa única de **células foliculares** escamosas unidas por desmosomas y separadas del estroma circundante por una membrana basal. Durante cada ciclo, la **hormona estimulante de los folículos** hace madurar a uno o varios folículos primordiales.

Los ovocitos crecen rápidamente y las células foliculares se multiplican, formando un **folículo primario** multilaminar. Las células foliculares adquieren forma cúbica y secretan estrógenos, que estimulan el desarrollo del **ovocito primario** y el crecimiento de la mucosa uterina. A partir de estos momentos pasan a llamarse **células granulosas**. El desarrollo continuado da lugar al **folículo secundario**, de mayor tamaño, que posee un antro lleno de líquido y cuya membrana basal está rodeada por células estrómicas dispuestas en capas concéntricas, conocidas como **teca interna** y **teca externa**. En el momento de la **ovulación**, un folículo secundario maduro o de Graff libera un **ovocito secundario** a la cavidad peritoneal. Más adelante, el folículo ovulado se transforma en un **cuerpo lúteo** y produce **estrógenos** y **progesterona**, que preparan al útero para la implantación del óvulo fecundado.

LOS OVIDUCTOS (TROMPAS UTERINAS O DE FALOPIO)

Una vez en la cavidad peritoneal, el ovocito ovulado debe dirigirse al **oviducto** y ser conducido al útero. El oviducto presenta en su extremo distal **(infundíbulo)** unas evaginaciones digitiformes o **fimbrias** que barren la superficie ovárica en el momento de la ovulación y arrastran al ovocito hacia el oviducto. El oviducto tubular se subdivide en el **infundíbulo**, un extremo con forma de embudo próximo al ovario, que se estrecha y se convierte en la **ampolla**, lugar en el que suele producirse la fecundación. El segmento siguiente es el **istmo**, que al penetrar en el útero da paso a la parte **intramural** de la trompa. Las paredes del oviducto están constituidas por membrana mucosa, una muscular y una serosa.

La **mucosa** forma pliegues que se proyectan hacia la luz. Dichos pliegues forman un laberinto muy complejo y son especialmente prominentes en el infundíbulo y la ampolla. El epitelio consta de dos tipos de células cilíndricas simples: las **células ciliadas** ayudan a desplazar el ovocito a lo largo de la trompa, mientras que las **células secretoras** proporcionan un medio líquido que mantiene, nutre y protege al ovocito. La **lámina propia**, de tejido conjuntivo laxo muy vascularizado, fija el epitelio al músculo liso subyacente, que está organizado en una capa circular interna y otra longitudinal externa. Las contracciones peristálticas de la **muscular** impulsan al ovocito hacia el útero. La trompa uterina está recubierta por una **serosa**.

EL ÚTERO

Este órgano de gruesas paredes y forma de pera está constituido por el **fondo**, el **cuerpo** y el **cérvix**. Los oviductos penetran lateralmente por el punto de unión entre el fondo y el cuerpo. La pared uterina está formada por una mucosa **(endometrio)**, tres capas de músculo liso **(miometrio)** y una serosa externa o adventicia **(epimetrio)**. El endometrio tiene células secretoras y ciliadas cilíndricas simples dispuestas en glándulas tubulares, con regiones apicales y profundas. El endometrio sufre una serie de cambios, conocidos como ciclo uterino, como respuesta al estímulo hormonal del folículo y el cuerpo lúteo.

Tras la menstruación, lo que queda de la parte profunda de las glándulas, la **capa basal**, responde a los estrógenos regenerando la cubierta epitelial y las glándulas uterinas (fase proliferativa del ciclo uterino). La **capa funcional** está constituida por las regiones apicales de las glándulas uterinas. Tras la ovulación, el endometrio glandular produce una secreción rica en nutrientes (fase secretora del ciclo uterino). Si no se produce la implantación, la capa funcional del endometrio se desprende con la hemorragia menstrual a causa de la isquemia producida por la contracción de las arterias espirales en la profundidad del endometrio (fase menstrual del ciclo uterino).

LA VAGINA

La vagina es un tubo fibromuscular de paredes gruesas que forma el segmento final del aparato reproductor femenino. Conecta el útero con el exterior del cuerpo. La mucosa vaginal tiene un grueso epitelio escamoso estratificado no queratinizado y una lámina propia formada por tejido fibroelástico. En las diferentes fases del ciclo uterino se pueden encontrar en la mucosa cantidades variables de leucocitos, incluyendo numerosos linfocitos, aumentando su número durante la ovulación y la menstruación. La vagina no posee glándulas, de modo que el moco que pueda encontrarse en la misma procede de las glándulas cervicales o uterinas. La **muscular** está formada por haces musculares lisos indiferenciados y entrelazados, y rodeada por una **adventicia** de tejido conjuntivo fibroelástico muy denso que se fusiona con la fascia pélvica adyacente.

LAS GLÁNDULAS MAMARIAS

Las **glándulas mamarias** de la lactación están constituidas por un sistema de conductos ramificados que terminan en glándulas tubuloalveolares secretoras. La contracción de las células mioepiteliales que rodean los alvéolos exprimen la leche impulsándola hacia grandes conductos colectores anastomosantes (entre 10 y 25) que forman los senos lácteos y terminan en el pezón. La leche es la secreción acuosa de las mamas lactantes; contiene proteínas (caseína, lactalbúmina), grasas (triglicéridos, fosfoproteínas, colesterol), carbohidratos (lactosa, galactosa), inmunoglobulinas (IgA secretora), minerales y sales. La primera leche producida recibe el nombre de calostro y es especialmente rica en inmunoglobulina.

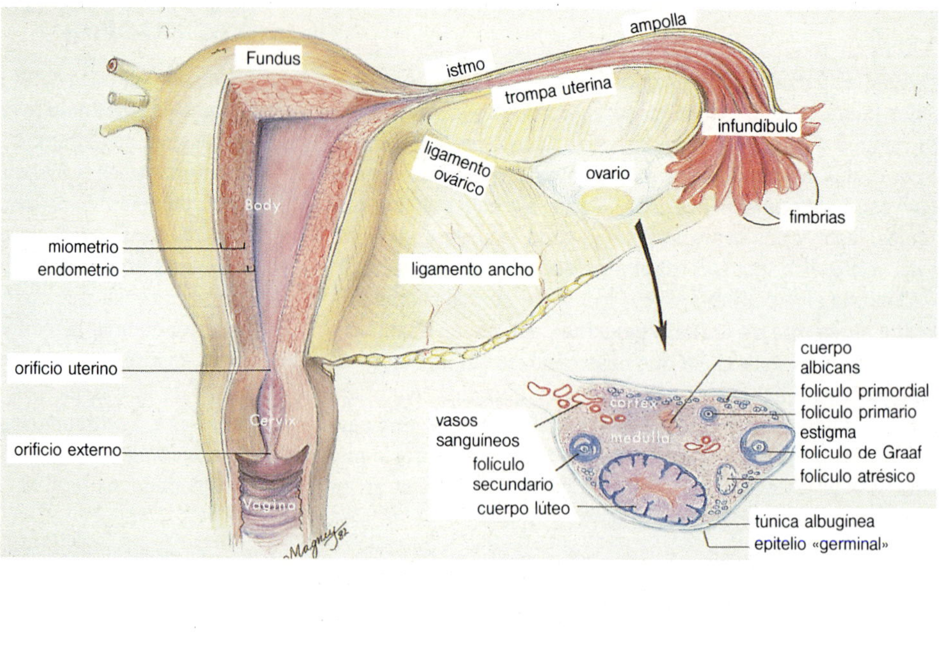

Fig. 20-1. Aparato reproductor femenino. Los órganos reproductores primarios son los ovarios. El resto del aparato lo forman las trompas uterinas, el útero y la vagina.

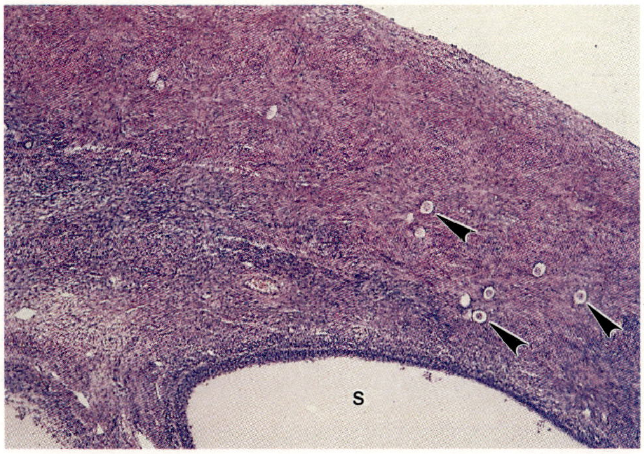

Fig. 20-2. MO de una preparación de corteza ovárica en la que se observan la cápsula, algunos folículos primordiales *(flechas)* y folículos secundarios de gran tamaño (s). El estroma está densamente poblado por células fusiformes, típicas de todo el aparato reproductor femenino. (H&E; × 30.)

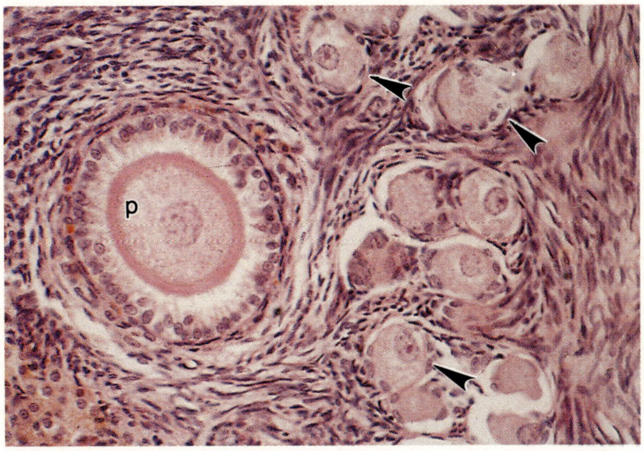

Fig. 20-3. MO de una preparación de ovario en la que se observan muchos ejemplos de folículos primordiales y de etapas de transición entre los mismos *(flechas)* y los folículos primarios (p). Las células foliculares se dividen formando múltiples capas en los folículos primarios, y la zona pelúcida queda perfectamente definida. (H&E; × 300.)

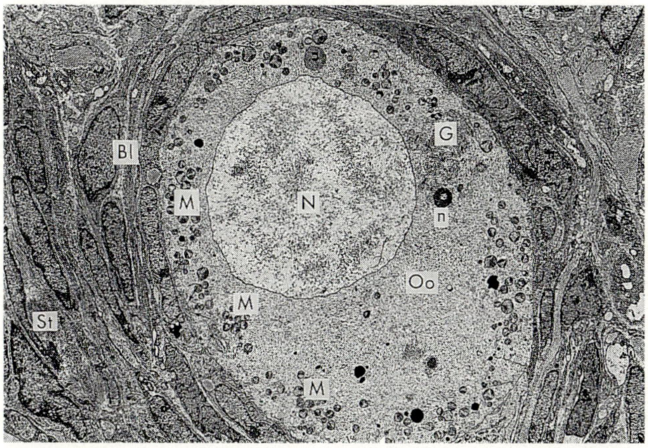

Fig. 20-4. MET de un folículo primordial. El ovocito primario está rodeado por una capa única de células foliculares (pregranulosas) aplanadas y estrechamente unidas. El folículo primordial está rodeado por una lámina basal que le separa del estroma conjuntivo adyacente de la corteza ovárica. St, estroma; Bl, lámina basal; M, mitocondrias; N, núcleo; G, aparato de Golgi; Oo, ovocito; n, cuerpo nucleiforme. (× 800.)

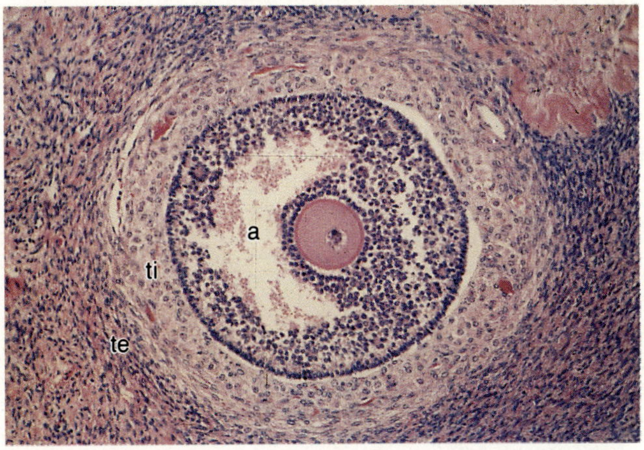

Fig. 20-5. MO de un folículo secundario en desarrollo. En estos momentos, posee numerosas capas de células granulosas, y se ha empezado a formar un antro (a) en su interior. En esta fase, las células del estroma se organizan perfectamente en una teca interna (ti) y otra externa (te). (H&E; × 150.)

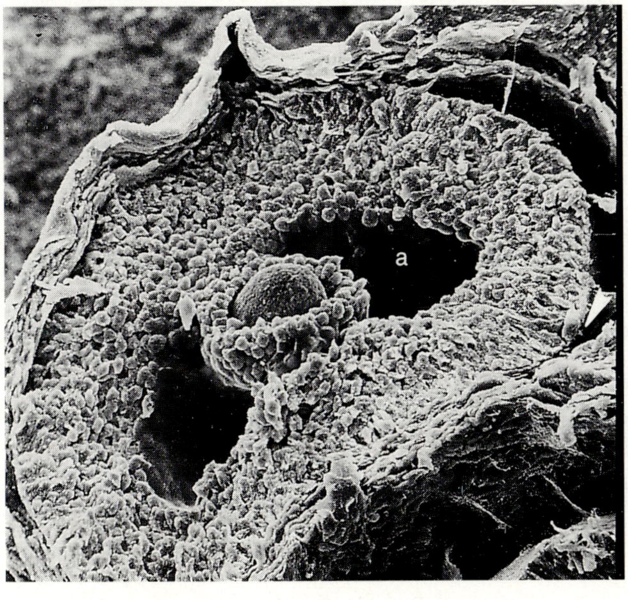

Fig. 20-6. MEB de un folículo secundario en desarrollo similar al que se presenta en la figura 20-5. Obsérvense el antro (a) y la lámina basal *(flecha)*, que separan las células granulosas de la teca interna. (× 250.)

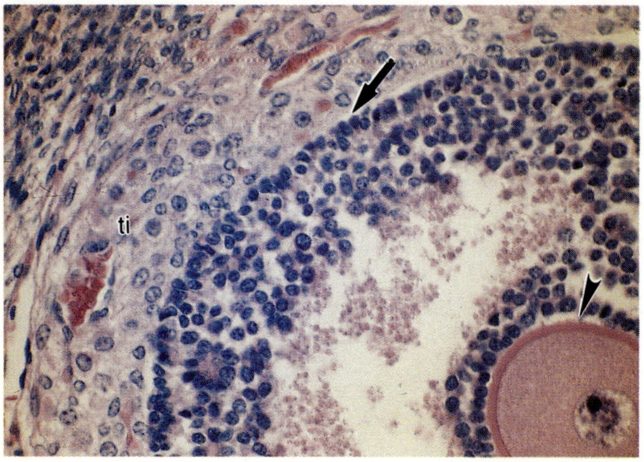

Fig. 20-7. MO a mayor aumento del folículo secundario que se ofrece en la figura 20-5. Obsérvese la vascularidad de la teca interna (ti). El ovocito primario *(parte inferior derecha)* está rodeado por una zona pelúcida perfectamente definida *(flecha pequeña)* y por células granulosas adyacentes. La *flecha grande* señala la región de la membrana basal que separa las células granulosas avasculares de la teca interna. (H&E; × 400.)

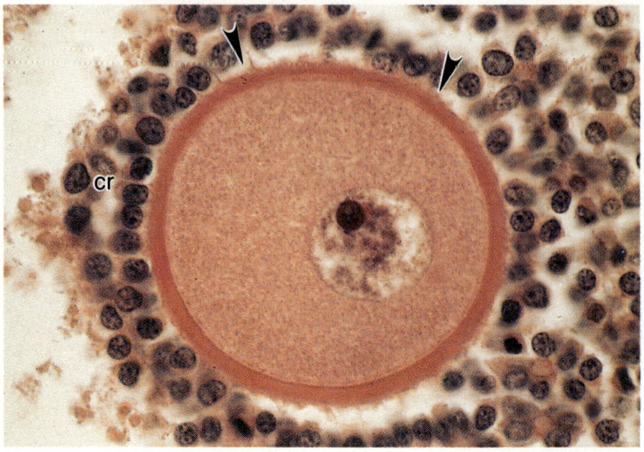

Fig. 20-8. MO a gran aumento de un ovocito primario en el interior de un folículo secundario. El ovocito está rodeado por la corona radiante (cr) y sujeto por el cumulus oophorus *(derecha)*; ambas estructuras están formadas por células granulosas. La zona pelúcida *(flechas)*, perfectamente delimitada, tiene carácter acidófilo. En el interior del ovocito se distinguen con claridad el núcleo y el nucleolo. (H&E; × 750.)

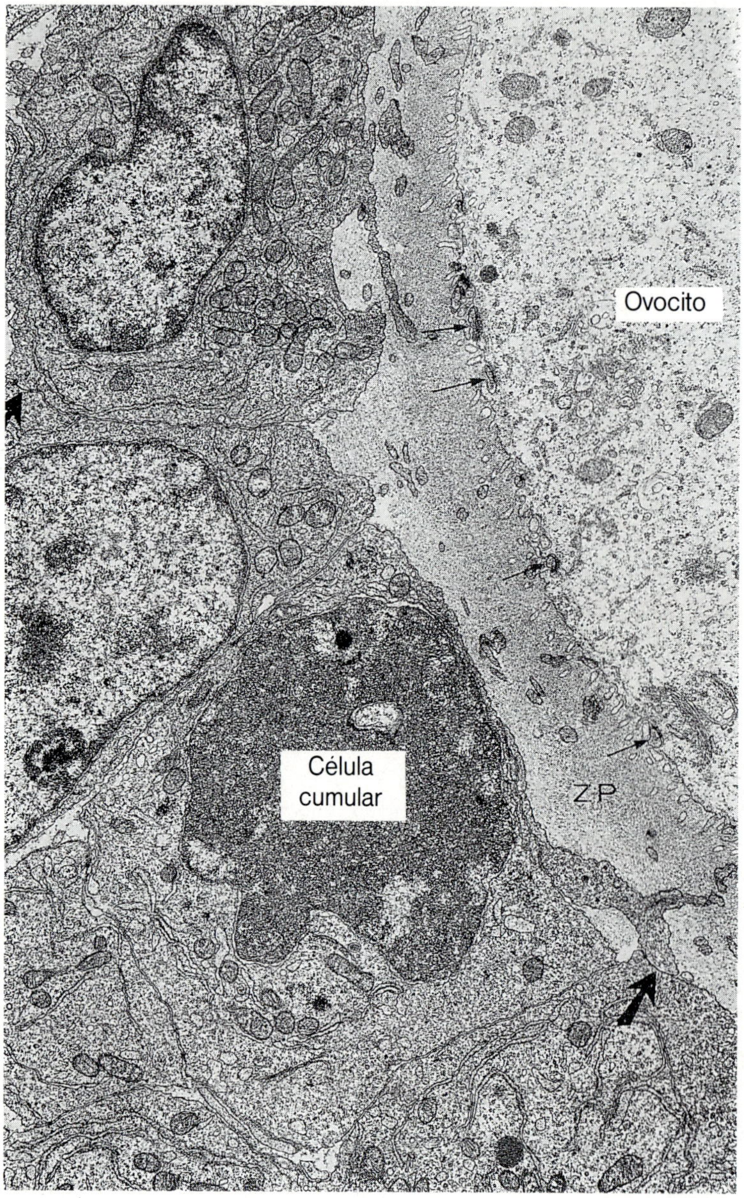

Fig. 20-9. MET de las células granulosas del complejo cumulus-ovocito de un gran folículo de rata no preparado para ovular. Las células granulosas más internas de la capa cumular (corona radiante) envían prolongaciones a través de la zona pelúcida (ZP) que contactan (por uniones de intersticio) con la membrana plasmática del ovocito secundario *(flechas pequeñas)*. Las células granulosas adyacentes también están unidas por uniones de intersticio *(flechas grandes)*. (× 8.700.)

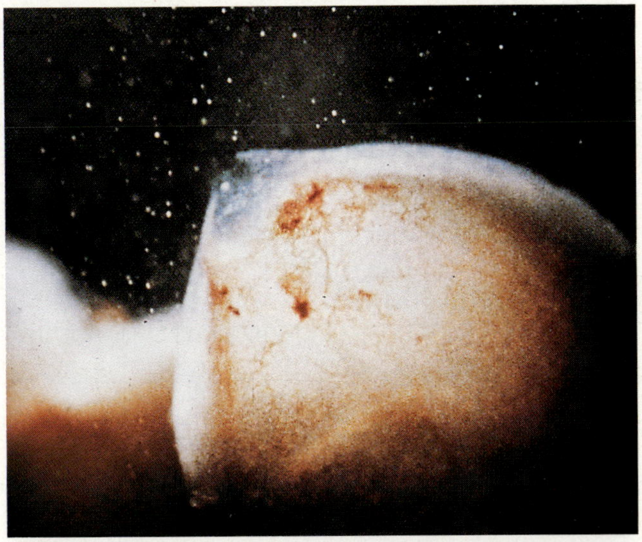

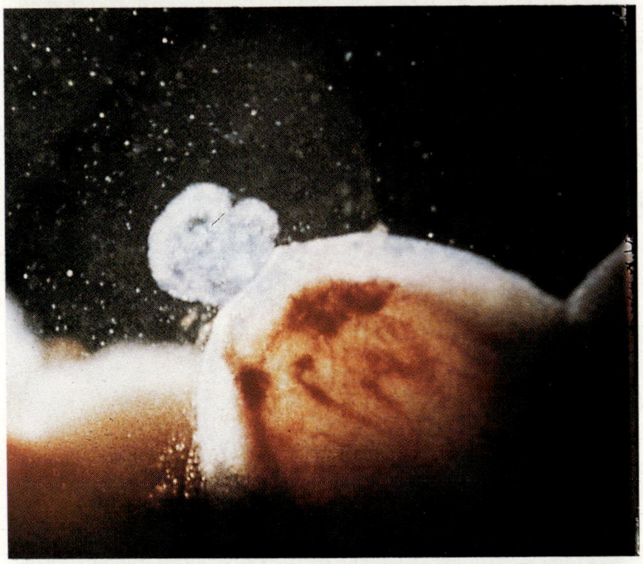

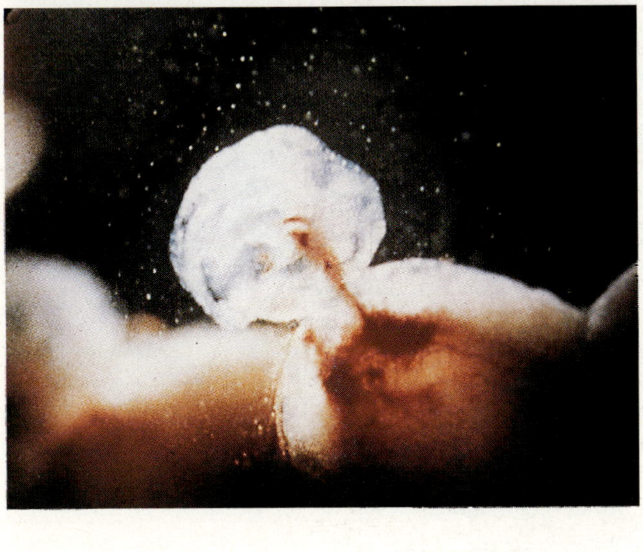

Figs. 20-10 a 20-12. Serie de tres fotogramas en la que se recogen diferentes etapas de la ovulación. En la figura 20-10 se observa la rotura inicial del folículo. En la figura 20-11 salen del folículo las células cumulares; el complejo del ovocito secundario y el cúmulo se observa como una pequeña bola blanca justo por encima del folículo roto. En la figura 20-12 toda la masa cumular está a punto de ser captada por las fimbrias infundibulares que barren la superficie ovárica.

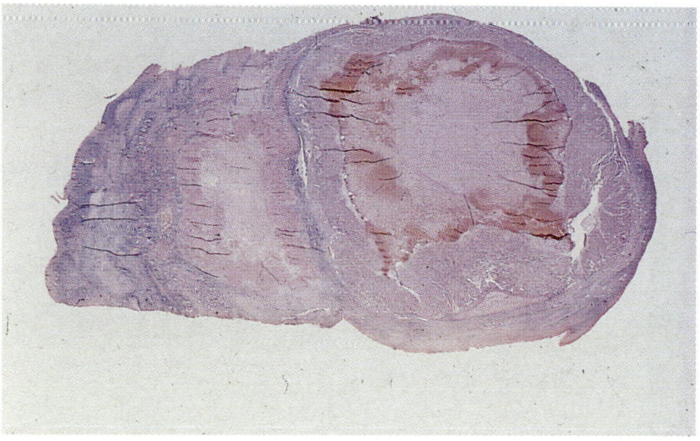

Fig. 20-13. Macrofotografía de un corte de ovario en la que se aprecian dos cuerpos lúteos de gran tamaño. Se puede considerar que el de la derecha es un cuerpo hemorrágico, ya que se distinguen en su luz fragmentos de coágulo sanguíneo. El cuerpo lúteo de la izquierda corresponde a la ovulación de un mes anterior; está en fase de regresión y no contiene células luteínicas viables. (H&E; × 3.)

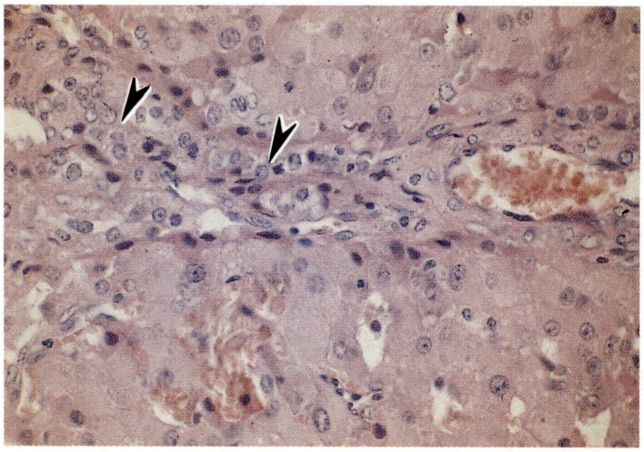

Fig. 20-15. MO a mayor aumento de un cuerpo lúteo; se distinguen las células tecaluteínicas *(derecha)*, de menor tamaño, y las células granulosas luteínicas (g), más grandes. (H&E; × 350.)

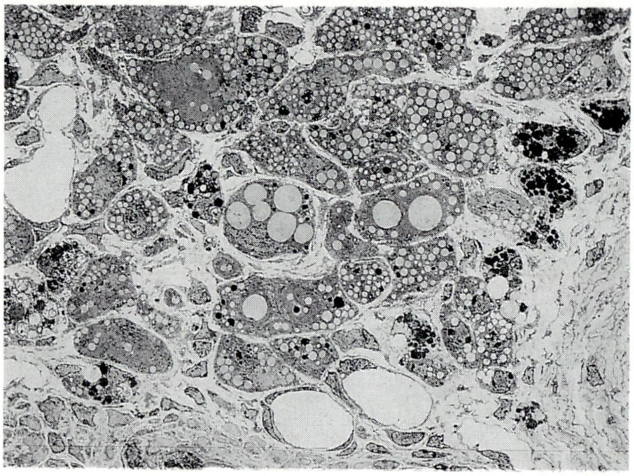

Fig. 20-17. MET de un cuerpo lúteo en fase de regresión. Es posible distinguir a los macrófagos de las células luteínicas por la presencia de numerosos cuerpos densos en el citoplasma de los primeros. Obsérvese que los macrófagos son especialmente abundantes a lo largo del borde del cuerpo lúteo, dato que concuerda con el encogimiento centrípeto simétrico que experimenta esta estructura al involucionar. Las viejas células luteínicas contienen numerosas gotitas de grasa, muchas de las cuales han sido eliminadas por los disolventes durante el tratamiento del tejido para su examen microscópico. (× 550.)

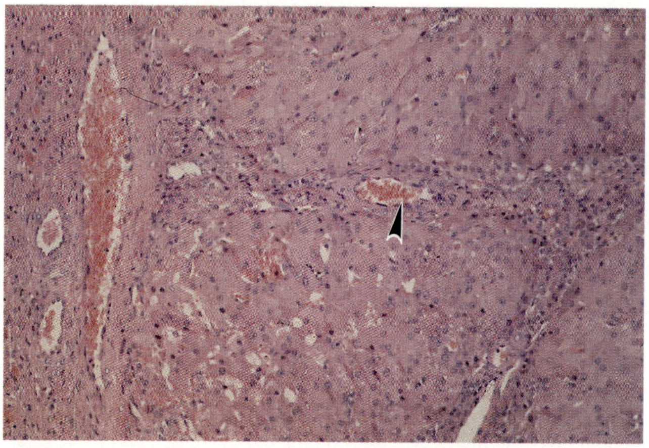

Fig. 20-14. MO de un cuerpo lúteo. Pueden verse células granulosas luteínicas de gran tamaño *(centro)*. Los vasos del estroma que rodea el cuerpo lúteo envían pequeñas ramas *(flecha)* acompañadas de células tecaluteínicas hacia el mismo, que carecía previamente de vasos sanguíneos. (H&E; × 150.)

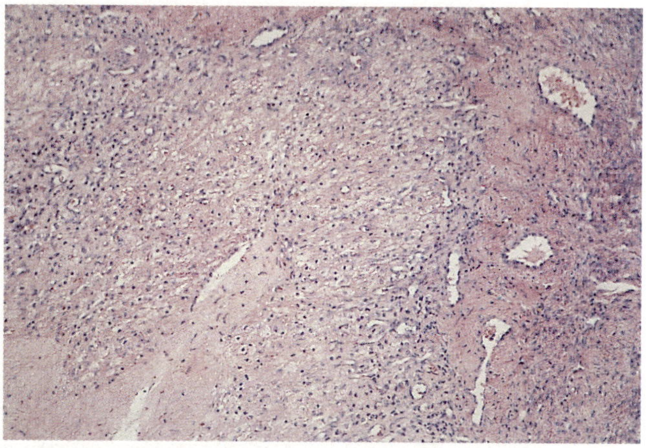

Fig. 20-16. MO de un cuerpo lúteo en fase de regresión. Pueden verse el estroma ovárico *(derecha)* y la pared lútea, que ahora contiene mononucleares infiltrados que intervienen en la fagocitosis de las células luteínicas degradadas. (H&E; × 150.)

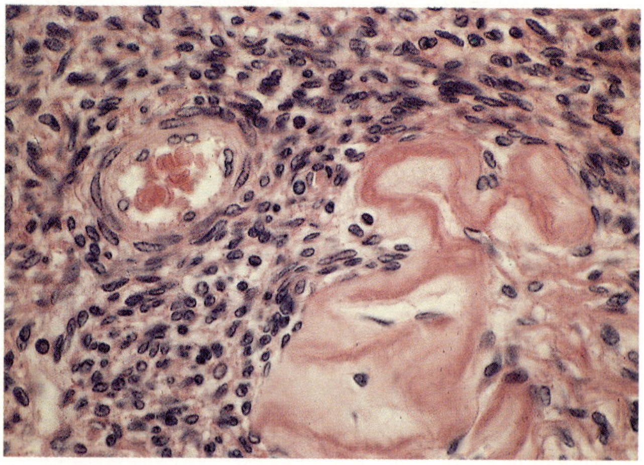

Fig. 20-18. MO de un corpus albicans ovárico. Tras la lisis de las células luteínicas, todo lo que queda del cuerpo lúteo es una pequeña cicatriz formada por fibras de colágeno, macrófagos, algunos fibroblastos y ocasionalmente algunas células que tienen un parecido superficial a las células luteínicas. (H&E; × 400.)

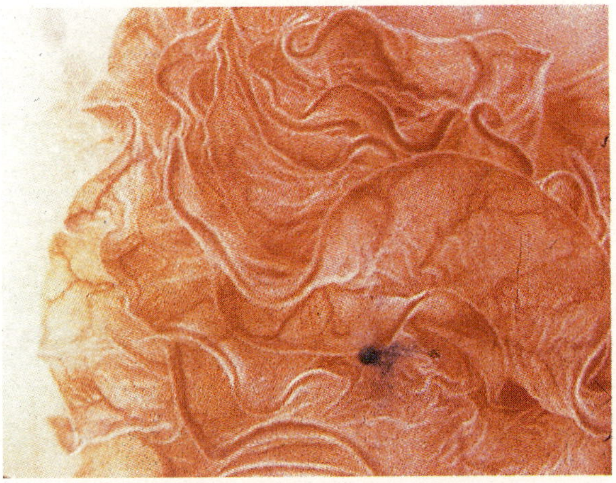

Fig. 20-19. Macrofotografía de la región infundibular de la trompa uterina durante la ovulación. Se puede ver al ovocito unido a las células del cúmulo *(teñidos de azul)* en tránsito hacia la entrada tubárica. Si en este momento el ovocito no estuviera rodeado por las células del cúmulo, no sería transportado por los cilios hacia el interior de la trompa uterina.

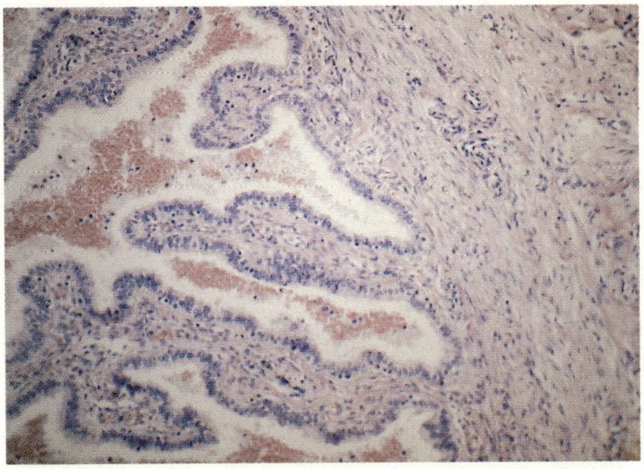

Fig. 20-20. MO de la pared de la trompa uterina. En la región infundibular son frecuentes los pliegues de la mucosa hacia la luz, que suele contener (como puede verse en la imagen) hematíes procedentes de la hemorragia producida en el momento de la extracción quirúrgica de la muestra. (H&E; × 150.)

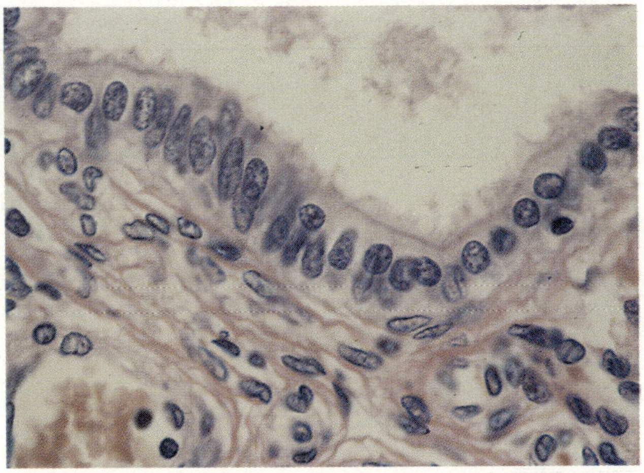

Fig. 20-21. MO a mayor aumento de la trompa uterina. El recubrimiento epitelial está formado por células ciliadas cilíndricas simples y otras células aciliadas (con microvellosidades) que podrían tener funciones secretoras. (H&E; × 750.)

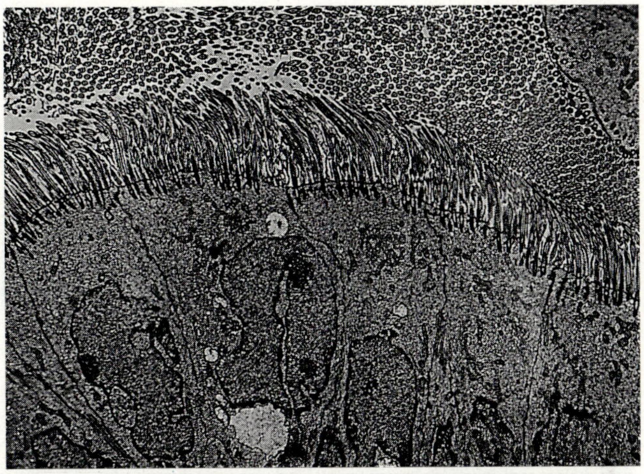

Fig. 20-22. MET de un grupo de células epiteliales de la trompa uterina en cuyas superficies apicales pueden verse cilios y microvellosidades. (× 2.000.)

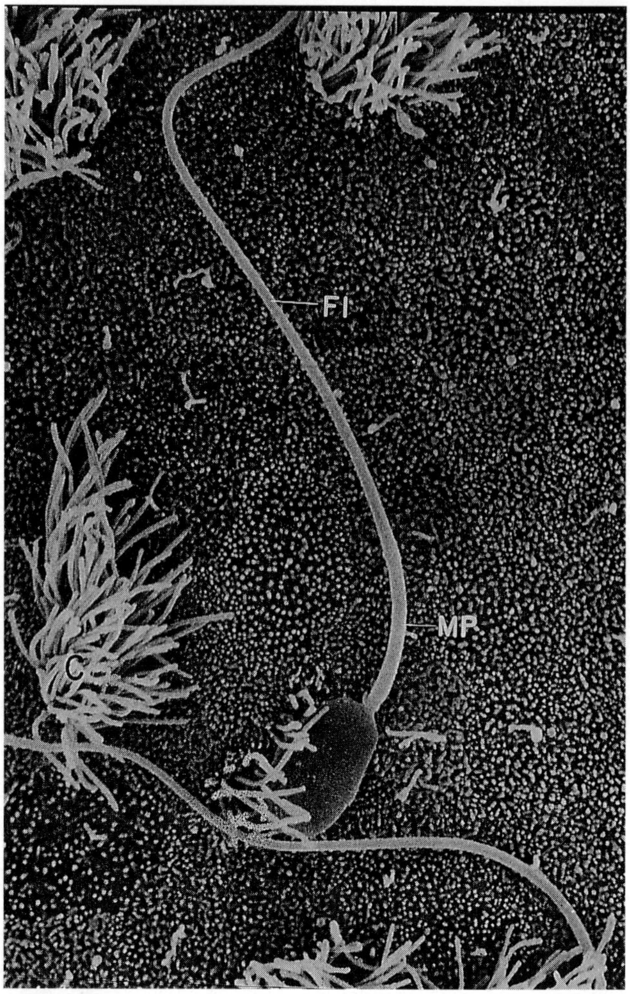

Fig. 20-23. MEB a gran aumento de la superficie luminal del epitelio tubárico con algún espermatozoide. La fecundación suele producirse en la unión entre el istmo y la ampolla de la trompa uterina. Compárense los tamaños de las microvellosidades, los cilios y los flagelos espermáticos. fl, flagelo; MP, parte media de un espermatozoide. (× 2.500.)

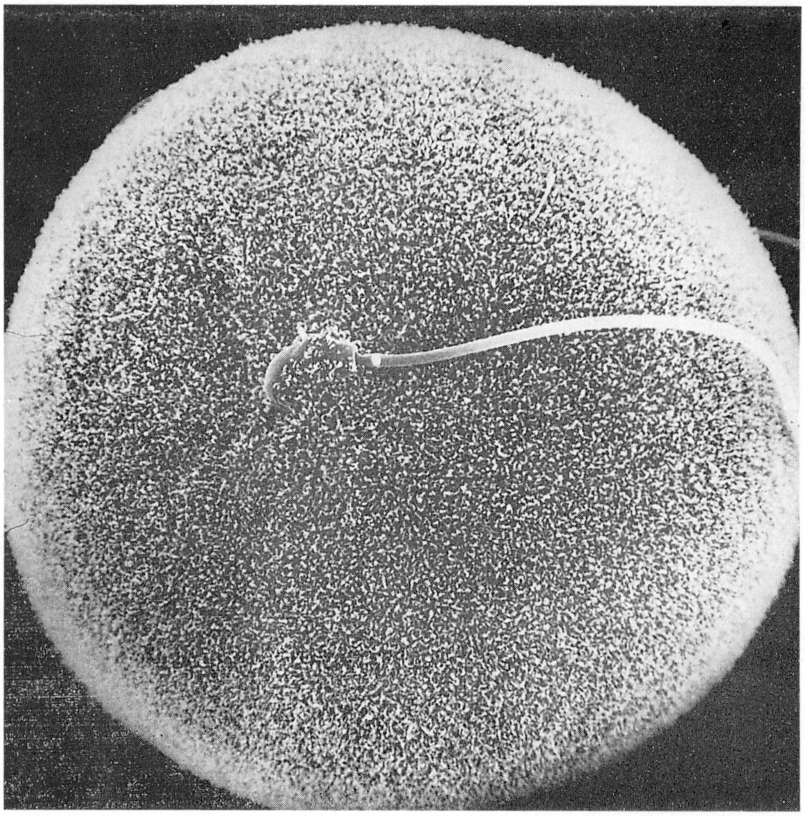

Fig. 20-24. MEB de un ovocito unido a un espermatozoide. En los mamíferos, la fecundación se produce cuando el espermatozoide se fusiona por su superficie lateral con las microvellosidades superficiales del ovocito. (× 2.000.)

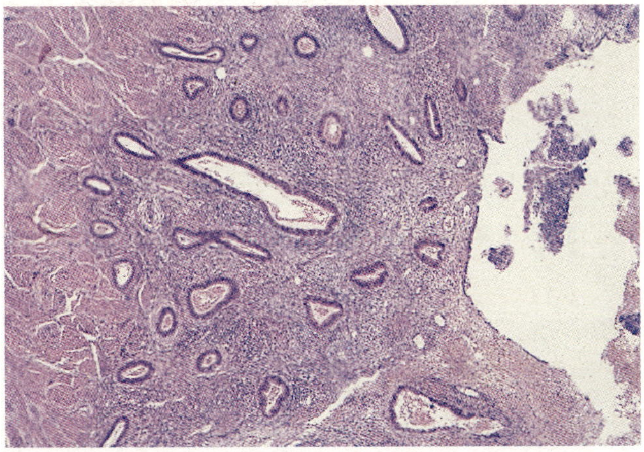

Fig. 20-25. MO de una preparación de endometrio durante la fase menstrual del ciclo uterino. La superficie uterina así está parcialmente desprovista de epitelio. Obsérvense las glándulas rectas que atraviesan el endometrio. (H&E; × 50.)

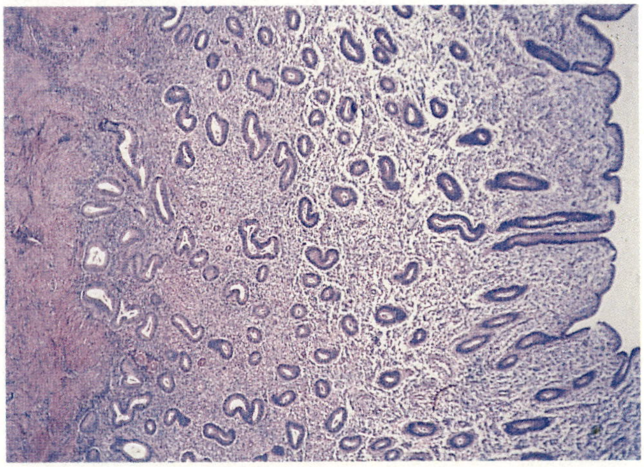

Fig. 20-27. MO de una preparación de endometrio durante la fase proliferativa del ciclo uterino. Obsérvese el mayor grosor del endometrio y de las glándulas espirales. A la izquierda se observa la capa basal del endometrio. (H&E; × 50.)

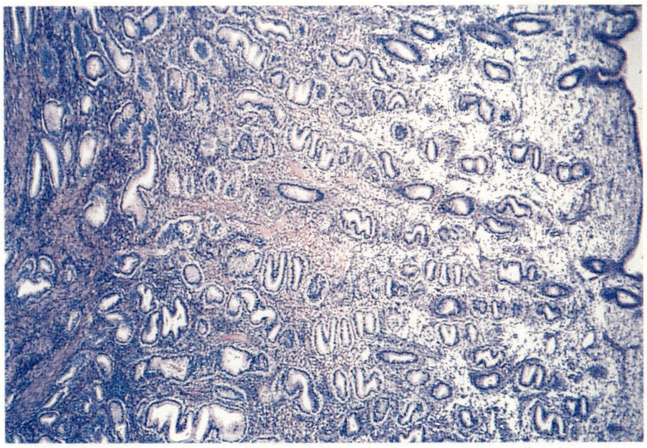

Fig. 20-29. MO de una preparación de endometrio durante la fase secretora del ciclo uterino. Obsérvese la acumulación edematosa de líquido en el seno del endometrio y la presencia de glándulas uterinas muy retorcidas. En la lámina propia endometrial puede verse un número creciente de células estrómicas. (H&E; × 50.)

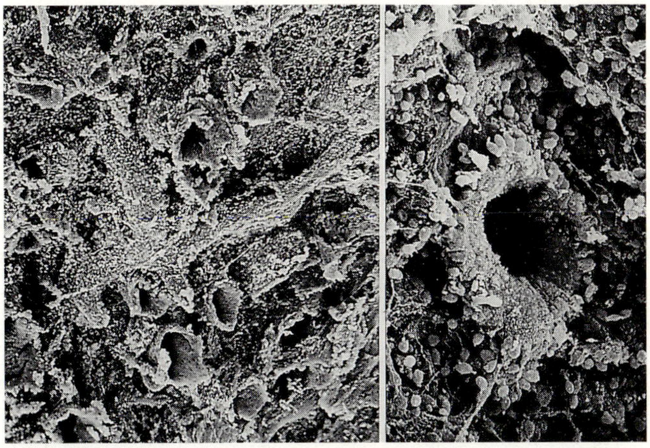

Fig. 20-26. MEB de la superficie del útero durante la menstruación. En la MEB a poco aumento de la superficie uterina *(izquierda)* pueden verse varios orificios que corresponden a glándulas tubulares uterinas. En la imagen a mayor aumento *(derecha)* las células epiteliales han empezado a recubrir la superficie uterina por un proceso continuo de división celular y de migración de las células sobre la superficie denudada. (Izquierda, × 75; derecha, × 150.)

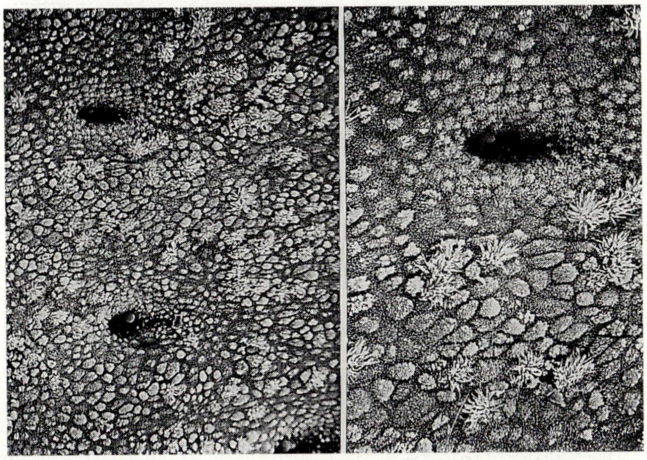

Fig. 20-28. MEB de la superficie uterina durante la fase proliferativa del ciclo uterino. Se ha completado la reepitelización de la superficie, y empiezan a aparecer algunas células ciliadas. En la MEB a poco aumento de la izquierda, pueden verse las aberturas de algunas glándulas; la imagen ampliada de la derecha muestra una glándula aislada. (Izquierda, × 75; derecha, × 150.)

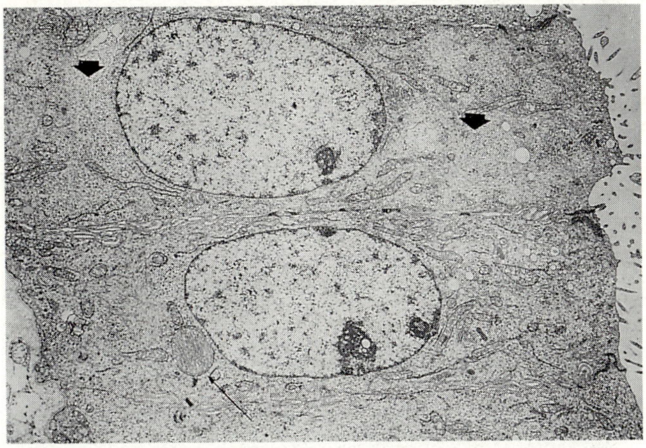

Fig. 20-30. MET en la que pueden verse varias células epiteliales uterinas aciliadas. Las flechas grandes señalan algunos depósitos de glucógeno, y la flecha pequeña una mitocondria. (× 3.600.)

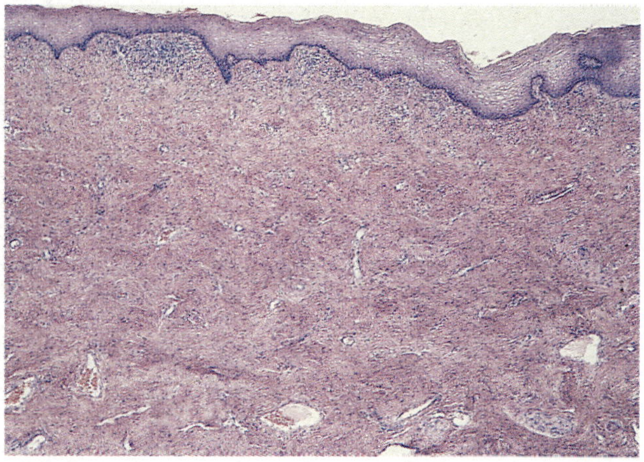

Fig. 20-31. MO a poco aumento de una preparación de vagina. El epitelio es escamoso estratificado no queratinizado. Aunque la pared vaginal se parece a la esofágica, no tiene muscularis mucosa ni glándulas mucosas. Igualmente, aunque la muscular está constituida por células musculares lisas, los haces musculares no parecen organizarse en capas definidas. (H&E; × 50.)

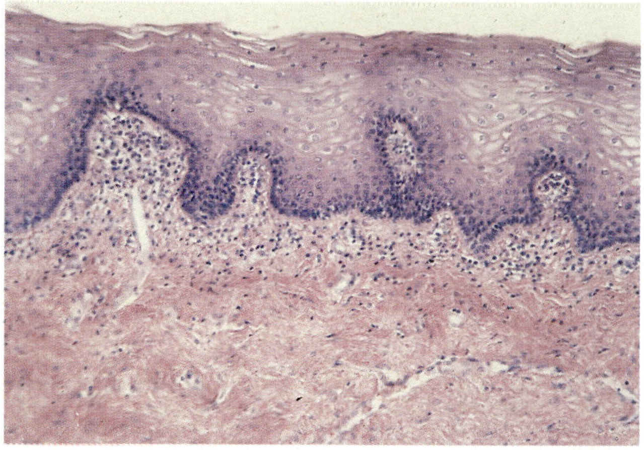

Fig. 20-32. MO a mayor aumento del epitelio escamoso estratificado no queratinizado de la vagina. Se aprecia la infiltración linfocítica de la lámina propia, inmediatamente por debajo del epitelio. El tejido conjuntivo subyacente es de tipo fibroelástico laxo. (H&E; × 150.)

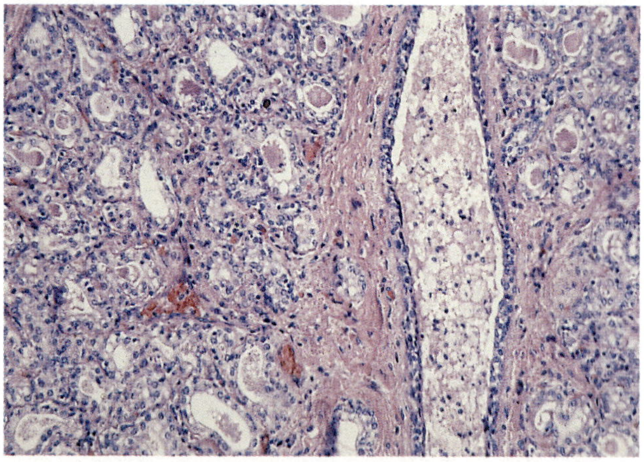

Fig. 20-33. MO de una preparación de glándula mamaria. El tamaño de los acinos secretores es variable y tienen en su luz una secreción moteada heterogénea. También pueden verse conductos de gran tamaño rodeados de tejido conjuntivo. (H&E; × 150.)

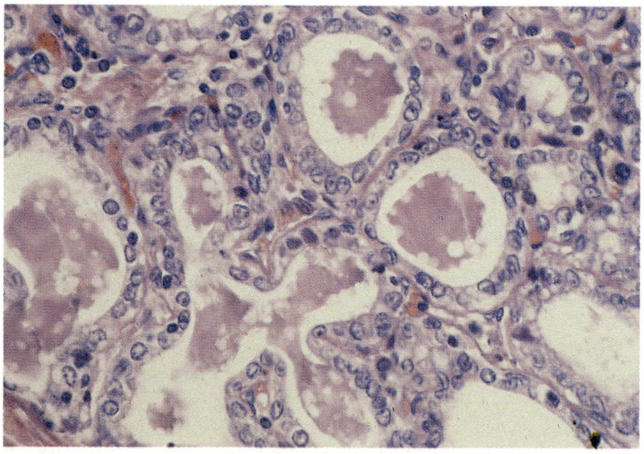

Fig. 20-34. MO a mayor aumento de algunos acinos secretores de la glándula mamaria. Obsérvese el aspecto irregular del producto secretado en la luz glandular y la ramificación de acinos y conductos. (H&E; × 350.)

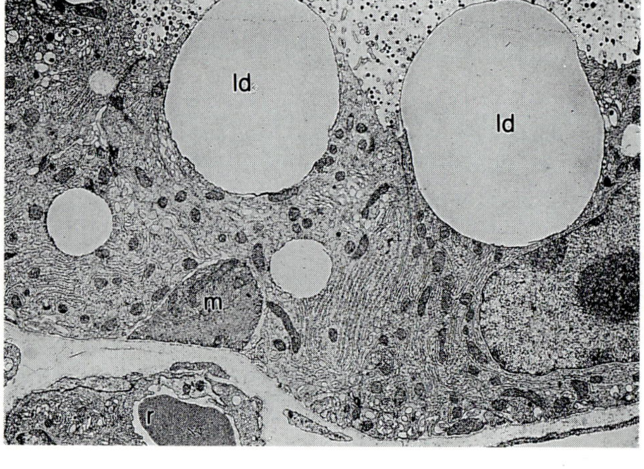

Fig. 20-35. MET del epitelio que tapiza los alvéolos de la glándula mamaria lactante. Pueden verse dos gotas lipídicas de gran tamaño en el citoplasma apical de las células. En última instancia, las gotas lipídicas pasan a la luz, donde se pueden distinguir gotitas de caseína. En la base del epitelio se puede apreciar la prolongación de una célula mioepitelial, y en la lámina propia un capilar continuo con un eritrocito en su interior. C, caseína; ld, gotas lipídicas; m, prolongación de célula mioepitelial; r, eritrocito. (× 4.600.)

Las siguientes figuras han sido publicadas anteriormente en HUMAN HISTOLOGY: A MICROFICHE ATLAS, volúmenes I y II, del Dr. Stanley L. Erlandsen y Jean E. Magney, por University of Minnesota Press.

Figura #

1-2
1-7
1-8
1-10
1-11
1-20
1-22
1-23
1-24
1-25
1-26
1-27
1-28
1-34

2-5
2-7
2-8
2-9
2-13
2-15
2-19
2-27
2-29
2-30
2-32
2-33

3-1
3-5
3-11
3-20
3-23
3-25
3-29

4-12

5-1
5-2
5-4
5-12
5-15
5-16
5-23
5-24

6-2
6-4
6-6
6-8
6-10
6-12

7-3
7-4
7-10
7-12
7-13
7-19
7-20
7-21
7-26

8-5
8-9
8-10
8-12
8-13
8-15
8-17
8-18
8-19
8-20
8-21
8-24
8-25
8-27
8-31
8-32
8-33

9-5
9-10
9-14
9-15
9-16
9-18
9-21
9-22
9-26
9-27

10-6
10-15
10-16
10-20
10-21
10-22
10-23
10-24
10-26
10-28

11-10
11-11
11-15
11-17
11-22
11-23
11-27

Figura #

11-29
11-31
11-32
11-33

12-4
12-5
12-7
12-9
12-17
12-21

13-5
13-11
13-12
13-20
13-28
13-29
13-34

14-4
14-5
14-6
14-8
14-10
14-15
14-16

15-9
15-10
15-11
15-12
15-13
15-15
15-18
15-20
15-21
15-22
15-27
15-33
15-37
15-41

16-1
16-4
16-6
16-7
16-8
16-12
16-15
16-16

17-3
17-9
17-13
17-14
17-15
17-16
17-17
17-23
17-24
17-26

18-7
18-8
18-9
18-10
18-13
18-15
18-16
18-18
18-19
18-20
18-22
18-24
18-31
18-32

19-2
19-4
19-5
19-7
19-10
19-11
19-12
19-13
19-14
19-15
19-16
19-17
19-18
19-19
19-21
19-25

20-4
20-6
20-9
20-10
20-11
20-12
20-17
20-19
20-22
20-23
20-24
20-30
20-35

CRÉDITOS DE LAS ILUSTRACIONES

CAPÍTULO 1

Fig. 1-2 *pág. 2* — Reproducida con permiso de *Gray's Anatomy*, 35ª edición británica, R. Warwick y P. L. Williams, editores, Longman, Edimburgo, Escocia, 1973.

Fig. 1-7 *pág. 4* — Cortesía del Dr. Ross Johnson, Departamento de Genética y Biología Celular, University of Minnesota, Minneapolis, Minnesota.

Fig. 1-8 *pág. 4* — Reproducida con permiso de W. T. Daems y P. Brederoo: *Mononuclear Phagocytes*, R. van Furth, editor, Blackwell Scientific Publications, Oxford, Inglaterra, 1970.

Fig. 1-10 *pág. 5* — Cortesía del Dr. Paul C. Letorneau, Departamento de Anatomía, Facultad de Medicina, University of Minnesota, Minneapolis, Minnesota.

Fig. 1-11 *pág. 5* — Cortesía del Dr. Daniel Branton, Laboratorio de Biología, Harvard University, Cambridge, Massachusetts.

Fig. 1-19 *pág. 7* — Cortesía de la Dra. Phyllis M. Novikoff, Departamento de Anatomía Patológica, Albert Einstein College of Medicine, Yeshiva University, Bronx, Nueva York.

Fig. 1-20 *pág. 7* — Cortesía del Dr. Keiichi Tanaka, Departamento de Anatomía, Facultad de Medicina, Universidad Tottori, Yonago, Japón.

Fig. 1-21 *pág. 8* — Cortesía de la Dra. Phyllis M. Novikoff, Departamento de Anatomía Patológica, Albert Einstein College of Medicine, Yeshiva University, Bronx, Nueva York.

Fig. 1-22 *pág. 8* — Cortesía del Dr. Keiichi Tanaka, Departamento de Anatomía, Facultad de Medicina, Universidad Tottori, Yonago, Japón.

Fig. 1-23 *pág. 8* — Cortesía del Dr. Keiichi Tanaka, Departamento de Anatomía, Facultad de Medicina, Universidad Tottori, Yonago, Japón.

Fig. 1-24 *pág. 9* — Cortesía de Gwen Crabbe, Departamento de Medicina de Laboratorio y Anatomía Patológica, University of Minnesota, Minneapolis, Minnesota.

Fig. 1-25 *pág. 9* — Cortesía del Dr. David Chase, Laboratorio de Investigación de Biología Molecular, Veteran's Administration Hospital, Sepulveda, California.

Fig. 1-26 *pág. 9* — Cortesía de la Dra. Judith Schollmeyer, Roman Kruska USDA Meta Animal Research Laboratory, Clay Center, Nebraska.

Fig. 1-27 *pág. 9* — Cortesía del Dr. John E. Heuser, Departamento de Fisiología y Biofísica, Facultad de Medicina, Washington University, Sant Louis, Missouri.

Fig. 1-28 *pág. 10* — Modificado de Douglas E. Kelly: Bailey's Textbook of Histology, 17ª edición, W. M. Copenhaver, D. E. Kelly y R. L. Wood, editores, Williams and Wilkins, Baltimore, Maryland.

Fig. 1-29 *pág. 11* Cortesía de la Dra. Carol Wells, Departamento de Medicina de Laboratorio y Anatomía Patológica, Facultad de Medicina, University of Minnesota, Minneapolis, Minnesota.

Fig. 1-30 *pág. 11* Cortesía de la Dra. Carol Wells, Departamento de Medicina de Laboratorio y Anatomía Patológica, Facultad de Medicina, University of Minnesota, Minneapolis, Minnesota.

Fig. 1-32 *pág. 11* Cortesía de la Dra. Phyllis M. Novikoff, Departamento de Anatomía Patológica, Albert Einstein College of Medicine, Yeshiva University, Bronx, Nueva York.

Fig. 1-33 *pág. 11* Cortesía del Dr. Mark C. Willingham, Jefe de la Sección de Citoquímica Ultraestructural, Laboratorio de Biología Molecular, National Cancer Institute, Bethesda, Maryland.

Fig. 1-34 *pág. 11* Cortesía del Dr. Keiichi Tanaka, Departamento de Anatomía, Facultad de Medicina, Universidad Tottori, Yonago, Japón.

CAPÍTULO 2

Fig. 2-5 *pág. 13* Cortesía de la Dra. Jeanette López-Lewellyn, Wayne State Medical School, Detroit, Michigan.

Fig. 2-7 *pág. 14* Cortesía del Dr. David Chase, Laboratorio de Investigación de Biología Celular, Veteran's Administration Hospital, Sepulveda, California.

Fig. 2-8 *pág. 14* Cortesía del Dr. David Chase, Laboratorio de Investigación de Biología Celular, Veteran's Administration Hospital, Sepulveda, California.

Fig. 2-9 *pág. 14* Reproducido con permiso de Nobutaka Hirokawa y cols.: *Journal of Cell Biology* 94:425-43, agosto 1982.

Fig. 2-11 *pág. 15* Cortesía de la Dra. Judith St. George y del Dr. Charles Plopper, Departamento de Anatomía, Facultad de Veterinaria, University of California–Davis, Davis, California.

Fig. 2-13 *pág. 15* Cortesía del Dr. Keith Porter, Departamento de Biología Molecular, Celular y del Desarrollo, Biosciences of Colorado, Boulder, Colorado.

Fig. 2-15 *pág. 15* Cortesía de la Dra. Karen Holbrook, Departamento de Estructura Biológica, Facultad de Medicina, University of Washington, Seattle, Washington.

Fig. 2-19 *pág. 16* Cortesía de la Dra. Ellen Roter Dirksen, Departamento de Anatomía, Facultad de Medicina, University of California, Los Ángeles, California.

Fig. 2-25 *pág. 18* Modificado de Douglas E. Kelly: Bailey's Textbook of Histology, 17ª edición, W. M. Copenhaver, D. E. Kelly y R. L. Wood, editores, Williams and Wilkins, Baltimore, Maryland.

Fig. 2-27 *pág. 19* Cortesía del Dr. Judson Sheridan, Departamento de Anatomía, Facultad de Medicina, University of Minnesota, Minneapolis, Minnesota.

Fig. 2-29 *pág. 20* Reproducido con permiso de Douglas E. Kelly: *Bailey's Textbook of Histology*, 17ª edición, W. M. Copenhaver, D. E. Kelly y R. L. Wood, editores, Williams and Wilkins, Baltimore, Maryland.

Fig. 2-30 *pág. 20* Cortesía del Dr. John E. Heuser, Departamento de Fisiología y Biofísica, Facultad de Medicina, Washington University, St. Louis, Missouri.

Fig. 2-32 *pág. 20* Cortesía del Dr. David Chase, Laboratorio de Investigación de Biología Celular, Veteran's Administration Hospital, Sepulveda, California.

Fig. 2-33 *pág. 20* — Reproducido con permiso de Adolfo Martínez-Palomo: *Electron Microscopy*, Noveno Congreso Internacional de Microscopía Electrónica, vol. 3, Microscopical Society of Canada, Toronto, Canadá, 1978.

CAPÍTULO 3

Fig. 3-1 *pág. 23* — Reproducido con permiso de Gretchen Hascall y Vincent Hascall: *Cell Biology of Extracellular Matrix*, Elizabeth D. Day, editora, Plenum Press, Nueva York. El modelo de la fibronectina ha sido modificado y aparece por cortesía del Dr. Kenneth Yamada, Jefe de la Sección de Bioquímica de Membranas, Departamento de Salud, Educación y Bienestar, National Institutes of Health, Bethesda, Maryland.

Fig. 3-5 *pág. 24* — Cortesía del Dr. Jerry A. Maynard, Departamento de Cirugía Ortopédica, Carver Pavillion, University of Iowa, Iowa City, Iowa.

Fig. 3-11 *pág. 25* — Cortesía del Dr. Daniel H. Bodley, Departamento de Anatomía, Chicago College of Osteopathic Medicine, Chicago, Illinois.

Fig. 3-20 *pág. 27* — Reproducido con permiso de Tatsuo Ebe y S. Kobayashi: *Fine Structure of Human Cells and Tissues*, T. Ebe y S. Kobayashi, editores, Igaku-Shoin, Tokyo, Japón.

Fig. 3-23 *pág. 27* — Reproducido con permiso de J.-P. Revell, M. Rabinovitch y M. J. DeStefano: *Histology*, 4ª edición, L. Weiss y R. O. Greep, editores, McGraw-Hill, Nueva York.

Fig. 3-25/ Fig. 3-29 *pág. 28* — Cortesía del Dr. David Chase, Laboratorio de Investigación de Biología Celular, Veteran's Administration Hospital, Sepulveda, California.

CAPÍTULO 4

Fig. 4-6 *pág. 30* — Reproducido con permiso del Dr. E. B. Hunziker: Improved cartilage fixation by ruthenium hexamine trichloride (RHT), *Journal of Ultrastructural Research* 81:112, 1982.

Fig. 4-11 *pág. 31* — Reproducido con permiso del Dr. Giuliano Quintarelli: Fibrogenesis and biosynthesis of elastin in cartilage, *Connective Tissue Research* 7:1-19, 1979.

Fig. 4-12 *pág. 31* — Reproducido con permiso de Marie Yamada: *Archivum Histologicum* 39:347, 1976.

CAPÍTULO 5

Fig. 5-1 *pág. 33* — Reproducido con permiso de *Gray's Anatomy*, 35ª edición británica, R. Warwick y P. L. Williams, editores, Longman, Edimburgo, Escocia, 1973.

Fig. 5-2 *pág. 34* — Reproducido con permiso de Donald W. Fawcett: *A Textbook of Histology*, 10ª edición, W. Bloom y D. W. Fawcett, Saunders, Filadelfia, Pennsylvania.

Fig. 5-4 *pág. 34* — Reproducido con permiso de C. P. Leblond: *Histology*, 8ª edición, A. W. Ham y D. H. Cormack, editores, Lippincott, Filadelfia, Pennsylvania, 1979.

Fig. 5-12 *pág. 35* *y* **Fig. 5-15/ Fig. 5-16** *pág. 36* — Cortesía del Dr. Jerry A. Maynard, Departamento de Cirugía Ortopédica, Carver Pavillion, University of Iowa, Iowa City, Iowa.

Fig. 5-23 *pág. 37* — Cortesía del Dr. Robert Schenk, Instituto de Anatomía, Universidad de Berna, Suiza.

Fig. 5-24 *pág. 37* — Reproducido con permiso de Robert Schenk: *Journal of Cell Biology* 34:279, 1967.

CAPÍTULO 6

Fig. 6-2 *pág. 40* — Cortesía del Dr. David Chase, Laboratorio de Investigación de Biología Celular, Veteran's Administration Hospital, Sepulveda, California.

Fig. 6-4 *pág. 40* — Cortesía de la Dra. Janet Parkin, Departamento de Medicina de Laboratorio y Anatomía Patológica, University of Minnesota, Minneapolis, Minnesota.

Fig. 6-6 *pág. 40* — Reproducido con permiso de J. C. Cawley y F. G. J. Hayhoe: *Ultrastructure of Haemic Cells*, Saunders, Londres, Inglaterra, 1973.

Fig. 6-8 *pág. 41* — Cortesía de la Dra. Janet Parkin, Departamento de Medicina de Laboratorio y Anatomía Patológica, University of Minnesota, Minneapolis, Minnesota.

Fig. 6-10 *pág. 41* — Cortesía del Dr. David Chase, Laboratorio de Investigación de Biología Celular, Veteran's Administration Hospital, Sepulveda, California.

Fig. 6-12 *pág. 41* — Cortesía de la Dra. Janet Parkin, Departamento de Medicina de Laboratorio y Anatomía Patológica, University of Minnesota, Minneapolis, Minnesota.

CAPÍTULO 7

Fig. 7-3 *pág. 44* — Cortesía del Dr. L. Weiss, Departamento de Biología Animal, University of Pennsylvania, Filadelfia, Pennsylvania, y del Dr. L. T. Chen, Departamento de Anatomía, University of South Florida, Tampa, Florida.

Fig. 7-4 *pág. 44* — Cortesía del Dr. L. T. Chen, Departamento de Anatomía, University of South Florida, Tampa, Florida, y del Dr. L. Weiss, Departamento de Biología Animal, University of Pennsylvania, Filadelfia, Pennsylvania.

Fig. 7-10 *pág. 46* — Cortesía del Dr. G. Adolph Ackerman, Departamento de Anatomía, Ohio State University, Columbus, Ohio.

Fig. 7-12/ Fig. 7-13 *pág. 46* — Cortesía del Dr. Kenneth Campbell, Departamento de Anatomía Patológica, Programa de Biología Reproductora, University of Michigan, Ann Arbor, Michigan.

Fig. 7-19 *pág. 48* — Reproducido con permiso de J. C. Cawley y F. G. J. Hayhoe: *Ultrastructure of Haemic Cells*, Saunders, Londres, Inglaterra, 1973.

Fig. 7-20 *pág. 48* — Reproducido con permiso de Dorothy Bainton: *Developmental Biology* 44:223-227, 1975.

Fig. 7-21 *pág. 48* — Reproducido con permiso de J. C. Cawley y F. G. J. Hayhoe: *Ultrastructure of Haemic Cells*, Saunders, Londres, Inglaterra, 1973.

Fig. 7-26 *pág. 49* — Cortesía del Dr. G. Adolph Ackerman, Departamento de Anatomía, Ohio State University, Columbus, Ohio.

CAPÍTULO 8

Fig. 8-5 *pág. 52* — Cortesía del Dr. Frederic S. Fay, Departamento de Fisiología, University of Massachusetts, Worchester, Massachusetts.

Fig. 8-9 *pág. 53* — Cortesía del Dr. J. H. Venable, Departamento de Anatomía, Colorado State University, Fort Collins, Colorado.

Fig. 8-10 *pág. 53* — Reproducido con permiso de Lawrence P. McCallister y Robert Hadek: *Journal of Ultrastructural Research* 33:360, 1977. (Expresamos nuestro especial agradecimiento a Evjes Equipment Co., Chicago, Illinois, por su asistencia técnica.)

Fig. 8-12 *pág. 54* — Cortesía de Barbara Zweber, St. Paul, Minnesota.

Fig. 8-13 *pág. 54* — Reproducido con permiso de M. S. Forbes: *Journal of Ultrastructural Research* 60:306, 1977.

Fig. 8-15 *pág. 54* — Reproducido con permiso de David Smith: *Muscle*, Academic Press, Nueva York.

Fig. 8-17 *pág. 55* — Cortesía del Dr. Paul C. Letourneau, Departamento de Anatomía, Facultad de Medicina, University of Minnesota, Minneapolis, Minnesota.

Fig. 8-18 *pág. 55* — Reproducido con permiso de Tsuneo Fujita: *SEM Atlas of Cells and Tissues*, T. Fujita, K. Tanaka y J. Tokunaga, editores, Igaku-Shoin, Tokyo, Japón.

Fig. 8-19 *pág. 56* — Cortesía de las Dras. Rosemary Mazanet y Clara Franzini-Armstrong, Departamento de Biología, University of Pennsylvania, Filadelfia, Pennsylvania.

Fig. 8-20 *pág. 56* — Cortesía del Dr. J. E. Heuser, Departamento de Fisiología y Biofísica, Facultad de Medicina, Washington University, St. Louis, Missouri.

Fig. 8-21 *pág. 56* — Reproducido con permiso de Steven J. Burden: *Journal of Cell Biology* 82:412-425, agosto 1979.

Fig. 8-24 *pág. 57* — Cortesía del Dr. David Chase, Laboratorio de Investigación de Biología Celular, Veteran's Administration Hospital, Sepulveda, California.

Fig. 8-25 *pág. 57* — Reproducido con permiso de *Gray's Anatomy*, 35ª edición británica, R. Warwick y P. L. Williams, Longman, Edimburgo, Escocia, 1973.

Fig. 8-27 *pág. 57* — Cortesía del Dr. David Chase, Laboratorio de Investigación de Biología Celular, Veteran's Administration Hospital, Sepulveda, California.

Fig. 8-31 *pág. 58* — Reproducido con permiso de S. Viragh: *Ultrastructure of the Mammalian Heart*, C. E. Challice y S. Viragh, editores, Academic Press, Orlando, Florida.

Fig. 8-32 *pág. 58* — Cortesía del Dr. S. Viragh, Departamento de Anatomía Patológica, Escuela Médica para Posgraduados, Budapest, Hungría.

Fig. 8-33 *pág. 58* — Cortesía del Dr. David Chase, Laboratorio de Investigación de Biología Celular, Veteran's Administration Hospital, Sepulveda, California.

CAPÍTULO 9

Fig. 9-5 *pág. 61* — Reproducido con permiso de Michael J. Cullen: *Tissue and Cell* (1):1-10, 1977.

Fig. 9-10 *pág. 62* — Cortesía del Dr. Glenn Giesler, Departamento de Anatomía, Facultad de Medicina, University of Minnesota, Minneapolis, Minnesota.

Fig. 9-14 *pág. 63* — Reproducido con permiso de Jean Babel, A. Bischoff y H. Spoendlin: *Ultrastructure of the Peripheral Nervous System and Sense Organs*, A. Bischoff, editor, Georg Thieme Verlag, Stuttgart, Alemania, 1970.

Fig. 9-15 *pág. 63* — Reproducido con permiso de Pietro M. Motta, *Atlante de microscopia elettronica a scansione*, Piccin Nuova Libraria S.p.A., Padova, Italia.

Fig. 9-16 *pág. 63* — Reproducido con permiso de Jean Babel, A. Bischoff y H. Spoendlin: *Ultrastructure of the Peripheral Nervous System and Sense Organs*, A. Bischoff, editor, Georg Thieme Verlag, Stuttgart, Alemania, 1970.

Fig. 9-18 *pág. 64* — Reproducido con permiso de Giorgio Gabella: *Structure of the Autonomic Nervous System*, Chapman and Hall, Londres, Inglaterra, 1976.

Fig. 9-21 *pág. 65* — Reproducido con permiso de M. Costa, J. B. Furness, A. C. Cuello, A. A. J. Verhofstad, H. W. J. Steinbusch y R. P. Elde: *Neuroscience*, vol. 7, N° 2, febrero 1982.

Fig. 9-22 *pág. 65* — Reproducido con permiso de Giorgio Gabella: *Structure of the Autonomic Nervous System*, Chapman and Hall, Londres, Inglaterra, 1976.

Fig. 9-26 *pág. 66* — Reproducido con permiso de Koji Uchizono: Excitation and Inhibition, *Synaptic Morphology*, Igaku-Shoin, Tokyo, Japón, 1975.

Fig. 9-27 *pág. 66* — Reproducido con permiso de Sanford Palay y Victoria Chan-Palay: *Handbook of Physiology*, sección 1, vol. 1, The American Physiological Society, Bethesda, Maryland, 1977.

CAPÍTULO 10

Fig. 10-6 *pág. 71* — Reproducido con permiso de Jona C. Thaemert: *American Journal of Anatomy* 136:62, 1973.

Fig. 10-15 *pág. 72* — Reproducido con permiso de Melvyn Weinstock: *Histology*, 8ª edición, A. W. Ham y D. W. Cormack, editores, Lippincott, Filadelfia, Pennsylvania, 1979.

Fig. 10-16 *pág. 72* — Cortesía del Dr. Richard Wood, Departamento de Anatomía, Facultad de Medicina, University of Southern California, Los Ángeles, California.

Fig. 10-20 *pág. 74* — Cortesía del Dr. David Chase, Laboratorio de Investigación de Biología Celular, Veteran's Administration Hospital, Sepulveda, California.

Fig. 10-21 *pág. 74* — Reproducido con permiso del Dr. Albert L. Jones y E. Spring Mills: *Histology*, 5ª edición, Leon Weiss, editor, Nueva York, Elsevier, 1983.

Fig. 10-22 *pág. 74* — Reproducido con permiso de P. M. Motta: *The Liver. An Atlas of SEM*, P. M. Motta, M. Muto y T. Fujita, editores, Igaku-Shoin, Tokyo, Japón, 1978.

Fig. 10-23/ Fig. 10-24 *pág. 75* — Cortesía de las Dras. Rosemary Mazanet y Clara Franzini-Armstrong, Departamento de Biología, Faculty of Arts and Sciences, University of Pennsylvania, Filadelfia, Pennsylvania.

Fig. 10-26 *pág. 75* — Reproducido con permiso de G. D. Levine: *Histology*, 4ª edición, L. Weiss y R. O. Greep, editores, McGraw-Hill, Nueva York, 1977.

Fig. 10-28 *pág. 75* — Reproducido con permiso de Nicolae Simonescu y Maia Simonescu: *Histology*, 4ª edición, L. Weiss y R. O. Greep, editores, McGraw-Hill, Nueva York, 1977.

CAPÍTULO 11

Fig. 11-10/ Fig. 11-11 *pág. 81* — Cortesía del Dr. Lee Leek, Departamento de Anatomía, Howard University College of Medicine, Washington, DC.

Fig. 11-15 *pág. 83* — Reproducido con permiso de Tsuneo Fujita: *SEM Atlas of Cells and Tissues*, T. Fujita, K. Tanaka y J. Tokunaga, editores, Igaku-Shoin, Tokyo, Japón, 1981.

Fig. 11-17 *pág. 83* — Reproducido con permiso de Wei S. Hwang: *Laboratory Investigation* 31:481, 1974.

Fig. 11-22 *pág. 85* — Reproducido con permiso de Tsuneo Fujita: *Archivum Histologicum Japonicum* 37(3):187-216, 1974.

Fig. 11-23 *pág. 85* — Reproducido con permiso de Tsuneo Fujita: *SEM Atlas of Cells and Tissues,* T. Fujita, K. Tanaka y J. Tokunaga, editores, Igaku-Shoin, Tokyo, Japón, 1981.

Fig. 11-27 *pág. 87* — Reproducido con permiso de Tatsuo Ebe y S. Kobayashi: *Fine Structures of Human Cells and Tissues,* T. Ebe y S. Kobayashi, editores, Igaku-Shoin, Tokyo, Japón, 1972.

Fig. 11-29 *pág. 87* *y* **Fig. 11-31** *pág. 88* — Reproducidas con permiso de R. M. Bearman: *Anatomical Record* 190:769, 1978.

Fig. 11-32/ Fig. 11-33 *pág. 88* — Reproducidas con permiso de Elio Raviola: *Journal of Experimental Medicine* 136:466, 1972.

CAPÍTULO 12

Fig. 12-4/ Fig. 12-5 *pág. 91* — Cortesía del Dr. J. R. Garrett, Departamento de Patología Bucal y Medicina Bucal, Facultad de Odontología, Kings College Hospital Medical School, Londres, Inglaterra.

Fig. 12-7 *pág. 92* — Cortesía del Dr. I. Joel Leeb, Departamento de Endodoncia, Facultad de Odontología, University of North Carolina, Chapel Hill, Carolina del Norte.

Fig. 12-9 *pág. 92* — Reproducida con permiso de Bernard Tandler: *Anatomical Record* 184:115, 1976.

Fig. 12-17 *pág. 93* — Cortesía del Dr. Robert S. Redman, Servicio Dental, Veteran's Administration Hospital, Washington, DC.

Fig. 12-21 *pág. 94* — Reproducida con permiso de Arthur R. Hand: *Anatomical Record* 173:135, 1972.

CAPÍTULO 13

Fig. 13-5 *pág. 97* — Cortesía del Dr. Damon C. Herbert, Departamento de Anatomía, The University of Texas Health Science Center, San Antonio, Tejas.

Fig. 13-11 *pág. 98* — Cortesía del Dr. Peter Gould, Whitstable, Kent, Inglaterra.

Fig. 13-12 *pág. 98* — Cortesía del Dr. Hisao Fujita, Departamento de Anatomía, Facultad de Medicina, Universidad de Hiroshima, Japón.

Fig. 13-19 *pág. 100* — Cortesía del Dr. Sandford Roth, Departamento de Anatomía Patológica, Facultad de Medicina, Northwestern University, Chicago, Illinois.

Fig. 13-20 *pág. 100* — Cortesía del Dr. Peter Gould, Whitstable, Kent, Inglaterra.

Fig. 13-28 *pág. 101* — Cortesía del Dr. John A. Long, Departamento de Anatomía, Facultad de Medicina, University of California, San Francisco, California.

Fig. 13-29 *pág. 101* — Reproducida con permiso de Odile Grynszpan-Winograd: *Handbook of Physiology,* sección 7, vol. 6, American Physiological Society, Bethesda, Maryland, 1975.

Fig. 13-32/ Fig. 13-33 *pág. 102* — Cortesía de los Dres. Orion Hegre y Robert Sorenson, Departamento de Biología Celular y Neuroanatomía, Facultad de Medicina, University of Minnesota, Minneapolis, Minnesota.

Fig. 13-34 *pág. 103* — Reproducida con permiso de Lars-Inge Larsson: *Diabetologia* 12:233, 1976.

CAPÍTULO 14

Fig. 14-4 *pág. 106* — Cortesía de los Dres. Gary Gorbsky, Hisato Shida y Malcolm Steinberg, Departamento de Biología, Princeton University, Princeton, Nueva Jersey.

Fig. 14-5 *pág. 106* — Cortesía de la Dra. Karen Holbrook, Departamento de Estructura Biológica, Facultad de Medicina, University of Washington, Seattle, Washington.

Fig. 14-6 *pág. 106* — Cortesía de los Dres. Christine Skerrow y David Skerrow, Departamento de Dermatología, University of Glasgow, Escocia.

Fig. 14-8/ Fig. 14-10 *pág. 107* — Cortesía de la Dra. Karen Holbrook, Departamento de Estructura Biológica, Facultad de Medicina, University of Washington, Seattle, Washington.

Fig. 14-15 *pág. 108* — Cortesía de la Dra. Karen Holbrook, Departamento de Estructura Biológica, Facultad de Medicina, University of Washington, Seattle, Washington.

Fig. 14-16 *pág. 108* — Reproducida con permiso de Richard A. Ellis: *Ultrastructure of Normal and Abnormal Skin*, A. S. Zelickson, editor, Lea and Febiger, Filadelfia, Pennsylvania, 1967.

CAPÍTULO 15

Fig. 15-9/ Fig. 15-10 *pág. 113* — Reproducidas con permiso de J. E. Magney, S. L. Erlandsen, M. L. Bjerknes y H. Cheng: *American Journal of Anatomy* 177:43-53, 1986.

Fig. 15-11 *pág. 114* — Reproducida con permiso de L. C. Junqueira, J. Carneiro y R. O. Kelly: Basic Histology, 6ª edición, Appleton and Lange, 1989, Norwalk, Connecticut.

Fig. 15-12 *pág. 114* — Reproducida con permiso de Tatsuo Ebe y S. Kobayashi: *Fine Structure of Human Cells and Tissues*, T. Ebe y S. Kobayashi, editores, Igaku-Shoin, Tokyo, Japón, 1972.

Fig. 15-13 *pág. 115* — Reproducida con permiso de Walter Rubin: *Laboratory Investigation* 19:598, 1968.

Fig. 15-15 *pág. 115* — Reproducida con permiso de Tatsuo Ebe y S. Kobayashi: *Fine Structure of Human Cells and Tissues*, T. Ebe y S. Kobayashi, editores, Igaku-Shoin, Tokyo, Japón, 1972.

Fig. 15-18 *pág. 117* — Reproducida con permiso de J. E. Magney, S. L. Erlandsen, M. L. Bjerknes y H. Cheng: *American Journal of Anatomy* 177:43-53, 1986.

Fig. 15-20 *pág. 117* — Cortesía del Dr. David Chase, Laboratorio de Investigación de Biología Celular, Veteran's Administration Hospital, Sepulveda, California.

Fig. 15-21 *pág. 117* — Reproducida con permiso de Susumu Ito: *The Cell*, 2ª edición, D. W. Fawcett, editor, Saunders, Filadelfia, Pennsylvania, 1981.

Fig. 15-22 *pág. 117* — Reproducida con permiso de Adolfo Martínez-Palomo: *Electron Microscopy* 1978, Noveno Congreso Internacional de Microscopia Electrónica, vol. 3, Microscopical Society of Canada, Toronto, Canadá.

Fig. 15-27 *pág. 118* — Reproducida con permiso de Tomas Hokfelt y Marianne Schultzberg: *Nature*, vol. 284, Macmillan Journals, Londres, Inglaterra, abril 1980.

Fig. 15-31 *pág. 120* — Cortesía del Dr. David Chase, Laboratorio de Investigación de Biología Celular, Veteran's Administration Hospital, Sepulveda, California.

Fig. 15-33 *pág. 121* Reproducida con permiso de Shigeru Kobayashi: *Archivum Histologicum Japonicum* 31:477, 1970.

Fig. 15-37 *pág. 122* Cortesía del Dr. Robert L. Owen, Departamento de Medicina, Veteran's Administration Hospital, San Francisco, California.

Fig. 15-41 *pág. 123* Cortesía de la Dra. Marian Neutra, Departamento de Anatomía, Harvard Medical School, Boston, Massachusetts.

CAPÍTULO 16

Fig. 16-1 *pág. 125* Reproducida con permiso de A. D. Hally y Sybil, M. LLoyd: *Clinical Science*, Biochemical Society, Londres, Inglaterra, 1968.

Fig. 16-4 *pág. 126* Reproducida con permiso de Tsuneo Fujita: *SEM Atlas of Cells and Tissues*, T. Fujita, K. Tanaka y J. Tokunaga, editores, Igaku-Shoin, Tokyo, Japón, 1981.

Fig. 16-6 *pág. 126* Reproducida con permiso de H. D. Fahimi: *Laboratory Investigation* 16:736, 1967.

Fig. 16-7 *pág. 127* Reproducida con permiso de Tsuneo Fujita: *SEM Atlas of Cells and Tissues*, T. Fujita, K. Tanaka y J. Tokunaga, editores, Igaku-Shoin, Tokyo, Japón, 1981.

Fig. 16-8 *pág. 127* Cortesía del Dr. Richard Wood, Departamento de Anatomía, Facultad de Medicina, University of Southern California, Los Ángeles, California.

Fig. 16-12 *pág. 128* y **Fig. 16-15** *pág. 129* Cortesía de la Dra. Ann L. Hubbard, Departamento de Biología Celular y Anatomía, Johns Hopkins School of Medicine, Baltimore, Maryland.

Fig. 16-16 *pág. 129* Reproducida con permiso de P. M. Motta: *The Liver. An Atlas of SEM*, P. M. Motta, M. Muto y T. Fujita, editores, Igaku-Shoin, Tokyo, Japón, 1978.

CAPÍTULO 17

Fig. 17-3 *pág. 132* Reproducida con permiso de Lennart Nilsson: *Behold Man*, Little, Brown, Massachusetts, 1973.

Fig. 17-9 *pág. 134* Reproducida con permiso de Ernest Cutz: *Cell and Tissue Research* 158:425, 1975.

Fig. 17-13 *pág. 135* Cortesía del Dr. Charles Kuhn III, Departamento de Anatomía Patológica, Facultad de Medicina, Washington University, St. Louis, Missouri.

Fig. 17-14 *pág. 135* Reproducida con permiso de Sergei P. Sorokin: *Anatomical Record* 181:607, 1975.

Fig. 17-15/ Fig. 17-16 *pág. 135* Reproducidas con permiso de D. Zucker-Franklin y cols.: *Atlas of Blood Cells*, vol. 1, Edi Ermes S. R. L., Milán, Italia, 1981.

Fig. 17-17 *pág. 136* Reproducida con permiso de Sergei P. Sorokin: *Histology*, 4ª edición, L. Weiss y R. O. Greep, editores, McGraw-Hill, Nueva York, 1977.

Fig. 17-23 *pág. 137* Reproducida con permiso de Marianne Bachofen: *American Review of Respiratory Diseases*, vol. 3, American Lung Association, Nueva York, 1975.

Fig. 17-24 *pág. 137* Reproducida con permiso de Lelio Orci: *Freeze Etch Histology*, L. Orci y A. Perrelet, editores, Springer-Verlag, Nueva York, 1975.

Fig. 17-26 *pág. 137* — Reproducida con permiso de James O. Shaw: *American Journal of Pathology* 101:283, 1980.

CAPÍTULO 18

Fig. 18-7 *pág. 142* — Cortesía del Dr. Masayuki Miyoshi, Departamento de Anatomía, Facultad de Medicina, Universidad de Fukuoka, Japón.

Fig. 18-8 *pág. 142* — Reproducida con permiso de Marilyn Farquhar, Kidney International 8:197, 1975.

Fig. 18-9 *pág. 142* — Reproducida con permiso de Tsuneo Fujita, *SEM Atlas of Cells and Tissues*, T. Fujita, K. Tanaka y J. Tokunaga, editores, Igaku-Shoin, Tokyo, Japón, 1981.

Fig. 18-10 *pág. 142* — Cortesía del Dr. Franco Spinelli, Departamento de Investigación Médica, Hoffman-LaRoche Ltd., Basilea, Suiza.

Fig. 18-13 *pág. 144* — Reproducida con permiso de Arvid B. Maunsbach, *Electron Microscopy in Human Medicine*, vol. 9, J. V. Johannessen, editor, McGraw-Hill, Nueva York, 1979.

Fig. 18-15 *pág. 144* — Cortesía de la Dra. Ruth Bulger, Departamento de Anatomía Patológica y Medicina de Laboratorio, University of Texas Health Science Center, Houston, Tejas.

Fig. 18-16 *pág. 144* — Cortesía de la Dra. Lydia Osvaldo, Karokinska Institutet, Estocolmo, Suecia.

Fig. 18-18 *pág. 145* — Reproducida con permiso de Melvin Schwartz, Kidney International 6:193, 1974.

Fig. 18-19 *pág. 145* — Cortesía de la Dra. Ruth Bulger, Departamento de Anatomía Patológica y Medicina de Laboratorio, University of Texas Health Science Center, Houston, Tejas.

Fig. 18-20 *pág. 145* — Cortesía del Dr. Marco Celio, Departamento de Anatomía, University of Zurich, Suiza.

Fig. 18-22 *pág. 145* — Cortesía del Dr. Luciano Barajas, Departamento de Anatomía Patológica, Facultad de Medicina, UCLA, Torrance, California.

Fig. 18-24 *pág. 146* — Cortesía de la Dra. Ruth Bulger, Departamento de Anatomía Patológica y Medicina de Laboratorio, University of Texas Health Science Center, Houston, Tejas.

Fig. 18-26 *pág. 146* — Reproducida con permiso de Arvid. B. Maunsbach, *Electron Microscopy in Human Medicine*, vol. 9, J. V. Johannessen, editor, McGraw-Hill, Nueva York, 1979.

Fig. 18-31 *pág. 147* — Reproducida con permiso de Myron Tannenbaum, *Electron Microscopy in Human Medicine*, vol. 9, J. V. Johannessen, editor, McGraw-Hill, Nueva York, 1979.

Fig. 18-32 *pág. 147* — Reproducida con permiso de Keith Porter, *Protoplasma* 63:262, 1967.

Fig. 18-33/ Fig. 18-34 *pág. 147* — Cortesía de los Dres. Y. Ikeuchi y T. Kanaseki, Departamento de Genética, Instituto Metropolitano de Neurociencia de Tokyo, Japón.

CAPÍTULO 19

Fig. 19-2/ Fig. 19-4 *pág. 151* — Cortesía del Dr. Richard Blandau, Departamento de Estructura Biológica, Facultad de Medicina, University of Washington, Seattle, Washington; de su película *Sperm Maturation in the Male Reproductive Tract: Development of Motility*, 1968.

Fig. 19-5 *pág. 151* — Cortesía del Dr. A. Kent Christensen, Departamento de Anatomía, Facultad de Medicina, University of Michigan, Ann Arbor, Michigan.

Fig. 19-7 *pág. 151* — Reproducida con permiso de Martin Dym, *Anatomical record* 175:639, 1973.

Fig. 19-10 *pág. 153* — Cortesía del Dr. D. Szabo, Instituto de Medicina Experimental, Hungarian Academy of Sciences, Budapest, Hungría.

Fig. 19-11 *pág. 153* — Cortesía del Dr. Mark Ludvigson, U.S. Army Medical Corps, St. Paul, Minnesota.

Fig. 19-12 *pág. 154* — Cortesía del Dr. Richard Blandau, Departamento de Estructura Biológica, Facultad de Medicina, University of Washington, Seattle, Washington; de su película *Sperm Maturation in the Male Reproductive Tract: Development of Motility*, 1968.

Fig. 19-13 *pág. 154* — Reproducida con permiso de D. W. Fawcett, *Handbook of Physiology*, sección 7, vol. 5, *Male Reproductive Tract*, D. W. Hamilton y R. O. Greep, editores, American Physiological Society, Bethesda, Maryland, 1975.

Fig. 19-14 *pág. 155* — Reproducida con permiso de Matin Dym: *Basic Reproductive Medicine*, vol. 2, D. W. Hamilton y F. Naftolin, editores, MIT Press, Cambridge, Massachusetts, 1982.

Fig. 19-15 *pág. 155* — Reproducida con permiso de D. W. Fawcett, W. A. Anderson y D. M. Phillips, *Developmental Biology* 26:220, 1971.

Fig. 19-16 *pág. 156* — Reproducida con permiso de Donald W. Fawcett, *A Textbook of Histology*, 10ª edición, W. Bloom y D. W. Fawcett, editores, Saunders, Filadelfia, Pennsylvania, 1975.

Fig. 19-17 *pág. 156* — Reproducida con permiso de Martin Dym: *Basic Reproductive Medicine*, vol. 2, D. W. Hamilton y F. Naftolin, editores, MIT Press, Cambridge, Massachusetts, 1982.

Fig. 19-18 *pág. 156* — Cortesía del Dr. Richard Blandau, Departamento de Estructura Biológica, Facultad de Medicina, University of Washington, Seattle, Washington; de su película *Sperm Maturation in the Male Reproductive Tract: Development of Motility*, 1968.

Fig. 19-19 *pág. 156* — Reproducida con permiso de Gary Olson: *Basic Reproductive Medicine*; vol. 2, D. W. Hamilton y F. Naftolin, editores, MIT Press, Cambridge, Massachusetts, 1982.

Fig. 19-21 *pág. 157* — De la colección del Dr. R. Vitale, a quien no hemos podido localizar para obtener su autorización.

Fig. 19-25 *pág. 159* — Cortesía del Dr. A. F. Holstein, Departamento de Anatomía Microscópica, University of Hamburg, Hamburgo, Alemania.

CAPÍTULO 20

Fig. 20-4 *pág. 163* — Cortesía del Dr. Jonathan Van Blerkom, Departamento de Biología Molecular, Celular y del Desarrollo, University of Colorado, Boulder, Colorado.

Fig. 20-6 *pág. 163* — Cortesía del Dr. P. Bagavandoss, Departamento de Anatomía, University of Michigan, Ann Arbor, Michigan.

Fig. 20-9 *pág. 164* — Reproducida con permiso de Norton B. Gilula, Journal of Cell Biology 78:58, 1978.

Fig. 20-10/ Fig. 20-11/ Fig. 20-12 *pág. 165* — Cortesía del Dr. Richard Blandau, Departamento de Estructura Biológica, Facultad de Medicina, University of Washington, Seattle, Washington; de su película *Ovulation and Egg Transport in Mammals*, 1973.

Fig. 20-17 *pág. 166* Cortesía de la Dra. Laurie G. Paavola, Departamento de Anatomía, Temple University School of Medicine, Filadelfia, Pennsylvania.

Fig. 20-19 *pág. 167* Cortesía del Dr. Richard Blandau, Departamento de Estructura Biológica, Facultad de Medicina, University of Washington, Seattle, Washington; de su película *Ovulation and Egg Transport in Mammals*, 1973.

Fig. 20-22 *pág. 167* Cortesía de la Dra. Ellen R. Dirksen, Departamento de Anatomía, Facultad de Medicina, University of California, Los Ángeles, California.

Fig. 20-23 *pág. 168* Reproducida con permiso de Pietro M. Motta, *Atlanta di microscopia elettronica a scansione*, Piccin Nuova Libraria S.p.A., Padova, Italia.

Fig. 20-24 *pág. 168* Reproducida con permiso de David Phillips, *The Cell*, 2ª edición, D. W. Fawcett, editor, Saunders, Filadelfia, Pennsylvania, 1981.

Fig. 20-30 *pág. 169* Cortesía del Dr. Alex Ferenczy, McGill University, Montreal, Canadá.

Fig. 20-35 *pág. 170* Cortesía de la Dra. Judy Strum, Departamento de Anatomía, Facultad de Medicina, University of Maryland, Baltimore, Maryland.

ÍNDICE

D

E

F

N

O